AF558085

RANDOLPH M. NESSE

GUTE GRÜNDE FÜR SCHLECHTE GEFÜHLE

RANDOLPH M. NESSE

GUTE GRÜNDE FÜR SCHLECHTE GEFÜHLE

EVOLUTIONÄRE PSYCHIATRIE

Ein neuer Blick auf negative Stimmungen und psychische Beschwerden

Aus dem Amerikanischen von Ursula Bischoff

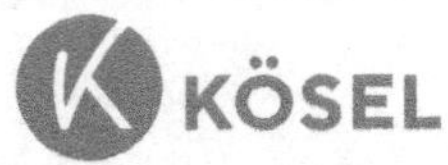

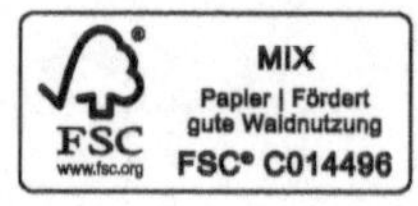

Penguin Random House Verlagsgruppe FSC® N001967

Titel der Originalausgabe: *Good Reasons for Bad Feelings. Insights from the Frontier of Evolutionary Psychiatry*, erschienen bei Dutton, einem Imprint von Penguin Random House LLC
Redaktion: Diane Zilliges
Umschlaggestaltung: Favoritbuero, München
Umschlagmotiv: Twins Design Studio / Shutterstock.com
Satz: Satzwerk Huber, Germering
Druck und Bindung: GGP Media GmbH, Pößneck
Printed in Germany
ISBN 978-3-466-34814-5

www.koesel.de

Inhalt

4. TEIL
AUS DEM RUDER LAUFENDE AKTIVITÄTEN UND SCHWERWIEGENDE STÖRUNGEN

Für meine Klientinnen und Klienten,
von denen ich so viel gelernt habe.

VORWORT

Als mir zum ersten Mal bewusst wurde, dass die Evolutionsbiologie einen ganz neuen Erklärungsansatz für psychische Störungen bot, verspürte ich unverzüglich das Bedürfnis, dieses Buch zu schreiben. Es war jedoch bald klar, dass ich zuerst der Frage auf den Grund gehen musste, warum der menschliche Körper generell anfällig für Erkrankungen ist. Dieses Thema stand im Fokus meiner Zusammenarbeit mit dem großartigen Evolutionsbiologen George C. Williams. Wir verfassten gemeinsam eine Reihe wissenschaftlicher Abhandlungen und das Buch *Warum wir krank werden*, das zahlreiche neue Forschungsarbeiten im Feld der Evolutionsmedizin anregte, welches inzwischen ein gedeihliches Wachstum verzeichnet. Seither habe ich meine berufliche Laufbahn dem Bemühen gewidmet, einerseits die Evolutionsbiologie mit der Medizin zusammenzuspannen und andererseits meinen Patientinnen und Patienten mit psychischen Störungen zu helfen. Diese beiden Aufgaben treiben mich an und sind auf einer tiefgreifenden Ebene miteinander verknüpft.

Im Fachbereich Psychiatrie zu praktizieren, empfinde ich als ungeheuer befriedigend. Die Patientinnen und Patienten sind dankbar für eine effektive Behandlung. Außerdem ist es nicht nur intellektuell interessant, sondern auch emotional erfüllend. Jeder einzelne Fall gleicht einem Puzzle mit zahlreichen Teilchen, das viele Fragen aufwirft. Warum hat diese Person genau diese Symptome zu genau diesem Zeitpunkt entwickelt? Welche Therapie könnte am besten geeignet sein? Doch manchmal, wenn ich aus dem Fenster meines Sprechzimmers blicke, habe ich das Gefühl, mich in einem sicheren Kokon zu befinden und zusehen zu müssen, wie draußen ein Tsunami an psychischen Störungen Millionen von Menschen erfasst und der Vergessenheit anheimgibt, ohne dass sie Hilfe oder einen Zufluchtsort finden könnten. Solche düsteren Bilder rufen Fragen wach, die mich umtreiben: Warum gibt es überhaupt psychische

Störungen? Warum so viele unterschiedliche? Warum sind sie so weit verbreitet? Die natürliche Selektion hätte Ängste, Depressionen, Suchtverhalten, Anorexie und die Gene, die Autismus, Schizophrenie und manisch-depressive Erkrankungen verursachen, doch längst aus dem Genpool entfernen können. Doch das tat sie nicht. Warum nicht? In diesem Buch möchte ich zeigen, dass die Frage, warum uns die natürliche Selektion so verletzlich gemacht hat, zu einem besseren Verständnis psychischer Erkrankungen und zu wirksameren Behandlungsmöglichkeiten beitragen kann.

Die möglichen Antworten in diesem Buch sind Beispiele, keine Schlussfolgerungen, und es können sich zwangsläufig einige von ihnen als falsch erweisen. Das sollte uns in diesem frühen Stadium der Forschungsarbeit in einem neuen Wissenschaftsfeld nicht entmutigen, solange die Prämissen auf den Prüfstand gestellt werden. Wie Darwin sagte: »Fehlerhafte Sichtweisen richten, sofern sie von einigen Belegen gestützt werden, geringen Schaden an, denn jede einzelne Sichtweise trägt mit einer heilsamen Freude zum Nachweis ihrer Fehlerhaftigkeit bei. Wenn das geschieht, ist ein Weg zum Irrtum geschlossen, und der Weg zur Wahrheit öffnet sich oftmals zur gleichen Zeit.«[1]

Die anhaltenden Kontroversen und langsamen Fortschritte in der Psychiatrie haben den Ruf nach neuen Herangehensweisen an psychische Störungen verstärkt. Die Evolutionsbiologie ist nicht neu; sie ist schon seit Langem eine fest verankerte Grundlage für das Verständnis des Normalverhaltens, deren Relevanz für Verhaltensanomalien endlich erkannt wurde. Die Evolutionsmedizin bietet neue Erklärungsansätze, warum der menschliche Körper krankheitsanfällig ist, die inzwischen auch bei psychischen Störungen systematisch zur Anwendung kommen. Die Zeit ist reif, um das Neuland der Evolutionären Psychiatrie zu erforschen.

Ich wünschte, dieses Forschungsfeld hätte einen anderen Namen. Die Evolutionäre Psychiatrie zielt nicht auf eine spezielle Behandlungsmethode ab, und die Expertinnen und Koryphäen in anderen Bereichen der mentalen Gesundheit wissen eine evolutionäre Perspektive inzwischen ebenfalls zu schätzen. Eine zutreffendere Beschreibung wäre: »die Nutzung der evolutionsbiologischen Schlüsselprinzipien zur Verbesserung des Verständnisses und der Therapie psychischer Störungen in der Psychiatrie, in der klinischen Psychologie, in der Sozialarbeit, in der Pflege und in anderen Berufsfeldern«. Doch das wäre zu sperrig, und deshalb beschränkt sich dieses Buch auf einen breit gefächerten Bericht von der vordersten Forschungsfront der Evolutionären Psychiatrie.

Psychische Störungen sind eine so große Plage unserer Spezies, dass wir uns alle unverzüglich Lösungen wünschen. Die Evolutionäre Psychiatrie bietet schon heute einige praktische Vorteile, doch bahnbrechende Ergebnisse sind erst dann zu erwarten, wenn auf Forschungs-, Klinik- und Patientenebene neue Fragen und Antworten auftauchen, die mit einer grundlegend neuen Sichtweise einhergehen. In der Zwischenzeit kann die Evolutionäre Psychiatrie jedoch hilfreiche philosophische Erkenntnisse bieten. Wir alle haben uns vermutlich schon einmal gefragt, warum das Leben des Menschen von so viel Leid geprägt ist. Ein Teil der Antwort lautet, dass die natürliche Selektion Emotionen wie Angst, Niedergeschlagenheit und Trauer begünstigt hat, weil sie einen bestimmten Nutzen haben. Weitere Antworten leiten sich aus der Erkenntnis her, dass Leiden häufig unseren Genen zugutekommt. Manchmal sind schmerzliche Gefühle normal, auch wenn wir gern darauf verzichten würden, doch ein Leben ohne sie kann mit erheblichen Kosten, sprich Nachteilen verbunden sein. Es gibt darüber hinaus gute evolutionäre Gründe, warum unstillbare Bedürfnisse, unkontrollierbare Impulse und konfliktreiche zwischenmenschliche Beziehungen weit verbreitet sind. Am wichtigsten ist jedoch, dass die Evolution nicht nur die Ursprünge unserer erstaunlichen Fähigkeit zu Liebe und Güte, sondern auch die Gründe für den Preis erklärt, den sie uns abverlangt, zum Beispiel in Form von Trauer, Schuldgefühlen und – infolge unserer emotionalen Zuwendung – einem übermäßigen Interesse daran, was andere über uns denken.

1. TEIL

DAS MEINUNGSCHAOS IM BEREICH DER PSYCHISCHEN STÖRUNGEN

1. Kapitel
EINE NEUE FRAGE

»Wenn ich eine Stunde hätte, um ein Problem zu lösen, und mein Leben hinge davon ab, dann würde ich die ersten fünfundfünfzig Minuten darauf verwenden, zu überlegen, wie die eigentliche Frage lautet, denn wenn ich die eigentliche Frage kenne, kann ich das Problem in weniger als fünf Minuten lösen.«

Albert Einstein zugeschrieben

Ich wusste, dass irgendwas im Busch war, als einer der Assistenzärzte fünf Minuten vor meinem Termin mit ihm und seiner neuen Patientin an meine Bürotür in der Psychiatrieabteilung klopfte.

»Ich wollte Sie nur vorwarnen«, sagte er. »Diese Frau verlangt Antworten.«

»Auf welche Fragen?«, entgegnete ich.

»Sie will wissen, warum ihr alle, bei denen sie bisher Hilfe gesucht hat, unterschiedliche Erklärungen und Ratschläge geben. Sie ist ohnehin skeptisch, was die ›Seelenklempnerei‹ betrifft, wie sie es ausdrückt. Sie ist um fünf Uhr morgens aufgestanden, um aus irgendeiner entlegenen Gegend hierherzufahren und Antworten von den großen Zampanos an der großen Uni zu erhalten.« Er bezog sich, mit einem süffisanten Lächeln, auf unsere prestigeträchtige Universitätsklinik und mich. Ich bat ihn um eine Zusammenfassung des Falls.

»Sie ist fünfunddreißig Jahre alt, Mutter von drei Grundschulkindern, ihre Hauptbeschwerde seit dem vergangenen Jahr ist die wachsende Sorge um nahezu alles in ihrem Leben – ihre Gesundheit, ihre Sprösslinge, die Wirtschaft, Autofahren, was auch immer. Sie hat oft ein flaues Gefühl im Magen und leidet ein- oder zweimal im Monat unter Übelkeit, das ist jedoch nicht mit einem Gewichtsverlust verbunden. Sie ist nach eigenen Angaben gereizt und erschöpft, leidet unter Einschlafstörungen. Sie hat das Interesse an Aktivitäten, die ihr vorher Spaß machten, verloren, ist aber nicht suizidgefährdet und weist auch keine anderen Symptome auf, die auf eine schwere Depression hindeuten könnten. Angst scheint bei ihr in der Familie zu liegen, aber nichts Dramatisches. Ihr Hausarzt konnte keine medizinischen Ursachen feststellen. Ich denke, es handelt sich um eine generalisierte Angststörung, aber es könnte sich auch um eine Dysthymie, eine chronisch depressive Verstimmung, oder aufgrund der Beschwerden, die sich äußern, aber einer gründlichen Diagnose entziehen, um eine Somatisierungsstörung handeln.«

Als wir uns zu Frau A. ins Untersuchungszimmer begaben, begrüßte sie uns freundlich. Als ich mich erkundigte, was wir für sie tun könnten, nahm ihre Stimme einen scharfen Tonfall an.

»Ich gehe davon aus, dass der junge Mann Sie bereits von meinen Problemen in Kenntnis gesetzt hat. Ich bin fünf Stunden mit dem Auto hierhergefahren, um einige Antworten zu erhalten.«

»Soweit ich informiert bin, hatten Sie Probleme, Hilfe zu finden«, erwiderte ich in dem Bemühen, einfühlsam zu sein. Ihre Reaktion kam so prompt, als hätte ich auf die Abspieltaste eines Gerätes gedrückt.

»So ist es, und nicht nur das: Ich habe von allen, die ich aufgesucht habe, eine andere Erklärung erhalten, angefangen bei unserem Pastor. Er ist ein netter Mann und war durchaus mitfühlend, aber er schlug mir unterm Strich vor, zu beten und Gottes Plan für mich zu akzeptieren. Ich habe es versucht, aber ich schätze, mein Glaube ist nicht stark genug. Dann habe ich mit meinem Hausarzt geredet. Er hat mich nicht einmal untersucht, sondern nur gesagt, es wären die Nerven, ich würde mir zu viele Sorgen machen. Pillen, um runterzukommen, würden nur süchtig machen, deshalb hat er mir ein Medikament gegen meine Magenbeschwerden verordnet, aber geholfen hat es nicht. Er hat mich zu einem Therapeuten geschickt, zu dem ich zweimal in der Woche kommen sollte, aber das konnte ich mir finanziell nicht leisten. Er hat kaum geredet, und wenn doch, hat er mir endlos Fragen über meine Kindheit gestellt und Andeutungen gemacht, da wäre irgendeine sexuelle Sache mit meinem Vater gelaufen, was definitiv nicht stimmt! Als ich ihm berichtete, dass sich mein Zustand verschlimmerte, behauptete er, ich würde es vermeiden, mich mit meinen Erinnerungen auseinanderzusetzen. Das war's dann für mich, aber er schickt mir immer noch Rechnungen für die Therapiestunden, die ich sausen ließ. Ich fühlte mich immer noch elend und fand im Telefonbuch einen Psychiater, weit genug von meinem Wohnort entfernt, sodass niemand etwas davon mitbekam. Er meinte, mein Problem sei auf eine erbliche Gehirnanomalie zurückzuführen, eine Art chemisches Ungleichgewicht, und ich müsse Medikamente dagegen einnehmen. Aber er hat nicht mal Blutuntersuchungen vorgenommen, und als ich mir den Beipackzettel genauer ansah, hieß es dort, dass die Einnahme Suizidgedanken auslösen kann. Deshalb habe ich beschlossen, hierher an die Uniklinik zu kommen. Vielleicht wissen Sie ja, was mit mir los ist. Ich mache mir ständig Sorgen, kann kaum schlafen oder essen, und mein Mann hat auch schon die Nase voll, weil ich ihn dauernd wegen der Kinder anrufe. Deshalb hoffe ich, dass Sie mir weiterhelfen können.«

»Kein Wunder, dass Sie frustriert sind«, erwiderte ich. »Vier unterschiedliche Erklärungen und Empfehlungen von vier unterschiedlichen Fachleuten! Und wir haben möglicherweise eine weitere Vermutung, was die Ursache betrifft. Ist es in Ordnung, wenn wir Ihnen noch ein paar Fragen stellen, um herauszufinden, wie wir jetzt am besten vorgehen?«

Sie war bereit, weitere Informationen zu liefern. Sie erzählte uns, dass sie sich schon immer Sorgen gemacht hatte und ihre Mutter oft nervös gewesen war. Es hatte keine Missbrauchs- oder Gewalterfahrungen im Elternhaus gegeben, aber ihr Vater hatte oft harsche Kritik geübt. In ihrer Kindheit war die Familie alle paar Jahre umgezogen, sodass sie sich in der Schule immer als Außenseiterin gefühlt hatte. Ihre Ehe war stabil, aber sie hatte oft Streit mit ihrem Mann, vor allem wegen seiner häufigen Geschäftsreisen und der Sorge um ihren ältesten Sohn, der an einer Aufmerksamkeitsdefizitstörung (ADHS) litt. Sie trank oft »ein paar« Gläser Wein, um einschlafen zu können. Die Angstzustände waren in den beiden vorhergehenden Jahren schlimmer geworden, ungefähr in der Zeit, als ihr jüngster Sohn in den Kindergarten gekommen war und sie versucht hatte abzunehmen. Ohne innezuhalten fügte sie hinzu: »Aber das alles hat nichts mit meinem Problem zu tun. Ich bin hergekommen, um herauszufinden, ob es sich um eine Neurose, eine Gehirnerkrankung, Stress oder was auch immer handelt.«

Ich erklärte ihr, dass ihre Symptome auf eine Kombination aus erblichen Einflussfaktoren, Kindheitserfahrungen, ihren gegenwärtigen Lebensumständen und Alkohol zurückzuführen waren. Sie runzelte die Stirn. Als ich ihr erklärte, dass Angst durchaus nützlich sein kann, die meisten Menschen aber davon mehr als nötig haben, weil zu wenig Angst zu einer Katastrophe führen kann, hellte sich ihre Miene auf. »Das leuchtet mir ein«, erwiderte sie. Als ich sie darauf hinwies, dass es mehrere effektive Behandlungsmethoden ohne schädliche Nebenwirkungen und einen ausgezeichneten kognitiven Verhaltenstherapeuten in ihrer näheren Umgebung gab, der diese anbot, entspannte sie sich und meinte: »Na ja, es wäre zumindest einen Versuch wert.« Als sie sich verabschiedete, sah sie mich an und machte eine Bemerkung, die ich heute noch im Ohr habe: »In Ihrem Arbeitsbereich herrscht das reinste Meinungschaos. Das wissen Sie, oder?«

Ich hatte es mir nie in dieser Deutlichkeit eingestanden, aber sie hatte recht. Die Aufgabe der Psychiatrie besteht darin, Menschen dabei zu helfen, sich mit den Problemen auseinanderzusetzen, die sie zu vermeiden versuchen. Doch Frau A. drehte den Spieß um. Ich habe bei allen Fallberichten in diesem Buch die persönlichen Einzelheiten geändert, damit die Betroffenen anonym bleiben und sich teilweise selbst nicht auf Anhieb darin wiedererkennen. Falls Frau A. die Zeilen liest und sich an ihren Besuch vor dreißig Jahren erinnert, wird sie sich hoffentlich freuen, zu erfahren, dass ihre auf den Punkt gebrachte Beobachtung meine eigenen Vermeidungsstrategien durchkreuzte. Sie löste bei mir die Suche nach einer Möglichkeit aus, über dieses Meinungschaos hinauszuwachsen.

ALS THERAPEUT IN DEN KLINIKBETRIEB EINGEBETTET

Während meiner ersten Jahre als Assistenzprofessor für Psychiatrie war ich, wie ein Berichterstatter in einem Kriegsgebiet, in eine medizinische Klinik eingebettet, zu deren Personal Medizinprofessoren, Fach- und Assistenzärzte sowie Pflegekräfte gehörten. Viele Patienten in medizinischen Kliniken haben psychische Probleme, deshalb wurde meine Hilfe wertgeschätzt. Außerdem bestand die Hoffnung, dass meine Anwesenheit Medizinstudierenden, die sich noch in der Ausbildung befanden, ermutigen würde, dem Gefühlsleben der Patienten mehr Beachtung zu schenken. Diese Hoffnung erfüllte sich auch bis zu einem gewissen Grad, aber die größere Auswirkung hatte diese Zeit auf mich selbst. Als ich die emotionalen Belastungen miterlebte, die mit der Behandlung eines endlosen Zustroms kranker Menschen verbunden sind, lernte ich, dass es die Psyche enorm schützen kann, wenn man sich ein »dickes Fell« zulegt.

Ich wurde von den Internisten oft gebeten, mit Menschen zu sprechen, die aufgrund ihrer Probleme einen Psychiater aufgesucht und sich geschworen hatten: »Nie wieder!« Einige beklagten sich darüber, dass sie ihre Zeit monatelang bei einem Therapeuten vergeudet hatten, der kaum redete. Andere erklärten, dass sie nur wenige Minuten lang einen Arzt zu Gesicht bekommen hatten, bevor sie mit einem Rezept für ein Medikament nach Hause geschickt wurden, das etliche Nebenwirkungen hatte. Immerhin berichteten einige, dass sich ihr Leben dank geduldiger, fürsorglicher Therapeutinnen oder Therapeuten grundlegend verändert hatte, und ein paar andere hatten lange eng mit medizinischem Fachpersonal zusammengearbeitet, bis endlich ein wirksames Medikament gefunden wurde. Die Leute, die gute Ergebnisse erzielt hatten, verschwiegen meistens, dass sie eine Therapie gemacht hatten, und ich wurde selten aufgefordert, mit Leuten zu sprechen, denen es wieder gut ging. Die Anzahl der Skeptischen überwog damit. Ich hörte ihnen jahrelang etliche Stunden in der Woche zu, doch da ich sie unbedingt davon überzeugen wollte, professionelle Hilfe anzunehmen, wurde mir ihre Frustration nie wirklich bewusst, die sich in ihrem Klagen Luft machte – bis Frau A. das Problem auf den Punkt brachte: Im Psychiatriebereich herrschte in der Tat das reinste Meinungschaos.

Das bedeutet nicht, dass psychiatrische Therapieansätze unwirksam sind. Als ich meinen Kommilitonen im Medizinstudium von meiner Berufswahl erzählte, machten einige ein mitleidiges Gesicht und sagten: »Na ja, irgendwer muss sich ja um die Leute kümmern, denen nicht zu helfen ist.« Diese irrige Vorstellung ist genauso unbegründet wie weit verbreitet. Für fast alle psychiatrischen Probleme gibt es eine Lösung, und die Therapie kann bemerkenswert oft eine dauerhafte Heilung bewirken. Menschen mit Panikstörungen und Phobien erleben so verlässlich eine Besserung, dass die Behandlung eintönig würde, wenn es nicht die Zufriedenheit gäbe, mitzuerleben, wie sie in ein rundum erfüllendes Leben zurückkehren.

Eine Frau, die an einer Agoraphobie litt und aus Angst vor öffentlichen Plätzen und Menschenmengen ein ganzes Jahr lang ihren Wohnwagen nicht verließ, fuhr einige Monate später zu ihrer Schwester, die eine Stunde von ihrem Standplatz entfernt wohnte. Ein Schreiner, dessen Sozialphobie so ausgeprägt war, dass er nicht einmal mit seinen Kollegen zu Mittag essen konnte, erzählte uns ein Jahr später, wie viel Spaß ihm sein neuer Job machte: Er hielt überall in seiner Heimat öffentliche Präsentationen seiner Handwerkskunst ab. Selbst Menschen mit schweren Störungen kommen oft in den Genuss spektakulärer Besserungen. Letzte Woche erhielt ich unverhofft ein E-Mail von einer Patientin, die vor fünfundzwanzig Jahren bei mir war; sie bedankte sich spontan und von ganzem Herzen, weil die erfolgreiche Behandlung ihrer Zwangsneurose ihr Leben dramatisch verändert und sie möglicherweise sogar gerettet hatte.

Es gibt viele Bücher, die das Feld der Psychiatrie unter Beschuss nehmen. Dieses Buch gehört nicht dazu. Und ja, die riesigen Umsätze der Pharmagiganten haben in der Psychiatrie mehr Korruption zur Folge als in einigen anderen medizinischen Spezialgebieten. Die von der Industrie finanzierten Werbekampagnen und professionellen »Aufklärungsmaßnahmen« fördern eine auf maximale Gewinnsteigerung ausgerichtete vereinfachte Sichtweise, die davon ausgeht, dass alle emotionalen Störungen auf Hirnerkrankungen zurückzuführen sind und eine medikamentöse Therapie erfordern. Doch die Mehrzahl der Psychiaterinnen und Psychiater, die ich kenne, sind nicht vom finanziellen Gewinn, sondern von Fürsorglichkeit und dem Gedanken getrieben, wie sie ihren Patientinnen und Patienten helfen können, mit welchen Erfolg versprechenden Mitteln auch immer. Ich erinnere mich an einen Assistenzpsychiater, der jeden Morgen um sechs Uhr morgens seinen Dienst antrat, damit seine Patienten, von denen die meisten mit Alkoholabhängigkeit zu kämpfen hatten, rechtzeitig zur Arbeit kamen; um sieben Uhr abends war er immer noch da. Ein anderer mit mir befreundeter Psychiater übernahm die ausgeprägtesten Borderline-Persönlichkeiten, obwohl er wusste, dass er immer wieder nächtliche Anrufe erhalten würde, in denen ein Suizid angedroht würde. Und es gibt viele Kolleginnen und Kollegen, die Menschen mit schweren depressiven oder psychotischen Episoden behandeln, obwohl ihnen klar ist, dass einige sich das Leben nehmen werden und man sie dafür verantwortlich machen wird. Die meisten von uns finden in manchen Nächten keinen Schlaf, weil sie sich um Patienten sorgen und sich den Kopf darüber zerbrechen, wie sie ihnen helfen können. Den meisten Betroffenen geht es jedoch irgendwann besser, und die Möglichkeit, unser Scherflein beizutragen, macht die psychiatrische Arbeit trotz aller Herausforderungen zutiefst befriedigend.

Die Herausforderung, psychische Störungen besser zu verstehen, ist im Gegensatz dazu zutiefst unbefriedigend. Nachdem ich einige Jahre lang einen Lehrstuhl für Psychiatrie bekleidet hatte, war ich nicht nur frustriert, sondern auch verwirrt. Dieser Bereich schien sich zu verengen und auf den Leitsatz zu fokussieren: »Psychische Störungen sind Gehirnerkrankungen.« Er eignet sich hervorragend als Motto für das Marketing von Medikamenten, für die Bemühungen, das Stigma abzubauen, das mit einem Tabuthema verbunden ist, und für Spendensammlungen, aber er führt zu einem Kurzschluss im klaren Denken. Manchmal kann dieser Leitsatz zutreffend sein, aber er schließt wertvolle Erkenntnisse aus dem Behaviorismus, der Psychoanalyse, der kognitiven Therapie, der Familiendynamik, dem öffentlichen Gesundheitswesen und der Sozialpsychologie aus. Eine Psychiatrie zu praktizieren, die auf einer eindimensionalen Sichtweise beruht, ist genauso, als würde man innerhalb der geschlossenen Mauern einer mittelalterlichen Siedlung leben. Der Versuch, unterschiedliche Perspektiven zu verstehen, wäre mit dem Besuch einer Reihe anderer von Mauern umgebener Siedlungen zu vergleichen. Um die ganze Landschaft der psychischen Erkrankungen zu sehen, ist ein Überblick mit einem speziellen Vergrößerungsglas erforderlich, das den Lauf der Veränderungen sowohl auf der evolutionären als auch auf der geschichtlichen Zeitachse zeigt.

WAS VERURSACHT PSYCHISCHE STÖRUNGEN?

Wie die sechs blinden Männer, von denen jeder einen anderen Teil eines Elefanten berührt, um zu begreifen, worum es sich bei diesem Tier handelt, betont jede Herangehensweise an psychische Störungen eine bestimmte Ursache und einen entsprechenden Behandlungsansatz. Ärzte, die nach ererbten Einflussfaktoren und Gehirnstörungen Ausschau halten, empfehlen Medikamente. Therapeuten, die Kindheitserfahrungen und mentale Konflikte für die Symptome verantwortlich machen, raten zu einer Psychotherapie, während diejenigen, die auf falsche und belastende Überzeugungen fokussiert sind, eine kognitive Therapie vorschlagen. Bei einer religiösen Orientierung legt man den Hilfesuchenden Meditation und Gebet nahe. Und diejenigen, die glauben, dass die meisten Probleme in der Familiendynamik verankert sind, sprechen sich, was sonst, für eine Familientherapie aus.

Der Psychiater George Engel erkannte das Problem 1977 und entwickelte ein integratives »Biopsychosoziales Modell« von Gesundheit und Krankheit.[2] Seither wurden jedes Jahr erneut Rufe nach einer Sichtweise laut, die biologische, psychische und soziale Einflussfaktoren als Teile eines miteinander verwobenen Ganzen versteht, womit bedauerlicherweise die Fragmentierung der Psychiatrie noch verstärkt wurde. Die chaotischen Realitäten psychischer Störungen werden ignoriert, damit sie in das Prokrustesbett des einen oder anderen Schemas eingepasst werden können. Fachausschüsse plädieren für einen integrierenden Ansatz, aber die Ausschüsse, die über die Zuteilung von Fördergeldern und Festanstellungen entscheiden, unterstützen ausschließlich Projekte, die sich in eine der eng gefassten Disziplinen einfügen.

Pläne für eine unlängst angekündigte Revision des diagnostischen Systems weckten die Hoffnung, endlich den Zusammenhang in den Blick zu nehmen, doch ergaben sich daraufhin zunehmend Konflikte und Verwirrung. Der renommierte Psychiater Allen Frances übernahm den Vorsitz über einen Ausschuss, der die vorletzte Ausgabe des statistischen und diagnostischen Leitfadens psychischer Störungen verfasste, des *Diagnostic und Statistic Manual of Mental Disorders* (DSM).[3] Der Titel eines seiner Bücher spiegelt die Enttäuschung angesichts der mittlerweile überarbeiteten Ausgabe des DSM wider: *Saving Normal. An Insider's Revolt Against Out-of-Control Psychiatric Diagnosis, DSM-V, Big Pharma, and the Medicalization of Ordinary Life.*[4] Debatten über die Diagnostik werden seither so erbittert geführt, dass sie es bis in die Editorials von Zeitschriften schaffen. Den krönenden Abschluss lieferte das National Institute of Mental Health (NIMH), die wichtigste Behörde für biomedizinische Forschung in den USA, als man dort die offiziellen Diagnosekriterien für psychische Störungen ausmusterte.[5] So viel zur Fähigkeit eines verbindlichen Diagnosesystems, das einen Konsens schaffen sollte!

Die Suche nach Gehirnanomalien als Ursache psychischer Störungen bot eine weitere Hoffnung, der Verwirrung ein Ende zu setzen. In einem Bewerbungsgespräch für das Medizinstudium hatte ich 1969 vielleicht unklugerweise verlauten lassen, dass ich Psychiater werden wollte. »Warum denn das?«, hieß es. »Man wird in Kürze feststellen, wie psychische Störungen im Gehirn entstehen, und dann ist die Neurologie am Zug.« Wenn sich diese Vorhersage doch nur bewahrheitet hätte! Doch nach vier Jahrzehnten milliardenschwerer Forschung von zahllosen Koryphäen wurde keine auf das Gehirn zurückzuführende Ursache für psychische Störungen, gleich welcher Art, entdeckt, mit Ausnahme der Alzheimer- und Huntington-Krankheit, bei denen das schon vorher bekannt war. Für andere psychische Störungen gibt es bis heute keine Laboruntersuchungen oder Scans, die eine Grundlage für eine endgültige Diagnose liefern könnten.

Das ist sowohl erstaunlich als auch enttäuschend. Das Gehirn von Menschen mit bipolarer Störung oder Autismus müsste sich doch in irgendeiner Form von dem Gehirn nicht betroffener Personen unterscheiden. Doch Studien haben nur geringfügige Abweichungen entdeckt. Sie sind real, aber nicht konsistent. Es ist schwer, zwischen Ursache und Wirkung zu unterscheiden. Keine Untersuchungsmethode kommt an eine definitive Diagnose heran, die vergleichbar wäre mit der einer Lungenentzündung oder Krebserkrankung.

Auch die Hoffnungen, die sich auf die Genetik stützten, haben sich zerschlagen. Ob jemand Schizophrenie, eine bipolare Störung oder Autismus entwickelt, ist fast ausschließlich eine Vererbungssache, sodass die meisten, die um die Jahrtausendwende mit Forschungsprojekten im psychiatrischen Bereich befasst waren, zu der Überzeugung gelangten, dass die spezifischen genetischen »Übeltäter« bald gefunden wären. Doch nachfolgende Studien haben gezeigt, dass es keine weit verbreiteten genetischen Variationen mit größeren Auswirkungen auf diese Erkrankungen gibt. Fast alle spezifischen Variationen erhöhen das Anfälligkeitsrisiko nur um ein Prozent oder weniger.[6] Das ist die wichtigste – und eine besonders entmutigende – Entdeckung in der Geschichte der Psychiatrie. Was sie bedeutet und was wir als Nächstes tun sollten, steht in den Sternen.

Die Pioniere in der psychiatrischen Forschung verdienen Lob, weil sie das Scheitern ihrer Bemühungen und die Notwendigkeit neuer Erklärungsansätze erkannten. In einem Artikel, der im Wissenschaftsmagazin *Science* erschien, erklärten einige von ihnen: »Bei der Behandlung der Schizophrenie gab es in den letzten fünfzig Jahren und bei der Behandlung von Depressionen in den letzten zwanzig Jahren keine wichtigen Durchbrüche […] Dieser frustrierende Mangel an Fortschritt verlangt, dass wir uns mit der Komplexität des Gehirns auseinandersetzen […] Das erfordert eine neue Sichtweise.«[7] Eine Tagung der Society of Biological Psychiatry wünschte sich dringend Präsentationen zum Thema »Paradigmenwechsel in der Behandlung psychiatrischer Störungen«. Und 2011 erklärte Thomas Insel, Leiter des NIMH: »Was immer wir seit fünf Jahrzehnten auch gemacht haben, es funktioniert nicht […] Wenn ich mir die Zahlen ansehe – die Anzahl der Suizide, die Anzahl der Beeinträchtigungen, die Sterblichkeitsraten –, kann ich nur sagen, sie sind katastrophal und werden nicht besser. Vielleicht müssen wir einfach nur die gesamte Herangehensweise überdenken.«[8]

Psychiater betrachten die Lebenskrisen ihrer Patienten als Chance, nachhaltige Veränderungen herbeizuführen. Könnte das für die Psychiatrie selbst auch gelten?[9]

DIE ZUKUNFT IN DER EVOLUTIONÄREN VERGANGENHEIT FINDEN

Das Museum of Natural History war nur einen Straßenblock südlich von unserem medizinischen Zentrum entfernt. Öffnete man die schwere eiserne Eingangstür zwischen den beiden großen Löwenskulpturen, gelangte man in die Ausstellungshallen. Dieser Ort war mir von den Besuchen mit meinen Kindern vertraut, die Dinosaurierfossilien anschauen wollten. Doch dieses Mal war ich eingeladen, den Personaleingang zu benutzen, um mich einer Gruppe von Wissenschaftlerinnen und Wissenschaftlern anzuschließen, die sich hier wöchentlich zu einer Diskussion über das Verhalten von Tieren trafen. Schon in der ersten Stunde wurde mir klar, dass sich ihr Erklärungsansatz grundlegend von allem unterschied, was ich kannte.

Anstatt sich ausschließlich mit den Gehirnmechanismen zu befassen, stellten sie sich die Frage, wie die natürliche Selektion das Gehirn geformt und wie das Verhalten die Fitness im Sinne Darwins beeinflusst hat, sprich das Überleben derjenigen Individuen, die am besten an ihre Umwelt angepasst sind. Die Biologie spricht oft von »reproduktiver Fitness«; der Ausdruck bezieht sich auf die Anzahl der Nachkommen eines Individuums, die fortpflanzungsfähig sind. Einige Individuen mit einer höheren Fitness haben mehr Nachkommen als andere, sodass ihre genetischen Variationen bei künftigen Generationen häufiger auftreten. Andere haben weniger Nachkommen als der Durchschnitt, sodass ihre genetischen Variationen seltener auftreten. Dieser Prozess der natürlichen Selektion hat prägenden Einfluss auf Körper und Gehirn, was zu einer Maximierung der Darwin'schen Fitnessmerkmale in einer natürlichen Umgebung beigetragen hat.

Normalerweise sind Merkmale mit einem Mittelwert die besten. Kaninchen sind nicht alle gleich wagemutig. Extrem wagemutige Kaninchen fallen Füchsen als Nahrung zum Opfer. Furchtsame Kaninchen fliehen bei jedem Anzeichen einer drohenden Gefahr so schnell, dass sie selbst kaum Nahrung finden. Kaninchen mit einem Angstniveau zwischen den beiden Grenzwerten haben mehr Nachwuchs, sodass ihre Gene häufiger zum Ausdruck kommen. Einige Menschen erhalten den sogenannten Darwin Award, verliehen an die »Verlierer im Roulette des Lebens«, sprich an Menschen, die sich durch selbst verschuldete Idiotie getötet oder unfruchtbar gemacht haben. So erreichte der abenteuerlustige junge Mann, der den Startbeschleuniger einer Rakete an seinem Auto befestigte, eine Geschwindigkeit von 480 Kilometern pro Stunde, bevor er sich an einer Felswand platt walzte. Auf der anderen Seite der Scala haben manche Angst, das Haus zu verlassen. Sie sterben seltener in jungen Jahren, aber sie haben seltener Kinder. Menschen mit einem gemäßigten Angstniveau haben mehr Nachkommen, und deshalb sind die meisten von uns irgendwo in der Mitte des Spektrums verortet.

Bei meinen neuen Kolleginnen und Kollegen im Museum stützte sich die Erklärung, warum Tiere das tun, was sie tun, auf ein einfaches Prinzip: Die natürliche Selektion begünstigt Organismen mit Verhaltensweisen, die ihren Reproduktionserfolg maximieren. Das ist keine hypothetische Theorie, sondern ein Prinzip, das zutreffend sein muss. Es bot mir genau das, wonach ich gesucht hatte: einen neuen biologischen Erklärungsansatz, nicht nur für das Verhalten generell, sondern als Antwort auf die Frage, warum Organismen so sind, wie sie sind.

Nachdem ich einige Wochen lang aufmerksam zugehört hatte, nahm ich meinen ganzen Mut zusammen und teilte eine Theorie, die ich im Rahmen meines Grundstudiums entwickelt hatte: Altwerden ist nützlich, um zu gewährleisten, dass jedes Jahr einige Individuen einer Population sterben und sich die Spezies schneller an veränderte Umweltbedingungen anpassen kann. Die Gruppe wurde plötzlich still, aber Bobbi Low, eine Biologin, brach in schallendes Gelächter aus. »Sie wissen wohl nicht viel über die Evolution, oder?«, fragte sie. Es war ein gutmütiges Lachen, wie wenn man einen Hundewelpen beobachtet, der versucht, eine Treppe hochzuklettern. Bobbi und andere erklärten, dass Gene, die für eine Spezies von Vorteil sind, dennoch aus dem Pool aussortiert werden, wenn die Individuen mit diesen Genen weniger Nachkommen haben als die durchschnittliche Anzahl.

Bobbi schlug mir vor, eine 1957 erschienene wissenschaftliche Abhandlung des Evolutionsbiologen George Williams zu lesen. Ich hielt auf dem Heimweg an der Bibliothek und machte eine Kopie. Wie bei so vielen Dingen, die mir noch bevorstanden, hatte diese Lektüre eine grundlegende Änderung meiner Lebenssicht zur Folge. Williams wies darauf hin, dass ein Gen, das für den Alterungsprozess zuständig ist, universell werden kann, wenn es Vorteile in einer frühen Lebensphase bietet, in der die Selektion härter ist, weil zu diesem Zeitpunkt mehr Individuen einer Population am Leben sind.[10] Ein Beispiel: Eine genetische Variation, die eine Arteriosklerose der Herzgefäße verursacht und viele Menschen das Leben kostet, bevor sie neunzig werden, kann sich trotzdem universell durchsetzen, wenn sie in der Kindheit auch eine schnellere Heilung von Knochenbrüchen bewirkt. Williams' Abhandlung war so einflussreich, dass anlässlich seines sechzigsten Geburtstags eine Retrospektive veröffentlicht wurde.[11] Er bot eine Erklärung völlig anderer Art, nicht nur für das Altern, sondern für Krankheiten generell. Was die Frage aufwirft: Wenn es für den Alterungsprozess eine evolutionäre Erklärung gibt, was ist dann mit Schizophrenie, Depressionen und Essstörungen?

Im Verlauf der nachfolgenden Wochen halfen mir meine neuen Kollegen aus der Evolutionsbiologie bei der Erkenntnis, dass alle Phänomene in der Natur zwei Erklärungsansätze benötigen. Die gewöhnliche Herangehensweise beschreibt die Mechanismen des Körpers und ihre Funktionsweise, von Biologen als proximate Erklärungen bezeichnet. Die andere Herangehensweise beschreibt, wie diese Mechanismen zu dem wurden, was sie heute sind; das ordnen Biologen den evolutionären oder ultimaten Erklärungen zu.[12] Während meiner medizinischen Ausbildung stand ausschließlich der proximate Teil der Biologie im Mittelpunkt, der sich mit den Mechanismen befasst. Von der anderen Hälfte, die erklärt, warum der Körper zu dem wurde, was er heute ist, war nie die Rede.

Die mangelnde Erkenntnis, dass evolutionäre Erklärungen eine wesentliche Ergänzung für proximate Erklärungsmodelle sind, hat zu einigem Wirrwarr beigetragen. Wer wissen möchte, wie sich Augenbrauen entwickeln, erhält vermutlich die Auskunft, dass es Gene gibt, die eine Synthese bestimmter Proteine in bestimmten Körperregionen in Gang setzen. Andere weisen vielleicht darauf hin, dass auch der Prozess beschrieben werden sollte, der zur Entstehung von Augenbrauen geführt hat. Und wieder andere halten es für erforderlich, sich über die Augenbrauen bei anderen Primaten zu informieren. Wahrscheinlich führt jemand an, dass sie die Augen vor herablaufendem Schweiß schützen. Oder jemand zieht die Augenbrauen hoch, um auf ihre Nützlichkeit als Signalinstrument aufmerksam zu machen. Die ersten beiden Erklärungen beschreiben proximate

Mechanismen; bei den anderen steht der evolutionäre Zweck im Vordergrund.

Der Ethologe und Nobelpreisträger Nikolaas Tinbergen erweiterte dieses Konzept in einem 1963 erschienenen Artikel, der seine »Vier Warum-Fragen« beschrieb, die später als »Die vier Grundfragen der biologischen Forschung« bezeichnet wurden: Wie funktioniert der Mechanismus? Wie entwickelt er sich im Verlauf des individuellen Lebens? Welchen Wert hat er für die Anpassung innerhalb einer Art? Und unter welchen Voraussetzungen hat er sich stammesgeschichtlich entwickelt?[13] Nachdem ich mich jahrelang darauf verlassen hatte, erkannte ich schließlich, dass ich zwei proximate und zwei ultimate Zusammenhänge vor mir hatte, wobei zwei einen bestimmten Zeitausschnitt abbilden, während es bei den beiden anderen um Veränderungen im Lauf der Zeit geht. Sie lassen sich nahtlos in eine Tabelle einfügen. Wenn ich diese Tabelle meinen Vorträgen hinzufügte, war das Publikum mehr an ihr als an meinem Referat interessiert. Und als ich sie als PDF auf meiner Website einfügte, verbreitete sie sich rasant.

Tinbergens vier Fragen, zugeordnet[14]

	Proximat	Evolutionär
Zeitausschnitt	Wie funktioniert der Mechanismus?	Welchen Wert hat er für die Anpassung innerhalb einer Art?
Sequenz im Zeitverlauf	Wie entwickelt er sich im Verlauf des individuellen Lebens?	Unter welchen Voraussetzungen hat er sich stammesgeschichtlich entwickelt?

Tinbergens Fragen machten mir bewusst, dass einige der spätabendlichen Debatten mit anderen Medizinstudenten der Fehlannahme geschuldet waren, dass die Fragen Alternativen darstellten. Das ist nicht der Fall. Antworten auf alle vier Fragen sind für eine vollumfängliche Erklärung unerlässlich. Sie machten mir auch klar, dass viele Dinge, die ich für Anomalien gehalten hatte, in Wirklichkeit von Nutzen waren. Während meines Medizinstudiums wurden uns zwar zum Beispiel Kenntnisse über die Einzelheiten der Mechanismen, die Säure in den Magenzellen produzieren, und ihre Rolle bei der Entstehung von Magengeschwüren vermittelt, aber dass die Magensäure auch ihr Gutes hat, dass sie nämlich Bakterien zersetzt, einen erheblichen Beitrag zur Verdauung der Nahrung leistet oder zu wenig Magensäure ein ebenso großes Problem darstellt wie zu viel, wurde nie erwähnt. Wir lernten alles nur Erdenkliche über die Ursachen von Durchfallerkrankungen, aber wenig über ihre Rolle bei der Ausleitung von Toxinen und Infektionen im Magen-Darm-Trakt. Husten beseitigt Fremdkörper in den Atemwegen. Fieber ist eine akribisch gesteuerte Reaktion des Körpers, um Infektionen zu bekämpfen. Sogar Schmerzen sollten nicht nur als Mechanismus, sondern auch im Hinblick auf ihre Funktion, ihren Zweck, betrachtet werden: Menschen, die ohne jedes Schmerzempfinden geboren werden, sterben gewöhnlich in einer frühen Phase ihres Erwachsenenlebens.[15] Ich begann, über die Möglichkeit nachzudenken, dass Angst und depressive Verstimmung auch einen Nutzen haben könnten.

Viele Mechanismen, die auf den ersten Blick nutzlos erscheinen, haben in Wirklichkeit eine wichtige Funktion, wie sich herausgestellt hat; andere muten dagegen wie eine absolute Fehlkonstruktion an. Das Auge wäre ohne blinden Fleck besser für seine Aufgaben gerüstet. Der Geburtskanal ist zu eng. Die Tumorschutzmechanismen sind unzureichend, genau wie diejenigen, die uns vor Infektionen schützen sollen. Die Regulierung der Nahrungsaufnahme lässt zu wünschen übrig. Angst und Schmerzen sind oft übermächtig. Ich begann, mir den Kopf darüber zu zerbrechen, warum wir von der natürlichen Selektion mit einem Körper ausgestattet wurden, der mit so vielen Unvollkommenheiten belastet ist.

Als George Williams zu einer Fachtagung erschien, war er leicht zu erkennen. Seine Ähnlichkeit mit Abraham Lincoln war unverkennbar. Ich wusste, dass seine 1957 erschienene wissenschaftliche Abhandlung von allen bewundert wurde, aber niemand, Williams selbst verständlicherweise eingeschlossen, hatte mir gesagt, dass er zu den führenden Biologen des 20. Jahrhunderts gehörte. Er war wortkarg, aber wenn er redete, hörten alle aufmerksam zu. In geselliger Runde erzählte er, wie er auf die Idee gekommen war, dass die natürliche Selektion aus gutem Grund für den Fortbestand der Gene gesorgt haben könnte, die den Alterungsprozess verursachen. Ich sah eine Möglichkeit, seine Theorie zu überprüfen. Sie geht davon aus, dass die Sterblichkeitsraten bei wild lebenden Tieren mit zunehmendem Alter steigen. Die alternative Theorie, dass die für den Alterungsprozess zuständigen Gene dem Einflussbereich der Selektion entzogen sind, basiert auf der Annahme, dass die Sterblichkeitsraten bei erwachsenen Tieren während der gesamten Lebensspanne gleich bleiben.

Mir war klar, dass einige Monate Arbeit in der Bibliothek erforderlich sein würden, um Daten zu den Sterblichkeitsraten wild lebender Tiere zu sammeln. Ich erzählte John Greden, dem Leiter des Fachbereichs Psychiatrie, von meiner Idee. Er war neu im Amt und erpicht darauf, Kreativität zu ermutigen, deshalb erhielt ich seine Zustimmung, im Sommer die Hälfte meiner Zeit dem geplanten Projekt zu widmen. Im Herbst hatte ich die Daten und eine Möglichkeit gefunden, zu berechnen, in welchem Ausmaß sich die Selektion auf den Alterungsprozess wild lebender Tiere ausgewirkt hatte: tatsächlich sehr stark.[16] George Williams' Theorie war richtig: Gene, die den Alterungsprozess vorantreiben, sind keine unheilvollen Mutationen, deren Auswirkungen sich zu spät im Leben bemerkbar machen, um durch die natürliche Selektion aus dem Genpool entfernt zu werden. Einige bieten Vorteile, die den Reproduktionserfolg in früheren Lebensjahren steigern. Diese Annahme wurde in zahlreichen Studien bestätigt, in denen Käfer und Fruchtfliegen für kürzere oder längere Lebensspannen gezüchtet wurden.[17] Die Selektion zugunsten einer früheren Reproduktion führt zu einer kürzeren Lebensspanne. Die Selektion zugunsten einer längeren Lebensspanne führt zu weniger

Nachkommen, vor allem bei wild lebenden Populationen. Der Alterungsprozess hat daher eine evolutionäre Erklärung.[18]

Bei Georges nächstem Besuch wusste ich genug über die Evolutionsbiologie, um ein kohärentes Gespräch führen zu können, und meine Forschung zum Alterungsprozess war veröffentlicht worden. Ich erzählte George, dass die Evolution meiner Ansicht nach neue Erklärungsansätze bieten könne, nicht nur für das Altern, sondern auch im Hinblick auf Krankheiten. Er war der gleichen Meinung. Wir beschlossen, gemeinsam eine Abhandlung über den Nutzen der Evolution für die Medizin zu schreiben.

Während der ersten Monate unserer Arbeit unterlief uns ein grundlegender Fehler: Wir versuchten, evolutionäre Erklärungen für Erkrankungen zu finden. Wir fragten uns: Warum hat die natürliche Selektion Koronargefäßerkrankungen herausgebildet? Oder Schizophrenie? Doch am Ende erkannten wir: Wir hatten Krankheiten als Adaptionen betrachtet (*Viewing Diseases As Adaptions*, VDAA), ein schwerwiegender Irrtum, der in der Evolutionsmedizin häufig vorkommt. Aber Krankheiten sind keine Anpassungen. Sie haben keine evolutionäre Erklärung. Sie sind nicht durch natürliche Selektion entstanden. Doch für bestimmte körperliche Aspekte, die uns anfällig für Erkrankungen machen, gibt es sehr wohl eine evolutionäre Erklärung. Die Verlagerung der Aufmerksamkeit von den Krankheiten auf Merkmale, die den Körper krankheitsanfällig machen, war eine bahnbrechende Erkenntnis, die zu einem Eckpfeiler der Evolutionsmedizin wurde.

Wir diskutierten tagelang über Blinddarm, Weisheitszähne, Entzündung der Koronararterien, Krebs und natürlich den Rücken, der vielen Menschen »zu schaffen« macht. George sah die Implikationen klarer als ich und bestand darauf, unseren Artikel mit der spektakulären Überschrift »The Dawn of Darwinian Medicine«. (in etwa: »Die Morgendämmerung der Darwinistischen Medizin«) zu versehen. Unser gemeinsames Buch *Warum wir krank werden. Die Antworten der Evolutionsmedizin* erreichte ein breites Publikum und förderte das Wachstum der Darwinistischen oder Evolutionsmedizin, wie sie heute meistens genannt wird. Es gibt inzwischen zahllose Bücher, eine Wissenschaftsgesellschaft, eine Fachzeitschrift, internationale Tagungen und an den meisten Universitäten evolutionsmedizinische Studiengänge, die sich mit diesem Thema befassen.

Die Evolutionsmedizin ist ein medizinischer Forschungszweig, der Gesundheit und Krankheit aus einer evolutionären Perspektive betrachtet, sich aber nicht als Alternative zur Standardmedizin versteht. Sie wendet die Schlüsselprinzipien der Evolutionsbiologie an, um Gesundheitsprobleme zu lösen, genauso, wie Schlüsselprinzipien der Genetik und Physiologie in das Gesamtbild einfließen. Die Evolutionäre Psychiatrie ist ein Teil der Evolutionsmedizin, der der Frage nachgeht, warum uns die natürliche Selektion so anfällig für psychische Störungen gemacht hat.

DIE NEUE FRAGE

Die üblichen Fragen in der Medizin gleichen denen, die ein Mechaniker stellen würde: Wie funktioniert das System »Körper«? Was ist defekt? Warum ist es defekt? Wie lässt es sich reparieren? Das sind proximate Fragen, die zu klären versuchen, wie körpereigene Mechanismen funktionieren und wie sie sich bei Gesunden und Kranken unterscheiden. Welche Mechanismen im Immunsystem verursachen Multiple Sklerose? Welche Gehirnanomalien sind für die Schizophrenie verantwortlich? Die Antworten auf diese Fragen bringen uns dem wichtigsten Ziel näher: Ursachen zu finden und Probleme zu beheben. Sie haben einen großen Beitrag zur Verbesserung der menschlichen Gesundheit geleistet. Würde die Medizin nur eine Hälfte der Biologie nutzen, wäre das die Hälfte mit den größten praktischen Vorteilen.

Die andere, die evolutionäre Hälfte der Biologie geht Fragen aus der Perspektive von Ingenieurinnen oder Designern nach: Wie wurde der Körper zu dem, was er heute ist? Welche Selektionskräfte haben dieses Merkmal begünstigt? Wie beeinflussen Variationen den Fortpflanzungserfolg? Welche Trade-offs, sprich Kosten-Nutzen-Abwägungen bzw. Kompromisse, begrenzen ihre Verlässlichkeit? In ihrer allgemeinen Form lautet die Frage: Warum hat die natürliche Selektion unseren Körper mit Merkmalen ausgestattet, die uns krankheitsanfällig machen?

Die Frage ist neu, kommt aber nahe an eine der ältesten Fragen der Menschheit heran: Warum gibt es so viel Leid im Leben? Sie wird seit Jahrtausenden in religiösen und philosophischen Kontexten diskutiert, da sich die Antworten, die als »Das Problem des Bösen« in das kollektive Gedächtnis eingegangen sind, als schwer fassbar erwiesen haben.[19] Der griechische Philosoph Epikur erkannte bereits vor 2400 Jahren, wie trickreich die Frage ist, und der schottische Philosoph David Hume griff seine Gedanken auf und wird damit oft zitiert: »Ist Gott gewillt, das Böse zu verhindern, aber nicht fähig? Dann ist er nicht allmächtig. Ist er fähig, aber nicht gewillt? Dann ist er boshaft. Ist er sowohl gewillt als auch fähig? Woher kommt dann das Böse? Ist er weder fähig noch gewillt? Warum nennen wir ihn dann Gott?«[20]

Seither haben sich Philosophen und Theologen, vor allem diejenigen, die in der abrahamitischen Tradition verwurzelt sind, an dem Problem abgearbeitet, das Böse und das Leiden in der Welt zu erklären. Mögliche Erklärungsansätze werden unter der Bezeichnung »Theodizee« zusammengefasst. Es gibt viele dieser Art, aber keine ist vollauf zufriedenstellend.[21]

Das Problem ist auch im Buddhismus von zentraler Bedeutung; hier bilden die Edlen Wahrheiten die Grundlagen der Lehre. Die erste edle Wahrheit lautet: »Das Leben ist geprägt von Leid.«[22] Die zweite edle Wahrheit besagt, dass Leid durch menschliches Begehren entsteht, genauer gesagt, durch die Unfähigkeit, dieses endlose Begehren jemals vollständig zu stillen. Die dritte weist auf die Erlösung vom Leid hin, die mit der Erkenntnis einhergeht, dass Begehren eine Illusion ist.

Eine evolutionäre Sichtweise erklärt, warum wir Wünsche und Bedürfnisse haben, warum wir sie niemals vollumfänglich befriedigen können und warum es uns schwerfällt, auf sie zu verzichten: Unser Gehirn wurde von der Evolution darauf ausgerichtet, nicht uns, sondern unseren Genen zu dienen.[23]

Der Versuch, Menschen mit den unergründlichen Wegen Gottes zu versöhnen, würde den Rahmen dieses Buches sprengen. Das würde auch für den Versuch gelten, die Verbreitung des Bösen und des Leids in der Welt generell zu erklären. Leiden findet jedoch meistens auf der emotionalen Ebene statt. Angst und Niedergeschlagenheit existieren aus den gleichen Gründen wie Schmerzen und Übelkeit: weil sie in bestimmten Situationen nützlich sind. Sie treten häufig in geballter Form auf, und das aus guten Gründen. Es gibt auch gute Gründe dafür, dass wir anfällig für Suchtverhalten, Schizophrenie und zahlreiche weitere psychische Probleme sind. Gründe im Plural, weil hier mehrere Einflussfaktoren in verschiedenen Kombinationen relevant sind, je nach Störung.

Der Versuch, zu erklären, warum das emotionale Leben oft so schmerzlich ist und warum Denken und Verhalten so oft aus dem Ruder laufen, deckt eine gleichermaßen tiefgründige Frage auf. Wie kann eine Selektion, die ausschließlich darauf ausgerichtet ist, den reproduktiven Erfolg zu maximieren, zur Entwicklung von Gehirnen beigetragen haben, die engagierte, liebevolle Beziehungen und ein sinnvolles, erfülltes Leben ermöglichen? Das Leben der meisten Menschen ist nicht auf den eigennützigen Konkurrenzkampf um Geld und Sex fokussiert, wie es den Vorstellungen naiver Darwinisten entspricht. Wir sind in der Lage, zu meditieren, zu beten, zu kooperieren, zu lieben, uns uneigennützig umeinander zu kümmern, ja sogar Anteil an Fremden zu nehmen. Unsere Spezies ist mit bemerkenswerten positiven Eigenschaften ausgestattet, nicht nur intellektuell, sondern auch auf der sozialen, moralischen und emotionalen Ebene. Die Ursprünge der Liebe und des moralischen oder ethischen Verhaltens zu verstehen, ist eine wichtige Voraussetzung, um Sozialangst, Trauer und die tiefen zwischenmenschlichen Beziehungen zu verstehen, die sie ermöglicht haben.

Jonas Salk, der den Polioimpfstoff entwickelte, soll einmal sinngemäß gesagt haben: Was die Leute als Moment der Entdeckung betrachten, ist in Wirklichkeit der Moment, in dem die Frage entdeckt wurde. Und wir haben eine wichtige neue Frage.

2. Kapitel
SIND PSYCHISCHE STÖRUNGEN KRANKHEITEN?[24]

»Es gibt wenig Grund zu glauben, diese diagnostischen Kategorien seien valide.«[25]

Kommentar zu den DSM-Diagnosekategorien auf der ersten Seite des weltweit eingeführten diagnostischen und statistischen Leitfadens für psychische Störungen

Der Versuch, psychische Störungen zu erklären, ohne sie zuerst zu beschreiben und zu definieren, ist müßig. Eine ebenso einfache wie offensichtliche Tatsache. Die aktuelle Ausgabe des DSM (*Diagnostic and Statistical Manual of Mental Disorders* = Diagnostischer und Statistischer Leitfaden psychischer Störungen) beschreibt mehr als dreihundert verschiedene psychische Störungen. Problem gelöst? Wohl kaum. Das diagnostische System löst, wie bereits erwähnt, bis heute endlose Debatten – und erbitterte Kontroversen – aus.

Die Definition der diagnostischen Kategorien erweckt den Eindruck, als wären psychische Störungen ausnahmslos Krankheiten. Das gilt für viele, aber sie unterscheiden sich auch ein wenig von den meisten anderen Erkrankungen. Wir konnten bisher keine spezifischen Ursachen ermitteln, wie beispielsweise die Bakterien, die eine Lungenentzündung hervorrufen. Sie lassen sich nicht mithilfe von Blutuntersuchungen feststellen, wie Diabetes. Sie weisen keine eindeutig erkennbaren Gewebeanomalien auf, wie irreversibel geschädigte neuronale Strukturen bei einer Multiplen Sklerose. Psychische Störungen werden im DSM durch Symptomcluster definiert, eine Sammlung bestimmter Symptommuster. Menschen, die behaupten, das Essen schmecke wie Pappe, sind oft depressiv und suizidgefährdet. Paranoide Menschen hören häufig Stimmen. Zu den gefährlich abgemagerten Menschen, die glauben, immer noch zu dick zu sein, gehören vor allem extrem leistungsbewusste junge Frauen. Jede Störung wird durch eine Liste von Symptomen definiert. Wenn jemand über einen längeren Zeitraum eine ausreichende Anzahl der aufgelisteten Symptome aufweist, wird die entsprechende Diagnose gestellt.

Dieser Checklisten-Ansatz hat erheblich zu einer Übereinkunft beigetragen, wer welche Störungen hat, aber zu einem hohen Preis. Er fördert die Annahme, dass die Diagnose alle erforderlichen Informationen enthält, und führt zur Vernachlässigung der individuellen Lebenssituationen, die viele Störungen erst in Gang setzen. In Verbindung mit einem Zeitalter, in dem Unterlagen aller Art in Computern gespeichert werden und möglicherweise auch für Unbefugte verfügbar werden, verhindert er die Aufzeichnung potenziell peinlicher Einzelheiten, die aber relevant sein könnten. Klinische Berichte bestehen demzufolge oft nur aus ein paar Absätzen, die eine unverfängliche Beschreibung der Symptome liefern und die Diagnose rechtfertigen. So auch in der folgenden Zusammenfassung des psychiatrischen Gutachtens für Frau B.:

> Frau B., 37 Jahre alt, verheiratet, drei Kinder, wurde von ihrem Hausarzt aufgrund einer Depression überwiesen. Vor vier Monaten machten sich plötzlich vorzeitiges Aufwachen, Appetitlosigkeit, Antriebslosigkeit, Schuldgefühle und Hoffnungslosigkeit bemerkbar. In den vergangenen zwei Monaten kam es ungewollt zu einer Gewichtsabnahme von viereinhalb Kilo. Es besteht ein Todeswunsch, aber keine Suizidabsichten. Die Symptome treten jeden Tag auf, an manchen Tagen stärker und zu unterschiedlichen Zeiten, in den Morgenstunden jedoch am schlimmsten. Nach eigenen Angaben leidet sie seit Monaten unter chronischen Ängsten, die mit Sorgen, Schweißausbrüchen und gastrointestinalen Symptomen verbunden sind. Sie hat außerdem intensive Angstzustände, die periodenweise auftreten, stundenlang andauern und durch Sorgen, Schweißausbrüche und gastrointestinale Symptome gekennzeichnet sind, aber weder Panikattacken noch Agoraphobie. Sie hat nach eigenen Angaben extremes Unbehagen in sozialen Situationen entwickelt, die sie inzwischen meidet. Sie konsumiert jeden Abend ein bis zwei Gläser Wein, es gibt jedoch keine Vorgeschichte, die auf einen Substanz-

missbrauch hindeuten könnte. Sie führt die Symptome auf eheliche Konflikte zurück. Es liegt keine psychiatrisch relevante Vorgeschichte vor. Sie ist physisch gesund, nimmt keine Medikamente und hat keine Allergien. Zu den relevanten familiären Erkrankungen gehören Alkoholabhängigkeit beim Vater und Angstneurosen bei der Mutter. Ihre Schwester nimmt Antidepressiva. Sie wuchs in stabilen familiären Verhältnissen auf. Nach eigener Aussage gab es weder Gewalterfahrungen noch traumatische Ereignisse in ihrer Kindheit. Sie hat drei gesunde Kinder im Alter von drei, fünf und neun Jahren. Ihr Mann leitet einen lokalen Produktionsbetrieb. Die Familie lebt in einem Vorstadtviertel. Die Patientin war früher in Vollzeit als Grundschullehrerin tätig und arbeitet nun in Teilzeit als Schulassistentin. Diagnose: Schwere Depression

Behandlungsplan: Antidepressiva-Behandlung und kognitive Verhaltenstherapie einleiten; erneuter Termin in zwei Wochen, um das Behandlungsergebnis nachzuverfolgen.

Der Fallbericht fasst die Fakten zusammen, die die Diagnose rechtfertigen, enthält aber keinen konkreten Hinweis darauf, was die Symptome ausgelöst haben könnte. Die kamen ans Licht, als sie erzählte, ihren früheren Geliebten im Supermarkt gesehen zu haben.

Ich musste einkaufen, aber ich hatte das Gefühl, durch einen Sumpf zu waten. Ich schaffte es kaum, einen Fuß vor den anderen zu setzen. Ich hatte mir eine Einkaufsliste gemacht, doch das war keine Hilfe. Nichts schien mehr wichtig zu sein. Meine Jungs brauchten etwas zu essen, also fuhr ich los. Als ich ungefähr die Hälfte der Einkäufe erledigt hatte, entdeckte ich Jack, der seinen Einkaufswagen am Ende des Ganges vor sich herschob. Ich dachte, ich hätte mir das Ganze nur eingebildet, denn ich hatte ihn monatelang überall vor mir gesehen, wie einen Geist. Doch dieses Mal war ich mir beinahe sicher, dass er es war. Mein Herz begann zu rasen, ich war innerlich wie erstarrt, und ich hatte plötzlich wieder die Szene im Starbucks vor Augen, wo ich vor sechs Monaten gesessen hatte.

Wir waren dort um sieben Uhr verabredet gewesen und wollten danach unsere Sachen in das Apartment bringen, in dem wir uns immer trafen. Wir hatten uns gegenseitig versprochen, unseren Partnern am 2. November um Mitternacht reinen Wein einzuschenken, ich meinem Mann Sam und er seiner Frau Sally. Eigentlich war das Gespräch schon für den 1. November geplant, aber wir hatten es wegen der Kinder verschoben, die sich auf Halloween freuten. Ich sehe noch heute die Schneeflocken vor mir, die glitzerten, als ich die Tür zum Starbucks öffnete; für mich waren sie Symbole eines neuen, gemeinsamen Lebens.

Ich hatte Sam eröffnet, dass ich um Mitternacht gehen und ihn verlassen würde. Er rastete aus, aber damit hatte ich gerechnet. Er brüllte so laut, dass ein Auto draußen auf der Straße anhielt. Seine Reaktion machte mir den Abschied leichter. Zwischen uns lief schon seit Langem nichts mehr. Ich hatte die Nase voll davon, mit einer Lüge zu leben. Ich wollte nur noch weg, mit Jack zusammen sein. Aber er kam nicht. Um halb acht morgens schrieb ich ihm eine SMS; ich dachte, Sally hätte vielleicht versucht, aus dem Fenster zu springen oder so. Null Reaktion. Ich rief ihn an. Keine Antwort. Ich konnte es nicht fassen. Ich war wie versteinert und saß versteinert wie die Fossilien in der Marmortischplatte. Damals hatte ich das Gefühl, als wäre mein Leben zu Ende.

Im Supermarkt erwachte ich aus meinem Trancezustand, registrierte, wo ich mich befand, riss mich zusammen und rannte zum Ende des Ganges, Jack hinterher. Nichts. Ich lief zur Kasse. Er stand nicht in der Schlange. Ich suchte überall nach ihm. Neben dem Regal mit den Schweinerippchen erspähte ich einen Einkaufswagen mit all den Dingen, die er zu kaufen pflegte, Mr.-Coffee-Filtertüten, die kleinen Zuckerwürfel, ungewachste Zahnseide. Ich bin sicher, dass es sein Einkaufswagen war. Er muss mich gesehen und sich rausgeschlichen haben. Ich weiß ohnehin nicht, was ich ihm gesagt hätte.

Diese Geschichte von Frau B. bot mehr Erkenntnisse hinsichtlich ihres Problems als der ganze Fallbericht und erheblich mehr als ihre Diagnose. Dennoch ist die Diagnose wichtig. Sie enthält eine stichwortartige Beschreibung der Symptommuster. Mit der Fähigkeit, gängige Muster zu erkennen, erwecken sogar gewöhnliche Sterbliche den Anschein, als könnten sie Gedanken lesen. Wenn man

Menschen, die keine Hoffnung, keine Energie und kein Interesse an irgendetwas zu haben scheinen, die Frage stellt: »Schmeckt Ihr Essen immer wie Pappe, oder wachen Sie morgens um vier auf?«, erhält man wahrscheinlich die Antwort: »Ja, beides! Woher wissen Sie das?« Patienten, die unter Waschzwang leiden, sind verblüfft, wenn man mit der Frage »Fahren Sie manchmal mit dem Auto um den Block, um nachzusehen, ob Sie auch niemanden angefahren haben?« richtig geraten hat. Und wenn eine Studentin stark abgenommen und Angst vor Fettleibigkeit hat, wird sie erstaunt reagieren, wenn sie gefragt wird: »Sie haben in allen Prüfungen Bestnoten, richtig?« Ärzte erkennen diese Symptomcluster und ordnen sie als Syndrom ein, eine Kombination aus verschiedenen Krankheitsanzeichen, die gemeinsam und gleichzeitig auftreten, wie bei einer schweren klinischen Depression, Zwangsstörung und Anorexia nervosa oder Magersucht. Und nachdem sie Tausende Menschen begutachtet haben, erkennen sie die verschiedenen Symptomkombinationen genauso leicht wie Botaniker die verschiedenen Pflanzenarten. Dennoch: Wenn Krankheiten nur so klar umrissene Merkmale aufweisen würden wie die unterschiedlichen Pflanzenarten!

Als ich in der Psychiatrie zu arbeiten begann, wurden die Diagnosen durch die Meinungen erfahrener Klinikärzte definiert. Das Gute war, dass die in Forschung und Lehre Tätigen auf Fallpräsentationen bestanden, die jedes Symptom und jede Einzelheit aus der Vorgeschichte enthielten, auch herzzerreißende Besuche im Supermarkt. Das Schlimme waren die endlosen Meinungsverschiedenheiten. Die Fachleute waren nicht nur hinsichtlich der Diagnose für bestimmte Patientinnen oder Patienten uneins, sondern auch darüber, wie sie generell definiert werden sollte. Während einer Teambesprechung, bei der es um eine Neuaufnahme in der Klinik ging, erklärte einer der Psychiater, es liege eine endogene Depression vor, ohne erkennbaren äußeren Anlass entstanden; ein anderer meinte, es handle sich um eine Angstneurose, und ein dritter vertrat die Ansicht, das Problem sei offensichtlich ein pathologisches Schuldgefühl, entwickelt nach dem Tod eines ambivalent geliebten Vaters. Brillante Fachleute schärften ihre außerordentlichen klinischen und rhetorischen Waffen, um Diagnosen zu verteidigen, die im Grunde nichts weiter als persönliche Auffassungen waren.

Solche diagnostischen Ungereimtheiten waren peinlich für die gesamte Fachdisziplin. In einer Studie aus dem Jahr 1971 wurden Psychiaterinnen und Psychiater aus den USA und Großbritannien aufgefordert, die gleichen Videoaufnahmen von diagnostischen Gesprächen anzuschauen.[26] In einem der Fälle wurde von 69 Prozent der amerikanischen, aber nur von 2 Prozent der britischen Studienteilnehmer die Diagnose Schizophrenie gestellt. Dieser eklatante Mangel an Konsistenz in der Befunderhebung machte die Recherche hoffnungslos. 1973 veröffentlichte der Psychologe David Rosenhan von der Stanford University einen Artikel in der renommierten Fachzeitschrift *Science.* Er hatte zwölf psychisch normale »Pseudopatienten« in die Notaufnahme einer Klinik geschickt, wo sie erklärten, sie hätten Halluzinationen in Form von Stimmen, die »leer«, »hohl« und »rumms« sagten. Sie wurden alle der psychiatrischen Station zugewiesen. Nach der Aufnahme verhielten sie sich vollkommen normal, aber es wurde trotzdem der Befund Schizophrenie ausgestellt.[27] Obwohl es natürlich möglich gewesen wäre, dass sie auch Neurologinnen oder Kardiologen hinters Licht geführt hätten, machte der Artikel die Psychiatrie zur Zielscheibe des Spotts. 1974 schoss die American Psychological Association (APA) den Vogel ab, als sie per Abstimmung den kontrovers diskutierten Status der Homosexualität als psychische Störung festlegte.

EIN NEUER DIAGNOSTISCHER LEITFADEN ALS RETTUNGSANKER

In dem verzweifelten Versuch, wieder an den medizinischen Mainstream anzuknüpfen, erkannte die Psychiatrie, dass ihr diagnostisches System hoffnungslos unzureichend war. In der zweiten Ausgabe des DSM (DSM-II) wurde die depressive Neurose als »exzessive

Reaktion auf eine depressive Verstimmung infolge eines inneren Konflikts oder eines bestimmbaren äußeren Ereignisses, zum Beispiel Verlust eines geliebten Objekts oder geschätzten Besitzes« definiert.[28] Die Meinungsverschiedenheiten darüber, ob eine mäßig depressive Verstimmung eine Woche nach dem Verlust einer Lieblingskatze eine »exzessive Reaktion« sei, schadeten dem wissenschaftlichen Ansehen der Psychiatrie weiterhin.

Man versuchte, dem durch eine radikale Überarbeitung, dem DSM-III, die 1980 erschien, beizukommen.[29] Verfasst von einer Fachkommission der American Psychiatric Association, wurde die psychoanalytische Theorie aus DSM-II entfernt und durch 134 Seiten klinischer Eindrücke ersetzt. Sie beschrieben 182 Störungen mithilfe einer 494 Seiten umfassenden Checkliste, die 265 Störungen definierte. Der Begriff »Depressive Neurose« wurde gestrichen. Die Definition einer neuen Diagnose, »schwere depressive Störung«, sagte nichts über den inneren Konflikt aus. Sie setzte lediglich voraus, dass mindestens fünf der neun möglichen Symptome mindestens zwei Wochen lag vorhanden waren. Jede Diagnose wurde nun anhand einer Checkliste definiert, die festlegte, welche Symptome notwendig und ausreichend für eine Befunderhebung waren. Das führte zu einer Transformation der Psychiatrie.[30] Der neue Leitfaden ermöglichte standardisierte diagnostische Interviews, die in der Epidemiologie genutzt werden konnten, um die Verbreitung spezifischer Störungen einzuschätzen.[31] Die Neurobiologie konnte bei spezifischen Störungen gezielt nach Gehirnanomalien Ausschau halten. Forschende verschiedener Disziplinen waren imstande, die Ergebnisse alternativer Therapien zu vergleichen und die Daten bereitzustellen, die für die Entwicklung von Behandlungsleitlinien notwendig waren. Regulierungsbehörden, Versicherungsgesellschaften und Fördereinrichtungen verlangten bald darauf DSM-III-basierte Diagnosen. In der Psychiatrie konnten endlich spezifische Störungen diagnostiziert werden, genau wie in allen anderen medizinischen Bereichen. Als Lösung der diagnostischen »Verlässlichkeitskrise« während der 1970er-Jahre übertraf DSM-III alle Erwartungen.

DAS AUFFLAMMEN NEUER KONTROVERSEN

Obwohl DSM-III die Objektivität bot, die für die Forschung und das wissenschaftliche Ansehen unerlässlich ist, wuchs die Unzufriedenheit im Lauf der Zeit. Die psychiatrisch-klinisch Tätigen erklärten, dass die DSM-Kategorien wichtige Aspekte vieler Probleme ihrer Patientinnen und Patienten ignorierten. Die Psychiatriedozenten berichteten, dass die extreme Fokussierung auf vorgegebene Kriterien bei den Studierenden dazu geführt habe, dass sie die sorgfältige Beobachtung der Probleme ihrer Patienten vernachlässigten.[32] Ärzte in anderen Bereichen der Medizin fragten sich, warum die psychiatrische Diagnose ein solches Problem darstellte.[33] Und Menschen, die nichts mit Medizin zu tun hatten und etwas über die Kontroversen lasen, schlossen daraus viel zu oft, dass die Psychiatrie insgesamt »dummes Zeug« sei.

DSM-III führte zwar zu einer dramatischen Verbesserung der Objektivität, aber auf Kosten der sorgfältigen klinischen Bewertungen: Wenn Frau B. zwei Wochen oder länger fünf oder mehr Symptome hat, leidet sie an einer schweren Depression, basta! Pech für sie, dass Jack sie an dem Tag sitzen ließ, an dem sie gemeinsam ein neues Leben anfangen wollten. Selbst führende Forschende im Bereich Biologie reagierten ablehnend. Nancy Andreasen, Autorin des Buches *Das funktionsgestörte Gehirn. Einführung in die biologische Psychiatrie* und ehemals Herausgeberin eines bekannten Psychiatrie-Journals, beschrieb die unbeabsichtigten Folgen von DSM-III so: »Seit der Veröffentlichung von DSM-III im Jahr 1980 ist die Bedeutung einer sorgfältigen klinischen Bewertung, die auf einem tiefen Verständnis der allgemeinen Kenntnis der Psychopathologie beruht, sowie die Beachtung der individuellen Probleme und des sozialen Kontexts der Betroffenen stetig zurückgegangen. Studierende sind angehalten, den DSM auswendig zu lernen, statt von den großartigen Psychopathologen der Vergangenheit etwas über die Komplexität psychischer Störungen zu lernen.«[34]

Das Problem ist nicht nur theoretischer Natur. Ein angehender Psychiater beendete eine Fallpräsentation in großer Runde mit den Worten: »Diese Patientin leidet an Schlafproblemen, Interessenverlust, Antriebslosigkeit, verminderter Konzentrationsfähigkeit, Appetitlosigkeit und einem Gewichtsverlust von mehr als drei Kilogramm. Daher weist sie alle erforderlichen Symptome für die Diagnose schwere Depression auf. Wir werden mit einer Antidepressiva-Behandlung beginnen.« Auf die Frage: »Und was hat die Symptome ausgelöst?«, erwiderte der junge Arzt: »Probleme in der Familie.« »Und was für Probleme?« »Ihr Mann hat sie verlassen.« »Hatte sie Warnzeichen für eine Trennung entdeckt?« »Keine Ahnung.« »War es ihre erste Ehe?« »Keine Ahnung.« »Hat sie eine Beziehung zu einem anderen Mann?« »Nach solchen Dingen habe ich sie nicht gefragt, weil sie nicht relevant sind. Die Diagnose lautet schwere Depression, und der Behandlungsplan folgt etablierten, evidenzbasierten Leitlinien für diese Gehirnstörung.« Das exzessive Vertrauen und die Bindung an eine eng gefasste Ideologie waren ebenso atemberaubend wie die vorsätzliche Unkenntnis der Situation, in der sich die Patientin aktuell befand.

Die Objektivität von DSM-III offenbarte noch ein weiteres Problem. Viele Menschen mit einer Störung laut diagnostischem Leitfaden kamen auch als Kandidaten für andere Diagnosen in Betracht. Dieses Problem ist so weit verbreitet, dass der Psychiatrie-Epidemiologe Ronald Kessler, ein ehemaliger Kollege an der University of Michigan, sein größtes Projekt als Komorbiditätsstudie benannte.[35] Bei vielen Patientinnen und Patienten liegen neben der Grunderkrankung auch weitere psychische Störungen vor, oder sie weisen, obwohl sie zur selben diagnostischen Kategorie gehören, völlig unterschiedliche Symptome auf. Diese »Uneinheitlichkeit« der Störungsbilder, die noch zu den zahlreichen Begleiterkrankungen hinzukommt, hat dazu geführt, dass sich viele fragen, ob die DSM-Klassifizierung überhaupt echten, natürlichen Fällen entspricht.

Die unscharfen Grenzen zwischen den verschiedenen psychischen Störungen führen zu weiteren Problemen. Die meisten Betroffenen mit einer Depression leiden zum Beispiel auch unter Angstneurosen und umgekehrt.[36] Dazu kommt, dass die Grenzen, die Störung und Normalität voneinander trennen, willkürlich sind. Laboruntersuchungen wie bei der Diagnose von Krebserkrankungen oder Diabetes sind nicht verfügbar. Die Verfasser von DSM-III nahmen 1980 wohl an, dass ihre Kategorien auf der Grundlage neuer Entdeckungen im Bereich der Gehirnanomalien in Kürze nachgebessert werden könnten. Doch inzwischen sind vier Jahrzehnte vergangen, und es gibt trotz intensiver Forschung immer noch keine Labortests, um auch nur eine der schweren psychiatrischen Störungen zu diagnostizieren.

Zur Ehrenrettung muss gesagt werden, dass die führenden Köpfe der US-amerikanischen Psychiatrie das Problem erkannt und unumwunden eingeräumt haben. Allen Frances, Vorsitzender der Kommission, die DSM-IV verfasste, sagte: »Wir befinden uns in der Epizykel-Phase der Psychiatrie, auf einer kleinen Kreisbahn, auf der sich die Astronomie vor Kopernikus und die Biologie vor Darwin befanden. Unser derzeit unflexibles und komplexes beschreibendes System wird zweifellos irgendwann durch erklärendes Wissen ersetzt werden, das die losen Enden miteinander verknüpft. Grundverschiedene Beobachtungen, die sich herauskristallisieren, werden in einfachere, flexiblere Modelle eingehen.«[37]

Thomas Insel, der bis 2015 das National Institute of Mental Health leitete, sagte: »Es ist an der Zeit, psychische Störungen zu überdenken und zu erkennen, dass es sich um Störungen von Hirnkreisläufen handelt«, und: »Unsere Ressourcen werden wahrscheinlich eher in Programme investiert, die Diagnosen bis 2020 grundlegend verändern, statt in eine Abwandlung der derzeitigen Paradigmen.«[38]

Allen Frances schien diesbezüglich weniger Hoffnung zu haben, er sagte: »Das Ziel von DSM-V, einen ›Paradigmenwechsel‹ in der psychiatrischen Diagnose herbeizuführen, ist absurd und verfrüht [...] Es kann keine dramatischen Verbesserungen in der psychiatrischen Diagnose geben, solange kein spektakulärer Durchbruch in Bezug auf unser Verständnis der Ursachen psychischer Störungen erfolgt. Die unglaublichen Fortschritte, die unlängst in den Neurowissenschaften, in der Neurobiologie und mithilfe der Gehirnimaging-Techniken erzielt wurden und uns viele Erkenntnisse über die normale Funktionsweise des Gehirns vermittelt haben, sind für die psychiatrischen Diagnosen im klinischen Alltag immer noch nicht relevant. Der eindeutigste Beleg, der diese enttäuschende Tatsache stützt, ist, dass nicht einmal ein einziger biologischer Test vorliegt, der in den Kriterienkatalog für DSM-V aufgenommen werden könnte.«[39]

Der Mut und die Integrität dieser und weiterer Wissenschaftlerinnen und Forscher sind ebenso bemerkenswert wie ihre Vision. Alle stimmen darin überein, dass neue Herangehensweisen von zentraler Bedeutung sind. Doch die wichtigsten Vorschläge beschränkten sich bisher darauf, die diagnostischen Kategorien auch weiterhin zu schärfen und noch stärker nach Biomarkern Ausschau zu halten, die ihre Gültigkeit bestätigen.

DSM-III stand im Fokus der meisten Beschwerden, deshalb wurden DSM-III-R 1987, DSM-IV 1994 und DSM-IV-TR 2000 überarbeitet. Die Aufgabe, mit DSM eine umfassende Neuauflage vorzulegen, oblag einer APA-Kommission, die aus 29 Mitgliedern bestand und die Arbeit von sechs Studiengruppen und 13 Arbeitsgruppen koordinierte.[40] Nach jahrelangen, bisweilen erbitterten Kontroversen wurde DSM-V im Jahr 2013 endlich veröffentlicht.[41] Er enthielt ein paar geringfügige strukturelle Änderungen, sodass das DSM-V zusammenhängender und nützlicher wurde.

Forderungen nach tiefgreifenden Veränderungen wurden gleichwohl abgelehnt. Der Vorschlag, Kategorien durch Skalen von mild bis schwer zu ersetzen, wurde als unpraktisch zurückgewiesen. »Die Diagnose lautet schwere Depression« ist einfach und klar im Vergleich zu »Der Wert auf der Depressionsskala beträgt 15«. Kategorien tragen zu einer wirksamen Kommunikation und Archivierung statistischer Dokumente bei. Sie befriedigen darüber hinaus die menschliche Neigung, Dinge einfacher erscheinen zu lassen, als sie sind. Es wurde versucht, die Landschaft psychischer Störungen zu kartografieren, indem Linien um die Symptomcluster gezogen wurden, als wären es Inseln. Aber psychische Störungen gleichen eher Ökosystemen: Bereiche mit arktischer Tundra, borealen Nadelwäldern und Sümpfen gehen nahtlos ineinander über, widersetzen sich strikt festgelegten Grenzen.

Die zweite Strategie bestand darin, Druck zu machen, um Gene, Bluttests oder Scans zu finden, die Diagnosen definieren können. Niemand konnte sich vorstellen, dass man 37 Jahre nach der Veröffentlichung von DSM-III immer noch keine Tests für Schizophrenie, Autismus und bipolare Störungen hatte. Die Suche fortzusetzen, ist unerlässlich. Damit sind die größten Hoffnungen verbunden, Heilungsmöglichkeiten zu finden. Doch nach Jahrzehnten fortwährend negativer Ergebnisse ist es an der Zeit, einen Schritt zurückzutreten und zu fragen, warum spezifische körperliche Ursachen psychischer Störungen im Vergleich zu den Ursachen anderer Funktionsstörungen so schwer fassbar sind.

Die einhellige Antwort ist, dass wir nicht intensiv genug an den richtigen Orten gesucht haben. Viele Neurowissenschaftler haben vorgeschlagen, den Fokus von den Molekülen und Hirnarealen auf die »Hirnkreisläufe« zu richten.[42] Das spiegelt die zunehmende Auffassung wider, dass verschiedene Hirnregionen und Neurotransmitter selbst an so spezifischen Funktionen wie der Gesichtserkennung beteiligt sind. Die Kreisläufe in den Blick zu nehmen, unterstreicht die adaptiven Funktionen, schreibt aber die irreführende Neigung fest, die evolutionsbasierte Entwicklung von Gehirnsystemen mit elektronischen, von Menschenhand entworfenen Schaltkreisen gleichzusetzen. Vom Ingenieurwesen entworfene Schaltkreise haben eigenständige Module mit spezifischen Funktionen und klar definierten Verbindungen, die für ihre normale Aufgabenstellung unerlässlich sind. Evolvierte Informationsverarbeitungssysteme aber verfügen über Komponenten mit unklaren Grenzen, verteilten, einander überlappenden Funktionen, eine ureigene Fehlerrobustheit und unzählige Verbindungen, die sie von allem unterscheiden, was sich Fachleute auf dem Gebiet der Technik auch nur vorstellen könnten. Die Aufmerksamkeit von Molekülen und Neuronen auf Kreisläufe zu verlagern, ist eine gute Idee, doch die Neurowissenschaft wird schneller Erfolge erzielen, wenn sie akzeptiert, dass diese Kreisläufe organisch, komplex und völlig anders als die Entwürfe von Menschenhand geartet sind.

Die Überarbeitung der diagnostischen Kriterien wird das Problem nicht lösen. Und eine verstärkte Suche nach Biomarkern wird am Ende nur für einige Störungen eine definitive Diagnose bieten. Das Dilemma hat jedoch auch sein Gutes: Es hat zu tiefgründigen Überlegungen geführt, was psychische Störungen eigentlich sind.

DIE REALITÄT DER ORGANISCHEN VIELSCHICHTIGKEIT AKZEPTIEREN

Die Frage »Was ist eine psychische Störung?« wurde auch von Jerome Wakefield gestellt, Sozialarbeiter, Kliniker, Forscher und Philosoph der New York University.[43] Seine plakative Schlussfolgerung lautet, dass psychische Störungen durch eine »schädliche Dysfunktion« gekennzeichnet sind. Dysfunktion bedeutet hier eine Fehlfunktion in einem nützlichen, von der natürlichen Selektion geprägten System. »Schädlich« meint, dass diese Fehlfunktion bei den Betroffenen Leiden oder andere Beeinträchtigungen auslöst. Wakefields Analyse verankerte die psychiatrische Diagnose in einem evolutionären Verständnis normaler Funktionen des Gehirns bzw. Verstandes, ähnlich wie der Rest der Medizin die Pathologie im Kontext einer normalen Physiologie versteht. Dies war stichhaltig, hatte jedoch wenig Einfluss auf die Diagnosestellung der Psychiater.

Der südafrikanische Psychiatrieforscher Dan Stein und ich beschlossen, der Frage auf den Grund zu gehen, ob eine systematische evolutionäre Analyse Möglichkeiten bot, den DSM zu verbessern. Nachdem wir mehrere Monate mit dem Problem gerungen hatten, gelangten wir zu einer überraschenden Schlussfolgerung: Der DSM beschreibt die meisten psychischen Störungen ziemlich gut. Wir ermittelten auch einige größere Probleme, vor allem jenes, dass kein Unterschied zwischen Symptomen und Erkrankungen gemacht wurde. Doch die Unzufriedenheit mit den DSM-Diagnosen macht sich weniger daran fest, dass sie es versäumen, die klinischen Realitäten zu beschreiben, sondern dass sie die chaotische Realität psychischer Störungen zu ausführlich beschreiben. Viele psychische Probleme überlappen sich. Eine Störung kann viele Ursachen haben. Eine Ursache kann zu vielen unterschiedlichen Symptomen führen. Bisher wurde weder ein spezifisches Gen noch eine Gehirnanomalie gefunden, die eine psychische Störung definiert. Und was nun?

AUF DEM WEG ZU EINEM UNVERFÄLSCHTEN MEDIZINISCHEN MODELL

Das sogenannte medizinische Modell in der Psychiatrie beruht auf der Annahme, dass bestimmte Beeinträchtigungen durch bestimmte Gehirnanomalien verursacht werden, die man am besten medikamentös behandelt oder mithilfe anderer physischer Therapien in den Griff zu bekommen versucht. Das tatsächlich in der Medizin verwendete Modell ist differenzierter. Es taucht bei der Suche nach spezifischen Ursachen für vermutlich spezifische Erkrankungen nicht nur tief ein, sondern versucht auch, die Pathologie im Kontext der normalen Funktionsfähigkeit zu verstehen. Drei Beispiele veranschaulichen, wie ein eher medizinisches Modell die Entwicklung der psychiatrischen Diagnose voranbringen könnte.

Erstens ordnet die Medizin Symptome wie Schmerzen und Husten den Schutzmechanismen zu und unterscheidet sie von den gesundheitlichen Störungen, die sie aktivieren. In der Psychiatrie werden extreme emotionale Zustände wie Angst und depressive Verstimmung pauschal als Beeinträchtigung klassifiziert, ungeachtet der aktuellen Situation, in der sie auftreten. Dieser Fehler ist so grundlegend und allgegenwärtig, dass er eine eigene Bezeichnung verdient:

Viewing Symptoms As Diseases (VSAD, Symptome als Krankheit betrachten). Eine Reform der psychiatrischen Diagnose erfordert, negative Gefühlszustände als Reaktionen zu verstehen, die in bestimmten Situationen nützlich sein können – zumindest für unsere Gene.

Zweitens betrachtet die Medizin viele Syndrome, die durch eine Kombination unterschiedlicher, gleichzeitig auftretender Krankheitszeichen gekennzeichnet und nicht durch bestimmte Ursachen definiert sind, zum Beispiel eine Herzinsuffizienz, als Versagen funktionsfähiger Systeme. Ärzte wissen, dass Herzversagen ein Dutzend verschiedene Ursachen haben kann. Wenn Schizophrenie und Autismus auf ein ähnliches Systemversagen zurückzuführen sind, ist die Suche nach der spezifischen Ursache sinnlos.

Und schließlich zögert die Medizin nicht, einige Krankheiten wie Tinnitus und essenzieller Tremor zu diagnostizieren, die keine erkennbare spezifische Ursache oder Gewebepathologie haben. Die meisten sind auf fehlregulierte Kontrollsysteme zurückzuführen. Das könnte auch für Essstörungen und affektive Störungen zutreffen.

Das Kernproblem der psychiatrischen Diagnose ist das Versäumnis, normalerweise nützliche Funktionen, die von der Physiologie beigesteuert und von der Medizin akzeptiert werden, in den Blick zu nehmen. Internisten kennen die Funktionen der Nieren. Sie verwechseln Schutzmechanismen wie Husten und Schmerzen nicht mit Krankheiten wie Lungenentzündung und Krebs. Der Psychiatrie aber fehlt ein solches Rahmenwerk für den potenziellen Nutzen von Stress, Schlaf, Angst und Stimmungen, sodass die diagnostischen Kategorien hier verwirrend und unausgereift bleiben.

Sorgfältig zwischen Symptomen, Syndromen und Krankheiten zu unterscheiden, ist bei der psychiatrischen Diagnose genauso wichtig wie bei der Diagnose in der restlichen Medizin. Genau wie Fieber und Schmerzen können Angst und Stimmungstiefs in bestimmten Situationen normale, nützliche Reaktionen sein. Es ist an der Zeit, sich von der Vorstellung zu verabschieden, dass psychische Störungen eine spezifische Ursache haben müssen. Stattdessen sind viele Störungen, wie in der Medizin, Symptome in ihrer extremen Ausprägung. Das heißt nicht, dass wir die Suche nach spezifischen Gehirnanomalien aufgeben sollten. Sie werden, zumindest bei einigen Störungen, vielleicht irgendwann einmal entdeckt werden, und je früher, desto besser. Doch die Suche wird durch die Einführung eines unverfälschten medizinischen Modells beschleunigt.

3. Kapitel
WARUM IST DER MENSCHLICHE VERSTAND SO VERLETZLICH?

»Wenn nicht der nächste und unmittelbare Zweck unseres Lebens das Leiden ist, so ist unser Dasein das Zweckwidrigste auf der Welt.«[44]

Arthur Schopenhauer, 1851

Wenn der menschliche Verstand eine Maschine wäre, würden wir Loblieder auf seinen Schöpfer anstimmen, weil er das außergewöhnlichste Instrument des gesamten Universums erschaffen hat. Er kann Tausende Gesichter erkennen und auf Anhieb die dazugehörigen Namen aus dem Gedächtnis abrufen – mit Ausnahme des Namens der Person, die Sie bei einer Party Ihrem Chef vorstellen wollen. Er kann schon bis zum dritten Lebensjahr nahezu mühelos Chinesisch, Finnisch oder Englisch lernen und sich selbst die Feinheiten einer Sprache merken, wie die Zeitformen, Geschlechtspronomen und die Konjugation von Verben. Der Cellovirtuose Yo-Yo Ma spielt Abertausende Noten in Edward Elgars Cellokonzert in e-Moll in der richtigen Reihenfolge und mit atemberaubendem Tempo aus dem Gedächtnis. Der Rapper Baba Brinkman, der Hip-Hop mit Literatur und Wissenschaft verbindet, entwickelt aus dem Stegreif umwerfend komische Songs zu jedem erdenklichen Thema. Wer eine weiterführende Schule besucht, lernt die Infinitesimalrechnung. Ein alter Mann erinnert sich noch genau an den rostigen Eimer, den er und seine Mutter an einem sonnigen Morgen vor siebzig Jahren mitnahmen, um auf einem sandigen Hügel Blaubeeren zu sammeln. Ein junger Mann lässt ein Dutzend Strategien Revue passieren, mit denen er seine Angebetete dazu bringen könnte, ihn zum Abschlussball zu begleiten. Die junge Frau, die seine Einladung vorausahnt und auf ein besseres Angebot hofft, überlegt krampfhaft, wie sie ihre Antwort hinauszögern könnte. Was für unglaubliche Informationsverarbeitungsprozesse sind da im Gange!

Die emotionalen Fähigkeiten des menschlichen Verstandes sind genauso verblüffend. Sie verbinden uns mit unseren Lieblingsmenschen, überfluten uns mit Liebe, wenn wir uns in ihrer Gesellschaft befinden, wecken Sehnsucht, wenn sie fern von uns sind, lösen Mitgefühl aus, wenn sie leiden, und Trauer, wenn sie sterben. Wenn sie uns verraten, versetzen sie uns in lodernde Wut. Wenn wir sie verraten, tragen wir schwer an unserer Schuld und wollen Wiedergutmachung leisten. Der menschliche Verstand arbeitet Tag und Nacht, plant, grübelt, hängt Fantasien nach, träumt. War die scheinbar harmlose Hänselei des Kollegen in Wirklichkeit eine unterschwellige Beleidigung? Ob Sex mit … wirklich so gigantisch wäre? Wer war diese Person, von der ich geträumt habe? Der menschliche Verstand ist das außergewöhnlichste Instrument im Universum, das wir kennen.

Seine Störungsanfälligkeit ist allerdings genauso außergewöhnlich wie seine Fähigkeiten. Bei ihm läuft in verschiedener Hinsicht so viel schief, dass sich ein Loblied auf den Konstrukteur bald in einen Wutausbruch verwandeln oder in einem Gerichtsverfahren enden würde. Einige Störfälle treten bereits in einer frühen Lebensphase ein. Genau in dem Moment, in dem die Liebe die emotionalen Bindungen an die Eltern zementiert, ziehen sich einige Kinder in ein autistisches Schneckenhaus zurück, aus dem sie nie wieder auftauchen. Einige Dreijährige lernen das Wort »nein« und widersetzen sich fortan jeder elterlichen Anordnung. Die meisten Eltern bringen große Opfer für das Wohlergehen ihrer Sprösslinge, aber einige sperren ihre Kinder zur Strafe im Schrank ein, halten ihre Hände über Gasflammen oder zwingen sie zu sexuellen Handlungen. Solche frühkindlichen Erfahrungen sind über alle Maßen schrecklich, aber warum haben sie oft noch dreißig Jahre später mehr Einfluss auf die Psyche als alle nachfolgenden Lebensereignisse?

Die Grundschuljahre bieten eine Verschnaufpause. Die Energie wird hauptsächlich in Wachstums- und Lernprozesse investiert. In dieser Entwicklungsphase sind Konflikte und erstmals auftretende psychische Störungen eine Seltenheit. Die Pubertät richtet dann das reinste Chaos in Verstand und Gehirn an. Sie schlägt mit solcher Wucht zu, als würde man mit der Faust auf die Laptop-Tastatur einhämmern. Die Empfindsamkeit in sozialen oder leistungsbezogenen Situationen erlebt zeitgleich mit der Akne eine Blütezeit. Einige Heranwachsende meiden aufgrund ihrer Sozialängste Verabredungen, während andere angesichts der Aufgabe, vor der ganzen Klasse zu sprechen, Albträume bekommen und die Schule vorzeitig abbrechen.

Manche Menschen malen sich endlose »Was wäre, wenn …?«-Katastrophenszenarien aus. Was wäre, wenn ich von der Schule heimkomme und meine Eltern sind ohne mich weggezogen? Was wäre, wenn ich mich auf einem Toilettensitz mit HIV anstecke? Andere haben das entgegengesetzte Problem: Angstdefizite, die riskantes Verhalten hervorrufen, einschließlich Alkohol- und Drogenerfahrungen aus Neugierde, die zu Abhängigkeit führen. Manche Suchtkranke schaffen es, irgendwann »clean« zu werden. Das Leben der anderen bleibt in einem Teufelskreis stecken, in dem sich alles um Drogen oder Alkohol dreht, wie Motten, die sich in immer engeren Spiralen um eine Flamme bewegen, bis sie ihr zu nahe kommen und sterben. Junge Menschen, vor allem Frauen, machen Diäten, die irgendwann ihrer Kontrolle entgleiten. Sie entwickeln ein gestörtes Körperbild und sehen Speckrollen, wo andere hervorstechende Rippen wahrnehmen. Einige Leute, insbesondere Männer, verstehen nicht, wie man Sex mit einem anderen Menschen haben kann; sie fühlen sich ausschließlich durch Gummifetische sexuell stimuliert.

SECHS GRÜNDE, WARUM UNS DIE NATÜRLICHE SELEKTION KRANKHEITSANFÄLLIG GEMACHT HAT

Wäre der menschliche Verstand nach einem bestimmten Plan gestaltet worden, könnten wir uns fragen, ob seine Unzulänglichkeiten auf Inkompetenz, Achtlosigkeit oder Böswilligkeit zurückzuführen sind. Aber der Verstand ist keine Maschine. Es gab keinen Konstrukteur. Es gab keinen Plan. Es gibt keine Blaupausen für das menschliche Gehirn. Es gibt nicht einmal eine hundertprozentig normale Version. Genau wie jeder andere menschliche Körperteil wurde das Gehirn von der natürlichen Selektion geprägt. Genetische Variationen in den Reihen unserer Vorfahren führten zur Herausbildung unterschiedlicher Gehirnstrukturen. Diese verursachten wiederum Unterschiede im Verhalten, die Einfluss auf die Anzahl der Nachkommen hatten. Das Ergebnis sind Gehirne mit außergewöhnlichen Fähigkeiten – und zahlreichen Störungs- oder Fehleranfälligkeiten.

Das Wissenschaftsfestival Festa di Scienza e Filosofia ist ein kulturelles Kleinod, das seinen Glanz jedes Jahr im Juli in der kleinen Stadt Spoleto in der italienischen Region Umbrien verbreitet. Das Motto des Festivals 1998 war die Evolutionsmedizin. Als der Applaus nach meinem Vortrag über Evolution und psychische Störungen verebbte, verließ ich das Podium, um einem anderen Referenten Platz zu machen, dem namhaften Biologen Stephen Jay Gould. Er war ein notorischer Kritiker der Anwendung des evolutionären Konzepts auf das menschliche Verhalten, deshalb war ich vorgewarnt. Als er sagte: »Guter Vortrag, Randy«, war ich hocherfreut, aber er fuhr fort: »Natürlich hatten die Leute keine Ahnung, wovon Sie geredet haben.« Ich protestierte, und er erklärte: »Die meisten Leute haben keine Ahnung, wie die natürliche Selektion funktioniert, und wenn doch, sind die meisten Vorstellungen, die sie davon haben, falsch. Es hat keinen Sinn, zu erzählen, welche Auswirkungen die Evolution bis heute hat, zum Beispiel auf psychische Störungen, ohne zuerst die Evolution zu erklären.«

Und dann machte er genau das, in einem Vortrag, der das Publikum in seinen Bann zog. Lektion gelernt! Ich hielt mich an Goulds Empfehlung, und deshalb folgen nun einige grundlegende Erklärungen, die für das Verständnis der Evolution und ihrer Auswirkungen von essenzieller Bedeutung sind.

Bewahren Sie überschüssiges Kleingeld, das sich immer wieder in Ihrem Portemonnaie ansammelt, in einem Glas auf? Wenn ja, haben Sie bald eine kunterbunte Mischung aus Kupfer- und Silbermünzen. Wenn Sie nach und nach Silbermünzen entnehmen, verblasst der Silberglanz, bis sich die Mühe kaum noch lohnt, im Meer der Kupfermünzen zu fischen. Die natürliche Auslese oder Selektion beruht auf dem gleichen Prozess, der in lebenden Organismen stattfindet, über Generationen hinweg. Wenn genetische Variationen die Anzahl der Nachkommen beeinflussen, die überleben und sich fortpflanzen, verändert sich eine Spezies im Verlauf mehrerer Generationen, und die einzelnen Individuen gleichen im Durchschnitt mehr und mehr den Vorfahren, welche die meisten Kinder zeugten. Das ist keine Theorie, sondern eine logische Schlussfolgerung, die richtig sein muss, wenn die Grundannahmen stimmen.

Die natürliche Selektion bildet adaptive Merkmale heraus, die sich als vorteilhaft für das Überleben und die Reproduktion einer Art erweisen. Die Schnäbel und Zungen einzelner Spechte unterscheiden sich leicht voneinander. Diejenigen, die damit wirksamer Insekten aus Bäumen herausklauben können, erhalten mehr Nahrung und ziehen mehr Junge auf. Dieser Prozess hat dafür gesorgt, dass messerscharfe Schnäbel, die blitzschnell das Holz durchbohren, und lange, mit Widerhaken versehene Zungen entstanden, die zappelnde Insekten einfangen.

Hunde bieten ein bekannteres Beispiel. Die Entscheidung der Menschen, welche Individuen sie ausgewählt haben, um sie zu domestizieren, zu füttern und zu züchten, führte innerhalb weniger Jahrtausende zur Herausbildung von Hunderassen, die mit bemerkenswertem Geschick Herden hüten, bei einer Jagd die erlegten Vögel aufspüren und apportieren, Nagetiere ausgraben, die sich in ihrem Bau verstecken, Eindringlinge angreifen oder sich auf dem Schoß zusammenrollen und einen unwiderstehlichen Anblick bieten.

Einige Verhaltensweisen, die töricht anmuten, erweisen sich als superintelligent. So erklärte mir ein Neurochirurg während eines Mittagessens, dass sich Tiere nach seiner Ansicht alles andere als adaptiv verhalten. Das habe er unlängst beobachtet, als das Massenschlüpfen von Schildkrötenjungen an einem Strand in Florida den Möwen ein reichhaltiges Büfett geboten habe. Doch dieser gleichzeitige Aufbruch ins Meer bietet zumindest einigen Exemplaren die Chance, unbeschadet ins Wasser zu gelangen, ähnlich wie eine Kampftruppe eher als ein einzelner Soldat imstande ist, zur feindlichen Linie vorzudringen.

Die Selektion begünstigt die Ausprägung von Gehirnen, die darauf ausgerichtet sind, die Anzahl der Nachkommen zu maximieren, die überleben, um sich wiederum fortzupflanzen. Dieser Prozess unterscheidet sich von der Maximierung der Gesundheit, der Langlebigkeit oder der Partnerwahl. Deshalb sind Organismen nicht nur auf Sex gepolt, vor allem nicht die der Menschen. Die höchstmögliche Anzahl von Nachkommen zu zeugen, erfordert viele Überlegungen und Aktivitäten jenseits der Paarungsmöglichkeiten, zum Beispiel in die Beschaffung von Ressourcen, vor allem sozialer Ressourcen wie Freunden oder gesellschaftlichem Status. Alle anderen Artgenossen sind mit den gleichen Dingen beschäftigt, wodurch ständig Konflikte, Kooperationen und eine soziale Komplexität entstehen, die nur von einem hochleistungsfähigen Gehirn erfasst und verarbeitet werden können.[45]

Obwohl das Prinzip der natürlichen Selektion einfach ist, sind die damit verbundenen Prozesse und Produkte unvorstellbar vielschichtig. Die Gene stehen in Wechselwirkung miteinander und mit der jeweiligen Umwelt, um die physischen und psychischen Voraussetzungen für die Maximierung der Darwin'schen Fitness zu schaffen.

Doch das ist nicht so einfach, wie es klingt. Individuen bringen manchmal drastische Opfer, die anderen zugutekommen. Wenn

Honigbienen stechen, sterben sie. Sie opfern ihr Leben, um den Bienenstock zu schützen. Dieses Phänomen beschäftigte den genialen britischen Biologen William Hamilton. Er erklärte es 1964 mit einer Erweiterung der Selektionstheorie, als er erkannte, dass genetische Variationen, die Überlebens- und Reproduktionschancen von Individuen verringern, dennoch weitergegeben werden, wenn sie Verwandten mit annähernd gleichen Genen nutzen.[46] Seine Entdeckung brachte den Biologen J. B. S. Haldanes zu einem klaren Nein auf die Frage: »Würden Sie Ihr Leben für Ihren Bruder opfern?« Er ergänzte aber, dass er es für zwei Brüder – oder acht Cousins – opfern würde. Gene, die Individuen veranlassen, Verwandten zu helfen, können demzufolge im Verlauf von Generationen weitergegeben werden, wenn sie dem Verwandten einen ausreichend großen Nutzen bieten, verglichen mit den Kosten für den Handelnden.

Hamilton entwickelte eine einfache Regel, die alle bisherigen Verhaltensstudien auf den Kopf stellte: $C < B \times r$.[47] Ein Merkmal (oder ein Gen, das mit dem Merkmal verknüpft ist) tritt häufiger auf, wenn die Kosten für den Handelnden C geringer sind als der Nutzen für den Verwandten B, multipliziert mit dem Anteil der Gene, der bei dem direkten Nachkommen r vorhanden ist. Bei Cousins ist ein Achtel der Gene identisch, sodass sich ein hypothetisches Allel, sprich eine Genvariante, die über die Ausprägung eines Merkmals bestimmt und den Cousins zehnmal mehr Nutzen verschafft, im Verlauf der Generationen durchsetzt. Dagegen wird ein Allel, das uneigennütziges oder altruistisches Verhalten begünstigt, aus dem Genpool entfernt, wenn der Nutzen nur fünfmal größer ist als die Kosten. Das Prinzip der Verwandtenselektion revolutionierte die Verhaltensstudien. Wenn ich um ein Beispiel gebeten werde, wie die Evolution menschliches Verhalten erklären kann, erwidere ich in diesem Sinne: »Menschen lieben ihre Kinder und bringen große Opfer für sie.«

In dem gleichen Jahr, als Hamilton die Verwandtenselektion entdeckte, verfasste George Williams, der nichts davon wusste, eine kurze Abhandlung in Buchform mit dem Titel *Adaptation and Natural Selection*.[48] Vor der Veröffentlichung pflegten Biologen von der

Annahme auszugehen, dass die natürliche Selektion auf das Wohl von Gruppen und Arten fokussiert war. Williams erklärte, warum es sich dabei um eine Fehlauffassung handelt. Seither ist die Biologie nicht mehr das, was sie einmal war.

Die Idee, dass die natürliche Selektion Gruppen zugutekommt, wurde in dem 1958 entstandenen Walt-Disney-Film *Weiße Wildnis* veranschaulicht. Er zeigte eine riesige Ansammlung von Lemmingen, die sich über die Klippen in einen Fjord stürzten, während ein Erzähler erklärte, dass diese Selbstaufopferung eines Teils der Population dafür sorge, dass genug Futter für die verbleibenden Tiere vorhanden und das Überleben der Spezies gesichert sei. Ein 1962 erschienenes Buch des Zoologen V. C. Wynne-Edwards beschrieb Beispiele von Tieren, die sich nicht mehr fortpflanzten, wenn die Nahrungsversorgung unzureichend war, um seine Theorie zu unterstützen, dass sich solche uneigennützigen Verhaltensweisen entwickelten, um das Aussterben der gesamten Gruppe zu verhindern.[49]

Williams wies darauf hin, dass diese Annahme keinen Sinn ergibt. Genetische Variationen, die ein Individuum zur Beendigung des Reproduktionsprozesses veranlassen, werden von der natürlichen Selektion ausgemustert, selbst wenn sie der Gruppe dienlich sind, und sogar dann, wenn sie die Spezies vor dem Aussterben retten. Individuen mit diesem uneigennützigen Verhalten zeugen weniger Nachkommen als diejenigen, die sich weiterhin vermehren, sodass es andere Erklärungen für solche Opfer geben muss. Was die Lemminge betrifft, so konnte die Disney-Filmcrew keine Exemplare finden, die in eigener Regie über die Klippen in den Fjord sprangen. Deshalb bezahlte sie Einheimische dafür, dass sie Lemminge in Fallen fingen, und fegten diese heimlich, aber buchstäblich in hohem Bogen ins Meer.[50]

Die evolutionsbasierte Theorie wurde von der Erkenntnis neu geordnet, dass die Gruppenselektion schwach ist und die Verwandtenselektion eine überzeugende Erklärung für altruistisches Verhalten bietet. Das sind nur zwei der zahlreichen evolutionären Gründe, warum die natürliche Selektion keine bessere Arbeit geleistet hat, um

Organismen resilient, sprich widerstandsfähig gegen Erkrankungen zu machen. Merkmale, die uns anfällig machen, gibt es zuhauf. Warum haben wir Weisheitszähne? Warum sind die Koronararterien so anfällig für Verkalkungen? Warum sind so viele Menschen kurzsichtig? Warum sind wir im Verlauf der Evolution nicht immun gegen die Grippe geworden? Warum kommen Frauen in die Wechseljahre? Warum sind so viele Menschen fettleibig? Warum sind affektive Störungen und Angststörungen so weit verbreitet? Warum halten sich die Gene, die für die Schizophrenie verantwortlich sind, so hartnäckig? Jedes Merkmal oder Gen, das einen Organismus anfällig für Krankheiten macht, stellt ein evolutionäres Rätsel dar.

Die althergebrachte Antwort war, dass den Fähigkeiten der natürlichen Selektion Grenzen gesetzt sind – wenn es beispielsweise darum geht, sämtliche Mutationen aus dem Genpool zu entfernen. Das ist eine wichtige Erklärung, doch eine zentrale Erkenntnis der Evolutionsmedizin besagt, dass es mindestens fünf weitere Gründe für unsere Krankheitsanfälligkeit gibt.[51] Die Evolution erklärt nicht nur, warum der Körper so gut funktioniert, sondern auch, warum bestimmte Teile fehleranfällig sind. Auf der nächsten Seite folgen einige kurze Beispiele für Krankheiten im Allgemeinen und für psychische Störungen im Besonderen.

Sechs evolutionäre Gründe, warum wir anfällig für physische und psychische Krankheiten sind

1. Fehlanpassung: Unser Körper ist nicht für einen effektiven Umgang mit den Herausforderungen einer modernen Umwelt gerüstet.
2. Infektionen: Bakterien und Viren verändern sich im Zuge der Evolution schneller als wir.
3. Beschränkungen: Der Wirkungsmacht der natürlichen Selektion sind Grenzen gesetzt.
4. Trade-offs/Kosten-Nutzen-Abwägungen: Alle physischen Prozesse haben Vor- und Nachteile.
5. Reproduktion: Die natürliche Selektion maximiert die Fortpflanzungschancen und nicht die Gesundheit.
6. Abwehrreaktionen: Schmerz und Angst sind angesichts von Bedrohungen nützliche Reaktionen, die wir jedoch zu vermeiden suchen.

1. FEHLANPASSUNG

Die meisten chronischen Erkrankungen, die uns heute zusetzen, sind auf die Lebensbedingungen in einer modernen Umwelt zurückzuführen.[52] Das heißt nicht, dass es uns in der Umwelt unserer steinzeitlichen Vorfahren besser gegangen wäre. Damals war das Leben über alle Maßen hart, erbarmungslos und kurz. Stellen Sie sich vor, Sie hätten in einer Zeit, in der es noch kein zahnmedizinisches Fachpersonal gab, einen entzündeten Weisheitszahn. Sogar kleinere Wunden, die sich entzündeten, konnten zum Tod oder schleichenden Verlust von Gliedmaßen führen. Die Standardbehandlung, siedendes Öl in die Wunde zu gießen, erzielte nicht immer die erhoffte aseptische Wirkung. Als die ersten Eisen- und Stahlwerkzeuge Amputationen ermöglichten, war die Arbeit schnell getan, weil sie ohne Betäubung erfolgen musste. Eine Schwangerschaft konnte mit einem qualvollen Tod enden, wenn das ungeborene Kind groß war. Und nicht zu vergessen die vielen Menschen, die während der Hungersnöte starben. Unterm Strich sind wir erheblich gesünder als unsere Vorfahren.

Dennoch sind viele der heutigen Gesundheitsprobleme einer Umwelt geschuldet, die wir geschaffen haben, um unsere Wünsche und Bedürfnisse zu befriedigen.[53] Das Leben der meisten Angehörigen hoch entwickelter Gesellschaften ist heute rein materiell um ein Vielfaches besser, als es noch vor einem Jahrhundert selbst bei gekrönten Häuptern der Fall war. Wir haben wohlschmeckende Nahrung im Überfluss, Schutz vor den Elementen, Freizeit und schmerzlindernde Mittel. Diese Errungenschaften sind spektakulär, aber sie verursachen auch die meisten chronischen Erkrankungen.

Fragen Sie einmal einen Arzt, der im Krankenhaus Visite macht, welche seiner Patienten er in einer steinzeitlichen Umwelt gehabt hätte. Tumor-, Herz- und Lungenerkrankungen, durch Rauchen, Alkohol oder Drogen verursacht, hätte es nicht gegeben. Diabetes, Bluthochdruck, Koronararteriensklerose und Beschwerden, die im Zusammenhang mit Fettleibigkeit stehen, wären ebenfalls unbekannt gewesen. Die Mehrzahl der Brustkrebspatientinnen wäre nie an einem Mammakarzinom erkrankt.[54] Es gäbe nur wenige Menschen mit Multipler Sklerose, Asthma, Morbus Crohn, Colitis ulcerosa und anderen Autoimmunerkrankungen, die erst in unserer heutigen Zeit »epidemische Ausmaße« angenommen haben.[55]

Der größte Segen des modernen Lebens ist zugleich der größte Fluch: die Verfügbarkeit von Nahrungsmitteln in Hülle und Fülle.[56] Oder, genauer gesagt, nahrungsähnlicher Produkte, die Herstellfirmen durch die Kombination von Zucker, Salz und Fett auf den Markt bringen. Bedürfnisse danach mögen in der Steinzeit angemessen gewesen sein, wo ein Mangel an Zucker, Salz und Fett herrschte. Heute bewirken unsere Nahrungspräferenzen, dass wir übergewichtig und krank werden. Die Abhängigkeit von Tabak war bis zum Anbau milderer Sorten und zur Erfindung des Zigarettenpapiers kein nennenswertes Problem – heute verursacht sie ein Drittel aller Tumorerkrankungen und ein Großteil der Herzkrankheiten. Fermentierte Getränke waren bereits in einigen frühen Kulturen verfügbar, aber die Menge an Bier, Wein und Spirituosen, die es heute überall zu kaufen gibt, hat weltweit zu Alkoholabhängigkeit geführt. Die Fortschritte in der Chemie und im Transport ermöglichen eine globale Verbreitung hochkonzentrierter Drogen wie Heroin und Amphetamine. In Kombination mit neuen Verabreichungsmethoden, zum Beispiel Spritzen, tragen sie zur Entwicklung einer massiven Epidemie der Neuzeit bei.[57]

Eine bessere Ernährung hat zur Folge, dass Kinder schneller reifen – bei vielen Frauen stellt sich die erste Menstruation bereits mit zwölf oder dreizehn Jahren ein, ein halbes Jahrzehnt bevor sie physisch und psychisch auf eine Schwangerschaft vorbereitet sind, ganz zu schweigen von der Versorgung des Nachwuchses.[58] Zu den subtileren Aspekten unserer Umwelt gehört auch die Krankheitslast in Form von finanziellen Kosten, Komplikationen und weiteren Einflussfaktoren. Der ständige Kontakt mit künstlichem Licht während der Nacht blockiert die normale Ausschüttung von Melatonin und erhöht die Anzahl der Krebserkrankungen.[59] Die Geburtenkontrolle führt dazu, dass sich die Menstruationszyklen der Frauen vervierfacht und sowohl die Hormonmenge als auch das Risiko einer Tumorerkrankung im Vergleich zu ihren weiblichen Vorfahren drastisch erhöht hat.[60]

Das Leben in einer modernen Umwelt erklärt auch die Verbreitung psychischer Störungen. Probleme wie Substanzmissbrauch, Essstörungen und Aufmerksamkeitsdefizitsyndrom kommen überwiegend in modernisierten Gesellschaften vor, die einen Wandel in ihrer sozialen und kulturellen Struktur vollzogen haben. Depressionen und Angststörungen werden oft den Auswirkungen des modernen Lebens angelastet, doch wie weit sie in früheren Zeiten auftraten, ist nicht geklärt. Schizophrenie und Zwangsneurosen scheinen heute ebenfalls häufiger aufzutreten. Die Fehlanpassung ist der erste der sechs Gründe, die erklären, warum wir krankheitsanfällig sind, insbesondere in psychischer Hinsicht.

2. INFEKTIONEN

Wenn wir heute an Krankheiten denken, fallen uns meistens auf Anhieb Infektionen ein. Ein einfaches Schema, wunderbar bequem. Wenn Erreger in den Körper gelangen und sich vermehren, verursachen sie Krankheiten. Dann werden Antibiotika verabreicht, um sie abzutöten. Die Realität ist weitaus vielschichtiger, interessanter und ernüchternder.

Eine menschliche Generation umfasst ungefähr fünfundzwanzig Jahre. Die Lebensspanne einer Bakteriengeneration ist im Schnitt auf wenige Stunden beschränkt – und damit rund 30.000-mal geringer als unsere. Aus dieser Perspektive ist es erstaunlich, dass große, sich langsam entwickelnde Organismen wie die Menschen überhaupt so lange überlebt haben. Mikroorganismen existierten bereits drei Milliarden Jahre auf der Erde, bevor die Evolution größere Lebensformen hervorbrachte. Es ist durchaus möglich, dass wir irgendwann einmal Planeten entdecken, auf denen sich niemals größere Lebensformen entwickeln konnten, weil sie den kleineren, sich schneller wandelnden Organismen als Nahrungsquelle dienten.

Die Antibiotikaresistenz ist eine Bedrohung, mit der wir heute vertraut sind. Bakterien, die den Kontakt mit Antibiotika überlebt haben, übernehmen binnen kürzester Zeit das Kommando. Das ist ein ganz normaler Evolutionsprozess, doch interessanterweise scheint für viele medizinische Fachzeitschriften das E-Wort tabu zu sein. Stattdessen verwenden sie schönfärberische Umschreibungen wie »auftauchen«, »entstehen« oder »sich ausbreiten«.[61] Diese Neigung ist aufschlussreich. Wohlmeinende Möchtegern-Evolutionsmediziner haben bisweilen versucht, der Antibiotikaresistenz in ihren Kliniken vorzubeugen, indem sie sich darauf verständigt haben, dieselben Antibiotika als erste Wahl zu verwenden und alle paar Monate auf ein neues Medikament umzustellen. Das mag rein intuitiv eine gute Lösung sein, aber die Verabreichung verschiedener Wirkstoffe in Folge könnte die Entstehung multipler Arzneimittelresistenzen beschleunigen.[62] Außerdem heißt es oft, dass alle Tabletten eingenommen werden müssen, um zu verhindern, dass Bakterien überleben und sich wieder verbreiten können, doch Studien jüngeren Datums zeigen: Wenn eine Lungenentzündung bereits unter Kontrolle ist, kann die Einnahme eines Antibiotikums über einen längeren Zeitraum die Selektion resistenter Bakterienstämme sogar fördern, ohne die Krankheitsdauer zu verkürzen.[63] Der Mangel an evolutionärem Wissen bei Medizinern schadet der Gesundheit.

Bakterien und Wirtsorganismen evolvieren gleichzeitig: Jedes Mal, wenn ein Wirt neue Abwehrmechanismen entwickelt, findet der Erreger neue Möglichkeiten, sie zu umgehen. Streptokokken, die Halsentzündungen verursachen, tarnen sich als menschliche Zellen.[64] Die Antikörper, die unser Immunsystem bereitstellt, um sie anzugreifen, schaden damit wahrscheinlich auch unseren körpereigenen Zellen. Nierenschäden können eine Glomerulonephritis auslösen, Kapillarknäuel in den Nieren, in denen das Blut gefiltert wird. Gelenk- und Herzklappenschäden verursachen rheumatisches Fieber. Schädigungen der Basalganglien – ein Teil des Gehirns – haben nicht nur Bewegungsanomalien zur Folge, Chorea Sydenham genannt, sondern sind in einigen Fällen auch für Zwangsneurosen verantwortlich.[65]

Manchmal helfen Bakterien und Wirtsorganismen einander. Die uralte Vorstellung, dass Bakterien grundsätzlich schlecht sind, wird zunehmend durch eine evolutionäre Sichtweise ersetzt, die von einem komplexen Mikrobiom ausgeht, das für die Gesundheit von entscheidender Bedeutung ist. Störungen dieses Mikrobioms – das die Gesamtheit aller Mikroorganismen umfasst, die sich in Menschen oder anderen Lebewesen ansiedeln – sind in hohem Maß an der Entstehung moderner Epidemien beteiligt, zum Beispiel Adipositas und Autoimmunerkrankungen wie Multiple Sklerose, Diabetes Typ 1 und Morbus Crohn.[66] In unserer modernen Umwelt gibt es viele Faktoren, die exzessive Entzündungen, Krankheiten und Arterienverkalkungen auslösen könnten. Möglicherweise ist eine Störung unseres Mikrobioms dafür verantwortlich, das sich der Organismus nicht mehr gegen multiresistente Erreger zur Wehr setzen kann.[67]

Sollte das der Fall sein, zahlen wir für unsere Fähigkeit, Bakterien pauschal zu vermeiden und abzutöten, einen hohen Preis.

3. BESCHRÄNKUNGEN

Die Wirkungsmacht der natürlichen Selektion ist begrenzt. Kein System kann genetische Informationen vollkommen präzise kopieren, und auf diese Weise entstehen Mutationen, Veränderungen des Erbguts. Die natürliche Selektion ist außerstande, die Gesetze der Physik auszuhebeln – es wird also niemals fliegende Elefanten geben. Die natürliche Selektion ist außerstande, Körper zu erschaffen, die ihre eigene Energie erzeugen. Solche Beschränkungen kennzeichnen jedes System, gleich ob natürlich oder mechanisch.

Auch die Pfadabhängigkeit begrenzt die Perfektion von Maschinen und menschlichen Körpern: Der Ablauf der komplexen Prozesse, die in beiden Systemen stattfinden, gleicht einem bestimmten Pfad, der eingeschlagen wurde. Ist der Prozess in Gang gesetzt, kann man ihn nicht mehr stoppen und von vorn beginnen. Die Computertastatur ist ein Beispiel: Man könnte die Anordnung der Tasten effektiver gestalten, was nützlich, aber mit Kosten verbunden wäre. Wir müssten umlernen, und die neue Anordnung wäre mit den bereits vorhandenen Keyboards nicht mehr kompatibel.

Eine Veränderung unzulänglicher Aspekte eines Systems ist noch unwahrscheinlicher. Das Auge von Wirbeltieren wird oft als perfektes Modell gerühmt, aber die Konstruktion weist schwerwiegende Mängel auf. Gefäße und Nerven treten durch die Rückwand des Augapfels in das Auge ein, sodass hier ein blinder Fleck entsteht. Danach verlaufen sie zwischen den Lichtsinneszellen in der Netzhaut. Sie könnten aber genauso gut an jeder beliebigen Stelle des Auges eintreten, wo auch immer sie gebraucht werden, wie bei den Augen von Kraken. Doch das ist nicht der Fall. Die natürliche Selektion kann den Konstruktionsfehler in den Wirbeltieraugen nicht beheben, weil sich solche tiefgreifenden Veränderungen erst nach unzähligen Generationen blinder Individuen durchgesetzt hätten.

Unser Gehirn ist ebenfalls mit Mängeln behaftet. Wir neigen zu Denkfehlern aller Art.[68] Manche bleiben aus den gleichen Gründen wie der blinde Fleck im Auge bestehen; die Kosten wären zu hoch, um noch einmal ganz von vorn zu beginnen und es richtig zu machen. Auch wenn man die Pfadabhängigkeit beiseitelässt, ist ein Großteil unserer Anfälligkeit für psychische Störungen auf die begrenzte Wirkungsmacht der natürlichen Selektion zurückzuführen. Mutationen passieren nun mal – dumm gelaufen!

4. TRADE-OFFS/KOSTEN-NUTZEN-ABWÄGUNGEN

Im Körper ist nichts absolut perfekt, weil die Verbesserung eines Merkmals die Verschlechterung eines anderen Merkmals zur Folge hätte. Sie können ein Auto kaufen, das in vier Sekunden von null auf hundert Stundenkilometer beschleunigt, aber ein solcher Wagen verbraucht viel Benzin und kann nicht acht Personen gleichzeitig befördern. Sie können sich für ein Modell mit Schiebedach entscheiden, laufen aber Gefahr, dass es hineinregnet. Sie können Autoreifen aufziehen, die auch auf Eis maximale Bodenhaftung bieten – besonders für Regionen mit strengen Wintern zu empfehlen –, aber sie sind teuer, kurzlebig und erschweren die Lenkung.

Der menschliche Körper ist ein System, das aus einem ganzen Bündel von Trade-offs besteht, die auf Kosten-Nutzen-Abwägungen beruhen.[69] Vieles ließe sich verbessern, aber das hätte seinen Preis. Das Immunsystem könnte stärker reagieren, doch möglicherweise müssten wir dann Gewebeschädigungen in Kauf nehmen. Wenn die Knöchel in unserem Handgelenk dicker wären, könnten wir ohne Handgelenkschoner Skateboard fahren, doch dann ließe es sich nicht mehr so gut drehen, und wir könnten nur noch halb so weit werfen. Wie wäre es mit Adleraugen? Sie könnten eine Maus auf eine Entfernung von einem Kilometer erspähen, doch dann müssten Sie auf Ihre periphere Sicht verzichten und wären farbenblind. Ein größeres Gehirn wäre auch nicht schlecht, doch das erhöhte die Gefahr, bei der Geburt zu sterben, weil der Kopf noch schlechter durch den Geburtskanal passen würde als ohnehin. Der Blutdruck könnte niedriger sein, doch dann würden Sie sich langsamer und weniger kraftvoll bewegen. Wenn Sie unempfindlicher gegen Schmerzen wären, würden Sie sich mehr Verletzungen zuziehen. Und bei einem Stresssystem, das sich nicht im Dauereinsatz befände, würden wir Gefahren weniger effektiv bewältigen.

In jedem Fall stellen beide Extreme Nachteile dar. Das beste Kosten-Nutzen-Verhältnis ist irgendwo in der Mitte des Spektrums verortet. Zu große Schmerzempfindlichkeit oder Angst sind genauso schlecht wie zu wenig. Die natürliche Selektion ist nicht darauf ausgerichtet, wahllos Veränderungen herbeizuführen. Sie sorgt dafür, dass sich Kosten und Nutzen ausgleichen, in der Mitte des Spektrums. Ein Leben ohne Schmerzen oder Angst mag auf den ersten Blick reizvoll erscheinen, aber es wäre oft ziemlich kurz.

5. REPRODUKTION

Der Körper ist nicht auf maximale Gesundheit oder Langlebigkeit ausgelegt. Wichtig ist allein die maximale Weitergabe seiner Gene, die Reproduktion. Allele sind beinahe identische Varianten der Gene, die sich an der gleichen Stelle, dem Genort oder Genlocus, auf einem Chromosom befinden und die Ausprägung eines Merkmals beeinflussen. Sind sie imstande, die Anzahl der Nachkommen zu erhöhen, verbreiten sie sich zunehmend im Verlauf der Folgegenerationen, selbst wenn dadurch die Lebensspanne verkürzt und das Leiden verstärkt wird. Reine Theorie? Keineswegs. Die Hälfte der menschlichen Population wurde von der Evolution auf ein schnelles Leben und einen frühen Tod geprägt.[70] Damit meine ich natürlich das »fragile« biologische Geschlecht: Männer sterben im Durchschnitt sieben Jahre früher als Frauen. In den hoch entwickelten Ländern kommen auf 100 Mädchen, die im Alter von null bis zehn Jahren sterben, 150 Jungen. Während der Pubertät und kurz danach steigt die Zahl: Hier sterben 300 Männer pro 100 sterbenden Frauen.[71] Warum? Eine mögliche Erklärung lautet, dass das Testosteron und seine Auswirkungen auf Gewebe, Immunabwehr und Risikobereitschaft eine Rolle spielen. Die evolutionäre Erklärung geht davon aus, dass die Fokussierung der Anstrengungen und Ressourcen auf den Konkurrenzkampf statt auf Gewebereparaturen dazu beiträgt, den Reproduktionsdruck bei Männern in stärkerem Maß als bei Frauen zu erhöhen: Männer, die aus diesem Wettbewerb als Sieger hervorgehen, haben mehr Chancen, sich zu paaren und Nachkommen zu zeugen.

Die Kosten tragen aber nicht nur die Männer. Frauen opfern dem Reproduktionsprozess ebenfalls ihre Gesundheit, wenngleich auf andere Weise als Männer. Alle Organismen sind so strukturiert, dass das Überleben der Art durch bestmögliche Anpassung auch dann an erster Stelle steht, wenn Gesundheit und Wohlbefinden oder Glück darunter leiden. Waren Sie jemals wild entschlossen, Sex mit jemandem zu haben, obwohl Sie wussten, dass das in einer Katastrophe enden würde? Solche Anwandlungen kennen die meisten Menschen aus eigener Erfahrung, einschließlich der ernüchternden Konsequenzen. Ganz zu schweigen vom Rest unserer Bedürfnisse und dem unvermeidlichen Leiden, weil nicht alle erfüllt werden können. Wir wünschen uns dringend, reich, geliebt, bewundert, attraktiv und einflussreich zu sein. Wozu? Die guten Gefühle, die mit dem Erfolg einhergehen, und die schlechten, die mit dem Scheitern verbunden sind, halten sich in etwa die Waage. Unsere Emotionen kommen unseren Genen weit mehr als uns selbst zugute.

6. ABWEHRREAKTIONEN

Menschen nehmen nicht wegen einer Erkrankung, sondern vor allem wegen der Symptome professionelle Hilfe in Anspruch. Schmerzen, Fieber, Unwohlsein, Husten, Übelkeit, Durchfall und Erbrechen sind Schutzreaktionen. Das Gleiche gilt für Angst, Neid, Wut und negative Stimmung. Diese Schutzreaktionen sind unliebsam, aber nützlich. Bei einer Lungenentzündung können Sie von Glück reden, wenn Ihr Hustenreflex erstklassig funktioniert; sonst könnte

Ihr letztes Stündlein geschlagen haben. Und es wäre nicht schlecht, wenn auch Ihr Hausarzt weiß, dass der Husten eine nützliche Funktion hat, und Ihnen keine Medikamente verordnet, die ihn mit aller Macht unterdrücken.

Dennoch werden ständig Medikamente verordnet, die normale Abwehrreaktionen des Körpers blockieren. Dem Himmel sei Dank! Unnötige Schmerzen, Übelkeit, Husten und Fieber zu unterdrücken, trägt erheblich zur Verbesserung der Lebensqualität bei! Aber eines ist rätselhaft: Wenn die Abwehr eine nützliche, von der natürlichen Selektion begünstigte Reaktion ist, könnte man erwarten, dass die Unterdrückung Menschen kränker macht. Warum sterben die Leute nicht wie die Fliegen, nachdem sie Medikamente eingenommen haben, die normale Abwehrreaktionen blockieren?

Darüber dachte ich lange nach, bevor ich endlich die Lösung des Rätsels entdeckte: das Rauchmelder-Prinzip.[72] Die meisten Abwehrreaktionen, die menschliches Leiden auslösen, sind in bestimmten Situationen unnötig, aber dennoch völlig normal, weil sie mit geringen Kosten verbunden sind und vor großen potenziellen Verlusten schützen. Sie lassen sich mit Rauchmeldern vergleichen, die manchmal einen falschen Alarm auslösen. Das Sirenengeheul, das Sie hören, wenn Sie den Toast anbrennen lassen, soll sicherstellen, dass Sie frühzeitig vor jedem tatsächlichen Feuerausbruch gewarnt werden. Gelegentliche Übelkeit oder Schmerzen mögen unnötig erscheinen, aber wir sollten sie dennoch wertschätzen, weil sie den Schutz vor Vergiftung oder Gewebeschäden gewährleisten. Deshalb ist es in der Regel sicher, Medikamente gegen Erbrechen und Schmerzen einzusetzen.

Wenn Sie meinen, in der Kürze liegt die Würze, haben Sie vermutlich schon bemerkt, dass diese sechs Gründe für die »Krankheitsanfälligkeit« auf drei verdichtet werden können. Fehlanpassung und Koevolution verursachen Probleme, weil sich unser Körper zu langsam entwickelt, um mit den rasanten Veränderungen der Umwelt Schritt zu halten. Die nächsten beiden Gründe lassen sich unter den Grenzen zusammenfassen, die der natürlichen Selektion gesetzt sind. Aufgrund der Beschränkungen ihrer Wirkungsmacht läuft alles auf Trade-offs oder Kosten-Nutzen-Abwägungen hinaus. Die letzten beiden sind, streng genommen, keine Gründe, sondern beziehen sich auf ein Missverständnis der natürlichen Selektion. Sie ist darauf ausgerichtet, die Reproduktion zu maximieren und nicht die Gesundheit, wobei unangenehme antizipatorische Mechanismen wie Schmerz, Husten und Angst nützliche Schutzmaßnahmen darstellen.

KRANKHEIT UND EVOLUTION

Der Versuch, evolutionäre Erklärungen für die Krankheitsanfälligkeit zu finden, ist ein herausforderndes Unterfangen, das Fehler begünstigt. Wie im ersten Kapitel erwähnt, ist die VDAA (*Viewing Diseases As Adaptions*) die am meisten verbreitete und schwerwiegendste Fehlauffassung in der Evolutionsmedizin. Deshalb ist es angemessen, Warnungen zu wiederholen. Krankheiten an sich lassen sich nicht evolutionär erklären. Sie stellen keine Anpassungen dar, die von der natürlichen Selektion geprägt wurden. Gene oder Merkmale, die mit einigen Krankheiten in Verbindung gebracht werden, bieten Vor- und Nachteile, die den Prozess der natürlichen Selektion beeinflussen. Doch Theorien über den Nutzen von Krankheiten an sich, zum Beispiel der Schizophrenie, Suchterkrankungen, des Autismus und der bipolaren Störungen, sind schon falsch, bevor sie an den Start gehen. Die korrekte Frage lautet: Warum hat die natürliche Selektion Merkmale herausgebildet, die uns krankheitsanfällig machen?

Für die Antwort bedarf es einer evolutionären Erklärung, die eine Kombination der zuvor genannten sechs Einflussfaktoren berücksichtigt. Es besteht die Neigung, sich auf eine einzelne Erklärung zu fokussieren, zum Beispiel alle Probleme der modernen Umwelt, den Kosten-Nutzen-Abwägungen oder den Grenzen der natürlichen Selektion anzulasten. Doch gewöhnlich tragen mehrere Faktoren zu etwas bei. Eine evolutionäre Erklärung für die Arteriosklerose schließt beispielsweise die heutigen Ernährungsgewohnheiten, die Rolle der Infektionen bei der Entstehung von Entzündungen sowie Kosten und Nutzen der Immunaktivierung in den Arterien ein. Schlussendlich sind evolutionäre Erklärungen keine Alternative zu Erklärungen, die die Mechanismen an sich beschreiben; beide sind notwendig. Evolutionäre Erklärungen für Krankheiten sind unerlässlich, um zu verstehen, warum es überhaupt (psychische) Störungen gibt und wie wir ihre Ursachen und bessere Behandlungsmethoden finden.

2. TEIL

EMOTIONEN UND IHRE RÄTSELHAFTEN FUNKTIONEN

4. Kapitel
SCHLECHTE GEFÜHLE HABEN GUTE GRÜNDE

»Weinen hat seine Zeit, Lachen hat seine Zeit. Klagen hat seine Zeit, Tanzen hat seine Zeit [...] Lieben hat seine Zeit, Hassen hat seine Zeit.«

Prediger 3,4

Eine der Freuden beim Stöbern in Trödelläden ist der Versuch, die Funktion von Gerätschaften aus einer längst vergangenen Zeit zu ergründen. Ich stieß dabei z. B. auf ein fleckiges gusseisernes Gerät, das mir Rätsel aufgab. Eine Drehkurbel an der Seite setzte eine Scheibe mit senkrechten Schlitzen in einem kleinen Auffangbehältnis in Rotation. Auch nachdem ich alle Teile in Augenschein genommen und die Kurbel ausprobiert hatte, konnte ich mir nicht vorstellen, wozu das Ganze gut sein sollte, und fragte den Händler. »Das ist ein antiker Kirschentkerner«, erklärte er. Natürlich! Da ich die Funktion jetzt kannte, wurde mir sofort klar, warum er diese Form hatte. Die Kirschen im Trichter werden durch die Schlitze gepresst und mittels eines versenkbaren Stößels entkernt. Da ich den Zweck nun kannte, zeigte sich, dass dieses antike Gerät defekt war – die Kurbel ließ sich nicht problemlos drehen. Doch selbst in einwandfreiem Zustand wäre es keine Hilfe gewesen: Die Schlitze in der Scheibe waren viel zu schmal für die riesigen Kirschen von heute.

Gefühle und Emotionen – die das Erleben der uns bekannten Empfindungen, die Stimmung und die Affekte umfassen – stellen aus dem gleichen Grund wie der antike Kirschentkerner ein Rätsel dar. Sie wurden außergewöhnlich detailliert beschrieben, doch wozu sie eigentlich dienen, bleibt ungewiss. Grundlegende Fragen über ihre Funktion sind nach wie vor Gegenstand kontroverser Debatten. Von zehn Fachleuten erhalten wir zehn verschiedene Antworten. Was sind überhaupt Gefühle? Wie viele Grund- oder Basisemotionen gibt es? Wie können wir entscheiden, wann ein Gefühl nicht normal ist? Sich auf eine Antwort zu einigen, ist unmöglich, ohne Kosten und Nutzen, sprich die Vor- und Nachteile jedes einzelnen emotionalen Zustands in jeder einzelnen Situation zu berücksichtigen. Was verursacht emotionale Störungen? Einige machen das Gehirn dafür verantwortlich, andere lasten sie der Ernährung, Infektionen, der Konditionierung, den Denkgewohnheiten, der Psychodynamik oder den sozialen Strukturen an. Schon die Debatten über Gefühle erzeugen Gefühle: Wut und Frustrationen. Wenn wir einen Schritt zurücktreten, um die hitzigen Auseinandersetzungen aus der Distanz zu betrachten, entstehen andere Emotionen: Entfremdung und Hoffnungslosigkeit.

Es gibt mehrere Hindernisse, die das Verständnis von Gefühlen erschweren. Ein Hindernis ist die mangelnde Akzeptanz der Auffassung, dass negative Gefühle nützlich sind. Ein weiteres Hindernis ist die fehlende Erkenntnis, dass Emotionen von der Evolution herausgebildet wurden, um nicht uns, sondern unseren Genen Vorteile zu verschaffen. Ein grundlegendes Hindernis ist die fehlende Einsicht, dass die Beschreibung der Mechanismen nur die eine Hälfte einer umfassenden Erklärung ist. Doch das größte Hindernis ist vielleicht, sich Emotionen als Teil eines Systems vorzustellen, dem ein fest umrissener Plan zugrunde liegt. Das erweckt den Anschein, als hätte jedes Gefühl eine andere spezifische Funktion. In Wirklichkeit hat jedes Gefühl viele Funktionen, und viele Funktionen werden von mehreren Gefühlen gleichzeitig gesteuert. Verschiedene Gefühle entsprechen nicht unbedingt verschiedenen Funktionen, sondern verschiedenen Situationen; sie sind auf den Umgang mit diesen Situationen zugeschnitten.

SCHMERZEN UND LEIDEN SIND NÜTZLICH

Menschen nehmen gewöhnlich nicht etwa professionelle Hilfe in Anspruch, weil sie wissen, dass sie krank sind, sondern weil sie unter Schmerzen, Husten, Übelkeit, Erbrechen oder Erschöpfung leiden. Sie nehmen eine Therapie in Anspruch, wenn sie ihre Angstzustände, Depressionen, Wut-, Neid- und Schuldgefühle nicht mehr allein in den Griff bekommen. Die klinische Herangehensweise an solche Symptome unterscheidet sich jedoch dramatisch.

Stellen Sie sich einmal vor, Sie sind als Arzt in einer Klinik tätig und führen ein Aufnahmegespräch mit einer jungen Frau, die über Unterleibsschmerzen klagt. Zu den medizinisch relevanten Informationen, die Sie zur Erfassung der Vorgeschichte der Patientin brauchen, gehört unter anderem, dass die Schmerzen schon seit geraumer Zeit bestehen, im mittleren bis unteren Bauchbereich auftreten, im Verlauf der letzten Monate schlimmer geworden und nachts besonders intensiv sind. Ein Zusammenhang mit ihrer Ernährungsweise oder ihrem Menstruationszyklus kann, nach eigenen Angaben, ausgeschlossen werden. Ihr gesundheitlicher Allgemeinzustand ist gut, und sie nimmt keine Medikamente. Sie stellen weitere Fragen und ordnen verschiedene Tests und Untersuchungen an, um der Ursache des Problems auf die Spur zu kommen. Liegt eine Krebserkrankung vor, eine Verstopfung, ein Reizdarmsyndrom oder eine extrauterine Schwangerschaft? Sie gehen davon aus, dass es sich bei den Schmerzen um ein Symptom handelt und die Entdeckung der Ursache den Schlüssel für eine effektive Behandlung liefert.

Und nun stellen Sie sich einmal vor, Sie sind als Ärztin in einer psychosomatischen Klinik tätig und führen ein Aufnahmegespräch mit einer jungen Frau, die über fortwährende Sorgen, Schlafstörungen, Energiemangel und Interessenverlust klagt und sich nicht einmal mehr dazu aufraffen kann, in ihrem heiß geliebten, wunderschönen Garten zu arbeiten. Die Symptome sind zum ersten Mal vor ein paar Monaten aufgetreten, aber in den letzten Wochen so unerträglich geworden, dass sie beschloss, professionelle Hilfe in Anspruch zu nehmen. Ihr gesundheitlicher Allgemeinzustand ist gut, und sie nimmt keine Medikamente. Drogen, Alkohol und Stressfaktoren in ihrem Leben können, nach eigenen Angaben, ausgeschlossen werden. Sie gehen davon aus, dass die negativen Gefühle das eigentliche Problem sind, und verordnen Psychopharmaka, um die Symptome zu lindern.

Es ist eine Ironie des Schicksals, dass die sogenannte biologische Psychiatrie mit ihrer Festlegung auf das »medizinische Modell« nur die Hälfte der Biologie nutzt und sich an einem Modell orientiert, das sich von dem in der restlichen Medizin gebräuchlichen erheblich unterscheidet. In der allgemeinen Medizin werden Symptome wie Schmerzen oder Husten als nützliche Reaktionen eingeordnet, die auf das Vorhandensein eines Problems hindeuten. Sie treiben die Suche nach der Ursache voran. In der Psychiatrie geht man oft davon aus, dass Symptome wie Angst oder negative Stimmung das zugrunde liegende Problem sind. Statt nachzuforschen, was genau die Angst oder depressive Verstimmung ausgelöst haben könnte, geht man pauschal davon aus, dass diese negativen Emotionen pathologische Produkte einer Hirnfunktionsstörung oder verzerrten Denkweise sind.

Die menschliche Neigung, die Auswirkungen einer spezifischen Situation zu ignorieren und die Probleme den charakteristischen Eigenschaften einer Person zuzuordnen, ist so weit verbreitet, dass es in der Sozialpsychologie einen eigenen Namen dafür gibt: »fundamentaler Attributionsfehler«.[73] Das beste Beispiel dafür bietet der DSM. Hier reichen Symptome wie Angstzustände und depressive Verstimmungen, die in einem bestimmten Zeitraum und in einer bestimmten Stärke auftreten, aus, um eine psychische Störung zu diagnostizieren, ungeachtet der individuellen Lebenssituation, in der sich die Person befindet.

Die Sozialwissenschaftler Allan Horwitz und Jerome Wakefield schlugen eine Möglichkeit vor, diesen Fehler zu korrigieren. Sie wiesen darauf hin, dass DSM-IV die Diagnose der Depression unmittelbar nach dem Verlust eines geliebten Menschen ausschloss, und empfahlen die weitere Aufnahme ähnlich schwerwiegender Lebensereignisse.[74] In der Nachfolgeversion DSM-V wurde diese Unstimmigkeit zur Kenntnis genommen, doch die Lösung bestand darin, alle psychischen Ausnahmesituationen auszuschließen, auch den unlängst erfolgten Verlust eines nahestehenden Menschen.[75] Es hieß, das sei erforderlich, um eine überstimmende Klassifikation zu gewährleisten und weil intensive Trauersymptome bisweilen auf eine Depression hindeuteten, die einer Behandlung bedürften. Außerdem sei die Validität beeinträchtigt, wenn die Beurteilung der Schwere bestimmter Lebenssituationen in die Diagnose einfließen würde.

Die Neigung, Symptome in Bausch und Bogen als Funktionsstörung zu betrachten, ist auch in der restlichen Medizin ein Problem, wo sie als *clinician's illusion* bezeichnet wird.[76] Symptome können den Anschein erwecken, als wären sie das eigentliche Problem, weil sie belastend und beeinträchtigend sind. Schmerzen können das Leben zur Hölle machen. Durchfall kann eine fortschreitende lebensbedrohliche Dehydrierung auslösen. Solche Symptome scheinen unnötig zu sein, weil es normalerweise unbedenklich ist, Medikamente einzunehmen, um sie zu blockieren. Doch Schmerzen, Diarrhö, Fieber und Husten sind in bestimmten Situationen nützlich. Jedes dieser Symptome tritt in der Regel in der jeweils relevanten Situation auf, aber auch dann, siehe Rauchmelder-Prinzip, wenn die Situation vorliegen *könnte*. Eine zu starke Ausprägung ist anormal. Eine zu schwache Ausprägung ist weniger offensichtlich, aber ebenfalls anormal. Ob eine Reaktion normal ist, hängt von der jeweiligen Situation ab.[77]

Viele Reaktionen dienen dazu, den Körper an sich wandelnde Situationen anzupassen.[78] Die Physiologie ist mit der Erforschung der Mechanismen befasst, die Atmung, Herzfrequenz und Körpertemperatur auf diese Veränderungen abstimmen.[79] Die Verhaltensökologie geht der Frage nach, wie Kognition, Verhalten und Motivation die Adaptionsmechanismen auf die Veränderungen ausrichten.[80] Schwitzen, Zittern, Fieber und Schmerzen sind Vorgänge, die genau wie die Fähigkeit, Angst, Wut, Freude oder Neid zu empfinden, in bestimmten Situationen von Vorteil sein können.[81]

Allein die Vorstellung, dass negative Emotionen nützlich sein können, scheint denjenigen, die sie erleben, absurd vorzukommen. Um die Hürde dieser nachvollziehbaren Skepsis zu überwinden, gibt es vier gute Gründe, die evolutionären Ursprünge von Symptomen und ihren potenziellen Nutzen in den Blick zu nehmen. Erstens: Symptome wie Angst oder Traurigkeit sind, wie Schwitzen und Husten, keine seltenen Veränderungen, die sich nur bei einer kleinen Anzahl von Menschen in unvorhersehbaren Zeiten bemerkbar machen. Tatsächlich treten solche Reaktionen beständig bei fast jedem Menschen in bestimmten Situationen auf. Zweitens wird der Ausdruck der Gefühle von Mechanismen reguliert, die sie in bestimmten Situationen aktivieren. Solche Kontrollsysteme können sich evolutionär nur dann entwickeln, wenn sie Einfluss auf die Fitness haben, sprich eine optimale Anpassung an die jeweiligen Umstände ermöglichen. Drittens kann das Fehlen einer adaptiven Reaktion gesundheitsschädlich sein: Wird beim Husten zu wenig Luft ausgestoßen, kann das bei einer Lungenentzündung fatale Folgen haben. Wenn jemand keine Höhenangst kennt, nimmt die Wahrscheinlichkeit abzustürzen zu. Und viertens kommen einige Symptome den Genen eines Individuums zugute, trotz der beträchtlichen damit verbundenen Kosten oder Nachteile für dieses Individuum.

EMOTIONEN SIND AUF UNSERE GENETISCHE FITNESS AUSGERICHTET

An einem lauen Sommerabend im Jahr 1975 trat ich meine Nachtschicht als Bereitschaftsarzt in der Klinik an. Es gab weder auf der Station noch in der Notaufnahme Problemfälle, deshalb hatte ich Zeit, um das soeben erst erschienene Buch von Edward O. Wilson mit dem Titel *Sociobiology* zu lesen. Kurz vor Mitternacht stieß ich auf einen Satz, der mich fassungslos machte:

»Liebe gesellt sich zu Hass, Aggression, Angst, Expansionsstreben, emotionalem Rückzug usw. in einer Gemengelage, die nicht darauf ausgelegt ist, die Glücksgefühle eines Individuums zu fördern, sondern die maximale Weitergabe der kontrollierenden Gene zu begünstigen.«[82]

Auf einen Schlag wurde mir klar, dass meine bisherige Sicht auf menschliche Verhaltensweisen und Emotionen falsch war. Ich war davon ausgegangen, dass uns die natürliche Selektion im Lauf der Zeit zu sozialen Wesen gemacht hat, die danach streben, gesund, glücklich, freundlich und kooperativ zu sein. Fehlanzeige, leider! Die natürliche Selektion schert sich keinen Deut um unser Glück. In die Bilanz der Evolution geht nur der Reproduktionserfolg ein. Seit einem Jahrzehnt behandelte ich emotionale Störungen in Vollzeit, ohne normale Emotionen zu verstehen. Nach einer unruhigen Nacht beschloss ich, diesem Mangel abzuhelfen. Am nächsten Tag schlug ich die Kapitel zu Emotionen in meinen Psychiatrielehrbüchern auf. Ich fand nur vage Beschreibungen vor, die verwirrend und langweilig wirkten. Meine Gefühle funktionierten offenbar einwandfrei, denn ich wandte meine Interessen spannenderen Themen zu.

Kurz danach kam ein Student zu mir, der seine Eifersucht nicht unter Kontrolle hatte und Hilfe brauchte. Es sei dringend, sagte er: »Meine Freundin ist absolut supertoll, und ich weiß, dass die Chance, eine wie sie zu finden, gleich null ist. Wir wohnen seit ein paar Monaten zusammen, aber sie hat gedroht, mich zu verlassen, wenn ich meine Eifersucht nicht in den Griff bekomme. Diese Verdächtigungen müssen aufhören.« Er stellte sich bildlich vor, wie sie einen anderen Mann küsste, erklärte aber, es gebe keinen konkreten Grund für die Vermutung, sie könne untreu sein. Manchmal folgte er ihr heimlich, um zu sehen, ob sie wirklich zur Arbeit fuhr. Dabei schien er weder psychotisch noch depressiv zu sein.

Ich fragte ihn nach dem Verhältnis zwischen seinen Eltern, nach seiner Kindheit, seinen früheren Beziehungen und nach Symptomen für andere Störungen, fand aber nichts, was für das aktuelle Bild relevant gewesen wäre. Deshalb begannen wir mit einer kognitiven Verhaltenstherapie, um zu versuchen, auf seine irrationalen Gedankengänge einzuwirken. Damit erzielten wir kaum Fortschritte. Er konnte sich nicht von der Vorstellung befreien, dass seine Freundin ihn verlassen würde. Deshalb befassten wir uns noch einmal mit diesem Problem.

Ich kannte ihn gut genug, um mich nach einem weit verbreiteten Grund für pathologische Eifersucht zu erkundigen. »Nein«, sagte er. »Ich habe keine Affäre. Wie kommen Sie auf die Idee?« Als ich jedoch nachhakte und wissen wollte, ob es einen Grund für seine Vermutung gab, dass seine Freundin eine Affäre haben könnte, erwiderte er: »Nein, nichts dergleichen. Wenn sie mal ohne mich ausgeht, dann nur mit Luca.« »Und wie lange ist sie dann weg?« »Nun, sie verbringt fünf oder sechs Abende in der Woche mit mir, aber manchmal bleibt sie dann die ganze Nacht weg.« »Und sie schwört, dass sie nur mit ihrer Freundin zusammen ist?« »Oh, Luca ist kein Mädchen, sondern ihr bester Freund, sie kennt ihn beinahe schon ihr ganzes Leben. Sie sind nur befreundet.« Ich hielt inne, um die Information sacken zu lassen. Dann erwiderte ich ruhig: »Darüber sollten wir reden.«

Sexuelle Eifersucht ist ein besonders hässliches, nagendes Gefühl. In den 1960er-Jahren versuchten viele junge Leute, die in einer Kommune lebten, davon loszukommen. Sie hatten sich die freie Liebe auf ihre Fahnen geschrieben und betrachteten Eifersucht als gesellschaftliche Gepflogenheit, die nicht mehr in die neue Zeit passte. Keine dieser Kommunen überlebte. Trotz aller Bemühungen, sie zu unterdrücken, verbreitet sich die Eifersucht immer wieder aufs Neue, wie Unkraut. Sie hat verhängnisvolle Auswirkungen auf zwischenmenschliche Beziehungen. David Buss, ein Experte, wenn es um den Zusammenhang zwischen Evolution und Eifersucht geht, stellte fest, dass 13 Prozent aller Tötungsdelikte auf Gewalt in der Partnerschaft zurückzuführen sind.[83] Mord ist ein grauenhaftes Verbrechen, aber Beschuldigungen, Gewalt und Eifersuchtsdramen, die Paarbeziehungen zerstören, sind eine Tortur, die allgegenwärtig an der Tagesordnung zu sein scheint. Warum hat die natürliche Selektion dieses verheerende Gefühl nicht aus dem Genpool ausgemustert?

Stellen Sie sich zwei Männer vor: Der eine neigt zur Eifersucht und ist schnell davon überzeugt, dass seine Partnerin ihn betrügt; der andere nimmt alles so hin, wie es kommt. Wer von beiden hat schlussendlich mehr Nachkommen? Das Leben des Mannes, dem Eifersucht fremd ist, mag harmonischer verlaufen, aber das Risiko, dass seine Partnerin ein Kind erwartet, das nicht von ihm ist, wäre überdurchschnittlich hoch. Damit wäre sie während der Schwangerschaft und auch für einige Zeit nach der Geburt nicht wieder empfängnisbereit. Diese Männer haben also in der Regel weniger Kinder als ihre Geschlechtsgenossen, deren Eifersucht – so unerträglich, gefährlich und abstoßend sie für alle Beteiligten und die Gesellschaft auch sein mag – Schwangerschaften außerhalb der Partnerbeziehung unwahrscheinlicher macht. Es wäre schön, wenn unsere Emotionen uns persönlich immer gute Dienste leisten würden! Aber leider hat die Evolution dafür gesorgt, dass sie ausschließlich den Genen zu Diensten stehen.

AUFKLÄRUNGSANSÄTZE

Als der Nutzen von Gefühlen für mich offensichtlicher wurde, machte ich mir Sorgen, dass meine Bemühungen, Ängste und Depressionen in den Griff zu bekommen, genauso wenig fruchten würden wie die Verordnung von Hustensaft bei Lungenentzündung. Die Erkenntnis, wie wenig ich im Grunde über menschliche Emotionen wusste, löste neue Emotionen bei mir aus: Scham, Verwirrung, Selbstzweifel und zum Glück auch Neugierde. Sie entpuppten sich als starke Motivationsfaktoren, mich intensiver mit dem Thema zu beschäftigen. Ich nahm meine Psychiatrielehrbücher genauer unter die Lupe. Von den 4500 Seiten des gängigsten Werks war den normalen Emotionen gerade mal eine halbe Seite gewidmet.[84] Es gab jedoch Hunderte anderer Bücher und Artikel, die Emotionen in allen Einzelheiten beschrieben. Ich machte mich an die Arbeit.

Nach einem Monat kam ich mir wie ein Bergsteiger vor, der einen Gipfel erklimmt, nur um von dort höhere Gipfel zu entdecken. Nach sechs Monaten Arbeit hatte ich den höchsten Gipfel erreicht. Statt von hier aus einen klaren Ausblick zu haben, sah ich eine nebelverhangene Landschaft aus bunt zusammengewürfelten Fakten und zersplitterten Meinungen vor mir. Ich entdeckte nichts, was auch nur annähernd mit einem Periodensystem der Gefühle vergleichbar gewesen wäre. Stattdessen griffen die meisten schriftlichen Abhandlungen Debatten auf, die bereits Jahrzehnte oder Jahrhunderte andauerten. Wie viele Basisemotionen gibt es? Vier? Sieben? Dreizehn? Oder sollte man Emotionen als Positionen in fortlaufenden Dimensionen beschreiben, zum Beispiel als Werte in einem Spektrum von positiv bis negativ oder von erregt bis gelassen? Welcher Aspekt der Gefühle hat Vorrang: Physiologie, Denken, Fühlen, Mimik oder Verhalten? Welche Funktion hat Wut? Traurigkeit? Und die grundlegendste Frage: Was sind Emotionen überhaupt? Es gibt zahllose Bücher und Artikel, die sich damit befassen, aber sie geben die widersprüchlichsten Antworten.[85]

Frustriert wandte ich mich dem 1890 erschienenen Klassiker von William James zu, *The Principles of Psychology*:

»Was die ›wissenschaftliche Psychologie‹ betrifft, mag ich übersättigt sein, weil ich zu viel klassische Werke über das Thema gelesen habe, aber sie tragen genauso wenig zur Weiterbildung bei wie mündliche Beschreibungen der Gesteinsformationen auf einer Farm in New Hampshire. Beide bieten weder eine zentrale Perspektive noch einen deduktiven oder generellen Forschungsansatz. Sie unterscheiden, entwickeln und spezialisieren sich in infinitium, ohne jemals auf eine andere logische Ebene zu gelangen.«[86]

Es war zufriedenstellend, sich in so guter Gesellschaft zu befinden, aber entmutigend, dass im Verlauf von hundert Jahren so wenig Fortschritte erzielt wurden. Es mangelt nicht an der Einsatzbereitschaft kluger Leute. Wenn es ein Periodensystem der Emotionen gäbe, hätten es die Legionen von Gefühlsforschenden längst gefunden. Fragen, auf die es keine Antwort gibt, erweisen sich oft als falsche Fragen. Existiert das Forschungsobjekt überhaupt? Was ist, wenn Emotionen organisch derart komplex sind, dass jede simple Beschreibung krassen Fehldarstellungen Tür und Tor öffnet? Was ist, wenn Emotionen nicht im Geringsten den Komponenten einer planvoll konstruierten Maschine gleichen? Wer hatte Emotionen aus der evolutionären Perspektive zu erklären versucht?

Ich griff zuerst zu Charles Darwins Buch *Der Ausdruck der Gemütsbewegungen bei dem Menschen und den Tieren.*[87] Dort werden die Ähnlichkeiten des emotionalen Ausdrucks bei Menschen und Tieren beschrieben. Viele Experten auf diesem Gebiet betrachten das Werk als Meilenstein[88], aber ich hatte den Eindruck, dass es hier vor allem um die evolutionäre Geschichte der Emotionen ging, die nur wenig über ihre Funktionen aussagte. Schließlich entdeckte ich eine Abhandlung des Psychologen Alan Fridlund, deren Überschrift meine Bedenken abbildete: »Darwins Anti-Darwinismus in *Der Ausdruck der Gemütsbewegungen bei dem Menschen und den Tieren*«.[89]

Fridlund erklärte, dass Darwin sein Buch als Gegenbeweis zur Theorie des Neurologen und Künstlers Charles Bell verfasst habe, der behauptet habe, der Schöpfer habe das menschliche Gesicht zum Zweck der Kommunikation mit zweiunddreißig Muskeln ausgestattet.[90] (In medizinischen Kreisen bezeichnet man eine plötzlich auftretende Gesichtsmuskelschwäche als Bell-Lähmung.) Darwin wies diese These zurück, indem er auf die bemerkenswerte Kontinuität emotionaler Körperhaltungen und Gesichtsausdrücke über viele Spezies hinweg hinwies. Er legte dabei solches Gewicht auf die Kontinuitätslinien, dass er es vernachlässigte, zu zeigen, wie Emotionen auf die Bedürfnisse einer Spezies in einer bestimmten Situation zugeschnitten werden. Er betonte die Kommunikation und ließ dafür die physiologischen, kognitiven und motivationsgesteuerten Funktionen außer Acht. Kurz gesagt: Darwins Buch über die Gemütsbewegungen war in Wirklichkeit antidarwinistisch. Sein Vermächtnis lebt weiter in der noch heute vorherrschenden Betonung der Kommunikation via Gesichtsausdruck und der weitgehenden Vernachlässigung der Frage, in welcher Hinsicht Emotionen einen selektiven Vorteil bieten.

Eine zweite evolutionäre Herangehensweise wurde in den 1960er-Jahren von dem Hirnforscher Paul MacLean ins Spiel gebracht. Er entwickelte ein Konzept, das unter der Bezeichnung *triune brain* oder »Dreieiniges Gehirn« bekannt wurde. Er unterteilte das Gehirn in drei Bereiche, die im Verlauf der Evolution nacheinander entwickelt worden seien.[91] Der stammesgeschichtlich älteste und auf der niedrigsten Entwicklungsstufe befindliche Bereich, das Reptiliengehirn, steuere das instinktive Verhalten. Der mittlere Bereich, das limbische System, sei die Quelle von Emotionen und Affekten. Und das zuletzt hinzugefügte Modul, der Cortex, sei der Abstraktion und ausschließlich Primaten vorbehalten. Doch weder die Zuordnung der einzelnen Funktionen zu verschiedenen Bereichen des Gehirns noch die evolutionäre Sequenz haben sich als stichhaltig erwiesen.[92] Noch wichtiger ist, dass auch dieses Konzept nicht explizit auf die Frage eingeht, welche selektiven Vorteile Emotionen bieten könnten.

Moderne Neurowissenschaftler wie Joseph LeDoux verwenden neue Methoden, um zu zeigen, welchen Beitrag bestimmte Hirnregionen wie die Amygdala zur Entstehung bestimmter Emotionen leisten, zum Beispiel Angst. Er stellte anhand seiner Forschungen fest, dass es zwei eigenständige Routen gibt, die zu Angstgefühlen führen, eine »schnelle Route«, die ohne Umwege verläuft und den Reaktionsprozess in Gang setzt, und eine langsamere, die zeitaufwendiger ist und eine größere Anzahl kognitiver Prozesse umfasst.[93] Solche Erklärungsansätze gehen detaillierter auf die Funktionen der Gefühle ein, wenn auch nicht auf die Frage, wie sie die Fitness im Darwin'schen Sinne erhöhen.

Ein weiterer evolutionärer Ansatz nimmt diese Funktionen in den Blick und versucht, sie den jeweiligen Emotionen zuzuordnen. Auf einer Website für psychische Gesundheit heißt es: »Die einzige Funktion der Wut besteht darin, dem Stresszustand ein Ende zu setzen. Das wird durch eine Entlastung oder eine Blockade der bewussten Wahrnehmung eines schmerzhaften Niveaus emotionaler oder physischer Erregungszustände erreicht.«[94] Ein anderer Artikel besagt: »Wir haben die primäre Funktion der Wut vom Schutz des Lebens, geliebter Menschen und Stammesangehöriger auf den Schutz des Egos verlagert.«[95]

Selbst Forschende, die sich eher bedeckt halten, geben an, dass »jedes Gefühl eine adaptive Funktion hat«. Die Funktion der Traurigkeit besteht nach ihrer Auffassung darin, »soziale Bindungen zu stärken«, »bei den mentalen und motorischen Aktivitäten einen Gang herunterzuschalten« oder »sich selbst darauf aufmerksam zu machen, dass etwas nicht stimmt«. Wut »hält Aggressionen bei anderen in Schach, kurbelt die eigene Energie an und erhöht die Blutzufuhr zu den Muskeln«. »Scham oder die Vorahnung von Schamgefühlen motiviert das Individuum, den eigenen Anteil an der Verantwortung für das Wohl der Gemeinschaft zu übernehmen.«[96]

Dieser Ansatz kommt näher an die Erklärung heran, dass Emotionen nützlich sind, und Forschungsarbeiten jüngeren Datums, die Funktionen in den Mittelpunkt stellen, sind vielschichtiger und ausdrücklich evolutionär ausgerichtet.[97] Trotzdem haben sich auch hier Fehler eingeschlichen, denn sie bilden Gefühle wie die Komponenten einer planvoll konstruierten Maschine ab. Bei einem Kirschentkerner haben Kurbel, Drehscheibe und beweglicher Stößel von Anfang an festgelegte, spezifische Funktionen. Doch Gefühle sind nicht nach einem Konstruktionsplan entstanden; sie sind evolviert, haben sich schrittweise, nach und nach, entwickelt. Und jedes Gefühl hat nicht nur eine Funktion, sondern viele.

Die Schlussfolgerung aus meinem Leseprojekt war unter dem Strich, dass Versuche, die Funktionen jedes Gefühlszustands genau zu erfassen, den Forschungsprozess verlangsamen. Emotionen ergeben eher einen Sinn, wenn man sie als spezifische Vorgehensweisen zur Verbesserung unserer Fähigkeit betrachtet, mit bestimmten Situationen umzugehen.[98] Emotionen lassen sich mit Computerprogrammen vergleichen, die mit ihren Anweisungen viele Aspekte des Rechners, sprich des Organismus, anpassen, um bestimmte Situationen und Aufgaben bestmöglich zu bewältigen.[99]

WAS SIND EMOTIONEN?

Diese Frage ist schon seit Jahrhunderten umstritten. In seinem Lehrbuch über menschliche Emotionen listete der Psychologe Robert Plutchik einundzwanzig verschiedene Definitionen auf, die er aus Hunderten Vorschlägen auswählte.[100] Jedes Jahr erweitern neue Artikel und Bücher die Liste. Man könnte meinen, dass sich inzwischen alle auf eine einheitliche Definition verständigt haben, aber die Expertinnen und Experten stellen unterschiedliche Aspekte der Emotionen in den Vordergrund, und deshalb geht die Debatte immer weiter.

Eine evolutionäre Sichtweise befürwortet eine einfache Definition, gestützt auf die Kräfte, die sie geprägt haben: Emotionen sind spezifische Zustände, die Physiologie, Kognition, subjektives Erleben, Gesichtsausdruck und Verhalten in einer Weise anpassen, die zu einer Verbesserung der Fähigkeit führt, den adaptiven Herausforderungen von Situationen zu entsprechen, die im Verlauf der Evolutionsgeschichte einer Spezies immer wieder aufgetreten sind.[101]

Emotionen sind wie unterschiedliche Musikstile, die in elektronischen Keyboards einprogrammiert sind. Man legt eine Kombination aus Instrumenten, Rhythmen, Akkorden und Klangfarben für jeden Musikstil fest. Wenn das Keyboard auf »Klassik« eingestellt wird, ist der Sound volltönend, mit viel Echo. Auf »Salsa« programmiert, tragen helle Hornklänge die Melodie über lebhafte Trommelschläge hinweg. Und bei der Einstellung »Jazz« ist der Klang ein bisschen anders als bei einer Salsa, aber grundverschieden vom Klassik-Sound.

In jedem Modus werden viele Aspekte angepasst, um spezifische Klänge zu erzeugen, die sich jedoch auf verschiedene Weise mit anderen Klängen überlappen. Genau wie bei emotionalen Zuständen, in denen Angst, Wut, Liebe und Ehrfurcht zum Ausdruck kommen.

Die nächste Frage, die sich aufdrängt, betrifft die Anzahl der Gefühle und Empfindungen, die es gibt. Die Auflistung von Grund- oder Basisemotionen reicht bis zu den ersten schriftlichen Aufzeichnungen zurück. Forschungsprojekte von Paul Ekman, Carroll Izard, Robert Plutchik, Silvan Tomkins und anderen verliehen dem Thema gegen Ende des 20. Jahrhunderts neue Schubkraft.[102] Sie baten die Teilnehmenden ihrer Studien, eine Liste mit Emotionen zusammenzustellen, und griffen diejenigen heraus, die in vielen Listen aufgeführt waren. Hoch entwickelte komplexe Forschungsmethoden und kulturübergreifende Studien haben bestätigt, dass einige Gefühle leicht erkannt werden, zum Beispiel Angst, Freude, Traurigkeit und Wut.[103] Doch alle präsentieren eine leicht unterschiedliche Liste, wobei die Anzahl der Basisemotionen zwischen drei und siebzehn rangiert.

Emotionen variieren entsprechend dem Ausmaß, in dem sie sich von urzeitlichen Gefühlen unterscheiden, die auf den Umgang mit einer verwandten, aber anders gearteten Situation zugeschnitten waren. Damit erübrigen sich Diskussionen über die Anzahl der Basisemotionen. Jedes Gefühl hat einen »Prototyp«, das heißt, es weist Merkmale auf, die ein Exemplar seiner Gattung als Urbild beschreiben, mit emotionalen Reaktionen, die in einer »Cloud« gespeichert, aber nicht endgültig festgelegt sind.[104] Diese »Wolken« haben überlappende, unscharfe Grenzen.

Die Abbildung eines phylogenetischen Baumes veranschaulicht die stammesgeschichtliche Entwicklung der Gefühle, mit verwobenen Ästen und Zweigen, die verschiedene überlappende Emotionen repräsentieren.[105] Sie gleicht nicht den säuberlich verschnürten Paketen, nach denen die Wissenschaft Ausschau hält, bietet aber ein evolutionäres Rahmenwerk, das einige wichtige Fragen in Angriff nehmen kann. Emotionen sind hier entweder positiv oder negativ, weil nur Situationen mit Bedrohungen oder Chancen die Fitness, sprich die bestmögliche Anpassung an die jeweilige Umwelt beeinflussen. Positive Gefühle ermutigen Organismen, Situationen anzustreben und aufrechtzuerhalten, in denen sich Handlungsmöglichkeiten bieten, die den Genen zugutekommen. Negative Gefühle dienen als Ansporn, Situationen zu vermeiden oder zu entkommen, die Bedrohungen oder Verluste mit sich bringen.

Phylogenetischer Baum der Emotionen

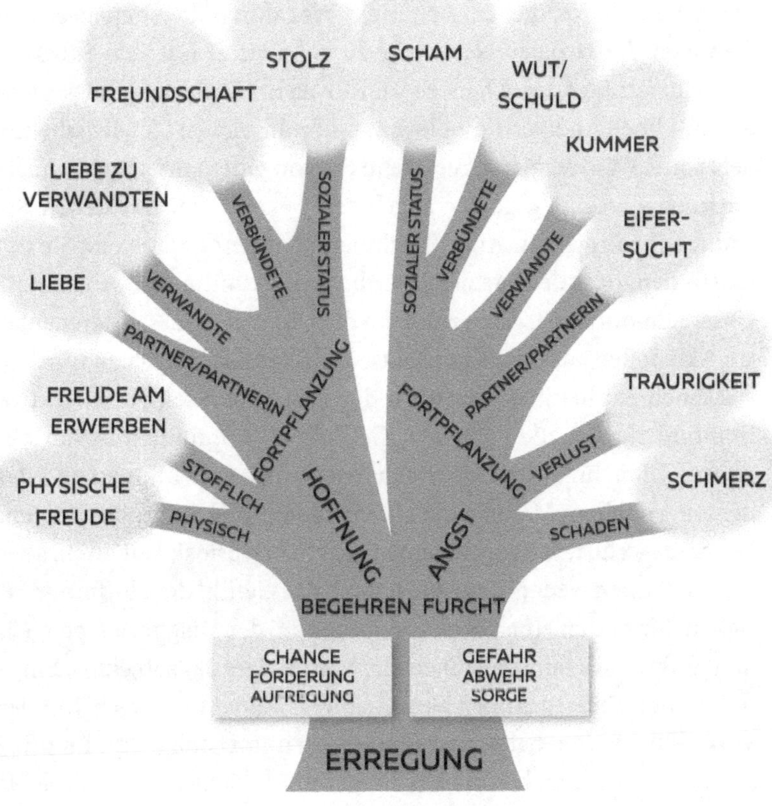

Die Nützlichkeit eines Gefühls hängt ausschließlich von der jeweiligen Situation ab. Angesichts von Bedrohung oder Verlust sind Angst und Traurigkeit nützlich, während Zufriedenheit und Entspannung als Reaktion nicht nur nutzlos, sondern sogar schädlich wären. Wenn sich Chancen ergeben, sind Begehren und Begeisterung zuträglich, Sorgen und Traurigkeit dagegen abträglich. Der Vorteil geht nicht an Individuen, die permanent ängstlich, traurig oder gut gelaunt sind, sondern an diejenigen, die Angst haben, wenn ein Verlust droht, ihm nachtrauern, wenn er eingetreten ist, und mit Begeisterung und Freude auf Chancen und Erfolge reagieren.

Wenn doch nur alle Situationen so einfach gestrickt wären! Für Menschen, die versuchen, sich ihren Weg durch die klippenreichen Gewässer der sozialen Netzwerke zu bahnen, ist fast jede Situation mit widerstreitenden Chancen und Risiken, Gewinnen und Verlusten, mit hochgradiger Komplexität und zahlreichen Ungewissheiten befrachtet. Wie reagieren Sie, wenn Sie von einer anrüchigen Quelle reichlich Forschungsgelder angeboten bekommen, mit denen Sie endlich Ihr Projekt in Angriff nehmen könnten? Oder wenn Sie herausfinden, dass der Partner Ihrer besten Freundin eine Affäre hat? Unsere Emotionen treiben rund um die Uhr das Karussell der mentalen Aktivitäten an, vor allem nachts, wenn wir lieber schlafen würden.

Manchmal heißt es, der Kern der Emotionen sei das subjektive Empfinden, aber die Fähigkeit, Gefühle zu empfinden, ist nur ein Aspekt. Manchmal fehlt sie.[106] Ich hatte einige Patientinnen und Patienten, vor allem Männer, die unter Erschöpfung, unbeabsichtigtem Gewichtsverlust, Schlafproblemen und Antriebslosigkeit litten, aber sie empfanden weder Traurigkeit noch das Gefühl der Hoffnungslosigkeit. Sie hatten eine Depression, aber bei der Diagnose tappte ich im Dunkeln, bis mir schließlich klar wurde, dass das subjektive Empfinden nur ein Aspekt der Depression ist. Sobald ich mich von der Vorstellung befreit hatte, dass Emotionen immer subjektive Empfindungen beinhalten, konnte ich ihr stammesgeschichtliches Erbe bis zu den Ursprüngen der Verhaltensregulierung zurückverfolgen – bis zu den evolutionären Anfängen.

Bakterien haben keine Gefühle, aber verschiedene Anpassungsmechanismen, die sie aktivieren können, wenn es notwendig ist.[107] Eine besonders dramatische Veränderung tritt ein, wenn ihre Welt austrocknet. Wie auf Knopfdruck verwandeln sich die munter umherschwimmenden Bakterien in winzige, robuste Sporen. Doch selbst in einer stabilen Umgebung stellen Bakterien ihre verblüffenden Fähigkeiten unter Beweis, sich an veränderte Umweltbedingungen anzupassen. Hohe Temperaturen leiten die Synthese schützender Hitzeschockproteine ein, die anderen Proteinen beim Erhalt ihrer Strukturen helfen. Eine Zunahme der Nährstoffkonzentration an anderen Orten als denen, an denen sie vor einer halben Sekunde waren, führt zu Rotationsbewegungen der geißelartigen Schwänze, mit denen sie sich direkt auf die Nahrungsquelle zubewegen. Nimmt die Nährstoffkonzentration wieder ab, steuern die Flagellen oder Geißeln die entgegengesetzte Richtung an, sodass ein wirres Knäuel entsteht, das den Organismus in beliebige Richtungen schleudert.[108] Wenn sich die äußeren Umstände im Verlauf der nächsten halben Sekunde verbessert haben, schwimmen sie abermals geradeaus.[109] Auf diese Weise gelangen Bakterien in Regionen des Körpers, in denen sie die bestmöglichen Wachstumsbedingungen vorfinden.

Ein »interner Speicher«, auf den sie in Sekundenschnelle zugreifen können, und ein Anpassungsmechanismus, der das Chaos in zielgerichtete Aktivitäten verwandelt, ist alles, was Bakterien brauchen, um sich zu einer Nahrungsquelle hin- und von einer Gefahrenquelle wegzubewegen. Fühlt sich unser Leben nicht manchmal genauso an? Stellen Sie sich vor, Sie sind nachts mit Ihrem Auto unterwegs, als die Straße vor Ihnen plötzlich an einer Weggabelung endet, die dunkel und menschenleer aussieht. Sie überlegen, was Sie machen sollen, aber Sie haben kein Navi und auch kein Hinweisschild gesehen. Dumm gelaufen, aber umzukehren wäre in dieser Situation besser, als einen Weg fortzusetzen, der bestenfalls nirgendwohin führt.

EMOTIONEN UND KULTUR

Das Benennen, der Ausdruck und das subjektive Erleben von Emotionen unterscheiden sich in den verschiedenen Kulturen beträchtlich voneinander. Selbst für das Wort »Emotion« gibt es in einigen Sprachen keine genaue Übersetzung. Der Begriff »Gefühl«, der ihm am nächsten kommt, verbindet die Bedeutung und die physische Empfindung. In der samoanischen Sprache und im Französischen gibt es Begriffe, die »ein Gefühl haben« beschreiben, aber kein Wort, das Gefühle, den mentalen Zustand und das körperliche Erleben einschließt. Auch für das bittersüße Verlangen, das Sehnsucht genannt wird, gibt es in vielen Sprachen keine Bezeichnung, und wenn die Möglichkeit fehlt, Gefühle zu benennen, sind sie vielleicht auch weniger bewusst. Ekel scheint ein universelles Grundgefühl zu sein, obwohl im Polnischen kein genau entsprechender Begriff existiert. Japaner erkennen problemlos, was sich hinter dem Begriff *amae* verbirgt, eine Art »Verschmelzungsillusion«, die den Wunsch beschreibt, auch im Erwachsenenalter wie ein Kind umsorgt und geliebt zu werden. In Japan ist der Begriff positiv besetzt, im westlichen Sprachraum fehlt er, weil damit eine wenig erstrebenswerte Abhängigkeit in Verbindung gebracht wird.

Die Kultur beeinflusst Gefühle genauso wie Körpergewicht, Blutdruck und viele andere Dinge.[110] Sie wirkt sich darauf aus, welche Gefühle Menschen erkennen, welche Worte sie benutzen, um sie zu beschreiben, in welchen Situationen sie ausgelöst werden und, bis zu einem gewissen Grad, welche Gefühle subjektiv erlebt werden. Die Fähigkeit, Gefühle zu empfinden, ist ein Produkt der natürlichen Selektion, das wir nicht nur mit anderen Menschen, sondern in bestimmter Weise auch mit anderen Spezies teilen.

Einige Forschende haben ferne Länder bereist, um herauszufinden, ob emotionale Gesichtsausdrücke universell verankerte Merkmale sind. Die Psychologin und Emotionsforscherin Carroll Izard hat Testpersonen aus acht verschiedenen Kulturen zweiunddreißig Porträtfotos vorgelegt und festgestellt, dass Menschen überall auf der Welt die emotionalen Gesichtsausdrücke bis auf wenige Ausnahmen richtig deuteten.[111] Der österreichische Verhaltensforscher Irenäus Eibl-Eibesfeldt erzielte mit seinen umfangreichen Studien ähnliche Ergebnisse.[112] Und der Emotionsexperte Paul Ekman führte verwandte Untersuchungen durch: Sie zeigten eine kulturübergreifende Übereinstimmung der Fähigkeit, Gesichtsausdrücke bei Wut, Ekel, Angst, Freude, Traurigkeit und Überraschung zu erkennen, aber erhebliche Abweichungen, wenn es galt, den Ausdruck von Verachtung und anderer Emotionen zu deuten.[113]

Diese Studien haben die Entstehung endloser Kontroversen befeuert, die mit Lob, Kritik, Gegenargumenten und Antworten auf Gegenargumente gespickt sind.[114] Die Debatten zum Thema »Natur versus Erziehung« werden mit aller Schärfe geführt. Sie erwecken den Eindruck, als wäre die Emotionsforschung ein Dschungel ungezähmter Wissenschaften. Doch wie die meisten menschlichen Siedlungen längst vergangener Epochen, die mithilfe von Georadargeräten entdeckt wurden, verfügen auch die menschlichen Emotionen über eine robuste, konsistente Struktur unter dem Gestrüpp, das sie überwuchert.

Die polnische Philosophin und Linguistin Anna Wierzbicka, die heute in Australien lebt, ging die Frage mit Klarheit und Tiefe an.[115] Sie wies erhebliche kulturelle Unterschiede in den weltweiten Bezeichnungen für Emotionen nach, womit sie die Vorstellung widerlegte, dass sich universelle Grundgefühle mit einer Handvoll Wörter erfassen ließen. Sie erklärte aber auch, dass es »semantische Basiskonzepte« gibt, die in allen Sprachen der Welt vorhanden sind, zum Beispiel »groß – klein« und vor allem das Konzept des »Fühlens«. Das Konzept der Emotionen ist kulturgebunden, doch das emotionale Empfinden ist ein universelles Merkmal, genau wie einige wenige spezielle Emotionen, einschließlich Angst, Freude, Traurigkeit und Scham.

Wierzbicka schloss daraus, dass jede Emotion einer spezifischen Situation entspricht, und die meisten Situationen kommen überall auf der Welt vor. Sie entwickelte ein ausgeklügeltes, kompliziertes

System, um die Situationen zu definieren, die der jeweiligen Emotion entsprachen, zum Beispiel, wie es sich anfühlt, von einem vermeintlichen Freund verraten zu werden. Ihr System zeigt, dass Gefühle unter der Oberfläche kultureller Unterschiede konsistente Reaktionen auf Situationen sind und die weltweite Existenz solcher Situationen die universellen Emotionen geprägt hat.

Die althergebrachte Dichotomie, die »Biologie versus Kultur« als zwei nicht komplementäre Teilbereiche versteht, beginnt zu verblassen. Sie wird durch eine vielschichtige Sichtweise ersetzt, die zeigt, wie sie sich gegenseitig beeinflussen. Die Forschungsarbeit von Lisa Feldman Barrett veranschaulicht diesen Fortschritt: Sie betrachtet Emotionen als »psychologische Konstruktion«, die irgendwo zwischen Appraisal-Theorien (Einschätzungen, die zeigen, wie Ereignisse bei verschiedenen Menschen spezifische Reaktionen erzeugen) und sozialkonstruktivistischen Theorien (die zeigen, wie Menschen gesellschaftliche Phänomene erzeugen) verortet ist.[116] Sie erkennt an, dass die Grundelemente der Emotionen von der natürlichen Selektion herausgebildet wurden und auch bei anderen Spezies vorhanden sind. Doch daraus lässt sich ihrer Meinung nach nicht ableiten, dass diese Emotionen mit einem eigenständigen Hirnkreislauf und einem festgelegten Ausdrucksmuster verknüpft sind. Sie geht davon aus, dass es sich um überlappende Gefühlszustände handelt, die ineinander übergehen und miteinander verwoben sind, und dass Kognition und Wahrnehmung von der Kultur beeinflusst werden, um ihre Aufgaben in einer bestimmten Umwelt erfüllen zu können.[117] Dieser Prozess deckt sich eins zu eins mit der Erkenntnis, dass sich die organische Komplexität im Zuge der Evolution herausgebildet hat.

SIND EMOTIONEN WÜRDELOS?

Einige Philosophen der griechischen Antike betrachteten Emotionen als unangepasste Eindringlinge, die sich eingeschlichen haben und die menschliche Vernunft untergraben. In seinem Werk *Phai-*

dros verglich Platon das Leben der Menschen mit einem Streitwagen, der von zwei Pferden gezogen wird. Das eine Pferd, das die Vernunft repräsentiert, ist edel, gut und ohne jeden Tadel. Das andere Pferd, das für die Gefühle steht, beschreibt er als würdelos, arglistig und schwerfällig, voll von Anmaßung und Stolz.[118] Überlassen wir es den Philosophen, Partei für die Vernunft zu ergreifen und Gefühle in Bausch und Bogen abzuwerten.

Mehr als zweitausend Jahre nachdem Platon seine Schriften verfasst hatte, erhielt ich per E-Mail eine Einladung zu einem Vortrag mit dem Titel »Ungezügelte Leidenschaften«. Dass diese Metapher ihre Gültigkeit bis heute bewahren konnte, hat einen Grund. Im Zustand der Leidenschaft sind wir vielleicht imstande, unseren liebsten Menschen der Untreue zu bezichtigen, eine vorgesetzte Person verbal oder tätlich anzugreifen, Freunde zu beleidigen oder uns auf sexuelle Aktivitäten einzulassen, obwohl wir wissen, dass das keine gute Idee ist. Emotionsgeleitetes Verhalten löst im Nachhinein oft Bedauern aus. Gefühle verursachen darüber hinaus auch überflüssige leidvolle Erfahrungen. Unbegründete Angst führt dazu, dass Menschen mit einer Vogelphobie auf ein Picknick im Freien, Menschen mit Flugangst auf Reisen in ferne Länder verzichten und Menschen mit Agoraphobie jahrelang ans Haus gefesselt sind, weil sie sich nicht auf öffentliche Plätze oder in eine größere Menschenmenge wagen. Ungerechtfertigte Schuld- und Minderwertigkeitsgefühle belasten das Leben vieler Menschen. Neid, Wut und Eifersucht zerstören unzählige Existenzen. Viele Gefühle, die auf der Skala zwischen fehlangepasstem Verhalten, ungerechtfertigtem Leiden und den Ursachen sozialer Konflikte verortet sind, scheinen würdelos und überflüssig zu sein. Warum hat uns die natürliche Selektion so viele nutzlose, schmerzliche Gefühle aufgebürdet? Um diese Frage beantworten zu können, müssen wir uns zuerst bewusst machen, warum uns unsere Ziele so wichtig sind und wie unsere Emotionen dazu beitragen, sie zu erreichen.

Unsere stammesgeschichtlichen Vorfahren sahen sich Situationen gegenüber, in denen sich Emotionen als nützlich erwiesen. Einige dieser Gefühle sind auf spezifische physische Situationen bezogen und werden von spezifischen physischen Schlüsselreizen ausgelöst. Ein Sturz, der Anblick von Blut, ein Schatten, der die Sicht verdunkelt, oder ein unerwartetes lautes Geräusch deuten auf eine potenzielle Gefahr hin. Sie sind daher unmittelbar mit dem Gefühl der Angst verknüpft oder aufgrund bisheriger Lernerfahrungen leicht damit in Verbindung zu bringen.[119] Doch auch Situationen, die weniger augenfällig sind, prägen unsere Emotionen, vor allem, wenn wir im Verlauf unserer Bemühungen, die eigenen Ziele zu realisieren, damit konfrontiert werden.

Organismen streben nach Sexualkontakten, Macht und Ressourcen, um Gefahren und Verluste zu vermeiden. Die Verfolgung dieser Ziele leistet einer Reihe klar umrissener Situationen Vorschub. Jede geht mit unterschiedlichen adaptiven Herausforderungen einher, die verschiedene emotionale Zustände prägen. Chancen wecken Begeisterung. Erfolg ruft Freude hervor. Eine Bedrohung erzeugt Angst. Ein Verlust löst Traurigkeit aus. Ich habe mich gefreut, dass sich diese vier Situationen, die sich bei der Zielverfolgung einstellen können, nahtlos vier Emotionen zuordnen lassen. Die beiden Philosophen Allan Gibbard und Peter Railton wiesen darauf hin, dass diese Idee uralt ist: Der bereits erwähnte antike griechische Philosoph Platon erkannte bereits, dass es vier eng miteinander verknüpfte Grund- oder Basisemotionen gibt: Hoffnung, Angst, Freude und Traurigkeit.[120] Darüber hinaus merkten sie an, dass Variationen dieses vierteiligen Systems bei den meisten Emotionstheorien im alten Griechenland und seit dem Mittelalter in ganz Europa eine zentrale Rolle spielten. Diese Palette lässt sich erweitern, wenn man physische und soziale Situationen voneinander trennt und Gefühle hinzufügt, die durch alternative Ergebnisse entstehen, zum Beispiel Enttäuschung, wenn jemand eine Chance wahrnimmt und scheitert, oder Erleichterung, wenn eine Bedrohung abgewendet oder vermieden wurde.

Emotionen in Situationen, die bei der Zielverfolgung entstehen

		vorher	nachher	alternatives Ergebnis
Chance	physisch	Bedürfnis	Wohlgefühl	Enttäuschung
	sozial	Erregung	Freude	
Bedrohung	physisch	Angst	Schmerz	Erleichterung
	sozial	Besorgnis	Traurigkeit	

Das Wort »Ziel« ist unzulänglich, um die ganze Vielfalt menschlicher Bestrebungen zu beschreiben. Einige Ziele sind langfristig, zum Beispiel dafür zu sorgen, dass die Kinder unbeschwert aufwachsen und sich geborgen fühlen, während sich andere kurzfristig ergeben, zum Beispiel jemanden zu überzeugen, dass es sich bei unseren Worten um einen Scherz und nicht um eine Beleidigung gehandelt hat. Der Einfachheit halber verwende ich das Wort »Ziel«, das alles einschließt, was Menschen zu erlangen, zu finden, zu werden, zu verlieren, zu vermeiden oder wovon sie sich zu befreien versuchen. In der Psychologie gibt es viele andere beschreibende Begriffe, zum Beispiel »Mission«, »Lebensaufgabe«, »Unterfangen«, »Bestreben«, »Zweck«, »Anliegen« oder »Suche nach persönlicher Bedeutung«, nach »dem Sinn des Lebens« oder der »Verwirklichung des eigenen Potenzials«. Jeder dieser Begriffe ist mit einer eigenen umfangreichen Literatur verbunden, die den Zusammenhang zwischen Emotionen und Zielverfolgung erforscht.[121] Psychologen wissen, wie sich die Zielverfolgung auf die Gefühle auswirkt. Psychiater sind in dieser Hinsicht weniger kenntnisreich.

GEFÜHLE AKTIVIEREN

Woher weiß das Gehirn, wann es ein Gefühl zu aktivieren gilt? Wie bereits erwähnt, gibt es einige Schlüsselreize, zum Beispiel bedrohliche Schatten und plötzliche Geräusche, Außenreize, die auf bestimmten Pfaden blitzschnell ins Gehirn geleitet werden, damit die Botschaft in der Steuerzentrale ankommt und unverzüglich eine Angstreaktion ausgelöst wird. Alfred Hitchcock verstand sich meisterhaft darauf, diesen Mechanismus in seinen spannungsgeladenen Filmen zu bedienen. Andere Schlüsselreize führen erst nach einem Lernprozess zu emotionalen Reaktionen. Ein akustischer Reiz, zum Beispiel ein leises Summen, das anfangs nur mäßiges Interesse weckt, kann Schrecken auslösen, wenn es wiederholt mit einem elektrischen Schlag verbunden wird, wie Iwan Pawlow zum Leidwesen seiner Hunde bei seinen Konditionierungsexperimenten demonstrierte. Ein Licht, das zunächst keine Reaktion hervorruft, löst vermehrte Speichelbildung aus, wenn dieser optische Reiz mehrmals in Zusammenhang mit einem Nahrungsangebot erfolgt. Das können Hundebesitzer gut nachvollziehen, deren Hunden beim Anblick eines Leckerli der Speichel auf den Teppich tropft. Die vermehrte Speichelbildung in den Sekunden unmittelbar vor Nahrungsaufnahme muss einen selektiven Vorteil geboten haben, der groß genug war, um den Mechanismus der klassischen Konditionierung über einen so langen Zeitraum hinweg zu erhalten.

Belohnung und Strafe lösen auch Lernprozesse auf emotionaler Ebene aus. Die Erinnerung an ein peinliches Verhalten, zum Beispiel am Morgen nach einer Party, in deren Verlauf Sie sich einen Lampenschirm auf den Kopf gesetzt hatten, löst Schamgefühle aus, die den Impuls hemmen, sich bei der nächsten Party wieder zum Gespött zu machen – es sei denn, Ihre Besorgnis schwindet mit jedem Tequila, den Sie sich zu Gemüte führen.

Menschen teilen diese Lernfähigkeit mit anderen Lebewesen, aber wir zeichnen uns darüber hinaus durch eine ganz spezifische Kompetenz aus. Unser Gehirn ist imstande, Modelle der Welt und alternative Zukunftsszenarien zu entwickeln, die Monate und Jahre umfassen.[122] Die Ergebnisse der verschiedenen Handlungsoptionen werden in unserem Kopfkino abgespult. Wenn wir planen, unserer Fantasie freien Lauf lassen, träumen und uns etwas bildlich vorstellen, geben uns die Gefühle einen Anstoß, verschiedene Alternativen

»durchzuspielen«, die in die eine oder andere Richtung führen. Wie es wohl wäre, mit dieser aufregenden Frau verheiratet zu sein? Und wie würde eine Ehe mit dieser zuverlässigen, aber langweilen Person verlaufen? Der menschliche Verstand hängt Fantasievorstellungen nach, in die Gefühle einfließen. Sie animieren uns zur Entwicklung von Plänen, von denen unsere Gene profitieren – und wenn wir Glück haben, auch wir selbst.

Dank dieser Fähigkeit, innere Modelle zu nutzen, um alternative Zukunftsentwürfe zu entwickeln, können wir auch höher oder weiter gesteckte Ziele über einen längeren Zeitraum verfolgen als andere Spezies. Unsere Strategien schließen oft komplexe soziale Beziehungen und schwierige Entscheidungen ein. Die Entscheidung, ob wir große Projekte, die zum Scheitern verurteilt sind, aufgeben sollten, ist besonders hart. Lohnt es sich, ein weiteres Jahr darauf zu warten, dass sich mein Traummann zu einer festen Bindung durchringt? Soll ich dieses Jahr wieder mal beim Testspiel antreten, um in das Basketballteam aufgenommen zu werden? Ist es sinnvoll, vorzufühlen, ob ich für eine Beförderung infrage komme? Lohnt es sich, den alten Thunderbird Baujahr 1955 weiterhin herzurichten, obwohl es derzeit keinen Motor für den Oldtimer zu kaufen gibt? Und die Suche nach den Genen, die Schizophrenie verursachen könnten – soll ich sie fortsetzen? Wir werden ständig zwischen den Argumenten, die für oder gegen unterschiedliche Projekte oder Strategien sprechen, hin- und hergerissen. Der Anthropologe Robin Dunbar argumentierte einmal, das erkläre, warum das menschliche Gehirn so groß sei.[123]

Einige Zielsetzungen sind universell, aber nicht alle. Menschliche Werte und Identitäten sind äußerst divers, deshalb erfordert die Vorhersage, welche Gefühle durch neue Informationen ausgelöst werden, das Wissen, welche Wertvorstellungen, Ziele, Projekte und Strategien jemand hat. Die große Neuigkeit in der Emotionsforschung ist, dass Gefühle durch die »Einschätzung« der persönlichen Bedeutung einer Information entstehen.[124] Ein positiver Schwangerschaftstest löst bei einer Teenagerin Tränen der Verzweiflung aus, bei einer Frau, die seit Jahren versucht, schwanger zu werden, dagegen Freudentränen.

Wir leben in einer Welt, die über ein grob umrissenes Reiz-Reaktion-Modell hinausgeht. Sie ermöglicht nicht nur subtile soziale Lern- und Informationsverarbeitungsprozesse, sondern auch eine individuelle Interpretation der Bedeutung einer Information, die uns befähigt, persönlichen Zielen mithilfe unserer ureigenen Strategien näher zu kommen. Menschen messen Gesundheit, Geld, Status und bestimmten Merkmalen einer Partnerin oder eines Partners unterschiedlich großen Stellenwert bei. Manchen geht es vornehmlich ums Geld; für andere haben die Liebe oder uneigennütziges Verhalten allerhöchste Priorität. Nicht nur die Wertvorstellungen unterscheiden sich voneinander, sondern auch die Sozialstrategien, die zur Anwendung kommen, um die angestrebten Ziele zu erreichen. Einige Leute haben das Bedürfnis, auf der sozialen Ebene Einfluss zu gewinnen, indem sie sich großzügig zeigen oder auf Partys für Stimmung sorgen, während andere Drohungen als Hebel einsetzen. In den beiden ersten Beispielen legen die Betreffenden Wert darauf, jeden Anschein von Eigennutz zu vermeiden, während im dritten Fall vermieden wird, Mitgefühl zu zeigen. Ziele unterscheiden sich sogar im Lauf der Zeit bei ein und derselben Person, sodass die gleiche Information völlig andere Gefühle auslösen kann – wie der positive Schwangerschaftstest in unterschiedlichen Lebensphasen.

Bei einer evolutionären Herangehensweise an Emotionen könnte man meinen, dass sie eine starre, unpersönliche Sicht auf menschliches Verhalten mit sich bringt. Doch weit von der Annahme entfernt, dass alle Menschen gleich »gestrickt« sind, ermutigt uns die evolutionäre Perspektive, Hoffnungen, Träumen, Ängsten und dem Facettenreichtum des individuellen Persönlichkeitsprofils mehr Aufmerksamkeit zu schenken.

DIE REGULIERUNG DER GEFÜHLE

Einige Leute sind außerordentlich emotional, während andere kaum auf Ereignisse, welcher Art auch immer, reagieren. Solche Extreme treten oft in bestimmten Ehen zutage. Ein Paar nahm einmal bei mir professionelle Hilfe in Anspruch, weil seine Konflikte zwanzig Jahre lang seine Beziehung belastet und beide unglücklich gemacht hatten. Er leitete die Zweigstelle einer lokalen Bank, sie war Grafikerin. Er war schon bei ihrer ersten Begegnung am College von ihr angetan. Er sagte: »Sie war toll und aufregend. Sie hat mich aus meinem Schneckenhaus geholt. Aber sie ist total unvernünftig.« Sie sagte: »Ich hatte damals ein paar Drinks intus. Ich wollte mir unbedingt einen BWL-Studenten angeln, und was habe ich bekommen – eine Rechenmaschine auf zwei Beinen!« Gemeinsam treffen sie oft gute Entscheidungen, aber der Verhandlungsprozess macht ihnen keinen Spaß, genauso wenig wie die Beziehung zueinander. Die Zukunft, die sie sich jeweils ausgemalt hatten, wurde von einer ganz anders ablaufenden Realität eingeholt. Selbsttäuschungen, herbeigeführt durch romantische Gefühle, mögen beglückend sein, kommen aber unseren Genen in stärkerem Maß zugute als uns selbst.

Einige Leute zerbrechen sich tagelang den Kopf über die Bedeutung eines Stirnrunzelns, bei dem es sich in Wirklichkeit nur um eine Muskelzuckung handelte. Manche führen bei der kleinsten Chance einen Freudentanz auf, während andere selbst bei einem Riesengewinn regungslos im Sessel sitzen bleiben. Beide Extreme sind mit hohen Kosten verbunden. Menschen, die zu übermäßig starken Gefühlen neigen, lassen sich oft von einer Begeisterung mitreißen, die sie von einem unvollendeten Projekt zum nächsten treibt, zermürbt und blind macht für zielführende Möglichkeiten. Gefühlsarme Menschen sind hingegen außerstande, Chancen vollumfänglich zu nutzen oder sich angemessen vor Bedrohungen zu schützen. Doch warum ist die Skala der Reaktionsmöglichkeiten so breit gefächert? Eine naheliegende Vermutung wäre, dass alle Menschen, gleich wo sie auf der Skala verortet sind, im Darwin'schen Sinn fit sind. Das heißt, es gibt in dieser Hinsicht kein »normales«, optimales Genom und keine einzelne »normale« Persönlichkeit, die als Gradmesser für die anderen dient.

Alle Menschen sind bemüht, schmerzliche Gefühle zu lindern. Sie sind aus einem bestimmten Grund schmerzlich: Sie treiben das Bemühen voran, etwas zu verändern, einer Situation zu entkommen oder sie bereits im Vorfeld zu vermeiden. Aber eine Situation zu ändern oder ihr zu entfliehen, ist nicht immer möglich. Wenn der Versuch scheitert, zum Beispiel einem suchtkranken Kind oder sterbenden Angehörigen zu helfen, kommen nutzlose schmerzliche Gefühle auf. Selbst im Alltag plagen uns nutzlose Gefühle. Sie unter Kontrolle zu bringen, ist ein verständliches Ziel. Unzählige Bücher und Artikel sind auf bestimmte Strategien für die emotionale Regulierung fokussiert.[125] Die meisten betonen, dass es gilt, Denkgewohnheiten zu verändern oder eine Situation in einen anderen Sinnzusammenhang zu stellen. Manche versuchen, die Gefühle direkt zu regulieren, zum Beispiel durch Sport, Ablenkung, Meditation oder psychotrope Substanzen, die Denken, Fühlen und Handeln beeinflussen. Und wieder andere ermutigen zu dem Versuch, die Situation zu verändern, koste es, was es wolle.

Und dann wäre da noch die am meisten verbreitete und effektivste Strategie: einfach abwarten. Situationen ändern sich irgendwann. Der emotionale Nebel löst sich auf. Die Wut verblasst. Querschnittsgelähmt zu sein ist schrecklich, und im Lotto zu gewinnen ist wundervoll, doch unser subjektives Wohlbefinden tendiert dazu, sich wieder auf das Niveau vor dem Unfall oder vor dem Riesengewinn einzupendeln.[126] Wir sind unser ganzes Leben lang bestrebt, Belohnungen (dem Zuckerbrot) hinterherzulaufen und möglichen Kalamitäten (der Peitsche) aus dem Weg zu gehen. Wir fühlen uns im siebten Himmel, wenn wir Erfolg haben, und am Boden zerstört, wenn wir scheitern – für einige Zeit. Dann schaltet sich unser »psychisches Immunsystem« ein und hilft uns, die Enttäuschung viel schneller hinter uns zu lassen als gedacht.[127] Das könnte daran liegen, dass der durchschnittliche Set-Point des subjektiven Wohlbefindens genauso wenig Einfluss auf die evolutionäre Fitness hat wie das Ausmaß der Emotionalität. Der Begriff »Set-Point« stammt aus der Kybernetik und bezeichnet einen relativ stabilen Sollwert, den der Körper bei Abweichungen nach oben oder unten immer wieder anstrebt. Was für die evolutionäre Fitness zählt, ist nicht das emotionale Wohlbefinden, sondern allein die Fähigkeit, angemessen auf veränderte Umstände zu reagieren.

EMOTIONALE STÖRUNGEN

Eine evolutionäre Sicht auf normale Emotionen ist eine wichtige Grundlage, um den Sinn anormaler Gefühlszustände zu verstehen, sie wird nur meist nicht dazu herangezogen. Jede körperliche Reaktion kann verfehlt sein, hauptsächlich, wenn sie zu schwach oder zu stark ausgeprägt ist. Menschen, die nie husten, haben eine schwerwiegende Störung, genau wie diejenigen, die ständig grundlos husten. Eine unzureichende Immunreaktion führt zu einer Infektion, eine überbordende zu Entzündungs- und Autoimmunkrankheiten. Menschen, die unfähig sind, Schmerzen zu empfinden, sterben vorzeitig – und wer unter einer lebenslangen chronischen Erkrankung leidet, wünscht sich vielleicht manchmal, früher gestorben zu sein.

Die Erforschung emotionaler Störungen hat sich auf die negativen Gefühle konzentriert, vor allem auf Angstzustände und depressive Verstimmungen (die tiefer gehen als schlechte Laune oder melancholische Anwandlungen). Das neue Forschungsfeld der Positiven Psychologie richtet die erforderliche Aufmerksamkeit auf die angenehmen Emotionen, die in der Wissenschaft oft zu kurz kommen.[128] Die Neigung, den Blick auf die übermäßig negativen und mangelnden positiven Gefühle zu richten, lässt sich mit dem Lustprinzip erklären: Menschen streben nach Freude und meiden den Schmerz. Doch damit vernachlässigen wir zwei andere emotionale Störungen.

Auch positive Gefühle können exzessiv ausgeprägt sein.[129] Die extreme Version ist der schwerwiegende und manchmal verhängnisvolle Zustand der Manie. Einige Betroffene sind euphorisch, weit über Normalniveau, während andere unkontrolliert grandiose Ziele verfolgen, was eine explosive Mischung subjektiver Gefühlszustände mit sich bringt. Mildere Versionen dieser ungerechtfertigten positiven Gefühle mögen fantastisch für diejenigen sein, die sie empfinden, aber überdrehte Menschen können unerträglich werden, so blind für soziale Hinweise, von denen sich ihr Umfeld wünscht, dass sie sie wahrnehmen würden.

Zugleich können negative Gefühle mangelhaft ausgeprägt sein. Nur wenige würden sich darüber beklagen, aber es handelt sich um eine ernst zu nehmende Störung. Eine Hypophobie, unzureichend ausgeprägte Angst, kann fatale Folgen haben. Der Mangel an Eifersucht mindert den Reproduktionserfolg. Die mangelnde Fähigkeit, Traurigkeit zu empfinden, kann dazu führen, dass man die gleichen dummen Fehler ständig wiederholt.

Sowohl die positiv als auch die negativ ausgerichtete Psychologie erhalten jede Menge Aufmerksamkeit. Die evolutionäre Sichtweise hingegen rückt die Vernachlässigung einer »diagonalen Psychologie« in den Fokus, das heißt auch den Überfluss an positiven und den Mangel an negativen Gefühlen. Überfluss und Mangel an Angst, Niedergeschlagenheit, Scham, Ekel, Überraschung, Schuldgefühlen, Stolz, Neid, Eifersucht und Liebe verdienen Aufmerksamkeit.

Diagonale Psychologie

	Negative Gefühle	Positive Gefühle
Überfluss	Exzessive negative Gefühle	Exzessive positive Gefühle
Mangel	Unzureichendes Ausmaß negativer Gefühle	Unzureichendes Ausmaß positiver Gefühle

Überfluss und Mangel sind nur die augenfälligsten Gefühlsanomalien. Emotionale Reaktionen können außerdem zu schnell, zu langsam oder zu langwierig sein oder auf einer falschen Deutung der Schlüsselreize basieren. Vorschnelle Reaktionen können ein Problem sein, genau wie zu langsame Reaktionen, heimlichen Groll zu empfinden oder sich grundlos beleidigt zu fühlen. Wutgefühle können nützlich sein, wenn sie als Reaktion auf die richtigen Signale, im richtigen Ausmaß, mit der richtigen Intensität und in der richtigen Dauer erfolgen, aber sie können in vielerlei Hinsicht aus dem Ruder laufen.

Ein evolutionäres Rahmenwerk kann dazu beitragen, irgendwann neue Behandlungsmethoden für emotionale Probleme zu finden, aber es hat jetzt schon praktische Auswirkungen. Gefühle haben einen Sinn. Wir sollten uns bemühen, ihre Botschaft zu entschlüsseln. Normalerweise versuchen sie, uns zu einer bestimmten Handlungsweise zu bewegen oder uns davon abzubringen. Manchmal erteilen sie uns auf der unbewussten Ebene weise Ratschläge, die wir beherzigen sollten.[130] Aber nicht immer. Manchmal drängen sie uns zu einem Verhalten, das den Genen nutzt, aber uns schadet. Manchmal sind sie in einer verzerrten Weltsicht verankert. Und manchmal werden sie durch Gehirnanomalien verursacht. Wenn wir alle Möglichkeiten in Betracht ziehen, haben wir ein Rahmenwerk, das als Orientierungshilfe für kluge Entscheidungen dient. Wir können es in eigener Regie anwenden, aber eine professionelle Beratung ist bisweilen unerlässlich und von unschätzbarem Wert.

Emotionsexperten, die wie Mechaniker denken, stellen fest, was falsch läuft, und empfehlen eine »Instandsetzungsmethode«, die Abhilfe schafft. Sie neigen dazu, eine Ursache verantwortlich zu machen, die in eine bestimmte Kategorie passt, und diese entsprechend zu behandeln, gleich ob es um krumme Gedankengänge oder Hirnpathologie geht. Emotionsexperten mit einer evolutionären Perspektive nehmen hingegen die Sichtweise eines Ingenieurs ein. Sie erkennen die Nützlichkeit von Gefühlen und die Grenzen, die unserer stammesgeschichtlichen Entwicklung und unserem Konstruktionsdesign gesetzt sind und unsere gesamte Spezies für emotionale Probleme anfällig machen. Das ermutigt, mehrere mögliche Ursachen und Behandlungsoptionen in den Blick zu nehmen. Statt davon auszugehen, dass positive Gefühle immer gut und negative Gefühle immer schlecht sind, können die Verfechter eines evolutionären Erklärungsmodells analysieren, ob sie in bestimmten Situationen angemessen sind. Statt davon auszugehen, dass der Emotionsregulierungsmechanismus defekt ist, versuchen sie, einzuschätzen, ob der Schweregrad der Symptome der Situation entspricht. Statt davon auszugehen, dass »normal« ausgeprägte Symptome gut für die Betroffenen sind, erkennen sie die Möglichkeit, dass ein Gefühl die Interessen der Gene fördern kann, auf Kosten des Individuums. Statt Faktoren zu bündeln, die »Stress« hervorrufen, widmen sie sich der mühevollen Aufgabe, tiefer einzutauchen, um die Ursprünge der beklagten Probleme zu ergründen. Kurzum: Sie denken und handeln wie »Allgemeinmediziner«, die das gesamte Spektrum der Beeinträchtigungen im Blick haben.

5. Kapitel
ANGST UND RAUCHMELDER

»Wer aber sich recht ängstigen lernte,
der hat das Höchste gelernt.«[131]

Søren Kierkegaard

Ich stand auf einem Felsblock am Rande des Naturschutzgebietes Pont Reyes an der Pazifikküste, nördlich von San Francisco, genoss die Sonne, den Wind und die salzige Gischt der Wellen, die gerade mal einen halben Meter hoch waren. Auf einem Schild stand: »Achtung! Sneaker-Wellen! Betreten der Felsen verboten!«, aber ich sah keine übermäßig großen Meereswellen, die sich anschlichen, und missachtete die Warnung. Plötzlich schwappte eisiges Wasser bis zu meinen Oberschenkeln hoch, sodass ich auf meiner glatten Aussichtsplattform den Halt verlor und vom Sog mitgerissen wurde. Zum Glück hatte mein Angstdefizit keine fatalen Folgen. Doch Spritztouren ans Meeresufer lösen noch heute lebhafte Erinnerungen an jenen Tag bei mir aus – vor allem angstbesetzte, die dafür sorgen, dass ich solche Gefahrensituationen seither meide.

Diejenigen, die es als spannendes Abenteuer betrachten, von einer Welle erfasst und weit abgetrieben zu werden, laufen Gefahr, auf Nimmerwiedersehen zu verschwinden. Andere haben das entgegengesetzte Problem: Ihre Angst ist so groß, dass sie sich gar nicht erst in die Nähe des Meeres trauen. Am Strand zu spielen ist kein Spaß, wenn man denkt, dass jeden Moment ein Tsunami auf das Ufer treffen könnte. Bei Menschen mit Angststörungen löst schon der Hinweis auf eine Gefahr Schweißausbrüche, Anspannung, Pulsrasen, Herzklopfen, Panikgefühle und Fluchtreflexe aus.

Als Martha zu uns in die Klinik kam, hatte sie zum ersten Mal seit Jahren das Haus verlassen. Ihr Mann erledigte die Lebensmitteleinkäufe, und sie bestellte ihre gesamte Garderobe im Versandhandel, in zunehmenden Kleidergrößen.

Sam war ein geschickter Zimmermann, aber wenn er in der Mittagspause mit seinen Kollegen beisammensaß, traute er sich kaum, etwas zu essen, geschweige denn sich mit ihnen zu unterhalten. Sie fragten sich, ob er sich für was Besseres hielt, sodass sie mit Spott nicht sparten, wenn er sich mal am Gespräch beteiligte, was seine Beklemmungen noch verstärkte.

Julie war ebenfalls außerstande, gemeinsam mit anderen zu essen, aber sie hatte Angst, zu ersticken. Deshalb nahm sie ihre Mahlzeiten allein ein, zu Hause, wo sie alles Essen vorsorglich im Mixer pürierte.

Mel hatte sich immer gern im Freien aufgehalten. Er ging jeden Tag joggen, bis er von der Sorge erfasst wurde, durch einen Mückenstich am West-Nil-Fieber zu erkranken. Also setzte er kaum noch einen Fuß vor die Tür, und wenn er das Haus verlassen musste, rieb er sich von Kopf bis Fuß mit einem Mückenschutzmittel ein.

Bill hatte Angst, sich mit HIV anzustecken, nicht beim Sex, sondern durch die Benutzung einer öffentlichen Toilette. Er wusste, dass das so gut wie nie passierte, aber er sorgte dafür, dass er nie weiter als eine Stunde von seinem Zuhause entfernt war, und unternahm über Jahre keine Urlaubsreise mehr.

Marilyn litt unter einer Vogelphobie. Sie kam zur Behandlung, weil ihr Mann sie gebeten hatte, ihn auf eine Geschäftsreise nach London zu begleiten, aber ihr graute davor, weil sie sich ausmalte, in einen Taubenschwarm zu geraten.

Ich habe unzählige Menschen mit Angststörungen behandelt. Es ist manchmal nahezu unbegreiflich, wie verheerend Angst sein kann. Einige glauben, Angststörungen seien nichts weiter als »ein schwaches Nervenkostüm«. Das ist beinahe so, als würde man behaupten, eine Querschnittslähmung sei ein »Gehproblem«. Schwerwiegende Angstzustände kommen häufiger vor als angenommen. Viele Betroffene reden nicht über ihre Ängste, sie verheimlichen sie, sodass sie am Ende glauben, sie seien die Einzigen, die darunter leiden. Wenn es nur so wäre!

Im Verlauf des Lebens entwickeln schätzungsweise 30 Prozent aller Menschen eine Angststörung, die den Kriterien einer formalen

Diagnose entspricht.[132] Einige, deren Angst weniger stark ausgeprägt ist, fallen durch das Raster, benötigen aber trotzdem Hilfe. Die Messlatte für eine soziale Phobie ist so hoch, dass nur zwölf Prozent der Bevölkerung die Diagnose erhalten[133], aber die Kriterien, die dafür erfüllt sein müssen, sind willkürlich. Der Prozentsatz derjenigen, die sich aus Angst vor Stigmatisierung nicht offen dazu bekennen, ist nahezu 50 Prozent, und viele sind dankbar, wenn sie professionelle Hilfe erhalten.

VON SPINNEN UND SCHLANGEN ZUR ERSTEN SPEZIALKLINIK FÜR ANGSTSTÖRUNGEN

Bei meinem ersten Forschungsprojekt als Medizinstudent hatte ich die Aufgabe, Schlangen und Spinnen zu besorgen und den Studienteilnehmern Blut abzunehmen. Ende der 1970er-Jahre kam gerade eine neue Behandlungsmethode bei Phobien auf, die sogenannte Konfrontations- oder Expositionstherapie. Sie war ein Produkt von Untersuchungen im Bereich der Verhaltenspsychologie und stützte sich auf die Prämisse, dass Phobien beseitigt werden können, wenn sich die Betroffenen trotz ihrer Angst den auslösenden Reizen stellen. Mein Mentor George Curtis, ein anerkannter Grundlagenforscher, kam auf die glorreiche Idee, das sei eine bemerkenswerte Chance, um ohne ethische Kompromisse herauszufinden, welchen Einfluss extreme Angstgefühle auf die Hormone haben.

Unsere unter Phobien leidenden Probandinnen und Probanden, die sich freiwillig zur Verfügung gestellt hatten, waren am Anfang gespannt, am Ende dankbar und mittendrin starr vor Angst. Alle kamen zu fünf Sitzungen von jeweils drei Stunden.[134] Um etwas über ihre Stresshormon-Spitze herauszufinden, begannen wir drei Stunden nach dem Mittelwert, der in der Schlafphase liegt, ungefähr um sechs Uhr morgens. Das bedeutete, ich musste am Abend vorher eine Schlange, Spinne, Maus oder einen Vogel in der Tierhandlung ausleihen. Unsere tierischen Übernachtungsgäste gefielen meiner damaligen Freundin zwar nicht, aber sie fand sich mit ihnen ab. Die Betreiber der Tierhandlung zögerten ebenfalls, bis zu unserer aller Überraschung eine geheilte Patientin eine Tarantel bei ihnen kaufte. Und ich wurde irgendwann Meister im Blutabnehmen.

Das Projekt machte nicht nur unseren Patientinnen und Patienten, sondern auch uns Angst. Während meiner Supervision erklärten mir die Psychoanalytiker, dass Phobien als Produkt der Libido anzusehen seien, die sich infolge unbewusster Abwehrmechanismen von der eigentlichen Ursache verlagert hatte. Es hieß, eine Verhaltenstherapie würde nur neue Symptome erzeugen, ähnlich wie wenn man bei einem Tischtennisball eine Delle herausdrückt. Es entsteht immer eine neue Delle. Ich machte mir natürlich entsprechend Sorgen um unsere Probanden, aber nur einmal entwickelte ein Mann mit Mehrfachphobien tatsächlich eine generelle Angststörung, nachdem sich seine Vogelphobie gebessert hatte. Unzählige weitere wurden von ihrer Phobie geheilt, die ihr Leben jahrzehntelang eingeschränkt hatte.

Die Therapiestruktur war einfach. Bei der Frau mit einer Vogelphobie brachten wir eine Taube in den Raum und ermutigten sie, so nahe wie möglich an den Käfig heranzutreten. Nachdem sie ein paar Minuten lang in Tränen aufgelöst war und gezittert hatte, wobei sich der Vogelkäfig in relativ großer Entfernung von ihr befand, bat sie uns, ihn hinauszuschaffen. Wir kamen der Aufforderung nach. Dann fragte wir sie, ob ihre Angst am Ende dieser wenigen Minuten noch genauso stark gewesen sei wie am Anfang. »Nein«, erwiderte sie. »Auf einer Skala bis hundert ging sie von fünfundneunzig auf neunzig zurück.« Wir fragten, ob sie ihre Phobie lieber schneller, aber mit stärkeren Angstgefühlen, oder langsamer mit geringeren Angstgefühlen loswerden wolle. Sie entschied sich für den schnellen Weg, und wir brachten den Vogel ohne Käfig in den Raum und rückten Schritt für Schritt näher an sie heran, sobald sie grünes Licht gab.

Wie viele der Studienteilnehmenden bewies sie in der Mitte der Expositionstherapie außerordentlichen Mut. Ihr Puls raste, sie schwitzte, zitterte und hatte so grauenvolle Angst, dass sie kaum zu sprechen vermochte, aber sie streckte unbeirrt die Hand aus, kam immer näher an die Taube heran. Ihre Angst nahm ab, von achtzig auf siebzig, dann auf fünfzig – und plötzlich entspannte sie sich und sagte: »Ich frage mich, warum ich das nicht schon längst gemacht habe.« Am Ende der Sitzung nahm sie den Vogel in die Hand, der nun vermutlich die gleiche Angst hatte wie sie zu Beginn. Einen Monat später berichtete sie stolz, dass es ihr Spaß gemacht hatte, ihr Mittagessen mit den Tauben auf dem Trafalgar Square zu teilen. Wir waren begeistert, uns mit eigenen Augen von der Wirksamkeit der Therapie überzeugen zu können.

Die Expositionstherapie ist für die Therapeuten eine genauso große Herausforderung wie für die Patienten. Sie kompetent durchzuführen, erfordert eine ganz besondere Mischung aus Vertrauen, sanftem Zureden, Mitgefühl und Geduld. Zuerst schien es zu stressreich und geradezu grausam zu sein, die Betroffenen zu bitten, ihre hochgradigen Angstgefühle auszuhalten, doch da wir rasche Verbesserungen des Zustands sahen, wuchs unsere Zuversicht und übertrug sich auf unsere Patienten. Viele erklärten, die Behandlung sei wie ein operativer Eingriff gewesen, aber der Schmerz habe sich gelohnt.

Ich war nicht nur über die Wirkung der Expositionstherapie, sondern auch über die Verbesserungsmuster erstaunt. Manchmal nahm die Angst schrittweise ab, wie man erwarten würde, wenn die Behandlung eine vorausgehende Konditionierung umkehrt. Aber genauso häufig gingen die Angstwerte mitten in einer intensiven Sitzung schlagartig in den Keller. In der einen Minute hatten die Betroffenen Schweißausbrüche und mussten sich zusammenreißen, um nicht zu schreien, wenn sie eine Boa Constrictor auch nur ansahen. Und in der nächsten Minute sagten sie: »Ich habe keine Ahnung, warum ich jemals Angst vor Schlangen hatte. Eigentlich sind sie ganz schön. Meine Angst ist jetzt bei vierzig. Darf ich sie mal halten?«

Und es gab noch andere Überraschungen. Eine Frau mit einer Schlangenphobie gab sich die größte Mühe, die Hand auszustrecken und die Schlange zu berühren, als sie plötzlich ausrief: »O mein Gott, jetzt weiß ich wieder, wie alles angefangen hat!« Sie berichtete, dass sie sechs Jahre alt gewesen war, als ihr Vater eine Schlange auf der Straße entdeckt und abrupt gebremst hatte. Er hatte die Schlange mit einer Schaufel zerhackt, die Teile in ein Behältnis mit Schraubverschluss gegeben und sie angewiesen, das Glas während der Fahrt zwischen den Beinen festzuhalten. Während der psychoanalytischen Supervision, die meine Behandlungen begleitete, waren alle begeistert, als sie von dem Fall hörten, der Freuds Theorien zu bestätigen schien. Aber sie weigerten sich, zu glauben, dass die Frau innerhalb einer zweistündigen Expositionstherapie ihre Ängste überwunden hatte – ein Kraftakt, der vielleicht nach zwei Jahren Psychotherapie gelingen könne.

Wenn man aus erster Hand miterlebt, wie Phobien behandelt werden, bieten sich Erkenntnisse, die Gespräche mit den Betroffenen nicht enthüllen. Und Verhaltenstherapie ist viel komplexer und interessanter als Extinktion, sprich die mechanische Löschung einer vorher erlernten Reaktion. Bei manchen förderte sie bemerkenswerte Erinnerungen zutage, und die Verbesserungsmuster unterschieden sich beträchtlich voneinander.

Die Botschaft von der Verfügbarkeit einer schnellen, effektiven Therapie machte rasch die Runde, und unsere Telefone liefen heiß. Weit mehr Menschen suchten Hilfe, als wir aufgrund unserer begrenzten Kapazitäten behandeln konnten. Viele waren verzweifelt. Zu uns kamen Menschen, die vorzeitig von der Schule abgegangen waren, weil sie es nicht schafften, vor versammelter Klasse eine Frage zu beantworten. Wir behandelten den Bereichsleiter eines großen Unternehmens, der seinen Job verloren hatte, weil er unter Flugangst litt. Ich machte einen Hausbesuch bei einer Frau, die ihre beengte Wohnung seit Jahren nicht mehr verlassen hatte, weil sie sich nicht mehr unter Menschen oder auf öffentliche Plätze wagte. Ein Börsenmakler mit Fahrstuhlphobie musste frühzeitig zur Arbeit aufbrechen, damit er die zwanzig Stockwerke zu seinem Büro zu Fuß bewältigen konnte. Er war körperlich topfit, hatte aber die Nase voll vom Treppensteigen und musste seiner Klientel gegenüber ständig Ausreden erfinden, warum er nicht den Fahrstuhl benutzte.

Unser Forschungsprojekt expandierte, und wir gehörten bald zu einer der ersten Spezialkliniken für Angststörungen. Es war ungeheuer befriedigend, so vielen Menschen, die nirgendwo Hilfe gefunden hatten, zu mehr Lebensqualität zu verhelfen. Aber was verursachte diese Störungen? Und warum hatten so viele Menschen Angst vor Schlangen und Spinnen, aber nicht vor Niesanfällen und ungeschütztem Sex? Nach und nach rückte eine wichtige Frage in den Fokus der Aufmerksamkeit.

WARUM GIBT ES ÜBERHAUPT ANGST?

Die generelle Antwort liegt auf der Hand: Bei Individuen mit der Fähigkeit, Angst zu empfinden, ist die Wahrscheinlich größer, aktuell bedrohlichen oder gefährlichen Situationen zu entkommen und sie künftig zu meiden. Nach langen Gesprächen mit dem Angstexperten Isaac Marks erkannten wir, dass es Angststörungen sowohl mit zu schwacher als auch mit zu starker Ausprägung der Angst gibt, genau wie bei allen anderen Schutzreaktionen.[135] Exzessive Immunreaktionen verursachen viele Erkrankungen, aber Immunschwächen können gleichermaßen verhängnisvoll sein. Zahllose Artikel berichten von den Schäden, die Angst anrichtet, aber die Vorteile werden nur selten erwähnt. Während meiner Vortragsreise zum Thema Angststörungen stellte ich jedes Mal die Frage, ob jemand aus dem Publikum mir eine Studie zum Nutzen der Angst empfehlen könne. Schließlich machte jemand den Vorschlag, ich solle mir einen Artikel über Höhenangst des neuseeländischen Forschers Richie Poulton anschauen.

Die damals vorherrschende Theorie war, dass Höhenangst nach einem schlimmen Sturz auftrat. Das leuchtete rein intuitiv ein, aber niemand hatte bisher einen entsprechenden Nachweis geliefert. Poulton hatte sich mit einer Gruppe von Kindern befasst, die zwischen dem fünften und dem neunten Lebensjahr bei einem Sturz verletzt worden waren, und sie mit Kindern ohne derartige Erfahrung verglichen.[136] Als Achtzehnjährige litten nur zwei Prozent der gestürzten Kinder unter schwerwiegender Höhenangst, aber in der Vergleichsgruppe waren es sieben Prozent. Das widerlegte die Theorie! Wenn milde und ausgeprägte Angstzustände gleichermaßen in die Ergebnisse einflossen, waren die Unterschiede noch dramatischer. Höhenangst in allen Schweregraden kam bei Achtzehnjährigen, die in der Kindheit einen schlimmen Sturz erlitten hatten, sogar sieben Mal seltener vor.[137] Rückblickend ist die Erklärung einfach: Bei Menschen, deren Angst in der Kindheit zu gering ausgeprägt war, um sie vor einem Sturz zu schützen, machte sich noch im Alter von 18 Jahren ein Angstdefizit bemerkbar.

Ich begann, nach anderen Fällen von Hypophobie, sprich Angstlosigkeit, Ausschau zu halten. Wir alle kennen waghalsige Menschen, denen die übliche Angst vor gefährlichen Tieren, abwertender Kritik, rasanten Autofahrten, Drogenkonsum oder extremen Stunts und Mutproben fehlt. Ich erinnere mich an einen Motorradrennfahrer aus dem Profilager, der mich um Hilfe bat. Am Abend vor einem großen Rennen litt er die ganze Nacht unter Übelkeit und Erbrechen, fand keinen Schlaf. Die Symptome waren erstmals aufgetreten, nachdem ein Freund bei einem Rennen tödlich verunglückt war. Jedes Jahr büßten zwei oder drei Fahrer auf der Rennstrecke ihr Leben ein oder wurden schwer verletzt. Er war in mehrere Karambolagen verwickelt gewesen, aber bisher ohne bleibende Verletzungen davongekommen. Er behauptete, keine Angst zu empfinden, gestand aber, dass er am Tag vor jedem Rennen nicht nur erbrach, sondern auch unter Herzrasen, Schweißausbrüchen, Kurzatmigkeit und Muskelverspannungen litt. Er wollte ein Medikament, das seine Symptome beseitigte. Als Profirennfahrer mit vielen Werbeverträgen hing sein Einkommen davon ab. Als ich ihm erklärte, dass Angst ein Schutzmechanismus sei, hörte er mir höflich zu. Als ich ihm eröffnete, dass die Einnahme eines Medikaments gegen die Angst in seinem Job gefährlich sei, wurde er wütend und ging. Ich habe keine Ahnung, ob er noch lebt.

Hypophobie ist möglicherweise verhängnisvoll, wird aber nicht immer erkannt und selten behandelt. Die Betroffenen kommen nicht auf die Idee, eine Klinik aufzusuchen, die auf Angststörungen spezialisiert ist. Man trifft sie eher in Testflugzeugen, an vorderster Front von Kriegsschauplätzen oder politischen Bewegungen an. Aber nicht wenige landen auch hinter Gittern, im Krankenhaus, auf dem Arbeitsamt, in Insolvenzgerichten und Leichenhallen. Die Pharmakonzerne haben keine Eile, Medikamente für die Behandlung von Hypophobie auf den Markt zu bringen, obwohl sie vermutlich effektiv wären. Einige wären möglicherweise sogar attraktiv genug, um sie einzunehmen – das Naturheilmittel Yohimbin wirkt nicht nur gegen körperliche und geistige Erschöpfung, sondern steigert Berichten zufolge auch die sexuelle Lust und Potenz. Die Eröffnung einer Klinik, die Behandlungen gegen Hypophobie anbietet, könnte die Gesundheit der Betroffenen verbessern und Verletzungen vorbeugen, aber es scheint kein gutes Geschäftsmodell.

Als ich mich ernsthaft mit der Frage zu beschäftigen begann, warum Angst existiert, wurden mir einige Zusammenhänge klar. Die Panikattacken, die meine Patientinnen und Patienten beschrieben, schienen im Wesentlichen einer »Kampf-oder-Flucht-Reaktion« zu gleichen, ein Begriff, der von dem Physiologen Walter Cannon in seinem 1939 erschienenen, bahnbrechenden Buch *The Wisdom of the Body* geprägt wurde.[138] Er stellte fest, dass erhöhte Herzfrequenz, Kurzatmigkeit, Schweißausbrüche, Schockstarre und Flucht nützliche Reaktionen angesichts einer lebensbedrohlichen Gefahr darstellen. Genau das hatte ich auch in der Klinik beobachtet. Aber war es wirklich das Gleiche?

Eines Abends, als ich nach einem langen Arbeitstag bei Einbruch der Dunkelheit in die Auffahrt zu meinem Haus einbog, hockte ein Hase, geblendet vom Scheinwerferlicht, völlig reglos auf dem Weg. Das brachte mich zum Nachdenken. Dass meine Patienten in Schockstarre verfallen wären, hatte ich nie gehört, aber ich hatte sie auch nie gezielt darauf angesprochen. Das holte ich am nächsten Tag nach. Meine erste Patientin sagte: »Oh ja, manchmal bin ich wie gelähmt und frage mich, ob ich mich überhaupt jemals wieder bewegen kann.« Ich befragte alle meine Panikpatientinnen und -patienten daraufhin; ungefähr die Hälfte erklärte, dass sie sich einen Moment lang nicht rühren konnten, wenn die Panikattacken einsetzten. Die evolutionäre Perspektive öffnete mir die Augen für einen Vorgang, der mir jahrelang nicht aufgefallen war.

WARUM IST ANGST SO WEIT VERBREITET?

Das Rauchmelder-Prinzip erklärt einen Großteil der nutzlosen Angst. Wie bereits erwähnt, werden bei Systemen, die Schutzmechanismen regulieren, zum Beispiel Erbrechen und Schmerz, die Schutzreaktionen immer dann aktiviert, wenn die Vorteile unter dem Strich größer sind als die Nachteile, auch wenn das hin und wieder einen Fehlalarm einschließt. Die Kosten sind in der Regel gering, verglichen mit dem Nutzen, Gefahren zu meiden. Ungeachtet dessen, ob die Bedrohung real ist oder nicht, der Schutz vor einem weit größeren Schaden ist in jedem Fall gewährleistet. Deshalb haben wir keine andere Wahl, als uns mit dem gelegentlich falschen Alarm bei Rauchmeldern abzufinden. Deshalb können wir unbeschadet Medikamente einnehmen, die Reaktionen wie Erbrechen und Schmerzen blockieren. Und deshalb ist die nutzlose Angst so weit verbreitet.

Das Rauchmelder-Prinzip basiert auf der Signalentdeckungstheorie. Sie wird zum Beispiel von Elektroingenieuren genutzt, um zu entscheiden, ob es sich bei einem Knacklaut in einer Fernsprechleitung um ein echtes Signal oder nur um ein Geräusch handelt.[139] Die Entscheidung, ob sich Sicherheitsvorkehrungen nach dem Rauchmelder-Prinzip lohnen, hängt vom Verhältnis zwischen echten und Fehlalarmen ab und von den Kosten der Fehlalarme im Vergleich zu Kosten und Nutzen von Alarmen bei Eintritt einer tatsächlichen Gefahrensituation. In einer Großstadt, in der Autodiebstähle an der Tagesordnung sind, würde sich der Einbau einer sensitiven Autoalarmanlage trotz der falschen Alarme lohnen, während diese in einer tendenziell sicheren Umgebung ein Ärgernis wäre.

Panikstörungen werden durch falsche Alarme im Notfallreaktionssystem ausgelöst. Dieses körpereigene System wurde evolutionär darauf ausgerichtet, die Flucht angesichts einer lebensbedrohlichen Gefahr zu beschleunigen. Angenommen, Sie streifen durstig durch die Weiten der prähistorischen afrikanischen Savanne und entdecken endlich ein Wasserloch, direkt vor Ihnen. Doch plötzlich nehmen Sie ein Geräusch im hohen Gras wahr. Es könnte ein Löwe sein – oder ein Affe. Was nun, bleiben oder die Flucht antreten? Das kommt auf die Kosten an. Angenommen, die panische Flucht kostet Sie 100 Kalorien. Bleiben kostet nichts, falls es nur ein Affe ist. Aber sollte das Geräusch von einem Löwen stammen, kostet Sie das 100 000 Kalorien – ungefähr die Menge, die sich der Löwe einverleiben würde, wenn er Sie zum Mittagessen verspeiste!

Löwen sind vermutlich daran erkennbar, dass sie lauter brüllen als Affen. Wie laut muss das Warnsignal sein, bevor Sie die Flucht ergreifen? Rechnen Sie mal nach. Die Kosten, wenn Sie bleiben und es sich um einen Löwen handelt, sind 1000-mal höher als die Kosten einer Panikattacke. Die optimale Strategie wäre also, wie ein geölter Blitz loszurennen, wenn das Geräusch laut genug ist, um mit einer Wahrscheinlichkeit, die größer ist als ein Tausendstel, auf die Anwesenheit eines Löwen hinzudeuten. Das heißt, dass Sie wahrscheinlich 999 von 1000 Mal unnötig Fersengeld geben. Doch bei einem von 1000 Mal rettet Ihnen die Flucht das Leben.

Die Erkenntnis, dass Panikepisoden oft normal, aber nutzlos sind, trägt dazu bei, das Problem besser zu verstehen. Die Idee ist nicht neu. Der Philosoph Blaise Pascal nutzte eine ähnliche Logik bei seinem Argument, dass es besser ist, an die Existenz Gottes zu glauben: Die Kosten des Glaubens sind gering, aber die Kosten des Unglaubens führen unter Umständen dazu, bis in alle Ewigkeit in der Hölle zu schmoren.[140] Wenn man Pascals Erkenntnisse durch ein bisschen Mathematik und Evolutionstheorie ergänzt, erklärt es sich leichter, warum nutzloses emotionales Leiden so weit verbreitet ist. Es kann darüber hinaus Ärztinnen und Ärzten bei der Entscheidung helfen, ob es unbedenklich ist, Medikamente zu verordnen, die normale Reaktionen wie Schmerzen, Fieber, Husten und Angst unterdrücken und im Einzelfall manchmal überflüssig sind.[141]

PHOBIEN

Schlangen- und Spinnenphobien sind weit verbreitet, genau wie die Angst vor Brücken und Fahrstühlen oder Höhen- und Flugangst. Noch größer ist die Anzahl der Menschen, die panische Angst davor haben, im Zentrum der Aufmerksamkeit zu stehen und beurteilt zu werden, zum Beispiel bei einer Rede vor Publikum. Die Agoraphobie ist durch die Angst gekennzeichnet, das Haus zu verlassen, um sich in eine größere Menschenmenge oder auf öffentliche Plätze zu begeben. Im Gegensatz dazu klagt kaum jemand über Angst vor Büchern, Bäumen, Blumen oder Schmetterlingen. Und Angst vor Gegenständen, die eine Gefahr darstellen können, wie Messer, Stromkabel, Tabletten in XXL-Packungen, Chemikalien oder Motorräder, kamen in unserer ärztlichen Praxis auch selten vor. Warum? Das ist eine evolutionäre Frage.

Gemeinsam mit Isaac Marks versuchte ich einen Sommer lang herauszufinden, ob einige der spezifischen Angststörungen spezifischen Gefahrensituationen entsprechen. Wie die folgende Tabelle zeigt, ist das tatsächlich der Fall.[142]

Angststörung	Situation/Gefahr
Angst vor Kleintieren	Verletzung durch ein Tier
Höhenangst	Verletzung durch Sturz
Panikattacken	Angriff durch ein Raubtier oder einen Menschen
Agoraphobie	Angriff durch ein Raubtier oder einen Menschen
Sozialphobie	Verlust des gesellschaftlichen Ansehens
Hypochondrie	Krankheit
Angst, unattraktiv zu sein	Soziale Ablehnung
Angst vor Nadeln und Ohnmacht	Verletzung/Blutverlust

Einige Ängste sind »vorprogrammierte« automatische Reaktionen[143], wobei die am stärksten verbreiteten nicht angeboren sind. Die Schlangenphobie ist beispielsweise nicht angeboren, sondern erworben und der Verdrahtung unseres Gehirns geschuldet, das ungeheuer schnell lernt, wie ein Experiment der Psychologin Susan Mineka und ihrer Kollegen aus den 1970er-Jahren zeigt. Junge, im Labor aufgezogene Affen griffen erwartungsvoll nach einer Spielzeugschlange, weil sie gelernt hatten, dass sie danach eine Belohnung erhielten. Doch nachdem sie ein einziges Mal in einem Video gesehen hatten, wie ein Artgenosse vor derselben Spielzeugschlange erschrocken zurückgewichen war, machte sich anhaltende Angst bei ihnen bemerkbar. Diese Abwehrreaktion war auch bei anderen Affen zu beobachten, die gesehen hatten, wie ein Artgenosse aus Angst vor einer Blume zurückwich.[144] Das Gehirn ist darauf vorbereitet, zu lernen und sich anzupassen und dabei auf einige Schlüsselreize schneller mit Angst zu reagieren als auf andere.

Diese Form des sozialen Lernens ist ein großer adaptiver Vorteil. Statt nur auf die festumrissenen Schlüsselreize zu reagieren, die im eigenen Gehirn gespeichert sind, hat die natürliche Selektion ein System herausgebildet, das Informationen von anderen Individuen einbezieht. Ängste, die auf diese Weise entstehen, können von Generation zu Generation weitergegeben werden. Amseln wurden zum Beispiel darauf trainiert, Angst vor einem harmlosen Honigfresser aus der Sperlingsfamilie zu entwickeln, indem man ihnen ein manipuliertes Video zeigte. Sie übertrugen diese nutzlose Angst auf sechs Folgegenerationen.[145] Menschliche Eltern, die Angst vor Spinnen, Schlangen oder öffentlichen Toiletten haben, können diese Phobie an ihre Kinder weitergeben.

Wir können lernen, Angst vor Objekten zu empfinden, die wir nicht kennen und von denen eine potenzielle Gefahr ausgeht, zum Beispiel Steckdosen, Drogen oder Messer. Doch dieser Lernprozess verläuft langsam, weil noch keine vorprogrammierte Verbindung zwischen den Schlüsselreizen und der Angst besteht. Die Gefahren des Autofahrens sind ein anschauliches, tragisches Beispiel. Autofahren stellt für Führerscheinneulinge ein risikoreiches Unterfangen und generell die am weitesten verbreitete Ursache von Todesfällen und schweren lebenslangen Verletzungen dar. Annähernd ein Viertel aller Verstorbenen im Alter von 15 bis 24 Jahren starb 2014 in den USA infolge eines Unfalls im Straßenverkehr.[146] Auf weltweiter Ebene sind es etwa 3000 Verkehrstote pro Tag.[147] Fahrschulen betonen die Risiken, die mit Geschwindigkeitsüberschreitungen und Alkohol am Steuer einhergehen, aber solche Warnungen erhalten offenbar nicht annähernd genug Aufmerksamkeit, um einen verlässlichen Schutz zu bieten.

PANIKSTÖRUNGEN

Panikattacken treten oft wie der Blitz aus heiterem Himmel auf. Die erste macht sich vielleicht bemerkbar, während Sie ein Buch lesen, fernsehen oder im Flugzeug sitzen und auf den Start warten. Ohne Vorwarnung leiden die Betroffenen plötzlich unter Herzrasen, Muskelverspannung, Atemnot, Engegefühl im Brustkorb und der Angst, zu ersticken. Die meisten sind überzeugt, dass sie einen Herzinfarkt oder Schlaganfall haben, also landen sie in der Notaufnahme des Krankenhauses, wo alle nur erdenklichen Untersuchungen stattfinden. Viel zu oft wird bei gesunden jungen Leuten unnötigerweise eine Koronarangiographie durchgeführt, eine spezielle Form der Röntgenuntersuchung, bei der die Herzkranzgefäße abgebildet werden, weil niemand auf die Diagnose Panikstörung kommt.

Vielen unserer Patientinnen und Patienten wurde in der Notaufnahme mitgeteilt: »Wir können kein spezifisches Herzproblem feststellen, aber Sie sollten sich schonen und sofort wieder herkommen, wenn sich Ihr Zustand verschlechtert.« Ein solcher Rat ebnet den Weg, um eine plötzlich auftretende Panikattacke in eine Panikstörung zu verwandeln, die eine beträchtliche Einschränkung der Lebensqualität mit sich bringt, weil sie zu Angst vor weiteren Panikattacken und der Vermeidung von Situationen führt, die Panik auslösen könnten. Die Betroffenen halten ständig nach Hinweisen Ausschau, dass die nächste Episode droht. Sie lässt dann auch nicht lange auf sich warten: Gleich ob beim Rasenmähen oder bei einem Streit, die Herzfrequenz steigt, und die Atemnot setzt ein, eine Spirale, die sich hochschraubt und ein ursprünglich mildes Angstgefühl in eine ausgewachsene Panikattacke verwandelt.

Einige Forschende ordnen Panikattacken Fehlfunktionen in den Stressregulierungsmechanismen zu. Ein rasanter Anstieg von Corticotropin-Releasing-Hormonen (CRH), die an Stressreaktionen beteiligt sind und in einer Hirnregion, dem Hypothalamus, gebildet werden, lösen einen physiologischen Erregungszustand aus, der beinahe so ausgeprägt ist wie das Panikgefühl.[148] CRH aktivieren die Zellen im sogenannten *Locus coeruleus*, dem blauen Kern, einer kleinen Region im Hirnstamm. Hier sind 80 Prozent der Neuronen verortet, die den Botenstoff Noradrenalin enthalten.[149] Eine elektrische Stimulation des blauen Kerns ruft Symptome wie die einer typischen Panikattacke hervor. Einige Forschende vermuten, dass Panikattacken infolge einer Anomalie in der Regulation der CRH oder im blauen Kern entstehen. Möglich wäre es, aber normalerweise wird der blaue Kern durch Signale aktiviert, die von einer weit höheren Ebene des Gehirns ausgehen.

Panikattacken gehören zu den nahezu universellen Merkmalen unserer Spezies. Bei Fragebogenaktionen für empirische Studien wurde festgestellt, dass sich die meisten Erwachsenen an panikähnliche Episoden erinnern. Panikattacken lösen eine konsistente Reihe von Symptomen aus, unter anderem Schweißausbrüche, Pulsrasen, Atemnot, Muskelverspannung, Tunnelblick, plötzlichen Hörverlust, Angst, in Ohnmacht zu fallen, und das überwältigende Bedürfnis, der bedrohlichen Situation zu entkommen. Wie bereits erwähnt, erkannte Walter Cannon die Nützlichkeit dieser Reaktionen angesichts einer Gefahr. Bei unseren stammesgeschichtlichen Vorfahren ging die Bedrohung überwiegend von Beutegreifern oder feindlichen Artgenossen aus. Das mag reichlich abstrakt anmuten, aber stellen Sie sich noch einmal vor, Sie knien sich in der afrikanischen Savanne an den Rand eines Flusses, um Wasser für Ihre Familie zu schöpfen, als Sie plötzlich einen Löwen in einiger Entfernung am anderen Ufer entdecken, der im Gras lauert. Unsere Vorfahren waren nicht alle aus dem gleichen Holz geschnitzt. Die einen empfanden vielleicht nur ehrfürchtige Scheu angesichts der Stärke des Raubtiers oder nahmen es angesichts der Entfernung nicht als Bedrohung wahr. Sie wurden zur Beute des Löwen. Andere ergriffen Hals über Kopf die Flucht und retteten sich auf den nächsten Baum. Sie überlebten einen weiteren Tag – und ihre Gene überlebten infolge der natürlichen Selektion in uns.

Ich machte einmal einen Hausbesuch bei einer Frau, die in einem Wohnwagen lebte und ihn seit Jahren nicht mehr verlassen hatte. Selbst einen Fuß auf die Außentreppe zu setzen, löste Entsetzen bei ihr aus. Es brauchte einige Monate, Medikamente und Unterstützung von ihren Angehörigen, bis sie sich endlich wieder ins Freie wagte. Menschen, die wie sie an einer Agoraphobie leiden, haben panische Angst, ihren »Kokon« zu verlassen. Sie fürchten sich vor weiten, offenen Plätzen und Orten oder Situationen, denen sie nicht leicht entkommen können. Das ist eine scheinbar widersprüchliche Kombination. Warum hat jemand Angst vor Weite und Enge zugleich?

Meistens ist die Agoraphobie eine Komplikation der Panikattacken – bei den Betroffenen machen sich oft Paniksymptome bemerkbar, sobald sie das Haus verlassen. Falls sie ihren Schutzraum verlassen müssen, halten sie sich in der Nähe ihres Zuhauses und der Personen auf, denen sie vertrauen. Für diese Verbindung zwischen Agoraphobie und Panikstörung wurden alle nur erdenklichen Erklärungen vorgelegt. Die Neurowissenschaft hat Hirnregionen unter die Lupe genommen, die beides beeinflussen könnten. Freud war überzeugt, dass die Angst, auf die Straße zu gehen, das Ergebnis unbewusster sexueller Impulse war, der Straßenprostitution nachzugehen. Das war damals nicht ganz so abwegig, wie es heute scheint. Die meisten seiner Patientinnen wünschten sich mehr und besseren Sex, und Frauen allein auf der Straße hatten mehr Chancen, ihre sexuellen Bedürfnisse zu befriedigen.

Doch es gibt auch eine einfachere Erklärung für die Verbindung zwischen Agoraphobie und Panikattacken. Stellen Sie sich vor, Sie sind ein steinzeitlicher Jäger und Sammler, der gestern haarscharf einem Löwen entkommen ist. Was lernen Sie daraus? Dass es am klügsten ist, in Ihrer Höhle zu bleiben. Und wenn Sie schon ins Freie müssen, dann am besten nicht allein und nicht zu weit hinaus. Vor allem sollten Sie weit offene Flächen und Engstellen meiden, wo Sie besonders gefährdet sind, einem Beutegreifer zum Opfer zu fallen. Und nicht zu vergessen, beim ersten Anzeichen einer drohenden Gefahr die Flucht ergreifen und in die Sicherheit Ihrer Behausung zurückkehren. Wie die Verhaltensökologen Steven Lima und Lawrence Dill es mit Bezug auf die Darwin'sche Perspektive ausdrückten: »Nur wenige Versäumnisse […] sind so unerbittlich wie das Versäumnis, einem Beutegreifer aus dem Weg zu gehen. Getötet zu werden, mindert die künftige Fitness ganz erheblich.«[150]

Die meisten Menschen mit einer Panikstörung sind noch nie einem frei lebenden Löwen begegnet oder befanden sich schon einmal in einer extrem gefährlichen Situation. Ihre Panikattacken wurden durch falsche Alarme in einem ansonsten nützlichen System ausgelöst. Diese falschen Alarme haben zur Folge, dass sie alles, was in ihrem Umfeld geschieht, mit Argusaugen verfolgen. Das verstärkt den physischen Erregungszustand und erhöht die Sensitivität des Systems – ein Teufelskreis, der sich aufschaukelt und weiteren Panikattacken Vorschub leistet.

Jahrelang hatte ich Panikpatientinnen und -patienten erklärt, dass sie weder an einer Herzkrankheit noch an Epilepsie litten, sondern Panikattacken hatten und eine psychiatrische Behandlung, aber keine medizinische Evaluation brauchten. Nachdem sie aufmerksam zugehört hatten, sagten viele: »Aber Doktor, bei mir ist psychisch alles in Ordnung, ich bin körperlich krank. Wenn sich eine Attacke anbahnt, spüre ich ja, dass mein Herz rast und ich keine Luft mehr bekomme. Ich brauche einen Kardiologen, können Sie mir einen guten empfehlen?«

Mit zunehmendem evolutionären Verständnis veränderte sich meine Herangehensweise.[151] Ich machte die Betroffenen nun darauf aufmerksam, dass die Symptome einer Panik nützlich sind, um lebensbedrohlichen Gefahren zu entgehen, und Panikattacken falsche Alarme sind, wie die ohrenbetäubenden Warnsignale eines Rauchmelders, wenn der Toast anbrennt. Ein Viertel der Betroffenen erklärte daraufhin: »Danke, Doktor. Das leuchtet mir ein. Das ist alles, was ich wissen musste. Wenn ich mehr Hilfe benötige, melde ich mich bei Ihnen.«

Der Rest benötigte eine weitere Behandlung. Bei einer Panikstörung erzielt die Verhaltenstherapie in der Regel die besten Ergebnisse, aber Medikamente können ebenfalls effektiv sein. Antidepressiva, die fortlaufend über mehrere Wochen eingenommen werden, setzen den Panikattacken ein Ende. Doch viele haben auch weiterhin »Miniattacken«: Sie spüren, dass sich etwas anbahnt, aber wie ein unterdrücktes Niesen kommen die Symptome nicht in voller Stärke zum Ausdruck. Einige Betroffene machen sich Sorgen, dass die Medikamente »nur die Symptome überdecken, sodass sie zurückkehren, wenn ich die Tabletten absetze«. Sie sind froh, wenn sie erfahren, dass das selten vorkommt; der Körper passt die Sensitivität des Angstsystems an das Ausmaß der Bedrohung in der jeweiligen Umgebung an. Einige Monate ohne Panikattacken verringern die Sensitivität des Systems, sodass künftige Attacken unwahrscheinlicher werden, selbst nach dem Ausschleichen der Medikamente.

POSTTRAUMATISCHE BELASTUNGSSTÖRUNG (PTBS)

Menschen, die mit dem Tod in Berührung kommen, sei es als Opfer oder Augenzeuge, verändern sich oft in einer Weise, die eine Rückkehr in den normalen Alltag unmöglich macht. Die meisten Menschen, die in relativer Sicherheit leben und diese Erfahrung nie gemacht haben, können sich nicht einmal vorstellen, was es heißt, mitansehen zu müssen, wie jemand von einer Bombe in Stücke gerissen wird. Die Geschichten der Betroffenen sind schon beim Zuhören traumatisch. Ein Mann kroch aus einem brennenden Wagen, der explodierte, während sich seine Freunde noch in dem Wrack befanden. Eine Frau wurde entführt, vergewaltigt, mit Messerstichen schwer verletzt und kam nur deshalb mit dem Leben davon, weil man sie für tot hielt. Eine Frau, die allein in einer Wäscherei arbeitete, geriet mit dem Arm zwischen die heißen Flächen einer Hosenbügelpresse und wurde erst eine Viertelstunde später befreit. Grauenvoll, nur daran zu denken!

Solche hautnahen Begegnungen mit dem Tod verändern die Menschen ein für alle Mal. Viele erleben die traumatische Situation immer wieder aufs Neue in Albträumen und Flashbacks. Manche fühlen sich ein Leben lang durch die damit verbundene Angst überwältigt. Schon die leisesten Anzeichen traumaassoziierter Reize – ein Hubschraubergeräusch in der Ferne, eine zuschlagende Tür, eine fremde Person, die sich nähert – lösen Angst aus, die genauso intensiv erlebt wird wie in der echten Gefahrensituation. Um solche externen Trigger und die damit verbundenen katastrophalen Folgen zu vermeiden, leben einige im Erdgeschoss, ziehen in eine ländliche Gegend mit geringer Besiedlungsdichte oder neigen zum sozialen Rückzug, gehen nach Möglichkeit gar nicht mehr aus dem Haus. Andere fühlen sich wie betäubt, als wären sie zu keinerlei Gefühlen mehr fähig, abgesehen von plötzlichen Gewaltausbrüchen oder Panikattacken.

Forschende haben zu ergründen versucht, welche individuellen Unterschiede anfälliger für eine PTBS machen. Die Psychologin Naomi Breslau von der Michigan State University und ihr Team führten eine Studie durch, an der 1007 Mitarbeitende einer Health Maintenance Organization in Detroit teilnahmen.[152] 39 Prozent hatten traumatische Erfahrungen gemacht und 24 Prozent von ihnen eine PTBS entwickelt. Bei der Mehrzahl derjenigen, die nach dem Trauma unter einer PTBS litten, lagen mit größerer Wahrscheinlichkeit eine Trennung von den Eltern im frühen Kindesalter, eine Familiengeschichte der Angst oder Angstzustände und Depressionen zu einem früheren Zeitpunkt vor.

Das brachte die Forschenden auf eine erstaunliche Idee: Sie nahmen dieselben Probandinnen und Probanden drei Jahre nach der Studie erneut in den Blick. 19 Prozent hatten in diesem Zeitraum ein neues traumatisches Erlebnis gehabt und elf Prozent dieser Gruppe eine PTBS entwickelt. Der verlässlichste Indikator für die Entwicklung einer PTBS waren die traumatischen Erlebnisse in ihrer Vorgeschichte, die sie offenbar anfälliger für weitere traumatische Erfahrungen machten. Betroffen waren insbesondere Personen mit einer Neigung zu Neurotizismus, sprich übermäßiger Emotionskontrolle, oder Extraversion, einer nach außen gewandten Grundhaltung, die sich unter anderem in Zugewandtheit und Lust am Abenteuer äußert. Diejenigen, die für schlechte Gefühle am anfälligsten waren, waren also mit der größten Wahrscheinlichkeit für traumatische Erfahrungen prädestiniert. Breslau und ihr Team überprüften diese und zahlreiche andere Studien, um herauszufinden, wer nach einem Trauma am anfälligsten für die Entwicklung einer PTBS war. An erster Stelle auf der Liste der Einflussfaktoren stand das Fehlen sozialer Unterstützung, gefolgt von der Erfahrung einer Vernachlässigung oder eines Traumas in der Kindheit.[153]

Sind anhaltende Veränderungen nach einem Trauma nützlich oder nur eine »Panne« im System? Ich bezweifle, dass die PTBS generell eine nützliche Anpassung ist. Hält man sich jedoch das Rauchmelder-Prinzip vor Augen, erkennt man, dass extreme Abwehrreaktionen von Reizen ausgelöst werden können, die nur entfernt Ähnlichkeit mit einer lebensbedrohlichen Situation haben. Wenn man dem Tod gerade von der Schippe gesprungen ist, hat der Erregungszustand vermutlich immer Vorteile, trotz seiner enormen Kosten. Spannungsgeladene Schreckreaktionen können nützlich sein, genau wie extreme Angst angesichts von Schlüsselreizen, die auf eine potenziell lebensgefährliche Bedrohung hinweisen, auch wenn die Wahrscheinlichkeit bei 1 zu 1000 liegt, dass diese Gefahrensituation tatsächlich eintritt. Menschen mit PTBS wissen genau, dass sie sich nicht mehr auf dem Schlachtfeld befinden, aber Körper und Geist reagieren, als wären sie noch dort. Ein Buch des australischen Forschers Chris Cantor befasste sich mit den Antworten auf die Frage, ob diese Hypersensitivität eine Anomalie darstellt oder eine nützliche Anpassung ist, die mit dem Preis extremer falscher Alarme verbunden ist. Doch eine definitive Schlussfolgerung lässt sich auch für ihn nur schwer ableiten.[154]

GENERALISIERTE ANGSTSTÖRUNG

Die generalisierte Angststörung (GAS) ist endlos weit von einer posttraumatischen Belastungsstörung entfernt, aber dennoch im Spektrum der Angststörungen verortet. Anstelle von Symptomen, die eng mit einem spezifischen Ereignis oder Gefahrenmoment verknüpft sind, ist die GAS durch unterschiedliche Sorgen und die physischen Merkmale der Angst gekennzeichnet. »Sorgen« klingt nicht besonders schwerwiegend, bis man mit den Betroffenen spricht. Um mir ein Bild vom Ausmaß der Störung zu machen, stellte ich ihnen die Frage: »Welcher Prozentsatz Ihres Denkens ist den Sorgen gewidmet?« Bei vielen lautete die Antwort: »Mehr als 90 Prozent, sie gehen mir unentwegt im Kopf herum.«

Die Sorgen typischer Patientinnen und Patienten mit einer generalisierten Angststörung kreisen um alle nur erdenklichen Themen, sei es Geld, Unwetter, Gesundheit, die Kinder oder die Sicherheit ihres Arbeitsplatzes, ihrer Ehe oder Beziehung. Befürchtungen, die von den meisten Menschen mit einem Achselzucken abgetan würden, verfestigen sich bei ihnen zu einem Muster, das die Gedanken in Geiselhaft nimmt. »Ich bin erst 62 Jahre alt. Was ist, wenn meine Firma dichtmachen muss und ich keine Arbeit mehr finde, bevor ich das Rentenalter erreiche?« »Was ist, wenn meine Tochter im Garten spielt, von einer Zecke gebissen wird und an Borreliose erkrankt, weil ich es nicht bemerkt habe?« Das mentale Leben der Betroffenen ist eine endlose Abfolge von potenziellen »Was wäre, wenn«-

Katastrophenszenarien. Sie werden von physischen Symptomen begleitet, vor allem von Muskelverspannungen, Erschöpfung, Zittern, Schweißausbrüchen und Darmproblemen. Solche Symptome bieten wiederum einen neuen hervorragenden Anlass für die Fokussierung auf das Sorgenkarussell.

Das Gefahrenüberwachungssystem befindet sich bei Menschen mit GAS ständig in höchster Alarmbereitschaft. Freude und Stolz beim Anblick der Tochter, die zum Abschlussball ihrer Schule aufbricht, werden durch Vorstellungen von Unfällen oder ungewollter Schwangerschaft verdrängt. Statt die Zeit zu nutzen und sich zu entspannen, wenn der Partner oder die Partnerin etwas später nach Hause kommt, kreisen die Gedanken fortwährend um Unfälle oder Herzinfarkte.

Eine Studie jüngeren Datums stellte interessanterweise fest, dass sich genetische Prädispositionen für GAS weitgehend mit denen überlappen, die zu einer Depression veranlagen.[155] Die spezifischen Allele, die dafür verantwortlich sind, wurden bisher nicht gefunden, aber bei den Verwandten der GAS-Betroffenen besteht ein erhöhtes Risiko, sowohl an einer generalisierten Angststörung als auch an einer Depression zu erkranken, und bei den Verwandten von Menschen mit einer Depression ist das ebenso. Beide Störungen bilden einen Zustand erhöhter Vorsicht angesichts widriger Umstände ab. Beide können infolge des Teufelskreises eskalieren, der von evolvierten Systemen in Gang gehalten wird, nachdem belastende Ereignisse ihre Sensitivität, das heißt ihre Reaktionsfähigkeit, erhöht haben.[156]

Viele andere psychiatrische Probleme können ebenfalls als exzessive Schutzreaktionen betrachtet werden. Essstörungen, zum Beispiel Magersucht, entstehen nicht zuletzt aufgrund der Angst vor Fettleibigkeit. Pathologische Eifersucht wird von der Angst getrieben, verlassen oder betrogen zu werden. Paranoia entwickelt sich bei den Betroffenen aufgrund der Angst, dass andere etwas gegen sie im Schilde führen könnten. Das richtige Maß an Energie in Schutzmaßnahmen zu investieren ist klug, aber viele von uns investieren zu viel, unabhängig vom Rauchmelder-Prinzip.

WAS SOLLTEN WIR ANDERS MACHEN?

Die evolutionären Ursprünge und Funktionen der Angst zu verstehen, bedeutet nicht, dass eine bestimmte Form der evolutionären Behandlung ratsam wäre, aber dennoch könnten sich Therapieansätze dadurch grundlegend verändern. In den Anfangsjahren meiner ärztlichen Tätigkeit hatte ich großes Mitgefühl mit meinen Angstpatienten. Ungeachtet dessen, wie sorgfältig ich meine Diagnose formulierte, hatten viele daraufhin das Gefühl, schwach oder unzulänglich zu sein. Als ich stattdessen empathisch zum Ausdruck brachte, dass Angst eine nützliche, aber oft überbordende Reaktion ist, erklärten viele, dass sie sich normal und selbstermächtigt fühlten.

Frauen sind doppelt so anfällig wie Männer, Angststörungen zu entwickeln. Viele Erklärungen orientieren sich an Theorien, die auf der Grundlage von Hormonen, Gehirnmechanismen und sozialen Einflussfaktoren beruhen und ausnahmslos darauf hindeuten, dass mit den Betroffenen »etwas nicht stimmt«. Eine evolutionäre Sichtweise kehrt diese Analyse um: Frauen haben im Durchschnitt das richtige Ausmaß an Angst um ihr eigenes Wohlbefinden; Männer haben das richtige Ausmaß an Interesse, die Weitergabe ihrer Gene zu maximieren, was mit einem großen Risiko für ihre Gesundheit verbunden ist.

Meinungsverschiedenheiten darüber, ob Panikstörungen, GAS und Sozialphobien grundlegend gleich oder völlig unterschiedlich sind, sind überflüssig. Alle sind sie Unterarten der Angstzustände, die sich von ihren stammesgeschichtlichen Vorläufern unterscheiden, aber schon seit Urzeiten zum Umgang mit Gefahren in bestimmten Situationen befähigten. Statt nach spezifischen Erklärungen zu suchen, warum manche Menschen mehr als eine Angststörung entwickeln, ergibt die Ansammlung unterschiedlicher Angsttypen Sinn, wenn man sie im Licht ihrer gemeinsamen evolutionären Ursprünge betrachtet. Statt anzunehmen, dass Angst immer exzessiv ist, richtet die evolutionäre Sichtweise die Aufmerksamkeit auf das Rauchmelder-Prinzip und die Notwendigkeit einer Forschung an der Hypophobie, sprich dem Mangel an Angst.

Eine evolutionäre Sichtweise ermutigt außerdem dazu, abstrakte Debatten über die Frage beiseitezulassen, ob Angststörungen vornehmlich physisch oder psychisch sind. Stattdessen sollte man lieber alle potenziellen Ursachen in der ganz persönlichen Lebenssituation eines unter Angst leidenden Individuums genauer in den Blick nehmen. Einige Menschen haben ihr ganzes Leben lang ähnliche Probleme wie ihre Verwandten. Bei anderen gab es weder eine familiäre Vorbelastung noch Angstprobleme, bis ein einschneidendes Lebensereignis die Störung auslöste. Eine evolutionäre Sichtweise hilft allen Beteiligten gleichermaßen, sich von der fehlgeleiteten Vorstellung zu verabschieden, dass sich die Behandlungsmethode an Annahmen über die Ursachen ausrichten sollte. So sprechen Probleme, die hauptsächlich aufgrund genetischer oder physiologischer Ursachen entstehen, oft gut auf psychologische Therapien an. Genauso können viele Probleme, die durch eine bestimmte Lebenssituation ausgelöst werden, gut medikamentös behandelt werden.

Eine evolutionäre Sichtweise beleuchtet außerdem, was Behandlungsmethoden bewirken. Mit Medikamenten gegen die Angst lässt sich kein Botenstoff-Defizit ausgleichen; aber sie haben eine dämpfende Wirkung auf das Angstsystem, genau wie Aspirin Fieber und das Schmerzsystem dämpft. Eine Verhaltenstherapie führt nicht nur zur Veränderung bestimmter Verhaltensmuster, sondern ruft auch Veränderungen im Gehirn hervor. Sie entfaltet ihre Wirkung über Mechanismen, die sich im Verlauf der Evolution entwickelt haben, um Angstreaktionen an eine Umwelt mit mehr oder weniger Gefahren anzupassen. Diese Mechanismen kehren die Konditionierung nicht einfach um. Stattdessen schafft die Konfrontationstherapie neue hemmende Impulse, die von den Frontallappen weitergeleitet werden und verhindern, dass die Angstsignale ins Bewusstsein gelangen.[157] Deshalb kann Stress alte, scheinbar unzusammenhängende Ängste wiederbeleben. Ein Beispiel sind die Pawlowschen Hunde, die gelernt hatten, ein bestimmtes Signal zu fürchten, und im Anschluss darauf konditioniert wurden, die Angst aus ihrem Repertoire zu löschen. Doch als das Labor kurz darauf bei einer Flut überschwemmt wurde und die Hunde in ihren Käfigen fast ertranken, kehrte die Angst zurück.[158]

Positive Feedbackspiralen führen zu einer Eskalation der Angst. Wiederholte Angsterfahrungen deuten darauf hin, dass das Angstsystem nicht genug Schutz bietet, sodass es sich entsprechend anpasst und sensitiver auf Reize reagiert. Das leistet dem Risiko positiver Rückmeldungen auf die Angstreaktion Vorschub. Die Biologen Daniel Nettle und Melissa Bateson von der University of Newcastle weisen auf eine Sonderform des Rauchmelder-Prinzips hin, die diese Fähigkeit der Reaktionsanpassung beschreibt.[159] Wie bereits erwähnt, sind solche selbstadaptiven Systeme anfällig für Fehlregulierungen. Die Beobachtung der Paniksymptome erhöht die Wahrscheinlichkeit, dass sich selbst kleinste physiologische Veränderungen zu einer ausgewachsenen Panikattacke ausweiten.

Angstfreie Menschen werden oft bewundert, aber ihre Herausforderungen sind minimal im Vergleich zu der unerbittlichen Entschlossenheit, die viele Angstpatientinnen und -patienten an den Tag legen müssen, wenn sie eine Rede halten, zum Zahnarzt gehen, ein Flugzeug besteigen, das Haus verlassen oder sich in eine Angsttherapie begeben. Die Behandlung kann das Leiden lindern, und wenn sie sich an der evolutionären Perspektive orientiert, tritt oftmals schneller eine Besserung ein. Bis dahin verdienen Menschen mit Angststörungen Anerkennung für ihren Mut und die täglich aufgebotene Willenskraft, ihr Leben voll auszuschöpfen, trotz ihrer Symptome.

6. Kapitel
NIEDERGESCHLAGENHEIT UND DIE KUNST DES AUFGEBENS

»Schmerz oder Leid jeglicher Art verursacht, wenn es lange anhält, Niedergeschlagenheit und schränkt die Handlungsfähigkeit ein. Doch es veranlasst ein Lebewesen auch, wachsam gegenüber großem oder unverhofftem Übel zu sein.«[160]

Charles Darwin, 1887

»Wenn es beim ersten Mal nicht klappt, versuche es noch einmal und noch einmal. Danach hör auf. Es bringt nichts, sich zum Narren zu machen.«

W. C. Fields zugeschrieben

Ein junger Mann kam zur Behandlung in unsere Klinik. Er hatte das Interesse an nahezu allem verloren, schlief schlecht, hatte stark abgenommen, hielt sich für einen Versager und seine Zukunft für hoffnungslos. Er schrieb seine mangelhaften Leistungen im College seinen Schlafstörungen und einer Depression zu. Sein Vater war Steinmetz, die Mutter Lehrerin. Es gab keine psychischen Störungen in seiner Familiengeschichte, und er hatte weder Probleme mit Drogen oder Alkohol noch auffällige medizinische Vorerkrankungen. Laut Lehrbuch lag die Diagnose einer schweren Depression auf der Hand. Wir verordneten ihm Antidepressiva und begannen mit einer kognitiven Verhaltenstherapie.

Einen Monat später erklärte der Assistenzarzt in der Psychiatrie, der ihn behandelte, es sei keinerlei Verbesserung eingetreten, und bat mich, ihn mir noch einmal anzuschauen. Als er zu mir kam, gestand mir der junge Mann, dass ihm der Ausschluss aus dem Community College drohte und seine Freundin sich von ihm trennen würde, wenn das geschähe. Ich erkundigte mich nach seiner Freundin. Er sagte, sie sei hübsch und superintelligent und er würde alles tun, um sie nicht zu verlieren. Sie ging noch zur Schule, die Abschlussprüfungen standen kurz bevor. Ich wollte wissen, was für Pläne sie für ihre Zukunft hatte. »Sie möchte an einem Elite-College an der Ostküste studieren«, gestand er.

Was für ein Dilemma! Er hasste das College, sah sich aber gezwungen, die Ausbildung fortzusetzen, um die Beziehung zu seiner Freundin nicht zu gefährden. Er musste gespürt haben, dass das vermutlich nicht halten würde, sobald sie auf ein Elite-College in einem anderen Bundesstaat wechseln würde. »Was glauben Sie, was passiert, wenn sie umzieht?«, hakte ich nach. Er gestand, dass er darüber nachgedacht hatte und zu dem Ergebnis gekommen war, dass ihm der bevorstehende Abschied schwerfiel, doch da er sie liebte, würde er alles daransetzen, dass die Beziehung funktionierte. Ich warf ein, dass es bisweilen extrem schwierig sei, eine Fernbeziehung aufrechtzuerhalten. Er wurde nachdenklich und räumte ein, dass er manchmal das Gefühl hatte, nicht in ihre Clique zu passen, aber sie liebten einander. Gegen Ende des Gesprächs wollte ich noch von ihm wissen, ob er vorher schon einmal eine Freundin gehabt hatte oder sich vorstellen könnte, eine neue Beziehung einzugehen. Er verneinte, mit Nachdruck.

Einige Monate später bat mich der Assistenzarzt, ihn noch einmal zu begutachten. Das äußere Erscheinungsbild des Patienten hatte sich von Grund auf verändert. Keine Spur mehr von dem trübsinnigen jungen Mann, der die Schultern hängen ließ, mit leiser Stimme sprach, ungepflegt und apathisch wirkte und den Blick permanent zu Boden gerichtet hatte. Er strahlte Selbstsicherheit aus, sah mir in die Augen und erklärte, er brauche keine weitere Behandlung. Wir gingen die Liste seiner Symptome durch; sie waren weitgehend verschwunden. Auf die Frage, was diesen Wandel herbeigeführt hatte, erwiderte er: »Vielleicht haben die Medikamente gewirkt oder irgendwas in der Art.« Aber er hatte die Medikamente schon vor Wochen abgesetzt. »Und wie geht es Ihnen im College?«, erkundigte ich mich. »Das ist kein Problem mehr. Ich habe beschlossen, in der Werkstatt meines Vaters zu arbeiten.« »Und wie läuft es mit Ihrer Freundin?« »Super, wir verstehen uns bestens. Alles gut.« Da noch Sommer-Semesterferien waren, fügte ich hinzu: »Hat sie immer noch vor, im September aufs Elite-College zu gehen?« »Ach, die Freundin meinen Sie«, entgegnete er. »Die war mir zu hochgestochen. Meine neue Freundin hat die gleichen Interessen wie ich. Sie ist einfach klasse!«

EINE FRAGE, DIE FEHLT

Affektive Störungen, das heißt schwerwiegende Beeinträchtigungen der Gefühlslage, sind wohl das dringlichste und frustrierendste medizinische Problem, dem sich unsere Spezies gegenübersieht. Depressionen tragen mehr als jede andere Erkrankung zu einer jahrelangen Einschränkung der Lebensqualität und Leistungsfähigkeit bei.[161] Suizid ist eine weit verbreitete Todesursache, die in den USA zwischen 1999 und 2014 eine Zunahme von 24 Prozent zu verzeichnen hatte.[162] Prävention und Behandlung von Herz- oder Krebserkrankungen werden immer wirksamer, während die Depressions- und Suizidraten trotz jahrzehntelanger intensiver Forschung und Behandlungsbemühungen stagnieren oder noch gestiegen sind. Die Depression steht am stärksten im Fokus. Alles zielt darauf ab, sie zu definieren, die Diagnose zu stellen, Ursachen und Therapiemöglichkeiten zu finden. Doch der Prozess, die DSM-Diagnose der Depression zu überarbeiten, hat tief verwurzelte Meinungsverschiedenheiten hinsichtlich einer grundlegenden Frage aufgedeckt: Wie unterscheidet man zwischen einer pathologischen Depression, einer depressiven Verstimmung und einem Stimmungstief, das nach einer bestimmten Zeit wieder abklingt?

Jerome Wakefield und sein Team sprachen die Frage an und machten den Vorschlag, die Diagnose der Depression nicht nur während der zwei Monate nach dem Verlust eines geliebten Menschen, wie im DSM-IV festgelegt, sondern auch nach anderen, gleichermaßen niederschmetternden Verlusten auszuschließen. Wie bereits erwähnt, klammerten die Autoren von DSM-V nicht nur den Vorschlag, sondern die Trauer als Ursache generell aus.[163] Wenn heute also fünf oder mehr Depressionssymptome länger als zwei Wochen vorliegen, kann laut DSM die Diagnose Depression gestellt werden, selbst wenn jemand nach einem Autounfall, bei dem der Sohn oder die Tochter ums Leben kam, auf der Intensivstation liegt. Die meisten Menschen finden das absurd. Die Presse veröffentlichte emotional aufgeheizte Leitartikel. In der »Blogosphäre« explodierten die Meinungen. Die wissenschaftliche Community nahm das Problem in Angriff, indem sie die Unterschiede und Ähnlichkeiten von Depression, Trauer und Reaktionen auf andere Verluste erforschte. Doch diese Studien trugen wenig zur Beendigung der Debatte bei. Einige wiesen auf die Risiken hin, schwere Depressionen bei Trauernden zu ignorieren und unbehandelt zu lassen. Für andere bestand das Risiko darin, gewöhnlichen Kummer mit medikamentösen und anderen Therapien »zuzupflastern«. Zwischen diesen beiden gegensätzlichen Positionen klafft eine breite Wissenslücke.

Alle würden vermutlich zustimmen, dass die Symptome einer Depression während eines bestimmten Zeitraums nach einem Verlust normal und extreme Symptome anormal sind. Doch die Meinungsverschiedenheiten darüber, wie man normale depressive Verstimmungen von einer anormalen Depression unterscheidet, dauern bis heute an. Wenn so viele kluge Köpfe keinen gemeinsamen Nenner finden, um sie voneinander abzugrenzen, fehlt gewöhnlich etwas. Und hier ist es das Wissen um die Ursprünge, Funktionen und die Regulierung eines gewöhnlichen Stimmungstiefs.

Der Versuch, eine pathologische Depression zu verstehen, ohne die evolutionären Ursprünge und den Nutzen einer normalen negativen Stimmung zu kennen, gleicht dem Versuch, chronische Schmerzen zu verstehen, ohne die Ursachen und den Nutzen normaler Schmerzen zu kennen. Schmerzen haben definitiv einen Nutzen. Physische Schmerzen schützen vor Gewebeschäden. Sie veranlassen Menschen, nach einem Ausweg aus Situationen zu suchen, die Gewebeschäden anrichten, und sie in Zukunft zu vermeiden. Psychisches Leiden setzt Verhaltensweisen ein Ende, die soziale Schäden verursachen oder Energie verschwenden. Körperliches und seelisches Leid kann gleichermaßen qualvoll sein, selbst in Situationen, in denen es nützlich ist. Doch auf beiden Ebenen kann es auch dann zu extremen Ausprägungen kommen, wenn kein erkennbarer Nutzen besteht, zum Beispiel bei chronischen Schmerzen und pathologischen Depressionen.

Die Herausforderung, normale und anormale Depressionssymptome voneinander abzugrenzen, wird von der Herausforderung gespiegelt, zu entscheiden, ob physische Schmerzen durch pathologische Veränderungen im Gewebe oder durch Anomalien im Schmerzsystem entstehen. Die Schmerzen, die mit einem gebrochenen Bein oder einem Tumor einhergehen, der auf die Wirbelsäule drückt, sind normal. Findet man jedoch keine spezifische Ursache, wird die Möglichkeit in Betracht gezogen, dass das Schmerzsystem nicht normal funktioniert. Als Psychiater wurde ich häufiger hinzugezogen, um diese Frage bei Patientinnen und Patienten zu klären, die aufgrund einer körperlichen Erkrankung oder eines operativen Eingriffs in der Klinik waren.

Schon bei physischen Schmerzen können solche Entscheidungen schwierig sein. Doch bei psychischen Leiden ist die Herausforderung ungleich größer, weil sich die Ursache im tiefsten Inneren der Betroffenen, in ihrer Motivationsstruktur verbirgt. Mithilfe von Informationen über bestimmte einschneidende Lebensereignisse, zum Beispiel den Verlust eines geliebten Menschen, kommen wir so nahe wie möglich an eine spezifische Ursache von der Art heran, wie Chirurgen sie finden. Doch nicht nur einmalige leidvolle Erfahrungen, sondern auch andauernde negative Lebenssituationen können depressive Verstimmungen und Depressionen hervorrufen.

Wie grenzt man also ein normales von einem anormalen Stimmungstief ab? Kein noch so umfangreiches Wissen um die körpereigenen Stimmungsregulierungsmechanismen kann diese Frage beantworten. Eine Antwort zu finden, setzt voraus, die Ursprünge und die adaptive Bedeutung von Gemütszuständen zu verstehen.

Sie setzt das Wissen voraus, welche selektiven Vorteile die Fähigkeit zu normalen Stimmungsschwankungen bietet, in welchen Situationen Stimmungstief und Hochstimmung nützlich sein können und wie die Stimmungslage reguliert wird. Sie setzt die Erkenntnis voraus, dass viele Stimmungswechsel normal, aber nicht nützlich sind. Dieses Wissen ist von zentraler Bedeutung, aber meistens fehlen die Grundlagen für das Verständnis affektiver Störungen und dafür, warum die Mechanismen der Stimmungsregulierung so fehleranfällig sind.

EINE KLEINE AUSWAHL MÖGLICHER DEFINITIONEN

Es ist eine Menge Verwirrung entstanden, weil Begriffe unterschiedlich benutzt werden. »Stimmungslage« bezieht sich gewöhnlich, ähnlich wie der Begriff »Klima«, auf einen lange andauernden umfassenden Zustand, während »Gemütsbewegung« zum Ausdruck bringt, dass es sich um einen aktuellen, aber vorübergehenden emotionalen Zustand handelt, also mehr wie »Wetter« verwendet wird. Es gibt jedoch keine klare Abgrenzung zwischen »Stimmung«, »Affekt« und »Emotion«. Begriffe wie »Stimmungs-«, »Gemüts-« oder »affektive Störungen« sind untereinander austauschbar. Ich benutze das Wort »Stimmungen«, um auf das Spektrum hinzuweisen, das von Stimmungstiefs zu Hochstimmung und Manie reicht. Das Wort »Depression« wird heute so engmaschig mit einem pathologischen Zustand verknüpft, dass ich es vorziehe, die Symptome einer milden Depression als »depressive Verstimmung« oder »Stimmungstief« zu bezeichnen, ohne Andeutung einer pathologischen oder normalen Ausprägung.

Die Hochstimmung ist ein angenehmer Zustand der Begeisterung, Energie und optimistischen Aktivität. Sie wird mit Situationen assoziiert, in denen Handeln in der Regel mit beträchtlichen Vorteilen einhergeht. Sie ist eng mit dem Gefühl der Freude verbunden, einem kurzfristigen Zustand emotionalen Wohlbefindens, wenn man ein angestrebtes Ziel erreicht hat oder ein Wunsch in Erfüllung gegangen ist, und mit dem Gefühl der Zufriedenheit, einem Zustand, der anhalten kann, wenn die meisten Bedürfnissen erfüllt sind. Ein Stimmungstief ist ein schmerzlicher Zustand, gekennzeichnet durch Demoralisierung, Energiemangel, Pessimismus, Risikovermeidung und sozialen Rückzug. Es wird durch bestimmte Situationen ausgelöst, vor allem dann, wenn die Bemühungen, ein Ziel zu erreichen, scheitern. Traurigkeit fühlt sich ähnlich wie ein Stimmungstief an, aber sie leitet sich aus ganz spezifischen Verlusten her und schließt nicht immer ein Motivationsdefizit ein, ein Muster, das für depressive Verstimmungen und Depressionen typisch ist. Kummer ist eine Sonderform der Traurigkeit, verursacht durch den Verlust eines geliebten Menschen oder einen anderen schwerwiegenden Verlust. Es wurden ganze Bände über den Unterschied zwischen diesen und anderen Stimmungslagen geschrieben, doch da Emotionen ein Produkt der Evolution und nicht nach einem vorab festgelegten Plan entstanden sind, überlappen sie sich und tragen zu einer Gemengelage bei, die jeder Beschreibung spottet.

Stimmungstief	Hochstimmung
Risikovermeidung	Risikobereitschaft
Antriebshemmung	Initiative
Geringes Maß an Energie	Hohes Maß an Energie
Sozialer Rückzug	Soziale Eingebundenheit
Wortkarg	Beredt
Langsames Denken	Schnelles Denken
Analytisches Denken	Subjektives Denken
Fantasielos	Kreativ
Unterwürfig	Dominant
Mangel an Vertrauen	Vertrauensvoll
Geringes Selbstwertgefühl	Ausgeprägtes Selbstwertgefühl
Kritik erwartend	Lob erwartend

WIE KANN EIN STIMMUNGSTIEF NÜTZLICH SEIN?

Ein großer Teil der Verwirrung, die sich um die Depression rankt, ist auf die menschliche Überzeugung zurückzuführen, bestimmte Dinge müssten bestimmte Funktionen haben. Bei Objekten, die wir herstellen, zum Beispiel Schere oder Korb, trifft das zu, und auch bei bestimmten Körperteilen wie Augen und Daumen. Deshalb scheint es ganz natürlich zu sein, sich die Frage zu stellen: »Welche Funktion hat ein Stimmungstief?« Bei Emotionen ist das jedoch der falsche Ansatz. Hier kommen wir der Antwort näher, wenn wir uns fragen: »In welchen Situationen bieten Stimmungstief und Hochstimmung einen selektiven Vorteil?« Die meisten Ideen zum Thema Nützlichkeit von Stimmungslagen wurden in den Rahmen ihrer potenziellen Funktionen eingepasst, deshalb müssen wir hier beginnen.

Eine Möglichkeit wäre, dass selbst gewöhnliche Stimmungsveränderungen keinen Nutzen haben. Sie könnten kurzen Störimpulsen geschuldet sein, wie bei einem epileptischen Anfall oder Tremor. Es gibt jedoch gute Gründe für die Annahme, dass dem nicht so ist. Syndrome, sprich das zeitgleiche, gemeinsame Auftreten verschiedener Krankheitsanzeichen, die durch Defekte im Körper wie Epilepsie und Tremor entstehen, treten nur bei einer kleinen Anzahl von Menschen auf, während fast jeder von uns Stimmungsschwankungen aus eigener Anschauung kennt. Wir verfügen alle über ein System, das die Stimmung herauf- oder herunterreguliert, je nach aktuellem Geschehen. Solche Regulierungssysteme können von der Evolution nur herausgebildet worden sein, weil damit nützliche Reaktionen verbunden sind. Schmerzen, Fieber, Erbrechen, Angst und Stimmungstief werden dann aktiviert, wenn es erforderlich ist. Das heißt nicht, dass sie sich jedes Mal als nützlich erweisen; falsche Alarme sind an der Tagesordnung. Doch es bedeutet, dass solche Systeme mit Blick auf die Frage verstanden werden müssen, wann und in welcher Weise sie einen Nutzen haben.

Der Londoner Psychoanalytiker John Bowlby wies als einer der Ersten auf die Möglichkeit hin, dass ein Stimmungstief eine evolutionäre Funktion haben könnte. Dank des Austauschs mit dem Hauptvertreter der vergleichenden Verhaltensforschung, dem österreichischen Zoologen Konrad Lorenz, und dem englischen Biologen Robert Hinde richtete er seinen Blick auf das Verhalten von Kleinkindern, die von ihren Müttern getrennt wurden.[164] Nach einer kurzen Abwesenheit wurde die Bindung zur Mutter bei einigen Kindern rasch wieder hergestellt, andere reagierten zurückhaltend und einige wenige aggressiv. Eine längere Trennung führte zu einer verlässlichen Verhaltensabfolge: Nach anfänglichem Protestgeschrei begannen die Kinder, stumm hin- und herzuschaukeln, oder rollten sich zusammen, nahmen eine Körperhaltung ein, die man auch bei Erwachsenen weltweit als Zeichen eines Zustands tiefster Verzweiflung deuten würde.[165]

Bowlby sah, dass Weinen die Mütter motivierte, die Bindung zu ihren Kindern wieder zu festigen. Er sah auch, dass lange andauerndes Weinen mit Blick auf die Evolution Energie verschwendet und Beutegreifer angelockt hätte; bei längerer Abwesenheit der Mütter wäre ein unauffälliger Rückzug nützlicher gewesen. Aus diesen Überlegungen entwickelte sich die Bindungstheorie als Grundlage für das Verständnis der Mutter-Kind-Bindung und die daraus resultierende Pathologie, wenn sie gestört wurde. Bowlby verdient als einer der Pioniere der Evolutionären Psychiatrie Anerkennung für die Erkenntnis, dass Bindungsverhalten einen selektiven Vorteil bietet, weil es die Anpassungsfähigkeit von Mutter und Kind an Veränderungen ihrer Umwelt stärkt.

Ausführlichere evolutionäre Analysen in den letzten Jahrzehnten haben den Gedanken infrage gestellt, dass nur eine sichere Bindung normal ist. In einigen Situationen können Säuglinge mit einem von Vermeidung oder Angst geprägten Bindungsstil ihre Mütter motivieren, sich mehr um ihre Bedürfnisse zu kümmern.[166] Wenn reguläres Lächeln und Gurren nicht funktionieren, könnte es wirksamer sein, endlos zu schreien, wenn die Mutter geht, und ihr bei der Rückkehr die kalte Schulter zu zeigen.

Der Psychiater George Engel von der University of Rochester, der den Begriff »biopsychosoziales Modell« prägte, schlug eine Funktion für die Depression vor, die mit der Bindung verwandt ist. Er erklärte, dass junge Affen Kalorien sparen und vermeiden können, Beutegreifer auf sich aufmerksam zu machen, wenn sie reglos an dem Ort verweilen, an dem sie sich gerade befinden. Dieses Verhalten bezeichnete er als »ressourcenerhaltendes Rückzugsmuster«. Er bemerkte die Ähnlichkeit mit einer Depression und hob hervor, dass sie dem Winterschlaf glich.[167]

Aubrey Lewis, einer der Gründer des Institute of Psychiatry in London, sah in einer Depression ein Signal für das Bedürfnis nach Hilfe.[168] Diese Idee wurde von David Hamburg, dem ehemaligen Leiter der Abteilung Psychiatrie an der Stanford University, aufgegriffen und weiterentwickelt.[169] Einige Evolutionspsychologen verliehen der Hypothese eine zynische Note mit der Behauptung, Depressionssymptome und vor allem Suizidandrohungen seien Strategien, um andere zu manipulieren und ihre Hilfe einzufordern. Der Anthropologe Edward Hagen betrachtet eine Wochenbettdepression als Adaptionsverhalten, um Verwandte unmittelbar nach der Entbindung zu Hilfeleistungen zu erpressen.[170] Für ihn stellen diese Symptome eine passive Drohung der Mutter dar, den Säugling zu verlassen. Untermauert wird seine Ansicht von Hinweisen, dass Wochenbettdepressionen häufiger auftreten, wenn der Partner wenig Unterstützung bietet, die Ressourcen knapp sind oder der Säugling zusätzliche Pflege oder Betreuung braucht.

Depressionen und Suizidandrohungen können zweifellos Manipulationsversuche sein. Doch es gibt kaum hieb- und stichfeste Belege dafür, dass eine Depression bei den meisten Müttern in solchen Situationen eine verlässliche Reaktion ist, und es ist auch keineswegs klar, dass Frauen, bei denen Depressionen in stärkerer Ausprägung auftreten, tatsächlich mehr Unterstützung von ihren zuvor wenig hilfreichen Angehörigen erhalten. Außerdem ist die Theorie nur schwer mit den Forschungsergebnissen des Psychologen James Coyne vereinbar, die zeigen, dass Depressionen bei Angehörigen nur kurzfristig fürsorgliche, hilfreiche Reaktionen hervorrufen; danach neigen diese dazu, sich zurückzuziehen.[171]

Der kanadische Psychologe Denys de Catanzaro hatte eine Idee, die auf den ersten Blick noch verstörender erscheint, dass Selbsttötung nämlich für die Gene eines Individuums von Vorteil sein könnte.[172] Wenn jemand in einer harschen Umwelt lebt und in absehbarer Zukunft wenig Reproduktionschancen hat, könnte die Selbsttötung Nahrung und Ressourcen freisetzen, die von den Angehörigen genutzt werden, um Kinder großzuziehen und einige Gene des Opferwilligen doch noch an künftige Generationen weiterzugeben. Das wäre das ultimative Beispiel dafür, dass die natürliche Selektion ein Merkmal herausbildet, das den Genen einen Vorteil auf Kosten des Individuums bietet. Diese Auffassung mag kreativ sein, aber sie ist weitgehend falsch. Selbst in einer harschen Umwelt ist ein Suizid kein alltägliches Verhalten. Sogar alte und kranke Menschen, die sich nicht mehr fortpflanzen können, wünschen sich oft verzweifelt, noch ein wenig länger zu leben.

Der britische Psychiater John Price erkannte eine wichtige Funktion der Depressionssymptome, die sich auf seine Beobachtungen von Hühnern stützte.[173] Hühner, die einen Kampf verlieren und in der Hackordnung absteigen, ziehen sich aus sozialen Aktivitäten zurück und verhalten sich submissiv, wodurch sie die Anzahl weiterer Angriffe von dominanten Hühnern verringern. Price stellte das gleiche Phänomen bei Grünen Meerkatzen fest.[174] Sie leben in Gruppen, die aus einigen wenigen Männchen und Weibchen bestehen. Das Alphatier, ein Männchen, das sein Vorrecht auf mehr oder weniger alle Reproduktionschancen geltend macht, ist durch einen azurblauen Hodensack gekennzeichnet. Allerdings nur so lange, bis es einen Kampf gegen einen Paarungskonkurrenten verliert. Dann rollt es sich zusammen, schaukelt hin und her, zieht sich aus der Gruppe zurück und legt ein depressives Verhalten an den Tag, während sich sein Hodensack dunkelgrau färbt. Price deutet diese Signale als unwillkürliche Unterordnung oder Kapitulation.[175] Der Verlierer weist darauf hin, dass er keine Bedrohung mehr darstellt, und entgeht damit weiteren Rangkämpfen mit dem neuen dominanten Männchen, nach dem Motto: Lieber aufgeben und Kapitulationsbereitschaft zeigen als einen Angriff riskieren.

Price arbeitete mit den Psychiatern Leon Sloman und Russell Gardner zusammen, um diese Idee im Klinikumfeld umzusetzen.[176] Sie beobachteten, dass viele depressive Episoden durch die mangelnde Bereitschaft herbeigeführt wurden, eine Niederlage in einem Statuskampf zu akzeptieren. Sie betrachten das Stimmungstief als normale Reaktion auf eine Niederlage im Wettbewerb und die Depression als Ergebnis nutzloser Statusbestrebungen und der Unfähigkeit, sich geschlagen zu geben. Andere Forschende, vor allem der britische Psychologe Paul Gilbert, haben diese Ideen weiterentwickelt.[177] Sie haben verschiedene stressreiche Lebensereignisse als Statusverlust gedeutet und beobachtet, dass es vielen Menschen besser geht, wenn sie sich aus einem Statuswettbewerb, den sie nicht gewinnen können, ausklinken.

Der Anthropologe John Hartung schlug unabhängig davon eine interessante Variation vor, die Strategie der »vorgetäuschten Selbstabwertung«. Ihm fiel auf, dass es schwierig ist, mit Vorgesetzten zusammenzuarbeiten, die über weniger Kompetenz als man selbst verfügen. Die natürliche Neigung, zu zeigen, was man kann, wird dann oft als Bedrohung wahrgenommen und könnte zu einem Angriff oder sogar zu einem Ausschluss aus der Gruppe führen. Die Lösung? Vorgetäuschte Selbstabwertung: Man stellt das eigene Licht unter den Scheffel.[178] Das funktioniert am besten, wenn man sich selbst davon überzeugt, dass diese Selbsteinschätzung berechtigt ist, ein Muster, das der neurotischen Hemmung und Selbstsabotage entspricht, die Freud der Kastrationsangst zuordnete.

Weitere Unterstützung für einen Zusammenhang zwischen Statusverlust und Depression bieten die Daten, die von den britischen Epidemiologen George Brown und Tirril Harris zusammengetragen wurden.[179] In ihren detaillierten Studien zu Frauen aus dem Norden Londons stellten sie fest, dass 80 Prozent der Teilnehmerinnen, die unter Depressionen litten, mit einem Lebensereignis konfrontiert worden waren, das ihrer Definition von »schwerwiegend« entsprach.

Andersherum war bei 78 Prozent von Frauen, die etwas »Schwerwiegendes« erlebt hatten, innerhalb des ersten Jahres nach dieser einschneidenden Erfahrung keine Depression entstanden, was zu neuen Studien mit dem Schwerpunkt »Resilienz« anregte.[180] Diese Forschungen zeigen, welche Rolle belastende Lebensereignisse als Ursache von Depressionen spielen. Zahlreiche neue Studien bestätigen diese Erkenntnis und erweitern die Rolle, die ihnen bei der Entwicklung von Depressionen zukommt.[181]

Einige Ereignisse scheinen die Depression stärker voranzutreiben als andere. In einer weiteren Studie von Brown und Harris trat eine depressive Episode nach 75 Prozent der Ereignisse auf, die von »Demütigung oder Verstrickung« gekennzeichnet waren; Verlusterfahrungen trugen dagegen nur mit 20 Prozent und gefährliche Situationen mit fünf Prozent dazu bei.[182] Diese Daten stützen die Theorie von Price, vor allem, wenn man davon ausgeht, dass Demütigung und Verstrickung Statuskonflikte einbeziehen. Die Beschreibung spezifischer Lebenssituationen erhöht die Prognosefähigkeit ganz beträchtlich gegenüber allgemeinen Maßstäben wie »Lebensereignisse« oder »Stress«.

Die Hypothese der unwillkürlichen Unterordnung oder Kapitulation scheint auf viele Depressionsfälle zuzutreffen, die ich behandelt habe. Viele der Betroffenen schränken ihre Leistungen und sogar die Sicht auf ihr eigenes Potenzial ein, um ihre Ehe oder eine Beziehung zu retten. Die Sozialstrategie der vorgetäuschten Selbstabwertung beugt Angriffen derjenigen vor, die mehr Macht besitzen, doch dafür müssen Depressionssymptome in Kauf genommen werden. Einer meiner Patienten, ein ehrgeiziger junger Anwalt, verzichtete auf diese Strategie; er lieferte eine brillante Präsentation ab, mit der er einen unfähigen Seniorpartner in der Kanzlei entlarvte. Wie sich herausstellte, verstand sich dieser jedoch hervorragend darauf, die Arbeit des aufstrebenden Konkurrenten zu verunglimpfen, der daraufhin eine Depression entwickelte.

Die Funktion der Unterordnungs- oder Kapitulationssignale, die Angriffen vorbeugen soll, lässt sich im Licht der Situation, in der sie nützlich sind, umdeuten: Sie verhindern eine Niederlage im Statuswettbewerb. Sie bieten die Chance, ein Stimmungstief als nützliche Antriebskraft für eine Neuausrichtung zu betrachten: zum Beispiel, die eigenen Sozialstrategien neu zu bewerten, zu überlegen, sich einer anderen Gruppe anzuschließen, mehr in ausgewählte potenzielle Verbündete zu investieren oder den sozialen Rückzug anzutreten und in der Deckung zu bleiben, bis bessere Zeiten kommen.

Selbst bei einer Umdeutung als Reaktion auf eine Situation bleibt die Theorie auf einen spezifischen Bereich – soziale Ressourcen – und auf einen spezifischen Aspekt dieses Bereichs beschränkt: auf die soziale Stellung in der Hierarchie. Der Versuch, sich in einem Statuswettbewerb zu behaupten, den man nicht gewinnen kann, ist eine Unterart der generellen Situation, bei der Verfolgung von Zielen gleich welcher Art keine Fortschritte zu machen. Nach einem Statusverlust zu signalisieren, dass man aufgibt, setzt den Angriffen derer, die über mehr Macht verfügen, ein Ende. Doch was ist mit dem Scheitern bei anderen Bestrebungen? Besteht die Hauptfunktion der Depressionssymptome darin, Angriffen nach einem Statusverlust vorzubeugen?

Nach meinen Erfahrungen ist das nicht der Fall. Selbst im Sozialstatus-Bereich haben die Depressionssymptome andere Aufgaben als Kapitulationsbereitschaft zu signalisieren, zum Beispiel die Betroffenen zu motivieren, alternative Strategien und neue Allianzen in den Blick zu nehmen. Dazu kommt, dass zwar die Hälfte meiner Patientinnen und Patienten in die Verfolgung unerreichbarer Ziele verstrickt ist, aber viele dieser Ziele nichts mit der sozialen Stellung zu tun haben. Ist unerwiderte Liebe mit der Verfolgung eines Statusziels verknüpft? Und was ist mit dem Versuch, eine wirksame Behandlungsmethode für ein krebskrankes Kind zu finden?

Debatten liefern keine Antwort auf solche Fragen. Wir brauchen Daten, die Aufschluss darüber geben, welche Ereignisse und Situationen den Symptomen einer Depression Vorschub leisten. Milliarden wurden in die Suche nach Gehirnanomalien bei Menschen mit Depressionen und Millionen in die Erforschung der Rolle investiert, die »Stress« dabei spielt. Es ist peinlich für die Wissenschaft und tragisch zugleich, dass die Födereinrichtungen nicht in der Lage waren, die nötigen Ressourcen für Untersuchungen darüber bereitzustellen, welche Lebensereignisse und Situationen tatsächlich welche Depressionssymptome verursachen.[183]

Zunehmendes Nachdenken über die eigenen Probleme ist ein charakteristisches Merkmal eines Stimmungstiefs. Diese Form des Nachdenkens ist in Wirklichkeit oft Grübeln. Das Problem geht uns ständig im Kopf herum, ohne dass wir zu einer Lösung gelangen, wie eine Kuh, die ein Büschel Gras wiederkäut. Eine meiner ehemaligen Kolleginnen, die Psychologin Susan Nolen-Hoeksema, betrachtete die Grübelei als fehlangepasstes Kognitionsmuster, ein zentrales Merkmal der Depression, das am besten beendet werden sollte, sofern möglich.[184] Dank einer erstaunlichen, aber tragischen Glückssträhne sammelte sie 1989, noch vor dem Loma-Prieta-Erdbeben in Kalifornien, Daten über Depression und die Neigung zur Grübelei. Bei einer Befragung zeigte sich, dass bei denjenigen mit einem Hang zur Grübelei die Wahrscheinlichkeit größer war, depressiv zu werden, auch wenn andere Indikatoren, die auf eine Prädisposition für Depressionen hinwiesen, berücksichtigt wurden.[185]

In einem weithin diskutierten Artikel, der 2009 in der *Psychological Review* erschien, vertraten der Biologe Paul Andrews und der Psychiater J. Anderson Thomson Jr. die nahezu entgegengesetzte Meinung.[186] Sie erklärten, dass Grübeln dazu beiträgt, schwerwiegende Lebensprobleme zu lösen. Aus ihrer Sicht zieht die Depression das Interesse von Aktivitäten und dem Leben in der Außenwelt ab und nutzt die freigewordene Zeit und mentale Energie, um das Problem durch langes, intensives Nachdenken zu lösen. Dieser Artikel erweiterte eine verwandte Hypothese, die Andrews und der Biologe Paul Watson in einem 2002 veröffentlichten Artikel aufgestellt hatten, dass die Depression nämlich im Verlauf der Evolution entstanden sei, um die Funktion der »Sozialnavigation« zu unterstützen.[187] In einer handfesten Kritik wies der Evolutionspsychologe Daniel Nettle von der Newcastle University darauf hin, dass es nur wenig Belege dafür gibt, dass Grübelei soziale Probleme löst oder eine Depression die Suche nach Lösungen beschleunigt.[188] Der norwegische klinische Evolutionspsychologe Leif Kennair pflichtete ihm bei[189], und ich stimme mit ihrer Kritik überein.

Dennoch können sozialer Rückzug und intensives Nachdenken nützlich sein, wenn man in einer Sackgasse des Lebens landet. Ich bin ein großer Bewunderer des 1989 erschienenen Buches der schwedischen Psychoanalytikerin Emmy Gut mit dem Titel *Productive and Unproductive Depression: Its Functions and Failures.*[190] Mithilfe anschaulicher Fallstudien erklärte sie, dass depressiver Rückzug und intensive kognitive Prozesse den Umgang mit schwerwiegenden Lebensproblemen verbessern, die eine weitreichende Veränderung erfordern, dass sie aber auch dazu führen können, dass Menschen in einer unproduktiven Depression stecken bleiben. Schwerwiegende Misserfolge im Leben können enorme Bemühungen anstoßen, neue Strategien zu finden. Doch wie Gut, Nettle, Nolen-Hoeksema und andere anmerkten, sind Grübelei und Rückzug keine verlässliche und optimale Reaktion auf solche Situationen.

Die Funktionen, die in den vorhergehenden Abschnitten zusammengefasst wurden, gehören zu den überzeugendsten Erklärungen für Stimmungstiefs und Depressionen. Diese Funktionen als Alternativen umzudeuten, hat viele nutzlose Debatten ausgelöst, aber alle sind relevant. Doch ihre Bedeutung und die Beziehungen zueinander werden klarer, wenn der Bezugsrahmen von den Funktionen auf die Situationen verlagert wird, in denen sie von Vorteil sein könnten.

STIMMUNGEN ALS TREIBER DER SITUATIONSSPEZIFISCHEN VERHALTENSANPASSUNG

Die meisten Verhaltensweisen sind auf die Realisierung eines Ziels ausgerichtet. Einige schließen Versuche ein, Wünsche oder Bedürfnisse zu erfüllen, andere dienen dem Zweck, einer Situation zu entkommen oder ihr vorzubeugen. Wie auch immer, ein Individuum ist normalerweise bestrebt, Fortschritte auf dem Weg zum Ziel zu machen. Hochstimmung und Stimmungstiefs werden durch Situationen hervorgerufen, die sich während der Zielverfolgung ergeben. Welche Situationen sind das?

Eine allgemeine, aber nützliche Antwort wäre: *Hochstimmung und Stimmungstief sind im Zuge der Evolution entstanden, um die Abwägung von Kosten und Nutzen in jeder Situation zu verbessern.*[191] Eine Situation ist vorteilhaft, wenn eine kleine Investition verlässlich einen großen Gewinn abwirft. Wenn eine Mastodon-Herde ein Tal durchquert, wird eine hochgestimmte Verfolgung wegen des (Jagd-)Gewinns den körperlichen Einsatz und das Risiko wert sein. Wenn Ihr Job darin besteht, Autos zu verkaufen, zahlt sich zusätzliche Mühe in einem Jahr, in dem die Wirtschaft boomt, aus. In einer anderen Situation sind die Bemühungen höchstwahrscheinlich verschwendet. Wenn seit Monaten kein Mastodon mehr gesichtet wurde, würde man auf der Suche nach ihnen nur Zeit und Energie verschwenden. Der Versuch, während einer ökonomischen Krise Autos zu verkaufen, ist vielleicht nicht ganz fruchtlos, aber anstrengend und deshalb spaßbefreit.

Individuen, die in Situationen mit günstigen Voraussetzungen zu emotionaler Höchstform auflaufen, sind imstande, Chancen voll zu nutzen. Individuen, deren Stimmung sich in Situationen mit ungünstigen Vorzeichen trübt, können Risiken und Energieverschwendung vermeiden, wenn sie ihre Aufmerksamkeit auf andere Strategien oder Ziele verlagern. Die Fähigkeit, Stimmungen an die Wechselfälle des Lebens anzupassen, bietet damit einen selektiven Vorteil.

Die Geschichte wird noch interessanter. Wenn die Zeiten gut sind und allem Anschein nach noch eine Weile so bleiben, besteht aktuell keine Notwendigkeit, sich besonders anzustrengen. Wenn Ihnen jeden Tag ein Mastodon über den Weg läuft, ist die Sichtung einer ganzen Herde kein Grund, einen Freudentanz aufzuführen. Wenn Sie die Ernte jederzeit einfahren könnten, können Sie sich entspannen. Aber wenn eine Mastodon-Sichtung eine Seltenheit ist, lohnt sich die Mühe, den Spuren des urzeitlichen Rüsseltiers zu folgen. Es mag paradox erscheinen, aber eine intensive Hochstimmung ist vor allem für kurzlebige Chancen von Nutzen. Ein Stimmungstief ist in zeitweilig unvorteilhaften Situationen nützlicher als in endlos schlechten Zeiten. Menschen, die unverhofft große Verluste hinnehmen müssen, erholen sich mit der Zeit von dem Schock, aber die Wahrnehmungsverzerrungen, die mit einer Depression einhergehen, machen so eine hoffnungsvolle Sichtweise oft unmöglich.

DREI ENTSCHEIDUNGEN, DIE DAS LEBEN BEEINFLUSSEN

Drei Entscheidungen braucht es, um Ihre Fitness zu maximieren. Die Herausforderung, wild wachsende Himbeeren zu sammeln, veranschaulicht, wie sich die Stimmung auf die Entscheidungsfindung auswirkt. Erstens sollten Sie überlegen, wie viel Energie Sie für die Aufgabe aufwenden wollen, die Beeren da zu pflücken, wo Sie sich gerade befinden. Ist es besser, dabei so schnell wie möglich vorzugehen, um in kürzester Zeit die größte Ausbeute zu erzielen, oder langsamer zu arbeiten, um Kräfte zu schonen? Zweitens, wann sollten Sie aufhören? Ist es besser, die mühevolle Suche nach den verbliebenen Beeren so lange fortzusetzen, bis Sie nichts mehr finden, oder vorher aufzuhören und nach einem anderen, ergiebigeren Strauch Ausschau zu halten? Und was tun Sie drittens, wenn es an der Zeit ist, die Suche zu beenden? Andere essbare Beeren, Nüsse oder was auch immer sammeln, einfach nur einen Spaziergang durch den Wald machen oder nach Hause zurückkehren?

Unser Leben ist eine endlose Abfolge solcher Entscheidungen auf unterschiedlichen Zeitachsen, die ein Abwägen erfordern. Soll ich diesen Abschnitt des Manuskripts noch einmal durcharbeiten oder besser zum nächsten übergehen, damit ich vorankomme? Soll ich jetzt weiterschreiben oder lieber eine Mittagspause einlegen, um den Kopf freizubekommen? Lohnt sich die Mühe überhaupt, ein Buch zu schreiben, oder sollte ich lieber Golf spielen lernen? Ich trete auf der Stelle und mein Elan schwindet, also doch lieber Mittagessen.

Eine gute Entscheidung! Nach einer kurzen Erholungspause kann sich die Aufmerksamkeit wieder voll auf eine leichte Abwandlung der Frage konzentrieren: Warum haben Menschen, die keine Stimmungsschwankungen kennen, Nachteile? Stimmungsschwankungen müsste es nicht geben. Wir könnten im immer gleichen stabilen Gemütszustand unseren Aufgaben nachgehen, weder begeistert reagieren, wenn wir einen mit reifen Früchten beladenen Himbeerstrauch entdecken, noch entmutigt sein, wenn wir stundenlang laufen und am Ende mit leeren Händen dastehen. Wir würden weder Aufregung empfinden, wenn uns die attraktivste Frau im ganzen Raum anlächelt und Blickkontakt sucht, noch Enttäuschung verspüren, wenn wir erkennen müssen, dass nicht wir, sondern ein anderer mit dieser Einladung zum Flirt gemeint war. Ohne die Fähigkeit, die ganze Bandbreite der Stimmungsskala zu erleben, würde weder ein Lottogewinn noch das Wissen, dass die drohende Insolvenz abgewendet ist, unser Energieniveau, unseren Enthusiasmus, unsere Risikobereitschaft, unsere Eigeninitiative oder unseren Optimismus beeinflussen. Die Suche nach der besten Methode, Himbeeren zu sammeln, bietet eine Vorlage für viele andere Dinge im Leben, selbst für so schwerwiegende persönliche Entscheidungen wie die Frage, ob man eine berufliche Tätigkeit oder eine Ehe fortsetzen sollte.[192]

BEERENPFLÜCKEN UND STIMMUNGSLAGEN

Wenn Sie schon einmal einen ganzen Nachmittag damit verbracht haben, irgendwo in der freien Natur Himbeeren zu sammeln, kennen Sie die emotionalen Veränderungen, die bestimmen, wie erfolgreich Sie dabei sind. Wenn Sie einen Strauch voller reifer Beeren entdecken, freuen Sie sich wie verrückt. Voller Enthusiasmus begeben Sie sich an die Arbeit, pflücken eine Handvoll Beeren nach der anderen, die so köstlich schmecken, dass einige nie in Ihrem Eimer landen. Nach und nach leert sich der Strauch, die Suche nach einzelnen

Beeren wird beschwerlicher, Ihre Begeisterung flaut ab. Und schließlich müssen Sie Ihre Hand an den Stacheln vorbeilavieren, um fündig zu werden. Ihre Motivation, die Suche an diesem Strauch fortzusetzen, hat sich verflüchtigt, und das ist gut so. Es ergibt keinen Sinn, auch noch die letzte Beere am Strauch pflücken zu wollen. Aber vorschnell aufzugeben und zum nächsten Strauch überzugehen, wäre auch nicht klug. Wie lange sollten Sie also bei jedem Strauch bleiben, um die größte Menge Beeren pro Stunde zu sammeln? Das Problem mag abstrakt erscheinen, aber solche Entscheidungen sind spielentscheidend für die Fitness jeder Art, gleich ob Mensch oder Tier. Der Evolutionsökologe Eric Charnov, der zum Thema Nahrungssuche geforscht hat, fand einen eleganten Lösungsansatz, der viel über den Einfluss der Stimmung im Alltag offenbart.[193]

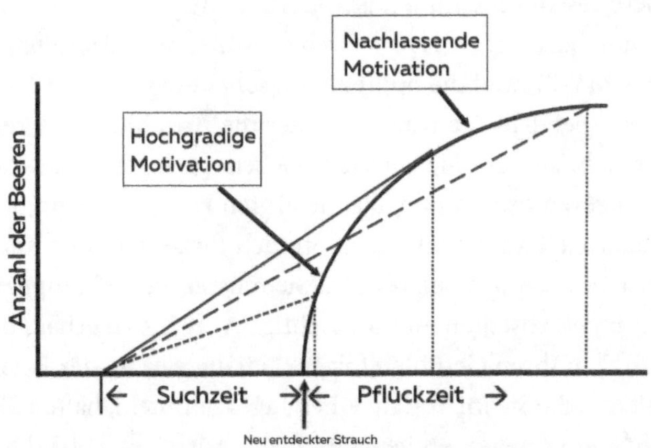

Das Grenzwerttheorem

Nehmen wir der Einfachheit halber an, dass Sie immer die gleiche Zeit benötigen, um einen neuen ergiebigen Himbeerstrauch zu entdecken (siehe Suchzeit im Diagramm). Wenn Sie fündig geworden sind, können Sie zunächst viele Beeren innerhalb kürzester Zeit pflücken, danach wird die Arbeit aufwendiger; deshalb steigt die Kurve zunächst steil an und verflacht sich dann allmählich. Sie können an jedem Punkt der Kurve mit dem Pflücken aufhören. Je länger Sie an einem Strauch verweilen, desto mehr Beeren könnten Sie an dieser Stelle einsammeln, aber um die maximale Anzahl pro Stunde zu ernten, müssen Sie zum richtigen Zeitpunkt aufhören und nach dem nächsten ergiebigen Strauch Ausschau halten.

Der beste Zeitpunkt für die Entscheidung, ob Sie aufhören sollten, ist gekommen, wenn Sie die meisten Beeren in der Stunde pflücken können. Die gepunkteten senkrechten Linien stellen die Anzahl der Beeren, die waagerechte Linie die Zeitachse dar (Suchzeit plus Pflückzeit). Sie erhalten die größte Anzahl Beeren pro Stunde zu dem Zeitpunkt, an dem die Linie mit dem größten Gefälle (die durchgezogene) den höchsten Punkt der Kurve berührt. Wenn Sie früher aufhören (die untere gestrichelte Linie) oder länger bleiben (die obere gestrichelte Linie), ist die Ausbeute pro Stunde geringer.

Charnov bezeichnet das als Grenzwerttheorem (*Marginal Value Theorem*, MVT), weil die optimale Entscheidung an einer Stelle im »Grenzwertbereich« stattfindet, an der die Anzahl der Beeren von dem Strauch, an dem Sie gerade pflücken, geringer ist als die Anzahl der Beeren pro Stunde, die Sie ernten könnten, wenn Sie Ihre Sammelaktivität an einem neuen Strauch fortsetzen. Die Kernidee ist ebenso einfach wie tiefgreifend. Sie müssen keine komplizierten Berechnungen anstellen, um die richtige Antwort zu erhalten, sondern lediglich Ihren Gefühlen folgen. Um die Anzahl der Beeren zu maximieren, die Sie im Verlauf eines Tages sammeln, halten Sie einfach nach einer neuen ergiebigen Quelle Ausschau, sobald Sie das Interesse an Ihrem aktuellen Strauch verlieren, weil das Pflücken zu mühsam wird. Dank Ihrer Emotionen, die von der natürlichen Selektion vorprogrammiert wurden, ist der Zeitpunkt für einen Wechsel dann optimal, wenn die Anzahl der Beeren geringer wird als die durchschnittliche Anzahl der Beeren, die Sie pro Minute bei weiteren Sträuchern einsammeln könnten. Diese Entscheidungsfindungsmechanismen sind bei fast jedem Lebewesen im Gehirn verankert. Marienkäfer, Honigbienen, Eidechsen, Streifenhörnchen, Schimpansen und Menschen sind darauf geeicht, gute Nahrungssuche-Entscheidungen zu treffen. Sie müssen keine Berechnungen anstellen; die Motivation lässt zum optimalen Zeitpunkt für einen Wechsel nach.

Die Entscheidung, wann der beste Zeitpunkt gekommen ist, um mit einer Aktivität aufzuhören und mit einer anderen zu beginnen, folgt demselben Prinzip. Wenn die Anzahl der Sträucher und die Beerenausbeute so spärlich ist, dass Sie mehr Kalorien pro Stunde mit Herumwandern und Suchen als mit Beerenpflücken verbrauchen, machen Sie am besten Schluss. Selbst wenn Beeren in Hülle und Fülle vorhanden sind, kommt irgendwann der Zeitpunkt, an dem Aufhören die beste Option ist, weil Weitersammeln zur Folge hätte, dass der Eimer, den Sie heimschleppen, immer schwerer würde und Sie den ganzen Tag in der Küche stehen müssten, um mehr Marmelade zu machen, als Sie in einem Jahr essen könnten. Lange bevor dieser grenzwertige Punkt erreicht ist, flaut die Motivation ab, und Menschen, die ihren Gefühlen Aufmerksamkeit schenken, treten den Heimweg an.

Dieses Grenzwerttheorem gibt den Takt unserer täglichen Aktivitäten vor. Wir beginnen eine Tätigkeit mit Begeisterung, bleiben eine Weile dabei, verlieren allmählich das Interesse und gehen zu etwas anderem über. Wie lange wir bei einer Aktivität verweilen sollten, ist von den Anlauf- oder Bereitstellungskosten abhängig. Sie entsprechen den Kosten, die mit der Suche nach einem neuen Beerenstrauch, der Beerenausbeute im Verlauf der Zeit und der potenziellen Ausbeute der verfügbaren Alternativen verbunden sind. Um abends ein Buch zu lesen, müssen Sie zuerst ein Buch finden, das Sie interessiert, es sich in einem Sessel bequem machen, das Licht einschalten und mit dem Lesen beginnen. Wenn Sie nach ein paar Minuten zu einer anderen Aktivität übergehen, haben Sie nicht viel gelesen, das heißt, die Ausbeute oder der Gewinn sind gering.

Menschen mit einem Aufmerksamkeitsdefizit oder einer Aufmerksamkeitsdefizitstörung mit Hyperaktivität (ADHS) können ein Lied davon singen. Ihre Motivation, bei einer bestimmten Aufgabe zu bleiben, schwindet rasch, und die Chance, etwas anderes zu tun, ist so verlockend, dass sie diesem Impuls nicht widerstehen können. Sie wechseln binnen kürzester Zeit von einer Aktivität zur anderen und bringen selten etwas zu Ende. Es wäre interessant, zu beobachten, wie sich Menschen mit ADHS beim Beerenpflücken verhalten. Ich wette, sie geben jeden Strauch vorzeitig auf. Doch zu lange bei einer Aufgabe zu verweilen, ist ebenfalls unklug. Auf diese Menschen würde die Diagnose »Hypoaktivität«, sprich Antriebslosigkeit, zutreffen.[194] Interessanterweise erhöhen Medikamente, die bei ADHS verordnet werden, die Produktion des Botenstoffs Dopamin, der Signale zwischen den Nervenzellen weiterleitet, emotionale, geistige und motorische Aktivitäten steuert und im Gehirn als Reaktion auf Belohnungen ausgeschüttet wird. Eine Erhöhung des Dopaminspiegels könnte bewirken, dass das Gehirn reagiert, als würde der aktuelle Strauch die größere Beerenausbeute pro Minute bieten und deshalb zur Entscheidung ermutigen, dabeizubleiben.

WANN SIE SICH FÜRS NICHTSTUN ENTSCHEIDEN SOLLTEN

Die Entscheidung, wann Sie mit dem Beerensammeln aufhören und nach Hause zurückkehren oder sich gar nicht erst auf die Suche begeben sollten, bringt uns dem Thema Stimmungstief und Depression näher. Die generelle Antwort lautet: Wenn Sie mehr Kalorien pro Minute verbrauchen als mit anderen potenziellen Aufgaben, ohne das gewünschte Ergebnis zu erzielen, ist es am besten, Schluss zu machen und auf bessere Zeiten zu warten.

Honigbienen nutzen an warmen Sommertagen jede Minute, um Pollen und Nektar zu sammeln. Wenn der Abend naht, erschwert die kühlere Luft den Flug, und die Blütenkelche schließen sich und sind schwerer zu finden. In der zunehmenden Dämmerung ist es irgendwann am besten, die Suche zu beenden. Honigbienen treffen diese Entscheidung zum optimalen Zeitpunkt.[195] Ihre stammesgeschichtlichen Vorfahren, die zu wenig oder zu viel Zeit in die Nahrungssuche investierten, mussten sich mit weniger Kalorien am Tag begnügen und hatten weniger Nachkommen. Das trifft auch auf Kaninchen zu, wobei die Kosten einer zu langen Nahrungssuche ungleich dramatischer sind: Sie laufen Gefahr, vom Fuchs als Nachtmahl verspeist zu werden. Für alle Spezies gilt: Wenn die zu erwartenden Kosten größer sind als der Nutzen anderer potenzieller Aktivitäten, dann ist es am besten … nichts zu tun. Sich an einen gefühlt sicheren Ort zu begeben und abzuwarten, wie sich die Situation entwickelt. Diese Kosten-Nutzen-Analyse versetzt uns in einen Zustand, der auch für Stimmungstiefs oder eine Depression typisch ist.

Manche Tiere nehmen jeden Abend einen Zustand ein, der dem Erhalt ihrer Ressourcen dient. Die Dickschwänzige Schmalfuß-Beutelmaus ist eine Beutelsäugerart, die in Australien endemisch ist und in Wüstenregionen mit kargem Nahrungsangebot und extremen Temperaturschwankungen lebt. Sie kann tagsüber nicht genug Kalorien zu sich nehmen, um ihren Körper während der kalten Winternächte warm zu halten. Deshalb verlangsamt sich der Stoffwechsel nach Einbruch der Dunkelheit, senkt die Körpertemperatur in einer Art Miniwinterruhe auf 20 Grad ab.[196] Manchmal besteht die beste Strategie also darin, noch weniger als nichts zu tun.

Einige Tiere müssen Entscheidungen auf Leben und Tod treffen, bei denen es am besten sein kann, auch große Risiken einzugehen. In einem klassischen Experiment des Verhaltensökologen Thomas Caraco und seines Teams hatten Winterammerfinken gelernt, dass es zwei Futterspender als Nahrungsquelle gibt. Beide enthielten die gleiche durchschnittliche Menge an Körnern pro Besuch; der eine gab jedoch jedes Mal eine winzige Futtermenge aus, bei dem anderen war sie unterschiedlich groß. Wenn die Temperaturen normal waren, bevorzugten die Vögel die sichere Futterstelle mit der geringeren Ausbeute. Sanken die nächtlichen Temperaturen jedoch unter den Punkt, an dem das Überleben mit dieser geringen Ausbeute gefährdet war, tauschten sie. Statt sich dem sicheren Tod durch Erfrieren auszusetzen, gingen sie ein Risiko ein, das eine Überlebenschance bot. Menschen verhalten sich in manchen Situationen genauso, zum Beispiel Insassen eines Straflagers, die einen Ausbruch planen und trotz der bewaffneten Wachposten auf die meterhohen Zäune zulaufen, in der Hoffnung, dass sie nicht von einer Kugel getroffen werden und die Flucht gelingt.[197]

Harte Zeiten erfordern Entscheidungen, die oft mit hohen Risiken verbunden sind. Meine Großmutter wurde im Februar 1884 auf einer kleinen Insel vor der norwegischen Küste geboren. Am Tag ihrer Taufe sichtete ihr Vater in weiter Entfernung vom Ufer einen Fischschwarm. Ein Geschenk des Himmels, um zusätzliche Mäuler während der Nahrungsengpässe im Winter zu stopfen? Trotz des hohen Wellengangs ruderte er gemeinsam mit seinem Partner aufs Meer hinaus. Sie holten die Netze immer wieder ein, bis das Boot voll beladen war. Sollten sie weitermachen oder an Land zurückkehren? Der Fischschwarm war riesig, eine einmalige Gelegenheit, die sich vielleicht nicht wieder bot, also füllten die Männer auch das Beiboot, das mit einer Kette an ihrem Ruderboot befestigt war. Der Wind frischte auf, das Dingi kenterte, die Kette konnte nicht durchtrennt werden, und beide Boote gingen unter. Meine Urgroßmutter stand am Ufer, ihre neugeborene Tochter im Arm, und musste hilflos mitansehen, wie ihr Mann vor ihren Augen ertrank. Optimismus und Mut zahlen sich oft aus, aber sie können auch fatal sein. Die Gefahren, die mit der Risikobereitschaft in einem harschen Umfeld einhergehen, tragen vielleicht zu der Erklärung bei, warum die überlebenden Nachfahren meines Urgroßvaters zu Angst und Pessimismus neigen.

Entscheidungen zu treffen, die sich auf die Nahrungsbeschaffung – gleich ob Beerensammeln oder Fischfang – beziehen, sind noch heute für viele Menschen ein wichtiger Bestandteil ihres Lebens. Die meisten von uns verfolgen heute zwar eher langfristige soziale Ziele in komplexen Beziehungsnetzwerken, die uns aber mit der gleichen schwierigen Entscheidung konfrontieren, ob wir mühevolle Aktivitäten fortsetzen sollten, die unter Umständen zu nichts führen. Einige Wettbewerbssituationen bieten einer kleinen Anzahl von Teilnehmenden reichen Lohn, während alle anderen trotz jahrelanger

Bemühungen leer ausgehen. Als Footballspieler ins Profilager überzuwechseln ist mit Sicherheit fantastisch, aber 999 von 1000, die eine Karriere in diesem hart umkämpften Feld anstreben, scheitern. Der Lohn der Mühen ist selbst für erfolgreiche Schriftsteller vergleichsweise unspektakulär, und trotzdem fühlen sich immer mehr Leute berufen, Romane zu schreiben. Und die Stimmung ist auch bei der Verfolgung anderer individueller Ziele eine starke Antriebskraft: bei dem Versuch, abzunehmen, Arbeit zu finden, mit einem unleidlichen Chef oder einer launischen Partnerin auszukommen oder den Alltag trotz der Beeinträchtigung durch eine Arthritis zu bewältigen. Wenn wir Projekte verfolgen, die in unserem Leben eine zentrale Rolle spielen, beschleunigen und verlangsamen sich Fortschritte, und die Stimmung erlebt Höhen und Tiefen wie bei einer Achterbahnfahrt.

Das bringt uns zu der Frage zurück, die mit dem Grenzwerttheorem verbunden ist: Wann ist es am besten, ein wichtiges Lebensziel aufzugeben? Zu Beginn meiner beruflichen Laufbahn pflegte ich Patientinnen und Patienten zu ermutigen, es immer wieder zu versuchen, sich nicht von ihren Depressionssymptomen zu der irrigen Annahme verleiten zu lassen, dass sie nicht gewinnen könnten. Oft erwies sich das als guter Rat. Einige angehende Medizinerinnen und Mediziner schafften es erst beim vierten Anlauf, einen Studienplatz zu ergattern. Einige Countrysängerinnen und -sänger warten ewig lange auf die Chance, in der legendären *Grand-Ole-Opry*-Radioshow eine Probe ihres Könnens abzugeben, obwohl sie schon seit fünf Jahren ihren Lebensmittelpunkt nach Nashville verlegt haben. Viele andere werden durch einen Fehlschlag nach dem anderen entmutigt. Manche Paare landen nach fünfjähriger Verlobungszeit doch noch vor dem Traualtar. Manchmal zahlt es sich aus, ein weiteres Jahr in LA zu bleiben, um Fuß in der Filmbranche zu fassen. Aber oft ist das nicht der Fall.

Ein nüchterner Blick auf meine beruflichen Erfahrungen und meine evolutionäre Sichtweise spornte mich an, die Bedeutung der Stimmungen meiner Patientinnen und Patienten bei der Verfolgung ihrer Ziele zu respektieren. Meistens schienen ihre Symptome einer tiefen inneren Erkenntnis geschuldet zu sein, dass ein wichtiges Lebensprojekt zum

Scheitern verurteilt war. Eine Frau hatte sich gefreut, dass ihr Freund mit ihr zusammenziehen wollte, aber inzwischen sah es ganz so aus, als wäre er nicht zu einer Heirat zu bewegen. Der Chef war hin und wieder voll des Lobes und deutete eine Beförderung an, aber das waren offenbar nichts als leere Worte. Die Hoffnungen auf eine wirksame Krebstherapie stiegen immer wieder an, aber alle Behandlungsansätze waren bislang erfolglos. Er hatte zwei Wochen lang die Finger vom Alkohol gelassen, aber die zahllosen Versprechen, trocken zu bleiben, endeten damit, dass er jedes Mal rückfällig wurde. Ein Stimmungstief ist nicht immer ein Phänomen, das von einem fehlgeordneten Gehirn gesteuert wird; es kann sich auch um eine ganz normale Reaktion bei der Verfolgung eines unerreichbaren Ziels handeln.

TIERMODELLE

Eine Standardmethode, um herauszufinden, ob ein Medikament als Mittel gegen Depressionen wirkt, besteht darin, zu beobachten, ob ein Tier damit nutzlose Bemühungen fortsetzt. Der Porsolt-Test misst, wie lange eine Ratte oder Maus, die in ein Behältnis mit Wasser gesetzt wird, schwimmt, um nicht zu ertrinken.[198] Ratten, denen Prozac oder ein anderes Antidepressivum verabreicht wurden, schwimmen länger. Da der Test funktioniert, um die Wirksamkeit von Medikamenten gegen Depressionen zu überprüfen, wurde er zur Grundlage von mehr als viertausend wissenschaftlichen Artikeln, wobei inzwischen jeden Tag ein neuer veröffentlicht wird. Durchhalten scheint eine gute Sache zu sein, und viele dieser Artikel deuten das Aufgeben als Anzeichen einer depressiven Verstimmung oder Verzweiflung. Doch mit dem Schwimmen aufzuhören, bedeutet nicht zwangsläufig, aufzugeben und zu ertrinken, sondern einfach nur, dass ein Strategiewechsel angesagt ist: sich treiben lassen und den Kopf über Wasser halten. Ratten gehen genau zum richtigen Zeitpunkt zu dieser Strategie über. Bei denjenigen, die ein Antidepressivum erhalten haben und länger schwimmen, ist die Wahrscheinlichkeit größer, dass sie irgendwann erschöpft sind und ertrinken.[199]

Erlernte Hilflosigkeit ist ein weiteres Tiermodell, das davon ausgeht, dass Durchhaltevermögen gut ist. Der Psychologe Martin Seligman setzte in einem Experiment Hunde in eine sogenannte Shuttle-Box, die mit einer niedrigen Trennwand in zwei Bereiche unterteilt war. Hunde, die einen Elektroschock erhalten hatten, lernten schnell, auf die andere Seite überzuwechseln, um ihm zu entgehen. Hunde, die dem Elektroschock nicht ausweichen konnten, wechselten nicht einmal dann die Seite, als es ihnen möglich gewesen wäre. Diese »erlernte Hilflosigkeit« wurde als anschauliches Modell der Depression betrachtet.[200] Wie bei den schwimmenden Ratten erweckten die Hunde vielleicht nur den Anschein, als wären sie nicht lernfähig. In freier Wildbahn gibt es keine Elektroschocks, wohl aber andere Hunde, die bereit sind, ihren Artgenossen Schmerzen zuzufügen, um ihre dominante Stellung zu verteidigen.

ANDERE SITUATIONEN, IN DENEN EIN STIMMUNGSTIEF NÜTZLICH IST

Ich habe auf die Bedeutung der Verfolgung eines unerreichbaren Ziels in einem Artikel hingewiesen, der im Jahr 2000 erschien und der Frage nachging, ob die Depression ein Anpassungsverhalten darstellt.[201] Aus heutiger Perspektive war meine Sichtweise zu eng gefasst. Stimmungstiefs können auch in verschiedenen anderen Situationen Vorteile mit sich bringen. Das Streben nach einer Verbesserung des Sozialstatus sorgt oft dafür, dass Ziele unerreichbar bleiben, aber chronische Niedergeschlagenheit kann auch von Nutzen sein, wenn jemand in der Sackgasse einer untergeordneten Position gelandet ist. Vieler meiner depressiven Patientinnen hatten kleine Kinder, keinen Job, keine Verwandten in der Nähe und einen gewalttätigen Ehemann. Wir setzten alles daran, sie in einem Frauenhaus unterzubringen, aber nur wenige nahmen das Angebot an oder kehrten zurück, um die Therapie fortzusetzen. Wenn die Diagnose mit Blick auf die Ursachen gestellt würde, wäre die »Depression aufgrund der fehlenden Möglichkeit, einem gewalttätigen Ehemann zu entkommen« längst als weit verbreitete Störung anerkannt.

Nicht nur soziale, sondern auch physische Situationen haben Einfluss auf die Stimmung. Drei stechen besonders hervor: Hunger, jahreszeitlich bedingte Wetterveränderungen und Infektionen.

Beim Minnesota-Starvation-Experiment, das im Zweiten Weltkrieg durchgeführt wurde, lieferte eine Gruppe von Männern, die aus Gewissensgründen den Kriegsdienst verweigert und sich freiwillig zur Verfügung gestellt hatten, einen dramatischen Nachweis für die emotionalen Veränderungen, die mit einer extremen Unterernährung einhergehen. Alle Teilnehmenden waren zu Beginn des Experiments gesund und emotional stabil. Das Ziel war, ihr Körpergewicht um 25 Prozent zu reduzieren. Als sie es erreicht hatten, befanden sich die meisten in einem erbarmungswürdigen Zustand, waren völlig erschöpft, depressiv, hoffnungslos und verbrachten den Großteil des Tages damit, nur noch an Essen zu denken.[202] Einen so drastischen Kalorienentzug mussten unsere stammesgeschichtlichen Vorfahren zeitweilig mehrmals verkraften, und in vielen Teilen der Welt hungern noch heute viele Menschen. In solchen Zeiten ist es klug, kräftezehrende Aktivitäten, die mit einem Konkurrenzkampf verbunden sind, zu vermeiden, und eine emotionale Verstimmung hilft dabei.

Der Mangel an Sonnenlicht trübt bei vielen ebenfalls die Stimmung, jahreszeitlich bedingte affektive Störungen sind weit verbreitet. Es ist schwer, zu entscheiden, ob »schlechte Laune« bei schlechtem Wetter eine Adaption oder das Nebenprodukt anderer Mechanismen ist, doch wenn eine Aktivität gefährlich oder nicht zielführend ist, kann ein Stimmungstief durchaus nützlich sein, indem es uns davon abhält.[203]

Sind Sie schon einmal mit allen Anzeichen einer Erkältung aufgewacht und hatten das Gefühl, dass es nichts bringt, die Aufgaben in Angriff zu nehmen, die auf Ihrer To-do-Liste stehen? Dieses Syndrom wurde in den 1980er-Jahren von dem Ethologen Benjamin

Hart als *Sickness Behavior* bezeichnet.[204] Er beschrieb die möglichen evolutionären Vorteile, einschließlich der Energiekonservierung, um Infektionen zu bekämpfen und Beutegreifern und Konflikten aus dem Weg zu gehen, wenn man sich nicht in Topform fühlt. Viele Studien deuten auf das Vorhandensein von Depressionssymptomen während einer Infektionskrankheit hin.[205] Besonders dramatisch sind schwere Depressionen, die durch eine Interferon-Behandlung auftreten. Interferone werden als körpereigene Gewebshormone in menschlichen Zellen gebildet und haben eine immunstimulierende Wirkung. Annähernd 30 Prozent der Patientinnen und Patienten, die an Hepatitis C erkrankt waren und eine Interferon-Therapie erhielten, entwickelten schwerwiegende Depressionssymptome wie körperliche Erschöpfung, ein Gefühl der Hoffnungslosigkeit und Wertlosigkeit.[206] Das zeigt, dass Immunreaktionen eine klinische Depression auslösen können, und deutet darauf hin, dass einige Aspekte des Stimmungstiefs bei der Bekämpfung einer Infektion durchaus nützlich sein könnten.[207]

Dass Erschöpfung und Antriebsschwäche während einer Infektion sinnvoll sind, leuchtet ein, aber warum haben wir Schuld- und Minderwertigkeitsgefühle? Diese Symptome könnten Nebenprodukte eines unausgereiften Systems sein. Eine damit verwandte Erklärung wäre, dass sich einige Systeme, die für die Regulierung der Zielverfolgung zuständig sind, im Verlauf der Evolution aus bereits vorhandenen Systemen zur Bekämpfung von Infektionskrankheiten entwickelt haben. Möglich wäre auch, dass Infektionen bei unseren stammesgeschichtlichen Vorfahren lediglich Erschöpfung verursacht haben und eine voll ausgereifte Depression in einer modernen Umwelt mit einem modernen Immunsystem vor allem bei den Menschen auftritt, die aufgrund einer exzessiven Ernährungsweise oder einer Störung des Mikrobioms hyperaktiv sind.

Unter dem Strich ist die Infektion einfach eine weitere Situation, die ein Stimmungstief hervorruft. Das heißt nicht, dass die Depression immer ein Produkt des Immunsystems ist. Aber wenn die natürliche Selektion Aspekte des Immunsystems vereinnahmt hat, um stimmungsregulierende Systeme zu schaffen, dann könnte das auch die enge Verbindung zwischen Depression und Entzündungserkrankungen wie die Arteriosklerose erklären.[208]

WAS IST GUT AN EINER HOCHSTIMMUNG?

Die Hochstimmung wurde lange vernachlässigt. Sie scheint so unverkennbar gut und nützlich zu sein, dass ihre adaptive Bedeutung erst unlängst erforscht wurde. Sie passt sich problemlos als Gegenpol zum Stimmungstief in das Schwarz-Weiß-Schema ein – mit einer Reihe von Reaktionen, die in gewinnträchtigen Situationen nützlich sind, vor allem dann, wenn es sich um kurzlebige Chancen handelt. Menschen, deren Motivation und Energie als Reaktion auf eine Chance zur Höchstform auflaufen, haben einen selektiven Vorteil, verglichen mit denen, die lieber im alten Trott weitermachen. Hochstimmung verleiht nicht nur Energie, sondern fördert auch die Kreativität, die Risikofreudigkeit, die Eigeninitiative und die Bereitschaft, sich auf neue Aktivitäten einzulassen. Wie Shakespeare Brutus in *Julius Cäsar* sagen lässt: »Es gibt Gezeiten für der Menschen Treiben. Nimmt man die Flut wahr, führt sie uns zum Glück.«[209]

Barbara Fredrickson, eine ehemalige Kollegin an der University of Michigan, führte die Vorteile der Hochstimmung auf die Neigung zurück, »zu erweitern und aufzubauen«. Ihre Experimente und die Studien derer, die ihrem Beispiel folgten, zeigen, dass Hochstimmung die Weltsicht erweitert und mit höherer Wahrscheinlichkeit dazu führt, Initiativen zu ergreifen und neue Wege zu gehen.[210] Diese Veränderungen sind die Eintrittskarte in eine Welt, die uns ermöglicht, Chancen zu nutzen. Sie jedoch als Funktionen umzudeuten, führt zur Vernachlässigung anderer Aspekte positiver Stimmungen, die in verschiedenen Lebensbereichen nützlich sein können. Frisch Verliebte sind beispielsweise sichtbar glücklich. Sie sind bereit, alles nur Erdenkliche für ihren Lieblingsmenschen zu tun, ein Verhalten, das sich in Form einer engagierten Beziehung und vermutlich Sex und Nachkommen auszahlt. In der Welt des Statuswettbewerbs ist der Aufstieg in eine höhere Position ein beglückendes Ereignis, das zu neuen Initiativen und Allianzen anregt, die etliche Vorteile bieten. Es ist gut, solche Chancen frühzeitig zu nutzen, bevor die Anzahl der Konkurrenten wächst.

EIN STIMMUNGSMODELL

Das Wort »physiologisch« wird auch im Sinne von »normal« oder »gesund« verwendet; hier werden Organe und die damit verbundenen Vorgänge anhand der Beobachtung erforscht, was nicht funktioniert. Wenn man die Schilddrüse entfernt, enthüllt die darauffolgende Schilddrüsenunterfunktion, wofür Schilddrüsenhormone gut sind. Aber es gibt keine Möglichkeit, Stimmungen zu entnehmen. Forschungen zu Menschen, die mit ihren Gefühlen nicht viel anfangen können (Alexithymie), sind relevant, aber es ist unklar, ob die Betroffenen keinerlei emotionale Reaktionen haben oder die Wahrnehmung von Gefühlen unterdrücken.[211]

Ich habe ein einfaches Computermodell entwickelt, um zu sehen, ob die Neigung zu Stimmungsschwankungen eine bessere Strategie darstellt, als sich darüber zu freuen, dass man keine hat. Es öffnete mir die Augen für Dinge, die ich mir nie vorgestellt hatte. Das Stimmungsmodell ist ein Spiel, bestehend aus hundert Schritten, bei denen jeweils Investitionen in unterschiedlicher Höhe getätigt werden. Dafür stehen drei unterschiedliche Investitionsstrategien zur Auswahl. Zu Beginn hat jede einhundert Ressourceneinheiten.

Die »stimmungslose« Strategie investiert jedes Mal zehn Ressourceneinheiten. Die »gemäßigte« Strategie investiert bei jeder Wende, die eintritt, 10 Prozent ihrer Ressourcen. Die »stimmungsgeleitete« Strategie investiert 15 Prozent ihrer Ressourcen, wenn der vorhergehende Schachzug einen Gewinn erbrachte, und 5 Prozent, wenn ein Verlust erfolgte. Die Gewinne bei jedem Zug basieren also auf der

Kombination aus einer Zufallszahl und dem Gewinn aus dem vorherigen Zug, sodass ein gewisses Maß an Vorhersehbarkeit gegeben ist. Der durchschnittliche Gewinn beläuft sich auf 1 Prozent, doch bei jedem Zug kann man die gesamte Investition verlieren oder verdoppeln.

Es macht Spaß zuzusehen, wie die Spielrunde verläuft. Ein Klick setzt hundert Spielzüge in Gang, und vier Linien kriechen über den Computerbildschirm, eine für jede der drei Strategien und eine, die den Gewinn bei jedem Zug anzeigt. Jede Spielrunde verläuft anders, was auf die kleinen Abweichungen bei den Zufallsfaktoren zurückzuführen ist.

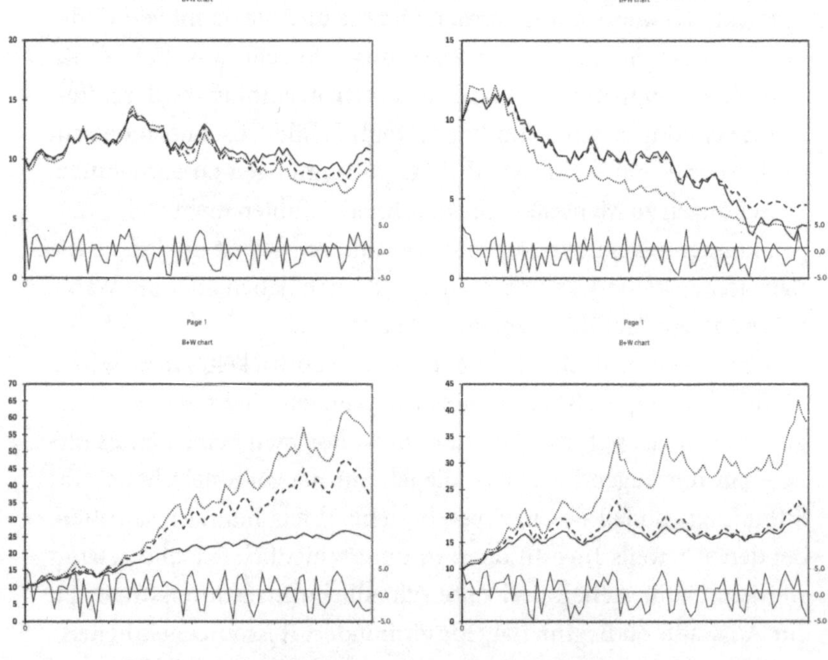

Vier Durchläufe des Stimmungsmodells:
Diese vier Durchläufe veranschaulichen, wie zufällige Variationen des Gewinns zu völlig unterschiedlichen Ergebnissen führen, die mit drei Strategien erzielt werden: mit der stimmungsgeleiteten (gepunktete Linie), der gemäßigten (gestrichelte Linie) und der stimmungslosen Strategie (durchgezogene Linie). Die dünne Linie ganz unten zeigt an, wie sich die Gewinne bei jedem Spielzug verändern.

Welche Strategie gewinnt? Das hängt von den jeweiligen Umständen ab. Normalerweise erzielen alle drei Strategien am Ende annähernd das gleiche Ergebnis. Wenn die Gewinne einigermaßen vorhersehbar sind, gewinnt meistens die stimmungsgeleitete Strategie, weil sie die guten Zeiten zu nutzen weiß und in schlechten Zeiten Risiken meidet. Wenn die Gewinne weniger vorhersehbar werden, schneidet die stimmungsgeleitete Strategie zunehmend schlechter ab, weil sie oft eine Menge riskiert und eine Menge verliert.

Andere Ergebnisse waren nicht vorhersehbar. Die Abbildung zeigt vier Spielrunden mit identischen mathematischen Formeln und Eingangswerten. Wie bei dem hypothetischen Beispiel von einem Schmetterling, der in Brasilien mit seinen Flügeln schlägt und damit einen Wirbelsturm in Florida auslöst[212], führt schon eine leichte Veränderung der Zufallszahlen zu gewaltigen Unterschieden in den Ergebnissen. Normalerweise erzielen alle drei Strategien ähnliche Resultate. Wenn es jedoch einen herausragenden Gewinner oder Verlierer gibt, ist es gewöhnlich die stimmungsgeleitete Strategie.

Die Ergebnisse, die mit diesem einfachen Modell erzielt wurden, können zu der Erklärung beitragen, warum sich Stimmungsregulationsmechanismen von einem Individuum zum anderen erheblich unterscheiden. Selbst die kleinsten Störungen im Umfeld können zu drastisch veränderten Gewinnen für die verschiedenen Mechanismen führen, auch dann, wenn alle anderen Bedingungen gleich bleiben. Kein System kann verlässlich Gewinne für sich verbuchen; vieles hängt vom Zufall ab.

In der Zeit, als Eric Jackson als Doktorand in meinem Labor arbeitete, entwickelte er das Modell weiter. Er programmierte einen Computer, der zehntausend Spielrunden absolvieren konnte, um herauszufinden, welche Stimmungsvariabilität die beste war. Er gelangt zu einer einfachen Schlussfolgerung: Wenn sich die Gewinne stark unterscheiden und bis zu einem gewissen Grad vorhersehbar sind, besteht die optimale Strategie darin, die Investitionen beträchtlich zu variieren, abhängig vom letzten Gewinn – das wäre also die stimmungsgeleitete Strategie. Sind die Gewinne unvorhersehbarer, siegen die beständigeren Strategien, und die stimmungsgeleitete wird rasch aus dem »Strategiepool« ausgemustert.

WAS IN DER PSYCHOLOGIE SCHON SEIT LANGEM BEKANNT IST

Der Gedanke, dass Stimmungen die Zielverfolgung vorantreiben, wurde durch meine Erforschung der Nahrungssuche bei Tieren inspiriert, aber er ist nicht neu. Im Fachbereich Psychologie gibt es viele Artikel, die dieses Phänomen in allen Einzelheiten beschreiben. Der Psychologe Eric Klinger von der University of Minnesota stellte die wichtigsten Konzepte bereits 1975 vor.[213] Wenn sich Menschen der Verwirklichung ihrer Lebensziele nähern, sind sie positiv gestimmt. Hindernisse erzeugen Frustration, die oft als Wut oder Aggressivität wahrgenommen wird. Die Unfähigkeit, Fortschritte zu machen, hat Entmutigung und einen zeitweiligen Rückzug zur Folge. Mehrfaches Scheitern einer Strategie führt zu Demoralisierung und Versuchen, Alternativen zu finden. Wenn wiederholte Bemühungen scheitern, neue zielführende Wege zu entdecken, verringert der emotionale Tiefpunkt die Motivation, das Ziel zu erreichen. Wird das unerreichbare Ziel aufgegeben, macht die Niedergeschlagenheit vorübergehend einem Gefühl der Traurigkeit Platz, das dem Verlust geschuldet ist. Danach wenden sich die meisten Betroffenen anderen, eher erreichbaren Zielen zu. Manchmal sind sie jedoch außerstande, das Ziel aufzugeben, zum Beispiel einen Arbeitsplatz, einen Partner, eine Partnerin oder die Suche nach einer Behandlungsmethode für eine tödliche Krankheit. In einer solchen Situation können die Betroffenen in eine Sackgasse geraten, aus der sie keinen Ausweg sehen, und dann eskaliert die negative Stimmung und entwickelt sich zu einer schweren Depression. Das medizinische Personal einer Klinik wäre gut beraten, Klingers Werk zu lesen.

Andere haben diese Konzepte erweitert und sich mit verwandten Phänomenen befasst. Die deutsche Psychologin Jutta Heckhausen forschte zu einer Gruppe kinderloser Frauen mittleren Alters, die noch auf eine Schwangerschaft hofften. Da die Menopause näher rückte, wurde der emotionale Stress stärker. Doch nach den Wechseljahren waren die Depressionssymptome bei den Frauen, die jede Hoffnung auf eine Schwangerschaft aufgegeben hatten, verschwunden.[214] Eine Ironie des Schicksals: Hoffnung ist oft eine grundlegende Ursache der Depression.

Der kanadische Psychologe Carsten Wrosch führte ähnliche Studien mit Eltern durch, die versuchten, Hilfe für ihre krebskranken Kinder zu bekommen. Die Eltern, die sich am stärksten an dieses Ziel klammerten, waren am meisten gefährdet, eine Depression zu entwickeln. Diejenigen, die in der Lage waren, ihr Ziel zu verlagern oder aufzugeben, waren am wenigsten gefährdet.[215]

Die US-amerikanischen Psychologen Charles Carver und Michael Scheier stellten fest, dass die emotionale Befindlichkeit nicht nur durch Erfolg oder Misserfolg beeinflusst wird, sondern auch durch den Fortschrittsgrad, der misst, inwieweit man das anvisierte Ziel erreicht hat.[216] Schnellere Fortschritte als erwartet heben die Stimmung, langsamere dämpfen sie. Das ist nicht so offensichtlich, wie es scheint. Viele Leute denken, die Stimmung würde das widerspiegeln, was jemand erreicht hat. Das ist ein Trugschluss, wie zahlreiche Beispiele von reichen, gesunden und bewunderten Persönlichkeiten belegen, die trotzdem freudlos wirken. Menschen streben nach Besitz und erwarten Glücksgefühle, wenn sie ihr Ziel erreicht haben, aber dieser Zustand ist nicht von Dauer. Die Stimmung wird nur in bescheidenem Maß von dem geprägt, was wir haben, und nur für kurze Zeit von Erfolg oder Versagen beeinflusst. Die Grundstimmung ist bei den meisten Menschen bemerkenswert stabil, und Abweichungen spiegeln in erster Linie wider, wie weit man auf dem Weg zum Ziel gekommen ist.[217]

AUSSICHTSLOSE SITUATIONEN, GERINGE MOTIVATION UND SCHLECHTE GEFÜHLE

Wenn sich Fortschritte auf dem Weg zu einem Lebensziel verlangsamen oder ganz ausbleiben, beeinträchtigt das Stimmungstief die Motivation und führt dazu, dass wir abwarten und alternative Strategien in Erwägung ziehen. Falls keine der Alternativen Erfolg verspricht, sehen wir uns irgendwann gezwungen, das Ziel aufzugeben. Aber ist Nichtstun aufgrund mangelnder Motivation wirklich die beste Reaktion in ausweglosen Situationen? Sie hat durchaus ihren Nutzen, denn sie vermeidet, dass wir Energie mit fruchtlosen Versuchen verschwenden. Aber warum ziehen wir uns ins stille Kämmerlein zurück und blasen Trübsal, wenn wir mit unserer Lebensstrategie scheitern? Risikobereitschaft und Enthusiasmus würden doch eher dazu führen, nach einer neuen Strategie mit besseren Erfolgsaussichten Ausschau zu halten. Warum haben die Rückschläge im Leben keine Veränderung unserer Wahrnehmung zur Folge, die ein optimistischeres Bild von unserem Selbst, von der Welt und von unserer Zukunft ermöglicht und Energie für den Wechsel zu einem lohnenderen Projekt freisetzt?

Manchmal tritt nach Rückschlägen tatsächlich eine positive Wende ein. Leute, die ihren Job verloren haben, stellen plötzlich fest, dass sie sich eigentlich freuen können, dem Hamsterrad entkommen zu sein, in dem sie seit Jahrzehnten gefangen waren. Nach einer Scheidung folgt auf die anfängliche Verzweiflung oft die Erkenntnis, dass es Beziehungen geben könnte, die besser laufen. Auch die Kapitulation angesichts eines wissenschaftlichen Projekts, das zum Scheitern verurteilt ist, kann befreiend sein, wenn sich dadurch neue Chancen eröffnen, die eigenen Ressourcen in interessantere Studien zu investieren. Zeilen aus Tony Hoaglands Gedicht »Disappointment« fangen den Moment ein, in dem nichts mehr geht und man merkt: »Du musst nie wieder irgendein Ziel verfolgen / Es ist vorbei / Du bist frei«.[218]

Die Vorteile einer optimistischen Lebenssicht liegen auf der Hand, zum Beispiel die Möglichkeit, einer Depression und den damit verbundenen Gesundheitsrisiken zu entgehen.[219] Verglichen mit Pessimisten, ist bei Optimisten die Wahrscheinlichkeit, an einem Herzinfarkt zu sterben, nur halb so groß.[220] Ihre rosarote Brille sorgt für anhaltende Zufriedenheit, ohne die Zweifel, die andere umtreiben. Das kann jedoch zum »Concorde-Effekt« führen: Man kämpft auf längst verlorenem Posten weiter, weil Aufgeben keine Option ist. Wenn Sie auf die Jagd gehen, lang marschieren und innerhalb der ersten Stunde kein Wild auftaucht, lohnt es sich vermutlich, sich länger im Wald auf die Lauer zu legen, aber nicht tagelang. Die Fähigkeit, gute Entscheidungen zu treffen, ist von zentraler Bedeutung. Ausdauer und Optimismus zahlen sich bei den meisten Lebensprojekten aus. Die Suche nach einem neuen Job oder einer neuen Beziehung ist mit hohen Kosten, nicht nur im materiellen Sinn, verbunden. Normalerweise ist es besser, trotz der Probleme weiterzumachen, die möglichen Alternativen gar nicht erst in Betracht zu ziehen und die Hoffnung aufrechtzuerhalten, dass sich die Dinge irgendwann bessern werden. Meistens tun wir das auch.

Doch irgendwann kommt der Punkt, an dem das »Weiter so« ein Fehler ist. Wenn ein Projekt nicht die geringste Erfolgschance hat, ist eine nüchterne, objektive Beurteilung unabdingbar. Zahlreiche Studien zeigen, dass eine negative Stimmungslage die Betroffenen dazu bringt, den Tatsachen ins Auge zu sehen, ein Phänomen, das »depressiver Realismus« genannt wird.[221] Menschen sind generell unverbesserliche Optimisten, wie Experimente belegen.[222] Die optimistischen Teilnehmenden, die aufgefordert waren, auf einen Knopf zu drücken, wenn nach dem Zufallsprinzip ein Licht aufleuchtete, waren überzeugt, es auf Knopfdruck regulieren zu können. Depressive Menschen erkennen im Gegensatz dazu ziemlich bald, dass sie hilflos sind. Der depressive Realismus ist in vielen Kulturen dokumentiert. Traurige Geschichten oder Filme, die ein Stimmungstief auslösen, führen bei den meisten Leuten dazu, dass sie sich selbst und ihre Zukunft sachlicher einschätzen, obwohl die Wirkung geringfügiger ist als gedacht.[223]

Wenn uns ein wichtiges Lebensziel trotz intensiver Bemühungen entgleitet, setzt das Stimmungstief den optimistischen Selbsttäuschungen ein Ende und fördert eine objektive Betrachtung der Alternativen. Dieser Wechsel ist oft schmerzhaft. Viele meiner Patientinnen und Patienten waren überzeugt, ihre Ehe sei noch zu retten, bis zu dem Moment, an dem jede Hoffnung zunichte gemacht wurde, als hätten sich die Gläser der rosaroten Brille plötzlich schwarz verfärbt. Die Brille der Depression ist nicht nur grau, sie verzerrt die Realität, sodass die Betroffenen Chancen, die für andere auf der Hand liegen, nicht mehr erkennen. Einige Arbeitslose sind überzeugt, dass sie nie wieder eine Anstellung finden. Einige frisch Geschiedene sind überzeugt, nicht liebenswert zu sein. Und einige frustrierte Forschende glauben, dass sie ihre Karriere ein für alle Mal abhaken können. Was ist da los?

Pessimismus verhindert übereilte Aktivitäten. Würde eine schlechte Phase in der Ehe, im Job oder bei Schreibprojekten auf Anhieb eine optimistische Sicht auf die Alternativen auslösen, würden wir umgehend einen Kurswechsel einleiten, ungeachtet der Kosten, die mit einem Neuanfang verbunden sind. Durch eine negative Einstellung zu sich selbst und zur Zukunft wird die Einleitung von Veränderungen mit großer Tragweite aufgeschoben, sodass man genug Zeit hat, um einen Schritt zurückzutreten und das ursprüngliche Ziel aus der Distanz zu betrachten. Manchmal ist es am besten, den Anker einzuholen und das Netz an einem anderen Ort auszuwerfen, aber zusätzliche Überlegungen und Zögern zahlen sich nicht aus, wenn ein Kurswechsel aufgrund des hohen Wellengangs riskant ist. Die Kosten und Risiken, die mit dem Umzug in eine andere Stadt, einem neuen Job oder einer neuen Partnerschaft einhergehen, sind oft größer. Vermutlich ist das Festhalten an wichtigen Lebensprojekten, die zu scheitern drohen, und die damit verbundene negative Stimmung den Kosten und Risiken bei der Suche nach etwas Besserem geschuldet. Aber soweit mir bekannt ist, wurde diese Annahme nie auf den Prüfstand gestellt.

Bevor wir den Fokus von einem gewöhnlichen Stimmungstief auf die affektiven Störungen verlagern, sollten wir uns fragen, warum sich dieser Zustand so schrecklich anfühlt. Warum reagiert unser Regulierungssystem nicht auf Bemühungen, die zum Scheitern verurteilt sind, indem es die Alternativen objektiv einschätzt und uns veranlasst, beizeiten einen Kurswechsel einzuleiten, ohne Selbstzweifel, Sorgenkarussell und Seelenschmerz? Dafür gibt es viele mögliche Erklärungen, aber dieser Zustand hat vielleicht die gleiche Funktion wie physische Schmerzen. Der Leidensprozess, der Übelkeit, Erbrechen, Durchfall, Husten, Fieber, Erschöpfung, Schmerzen, Angst und Stimmungstief begleitet, spornt uns an, einen Ausweg aus einer aussichtslosen Situation zu suchen und ähnliche Situationen in Zukunft zu vermeiden. Schmerzunempfindliche Menschen ziehen sich häufiger Verletzungen zu und sterben oft schon im frühen Erwachsenenalter. Menschen, die sich nie schlecht fühlen, wenn sie unerreichbare Ziele verfolgen, finden sich damit ab, dass sie ihr Leben mit nutzlosen Bemühungen vergeuden. Der Mangel an negativer Stimmung mag ihren Genen zugutekommen, aber eine Klinik, die ihnen hilft, sie anzukurbeln, wäre vermutlich genauso beliebt wie eine Klinik, die darauf spezialisiert ist, Ängste zu schüren.

PROBLEM GELÖST?

Es wäre ein Fehler, bestimmte Stimmungslagen bestimmten Funktionen zuzuordnen, weil die Fähigkeit, die damit verbundenen Gefühle zu erleben, eine generelle Funktion hat: Die Stimmungslage führt zu einer Neuzuordnung der Zeit, der Energie, der Ressourcen und der Risikobereitschaft, um in Situationen mit unterschiedlichen Vor- und Nachteilen die Fitness im Darwin'schen Sinn zu maximieren. Hochstimmung und Stimmungstief bewirken eine Anpassung der Wahrnehmung und des Verhaltens und richten sie darauf aus, sowohl für günstige als auch ungünstige Situationen optimal gerüstet zu sein.

Diese allgemeine Zusammenfassung geht von der stillschweigenden Annahme aus, dass sich die Stimmung in einem spezifischen Begriff erfassen lässt. So scheint es zumindest. Wir haben eine bestimmte Bezeichnung dafür, und die meisten Menschen erkennen Hochstimmung und gedrückte Stimmung auf Anhieb anhand von Beschreibungen. Der Wissenschaftler Matthew Keller nahm das riskante Projekt in Angriff, zu erforschen, ob verschiedene Probleme verschiedene Depressionssymptome auslösen. Drei Studien bestätigen seine Hypothese. Der Verlust einer Partnerin oder eines Partners führt zu Tränenausbrüchen, emotionalem Leid und dem Bedürfnis nach menschlicher Unterstützung, während fehlgeschlagene Bemühungen Pessimismus, Erschöpfung und die Unfähigkeit verursachen, Freude zu empfinden.[224] Einer meiner früheren Studenten, Eiko Fried, hob diese Hypothese auf die nächste Ebene: Seine Studien zeigten, dass die Gewohnheit, die Schwere einer Depression anhand einer Zusammenfassung der Anzahl und Intensität der Symptome zu messen, die interessantesten und wichtigsten Variationen ausklammert. Die Analyse individueller Symptome liefert bestenfalls Daten, die dazu beitragen, die Wirksamkeit von Antidepressiva zu demonstrieren und Gehirnmechanismen aufspüren zu lassen, die bei schweren Depression aus dem Ruder laufen.[225]

PSYCHISCHES LEID LINDERN

Zum Schluss noch eine Warnung vor einer weit verbreiteten, aber unlogischen Schlussfolgerung. Wenn sie erfahren, dass Stimmungstiefs auch nützlich sein können, gehen viele Leute davon aus, dass sich eine Behandlung erübrigt. Diese Fehlauffassung herrschte auch vor, als die Narkose erfunden wurde: Viele Ärztinnen und Ärzte weigerten sich, Gebrauch davon zu machen, sogar vor einem operativen Eingriff, weil sie der Meinung waren, Schmerzen seien normal. Das Wissen um die Nützlichkeit negativer Stimmungslagen sollte uns nicht von unseren Bemühungen abhalten, psychisches Leid zu lindern.

Menschen nehmen professionelle Hilfe in Anspruch, weil sie leiden. Gleich ob es sich um körperliche oder seelische Schmerzen handelt, die Ursachen zu finden und zu beseitigen, ist die beste Lösung. Manchmal kann es angemessen sein, ein Stimmungstief als normal und nützlich zu betrachten, weil es dazu beiträgt, Motivation und Lebensrichtung anzupassen. Doch oft besteht keine Möglichkeit, die Situation aus eigenem Antrieb zu ändern. Der Verlust von Freunden, fortgesetzte Gewalt in einer Beziehung, die erfolglose Suche nach einem neuen Job, der allabendliche Versuch, dem eigenen Kind zu helfen, von Drogen wegzukommen, die Unfähigkeit, ein wirksames Mittel gegen chronische Schmerzen zu finden – das alles sind gute Gründe für schlechte Gefühle, die Schaden anrichten, selbst dann, wenn sie normal sind. Ein Stimmungstief kann in bestimmten Situationen normal und nützlich für die Gene eines Menschen, aber schädlich für sein persönliches Wohlbefinden sein. Manchmal ist es normal, aber nutzlos – ein Fehlalarm, ausgelöst nach dem Rauchmelder-Prinzip oder weil wir in einem sozialen Umfeld leben, das sich beträchtlich von der Welt unterscheidet, in der wir uns evolutionsgeschichtlich entwickelt haben. Und manchmal wird es durch Anomalien im Stimmungsregulationsmechanismus verursacht. Bei der Einschätzung von Stimmungstiefs alle Möglichkeiten in Betracht zu ziehen, erlaubt eine Herangehensweise, die auch bei physischen Schmerzen vorherrscht: alles zu versuchen, um die Ursache zu finden, zu beseitigen und das Leid zu lindern.

7. Kapitel
SCHLECHTE GEFÜHLE OHNE GUTEN GRUND: WENN DER STIMMUNGS-REGLER DEFEKT IST

»Depression verhält sich zu Traurigkeit wie Krebs zum normalen Zellwachstum.«[226]

Lewis Wolpert

»Wenn jeder sich wünschen könnte, was zu besitzen ihm unmöglich ist, muss die Verzweiflung sein ewiges Schicksal sein.«[227]

William Blake

Eine ganz gewöhnliche negative Stimmung lässt sich mit den Schmerzen vergleichen, die ein gebrochenes Bein mit sich bringt. Eine anormale negative Stimmung wird durch einen Defekt im Schmerzregulationsmechanismus verursacht. Stimmungs- oder affektive Störungen treten dann ein, wenn der Stimmungsregler versagt.

Ich hatte gerade erst einen neuen Patienten kennengelernt, einen Professor Anfang sechzig. Er saß aufrecht in seinem Krankenhausbett, starrte aus dem Fenster und sprach mit quälender Langsamkeit. »Sieht so aus, als ob sich der Rauch verzieht.«

»Was für ein Rauch?«, fragte ich. »Alles ist weg, nicht wahr?«, erwiderte er. »Die ganze Stadt, alles verbrannt. Aber man kann es immer noch riechen.«

Es hatte kein Feuer gegeben, die Stadt war nicht dem Erdboden gleich, und niemand außer ihm nahm Brandgeruch wahr. »Ich würde ja gern helfen, aber ich habe alles verloren«, fuhr er bedächtig fort. »Ich kann nicht einmal mehr meinen Klinikaufenthalt bezahlen. Ich sollte gehen. Vermutlich muss ich ins Gefängnis.«

Seine Frau schaltete sich ein. »So redet er schon seit Wochen, aber egal wie oft ich ihn darauf hinweise, dass wir für unseren Ruhestand vorgesorgt haben, er behauptet, unsere ganzen Ersparnisse wären weg. Aber das würde keine Rolle spielen, weil er ohnehin bald sterben wird.« Seine psychotische Depression rief bei ihm offensichtlich Wahnvorstellungen von Armut, olfaktorische Halluzinationen und Schreckensbilder von imaginären Katastrophen hervor. Erst nach einer mehrwöchigen Elektrokonvulsionstherapie, früher auch Elektroschockbehandlung genannt, trat eine Besserung seines Zustands ein.

Die Polizei ist vertrauter mit Manien. Ich hatte eines Abends Bereitschaftsdienst, als sie in ein Sternerestaurant ausrücken musste, weil eine Frau Anfang dreißig, nicht ganz sicher auf den Beinen, auf dem Tisch tanzte, einen Striptease hinlegte und ebenso falsch wie lautstark dazu sang. Als die Polizei anrückte, erklärte sie, sie sei für das abendliche Unterhaltungsprogramm engagiert worden, aber der edle Gourmettempel hatte nie einen Auftritt gebucht. Sie brüllte wie am Spieß und wehrte sich, als die Ordnungshüter sie vom Tisch herunterholten. In der Notaufnahme redete sie pausenlos in unzusammenhängenden Sätzen und schrie, sie habe einen Tanzwettbewerb im Fernsehen gewonnen und ihren Fans eine Kostprobe ihres Könnens bieten wollen. Sie war weder betrunken noch hatte sie Drogen genommen. Aus ihrer Krankenakte ging hervor, dass sie bereits fünf Mal aufgrund manischer Episoden in eine Klinik eingeliefert worden war. Eine Freundin erklärte, dass sie ihre Medikamente zwei Wochen vorher abgesetzt hatte, »um sich auf den Tanzwettbewerb vorzubereiten«.

Es gibt nichts, was an einer psychotischen Depression oder Manie normal oder nützlich sein könnte. Beides sind schwere Erkrankungen, die auf einen defekten Stimmungsregulationsmechanismus zurückzuführen sind. 350 Millionen Menschen leiden täglich unter affektiven Störungen, die bewirken, dass sie sich elend fühlen, arbeitsunfähig und allzu oft nicht mehr in der Lage sind, ihr Leben zu bewältigen oder fortzusetzen. Allein in den USA kosten Depressionen die Wirtschaft 210 Milliarden, ungefähr das Dreifache dessen, was der Staat für Lebensmittelhilfe-Programme ausgibt. Ein Leitartikel in der Zeitschrift *Nature* mit dem Titel »Wenn die Depression ein Tumor wäre« wies darauf hin, dass die 400 Millionen, die das US National Institutes of Health, eine Behörde des Gesundheitsministeriums, jedes Jahr in die Depressionsforschung investiert, weniger als 10 Prozent der Summe beträgt, die sie der Krebsforschung zur Verfügung stellt. Affektive Störungen machen auf eine gigantische Krise im öffentlichen Gesundheitswesen aufmerksam, die dringend erfordert, den Ursachen auf den Grund zu gehen und bessere Behandlungsmöglichkeiten zu finden.

Eine Expertenrunde fasste im Rahmen einer Fachkonferenz die Ergebnisse von mehreren Hundert Studien zusammen, die herauszufinden versucht hatten, wie das Gehirn die Stimmung beeinflusst und wie sich Medikamente auf das Gehirn auswirken. Die wissenschaftlichen Erkenntnisse waren spektakulär, aber die »Botschaft zum Mitnehmen« war, mit einem Wort, deprimierend. Trotz der akribischen Forschungsarbeit wurde keine spezifische Gen- oder Gehirnanomalie gefunden, die Depressionen verursachen könnte. Die Erforschung der Behandlungsmethoden war gleichermaßen ausgefeilt, bot aber kaum mehr Anlass zu Optimismus. Die meisten Betroffenen profitierten auf die eine oder andere Weise davon, aber viele erwiesen sich als »behandlungsresistent« oder mussten schier unerträgliche Nebenwirkungen in Kauf nehmen. Eine anhaltende, vollständige Besserung war auf eine kleine Minderheit beschränkt.

Einige neuere Erkenntnisse waren überraschend und ein tragfähiges Fundament für weitere Fortschritte. Bei Depressionen, die Teil einer bipolaren Störung sind, ist inzwischen klar, dass die üblichen Antidepressiva nicht funktionieren, dass es heute aber andere Medikamente gibt, die besser wirken. Zu den guten Nachrichten gehört auch, dass einige der neuen Mittel gegen Depressionen weniger sexuelle Nebenwirkungen haben als ihre Vorläufer. Insgesamt zeigte sich im Verlauf der Tagung, dass es erstaunlich schnelle Fortschritte im Verständnis der stimmungsbeeinflussenden Gehirnmechanismen und nur langsame Fortschritte bei der Suche nach den Ursachen und wirksameren Therapiekonzepten gab. Die Teilnehmenden waren im Anschluss besser gerüstet, ihren Patientinnen und Patienten optimale Behandlungsmöglichkeiten zu bieten.

Im Verlauf eines Fachvortrags unmittelbar vor der Mittagspause schweiften meine Gedanken zu der Sherlock-Holmes-Geschichte ab, in der ein Hund, der nachts nicht bellte, den entscheidenden Hinweis zur Lösung des Rätsels lieferte. Warum fiel mir ausgerechnet dieser Fall ein? Fehlte irgendetwas?

Beim Mittagessen fragte ich meine Kolleginnen und Kollegen, warum es ihrer Meinung nach überhaupt Stimmungstiefs gebe. Die Antworten waren meilenweit von biologischen Erklärungsmodellen entfernt: »Depressionen sind das, was uns menschlich macht«, »Depressionen sind für tiefe Beziehungen unerlässlich«, »Darüber habe ich noch nie nachgedacht. Muss es dafür einen Grund geben?« oder »Die Depression ist eine Gehirnstörung, was könnte daran nützlich sein?«.

Als ich darauf hinwies, dass es einen Grund geben müsse, warum die Evolution die Fähigkeit herausgebildet habe, Stimmungen zu erleben, reichten die Kommentare von schockiert bis verblüfft. »Ist die Evolutionstheorie nicht längst widerlegt?«, »Ich denke, hier geht es nicht um Biologie, sondern um Lernen und Kultur«, »Das klingt nach diesen So-ist-das-nun-mal-Geschichten« oder »Stimmungen werden nicht von der Evolution geprägt, sondern von chemischen Ungleichgewichten im Körper ausgelöst«. Diese Ansichten zwangen mich zu der Erkenntnis, dass viele, die in der Psychiatrie arbeiten, weder über den Nutzen von Stimmungen noch über ihre evolutionären Ursprünge nachdenken.

Am Ende des Tages fühlte ich mich hoffnungslos, frustriert, unzulänglich, einsam, beklommen, erschöpft und pessimistisch. Mein Gehirn hatte sich verändert. War das eine spontan auftretende Depressionsepisode? Konnte ein Tag mit mangelnder Bewegung, zu vielen Keksen und zu wenig Sonnenlicht ein chemisches Ungleichgewicht im Körper herbeiführen? Oder waren meine Symptome der Erkenntnis geschuldet, dass meine jahrelangen Anstrengungen, in der Psychiatrie Tätige anzuspornen, über die evolutionäre Entwicklung von Stimmungen nachzudenken, nicht das Geringste bewirkt hatten?

Hätten meine Symptome zwei Wochen lang angedauert, wäre ich ein Kandidat für die Diagnose einer schweren Depression gewesen. Zum Glück saß ich am zweiten Konferenztag neben einer Freundin, Cynthia Stonnington. Sie leitet die Psychiatrieabteilung der Mayo-Klinik in Arizona. Ihre Bemerkungen im Flüsterton und die hochgezogenen Augenbrauen deuteten darauf hin, dass auch sie bemerkt hatte, dass etwas fehlte. Wir ließen das von einem Pharmakonzern gesponserte Mittagessen aus und fanden einen sonnendurchfluteten Patio, wo wir herauszufinden suchten, was uns an den morgendlichen Vorträgen gestört hatte.

Wir erkannten bald, dass sie ausschließlich darauf fokussiert waren, was bei einigen Patientinnen und Patienten nicht stimmte und sie für Depressionen anfällig machte. Es wurde mit keiner Silbe erwähnt, dass die persönlichen Lebensumstände die Stimmung in irgendeiner Weise beeinflussen könnten. Zwar fiel der Begriff »Stress« auf der abstrakten Ebene, aber niemand sprach über die Situation der Betroffenen, die sich in einer gewalttätigen Beziehung oder einer beruflichen Sackgasse befinden. Niemand beschrieb die Belastung der Eltern, die hoffnungslos, erschöpft, voller Angst und zutiefst niedergeschlagen sind, weil sie ihrem psychotischen Kind im Teenageralter nicht helfen können, das mehrmals in der Nacht schreit und sich selbst zu verletzen droht. Niemand erwähnte die Verzweiflung eines Drogensüchtigen, der nach dem zehnten Rückfall bettelt, noch einmal in eine Entzugsklinik aufgenommen zu werden, oder den Gemütszustand einer Patientin, die gerade erfahren hat, dass der Krebs zurückgekehrt ist.

Der Fokus hatte ausschließlich auf den charakteristischen Merkmalen der Betroffenen gelegen. Ihre persönliche Lebenssituation wurde ignoriert. Ich dachte an die Feldtheorie des Sozialpädagogen Kurt Lewin, der zu den einflussreichsten Pionieren auf diesem Gebiet gehört. Für ihn war das Verhalten (V) einer Person (P) immer eine Funktion (f) der Wechselbeziehung der Person (P) und ihrer Umwelt (U). Daraus entwickelte er die Formel: V= f (P, U). Die charakteristischen Merkmale eines Menschen – zum Beispiel die Gene oder die Persönlichkeit – bleiben unverändert. Was sich ändert, ist die Umwelt, sprich der Lebensraum, in dem er sich befindet. Beides muss daher in den Blick genommen werden, um das Verhalten einer Person vollumfänglich zu erklären.

Wie bereits erwähnt, sind Menschen anfällig für grundlegende Zuschreibungsfehler, die charakteristischen Merkmalen bestimmter Personen die Schuld anlasten und die Auswirkungen einer bestimmten Umwelt und Situation vernachlässigen. Sobald man diesen Irrtum erkannt hat, fällt einem auf, dass er weit verbreitet ist. Wenn sich jemand einen Kaffee aus der Gemeinschaftskanne im Büro einschenkt, ohne einen Beitrag zur Kaffeekasse zu leisten, ist es leicht, den Kollegen als »unehrlich« abzustempeln, ohne zu überlegen, ob er gestern vielleicht schon fünf Dollar gespendet hat. Wenn eine Bekannte ohne Gruß vorbeigeht, ist es leicht, anzunehmen, dass sie nur so tut, als hätte sie uns nicht gesehen, obwohl sie sich vielleicht auf dem Weg zur Chemotherapie befindet und ganz andere Dinge im Kopf hat. Wenn ein Mensch niedergeschlagen wirkt, ist es leicht, seinen Zustand seiner pessimistischen Persönlichkeitsstruktur zuzuschreiben. In einem Gespräch mit einem Kollegen, der eine Privatpraxis betreibt, ging es einmal um Psychotherapeuten, die eine Affäre haben, und ich äußerte die Vermutung, dass dieser Berufszweig Personen anziehen könnte, die ein ausgeprägtes Interesse an Sex haben. »Unsinn«, lautete die Antwort. »Therapeuten sind genau wie alle anderen Menschen. Das Problem ist die Privatpraxis. Sie erleichtert Affären, es ist schwierig, der Versuchung zu widerstehen. Mach eine Privatpraxis auf, dann siehst du es selbst.«

DIE DEPRESSION EINES GELEHRTEN DES 18. JAHRHUNDERTS

Am Morgen nach der Fachkonferenz blätterte ich deprimiert in der Zeitschrift *The Atlantic*. Dort stieß ich auf einen Artikel der Kinderpsychologin Alison Gopnik mit dem Titel »Wie ein Philosoph des 18. Jahrhunderts mir half, meine Midlife-Crisis zu bewältigen«.[228] Wie bei vielen handelte es sich bei ihrer um eine klassische depressive Episode. Ihre Symptome wurden durch das Ende ihrer langjährigen Ehe, die Kinder, die das Nest verließen, und den Umzug in eine neue Umgebung ausgelöst. Sie war überzeugt, dass sie beruflich nie wieder an ihre alten Erfolge anknüpfen könne. Ihre Symptome schienen diese Schlussfolgerung zu rechtfertigen: Sie weinte jeden Tag stundenlang und war unfähig zu arbeiten. Sie wusste, dass sie Hilfe brauchte, aber sie war keine kooperative Patientin: »Man hatte mir Prozac, Yoga und Meditation verordnet. Ich hasse Antidepressiva. Yoga war grauenvoll. Aber die Meditation schien mir zu helfen, und zumindest war das eine interessante neue Erfahrung. Tatsächlich habe ich mich danach eingehend mit dem Thema beschäftigt, und das schien genauso hilfreich zu sein wie das Meditieren selbst. Wie kommt das? Warum hat das gewirkt?«

Sie vertiefte sich in die Schriften des schottischen Philosophen David Hume aus dem 18. Jahrhundert. Seine tiefgründigen Erkenntnisse im Hinblick auf die Subjektivität menschlicher Erfahrungen, die Ansicht, dass sich unsere Bedürfnisse niemals vollumfänglich erfüllen lassen, und die Fähigkeit, trotzdem eine positive Lebenseinstellung zu bewahren, haben ihn bekannt gemacht. Er hatte dennoch kein sorgenfreies Leben. Mit dreiundzwanzig erlitt er einen Zusammenbruch und war wie Gopnik überzeugt, dass er beruflich nie wieder an seine alten Erfolge anknüpfen könne. Doch in den drei folgenden Jahren schrieb er *Ein Traktat über die menschliche Natur*, das heute zu den bedeutendsten Werken der westlichen Philosophie gehört – ein inspirierendes Rollenmodell für eine depressive, ambitionierte Akademikerin drei Jahrhunderte später.[229]

Als Gopnik die Abhandlung las, glaubte sie, einen Hauch Buddhismus in seiner Einstellung zu den menschlichen Bedürfnissen entdeckt zu haben. Sie folgte der Spur. Ich war ebenfalls fasziniert, weil die buddhistischen Lehren einiges darüber aussagen, wie negativ sich das »Begehren« auf die Psyche auswirkt.[230] Wusste irgendjemand in Europa Anfang des 18. Jahrhunderts überhaupt etwas über Buddhismus? Gopnik entdeckte einen Jesuiten, Ippolito Desideri, der als Missionar tätig gewesen war und von 1716 bis 1721 in einem tibetischen Kloster die buddhistische Lehre studiert hatte. Er schrieb ein Buch über dieses Thema, das er 1728, ein Jahr nach seiner Rückkehr nach Europa, beendete. Da die Kirche zu der Zeit die Veröffentlichung von Büchern verbot, die sich mit anderen Religionen befassten, hatte Hume es vermutlich nie zu Gesicht bekommen. Doch Gopnik machte eine erstaunliche Entdeckung: Desideri hatte einige Zeit in einem Kloster in La Flèche verbracht, einer Kleinstadt südlich von Paris. David Hume lebte acht Jahre später dort und unterhielt sich vermutlich oft mit den Mönchen, als er an seinem Traktat arbeitete.

Gopnik lernte bald darauf einen Mann kennen, der ihre Leidenschaft teilte, dieses Rätsel zu ergründen, und verliebte sich in ihn. Ihre Depression verschwand. War das eine Spontanheilung? Oder die Folge einer neuen Liebe, eines neuen sozialen Netzwerks, neuer Karrierechancen und vielleicht einer neuen Erkenntnis, dass Bedürfnisse Illusionen sind, die niemals erfüllt werden können?

Ihre Erzählung hat mich tief bewegt. Sie beschrieb unumwunden, dass ihre schwere Depression durch wichtige Lebensprojekte ausgelöst wurde, die in einer Sackgasse geendet waren. Sie versuchte nicht, wie einige andere namhafte Autoren, die Rolle der persönlichen Konflikte und Verluste herunterzuspielen oder zu kaschieren, indem sie ihre Symptome dem urplötzlichen Beginn einer Hirnerkrankung zuschrieb. Stattdessen tauchte sie in die Dunkelheit ein und ging mit neuem Verständnis und Lebenssinn daraus hervor.

Ihre Störung war schwer und hätte vielleicht von einer offensiveren Behandlungsform profitiert. Wäre sie meine Patientin gewesen, hätte ich sie zu überzeugen versucht, ihre Antidepressiva weiterhin zu nehmen. Außerdem hätte ich ihre Erklärung nicht auf die Goldwaage gelegt. Möglicherweise hatte sie sich ihre familiäre Vorgeschichte oder frühere Symptome kleingeredet. Vielleicht hatte die Depression schon vorher bestanden und zum Ende ihrer Ehe und den Hindernissen in ihrer beruflichen Laufbahn beigetragen. Doch die Beschreibung ihres »Abstiegs« und ihrer Genesung halfen mir, meine eigene Verzweiflung zu überwinden und mich mit neuem Elan auf die Herausforderung einzulassen, herauszufinden, warum Stimmungen überhaupt existieren. Die Mühe hat sich gelohnt, wenn andere dadurch zur Entwicklung eines Rahmenwerks angeregt werden, das affektive Störungen im Kontext normaler Stimmungslagen in den Fokus rückt. Doch zunächst gilt es zu klären, warum das Verständnis der Ursprünge und Funktionen normaler Stimmungen für das Verständnis von Stimmungsstörungen unerlässlich ist.

EIN GRUNDLEGENDER FEHLER

Die aktuelle psychiatrische Forschung zur Depression liefert ein anschauliches Beispiel für einen grundlegenden Zuschreibungsfehler, der genauso schwerwiegend wie weit verbreitet ist. Ich hatte die Aufgabe, eine Bewertungsskala für eine junge Frau zu erstellen, die aufgrund ihrer Depression in die Klinik eingewiesen worden war. Während des Aufnahmegesprächs sagte sie: »Es fing an, als ich vergewaltigt wurde.« Ich fand in ihrer Patientenakte keinen Hinweis auf eine Vergewaltigung, deshalb setzte ich mich mit ihrem Hausarzt in Verbindung. Er meinte: »Ja, stimmt, aber nicht jede Frau, die vergewaltigt wurde, wird depressiv.« Das ist genauso hilfreich, als würde man behaupten, dass nicht jeder, der raucht, an Lungenkrebs erkrankt.

Die Behandlung von Symptomen, ohne zu berücksichtigen, was sie im konkreten Fall ausgelöst haben könnte, ist kein Alleinstellungsmerkmal der Psychiatrie. Sie kommt auch in allen anderen Bereichen der Medizin vor. Die Allgemeinmedizin setzt oft Medikamente gegen Schmerzen, Erbrechen, Husten und Fieber ein, ohne die Ursache zu kennen. Die meisten Ärzte halten bei Husten sorgfältig nach Primärerkrankungen wie Asthma, Herzversagen, Lungenentzündung und anderen gesundheitlichen Problemen Ausschau, die einen Hustenreflex auslösen. Sie ziehen die Möglichkeit, dass das Hustenregulationssystem aus dem Ruder gelaufen sein könnte, nur als letzten verzweifelten Erklärungsversuch in Betracht. Fachärzte ziehen bei der Behandlung von Unterleibsschmerzen nicht nur Reizdarmsyndrom, Morbus Crohn, Krebs, Magengeschwüre und andere Probleme in Betracht, sondern auch die Möglichkeit, dass das Schmerzregulationssystem defekt sein könnte. Doch im Rahmen der Fachkonferenz, bei der es um affektive Störungen ging, wurde mit keinem Wort erwähnt, dass man auch die aktuelle Lebenssituation der Betroffenen in den Blick nehmen sollte, die diese Störungen verursachen könnte.

Es gibt gute Gründe, warum dieser fundamentale Fehler bei emotionalen Störungen weit verbreitet ist. Die Probleme, die Husten und Unterleibsschmerzen verursachen, sind greifbar. Man erkennt eine Lungenentzündung auf einem Röntgenbild und Magengeschwüre bei einer Magenspiegelung. Situationen, die Stimmungen beeinflussen, sind oft nicht gleich erkennbar. Depressionssymptome tauchen wie Dampf aus den unsichtbaren Lücken zwischen Bedürfnissen und Erwartungen auf. Und als wäre diese Herausforderung für die Behandelnden nicht genug, haben Menschen auch noch unterschiedliche Bedürfnisse, unterschiedliche Strategien, um Frustration und Misserfolge zu bewältigen, und unterschiedliche Möglichkeiten, unliebsamen Gedanken und Gefühlen auszuweichen. Nehmen wir eine Nonne, die durch »unreine Gedanken« aus dem Gleichgewicht gerät. Einen Manager, der bei einer Beförderung übergangen wurde. Einen Vater, dessen Kind heroinabhängig ist. Alle versuchen, mit schwerwiegenden Misserfolgen klarzukommen, aber die Situationen, in denen sie sich befinden, unterscheiden sich beträchtlich voneinander.

Stresstests und Checklisten mit einschneidenden Lebensereignissen beschreiben nicht annähernd die spezifischen Lebenssituationen, die Einfluss auf die Stimmung haben. Manchmal reicht nicht einmal ein eingehendes Gespräch aus. Ich habe mich eine Stunde lang mit einer Frau mittleren Alters unterhalten, um herauszufinden, was ihre Depression ausgelöst haben könnte, jedoch ohne Ergebnis. Verluste, Frustrationen, Eheprobleme, Substanzmissbrauch oder andere weit verbreitete Ursachen gebe es nicht, erklärte sie. Doch als sie gehen wollte und schon die Hand an der Türklinke hatte, sagte sie: »Ach, da fällt mir ein, ich erinnere mich noch genau an den Moment, als meine Depression begann, falls das wichtig ist.« »Wann war das?«, erwiderte ich. »Vor sechs Monaten. Ich war gerade dabei, das Haus zu verlassen, als das Telefon läutete. Mein Exfreund war dran, wir kannten uns aus der Schule. Ich hatte seit Jahren nichts mehr von ihm gehört. Wir haben nur kurz Hallo gesagt, mehr nicht. War keine große Sache. Aber an dem Abend fing es an.«

Während unseres nächsten Gesprächs erkundigte ich mich nach Einzelheiten ihrer Ehe und der Beziehung zu ihrem Exfreund, doch sie beharrte darauf, dass alles in bester Ordnung sei. Vielleicht hatte sie beschlossen, nicht weiter darüber nachzudenken, was hätte sein können. Vielleicht hatte sie auf der bewussten Ebene jeden Gedanken an alternative Lebenswege ausgeblendet. Vielleicht war es aber auch nur ein zufälliges Zusammentreffen und die ersten Symptome waren so spontan aufgetreten, dass sie die Depression dem Anruf zuschrieb. Wenn es doch nur die Möglichkeit gäbe, eine »Lebensspiegelung« durchzuführen, die wie eine Magenspiegelung die wahren Probleme enthüllt.

WARUM HAT DIE PSYCHIATRIE DIE ENTWICKLUNG VERSCHLAFEN?

VSAD, sprich Symptome als Krankheit betrachten, ist das größte Hindernis, wenn es gilt, affektive Störungen zu verstehen. Die Physiologie befasst sich mit den entwicklungsgeschichtlichen Ursprüngen und versucht, den Nutzen spezifischer Zustände wie Fieber und Stress zu ergründen. In der Verhaltensbiologie und Psychologie gibt es zahlreiche Studien, die beschreiben, welche Situationen die Gefühlslage beeinflussen und wie Stimmungsschwankungen unser Denken und Handeln prägen. Doch in der Psychiatrie ist VSAD nach wie vor die Norm.

Warum ist das so? Einige machen die üppigen Fördergelder bestimmter Wirtschaftssektoren und die Vorteile dafür verantwortlich, die es denjenigen bietet, die für eine medikamentöse Behandlung werben, zum Beispiel mit dem Slogan: »Depression ist eine Hirnerkrankung.« Ich möchte niemandem etwas unterstellen. Viele Neurowissenschaftlerinnen und Psychiater haben gute Gründe für die Auffassung, dass Stimmungsprobleme in der Regel durch Gehirnanomalien verursacht werden. Ein wichtiger Grund ist, dass die meisten schweren Störungen, die sie in Kliniken zu Gesicht bekommen, tatsächlich Produkte eines krankhaften Gehirns sind. Ein Beispiel ist die bipolare Störung, eine genetisch bedingte Gehirnerkrankung, bei der manische und depressive Episoden, die oftmals in keinem Bezug zur realen Lebenssituation stehen, einander abwechseln. Einige Patientinnen oder Patienten leiden unter schweren depressiven Episoden, die aus keinem ersichtlichen Grund kommen und gehen. Und manche Menschen werden mit der Neigung geboren, ständig »schlecht drauf« zu sein oder hochemotional auf Ereignisse zu reagieren, die andere mit einem Achselzucken abtun. In solchen Fällen sind die exzessiven Symptome, die auf dysfunktionale Regulationsmechanismen zurückzuführen sind, tatsächlich die grundlegende Erkrankung.

Dazu kommt, dass einige ihre Symptome fälschlicherweise einem belastenden Lebensereignis zuschreiben. Ich erinnere mich an eine Frau, die beharrlich erklärte, ihre Depression sei auf Stress am Arbeitsplatz zurückzuführen. Doch bei der Erfassung ihrer Vor- oder Krankheitsgeschichte stellte sich heraus, dass sie die meiste Zeit ihres Lebens Symptome gehabt hatte, genau wie ihre Eltern und Geschwister. In vielen Fällen, in denen es auf den ersten Blick um Schwierigkeiten in der Ehe ging, waren die affektiven Störungen eher die Ursache als das Ergebnis von Beziehungsproblemen.

Doch der umgekehrte Fall ist genauso weit verbreitet: Viele Betroffene führen ihre Symptome fälschlicherweise auf das Gehirn zurück, das vermeidet, einschneidende Lebensprobleme zur Kenntnis zu nehmen. Eine junge Frau bat zum Beispiel um ein Medikament gegen Depressionen, weil es sich ihrer Meinung nach ganz offensichtlich um ein »chemisches Ungleichgewicht« handelte, da sich die Symptome im selben Monat bemerkbar gemacht hatten, als sie eine neue Stellung angetreten und ihr Gehalt sich verdoppelt hatte. Erst nach zahlreichen Gesprächen entdeckte ich, dass sie vorher zehn Jahre lang versucht hatte, als Grafikerin Karriere zu machen. Als sie umgesattelt und einen Job in einer Brokerfirma angenommen hatte, musste sie ihren beruflichen Traum begraben. Ich hatte so viele Patientinnen und Patienten, die ihre Symptome vorschnell bestimmten Lebensereignissen oder Gehirnanomalien zuschrieben, dass ich skeptisch wurde, wenn sie felsenfest behaupteten, die Ursachen ihrer Probleme genau zu kennen.

Es ist aber auch möglich, einschneidende Lebensprobleme zu »übersehen«. Viele Menschen geben beim Erstgespräch auf die Frage »Hatten Sie in jüngster Zeit Stress?« eine vage Antwort, um aufwühlende und vermeintlich nutzlose Gespräche über Missbrauch oder Gewalt, Affären, Verluste bei Glücksspielen oder Probleme mit der Betreuung eines kranken Kindes zu vermeiden. Einige setzen alles daran, die wahre Ursache eines Problems zu verbergen. Bei einem schwer depressiven Familienvater mit einem guten Job, der einmal pro Woche zur Behandlung kam, trat nach einem Monat nicht die geringste Besserung ein. Und dann brach er mitten während einer Sitzung in Tränen aus. Wie sich herausstellte, hatte er seit Jahren eine enge sexuelle Beziehung zu einem Mann, der plötzlich gestorben war. Er traute sich weder, an der Beisetzung teilzunehmen, noch, mit irgendjemandem über seine Trauer zu reden.

Ein vierter Grund, schwierige Lebenssituationen unter den Teppich zu kehren, ist die Tatsache, dass es nicht immer hilft, sich die Einzelheiten vor Augen zu halten. Probleme, die leicht lösbar sind, werden meistens gelöst. Diejenigen, die schwerer wiegen und affektive Störungen hervorrufen, sind gewöhnlich schlimm oder unlösbar. Ein Mann wurde ständig von den wohlhabenden, einflussreichen Eltern seiner Frau, die sehr an ihnen hing, verunglimpft und abgewertet. Er konnte sich nicht vorstellen, seine Frau und seine Kinder zu verlassen, und alle Bemühungen, das Verhältnis zu seinen Schwiegereltern zu verbessern, scheiterten. Die Einschränkung des Kontakts zu ihnen, die Erkenntnis, dass ihre Kritik unberechtigt war, und die Einnahme von Antidepressiva entschärften zwar den Konflikt, aber er war auch weiterhin depressiv und in eine ungute Situation verstrickt. Ihm blieb nur die Hoffnung auf bessere Zeiten, sobald seine betagten Schwiegereltern von der Bühne des Lebens abtraten, was wiederum Schuldgefühle hervorrief.

Angesichts so vieler Gründe mag der Gedanke, dass negative Stimmungen nützlich sein könnten, abwegig erscheinen. Traurigkeit tritt nach einem realen Verlust ein, das Gefühl scheint also zu spät zu kommen, um noch einen Nutzen zu haben. Pessimismus, Abgeschlagenheit, sozialer Rückzug und geringes Selbstwertgefühl, die mit einer Depression einhergehen, beeinträchtigen offenbar die Fähigkeit, mit einer Situation klarzukommen.

In welchem Ausmaß tragen die jeweilige Situation, die Persönlichkeitsmerkmale und die Wechselwirkungen dieser beiden Einflussfaktoren zur Ursache einer Erkrankung bei? Eine mögliche Antwort stammt aus einer klassischen Depressionsstudie von Aubrey Lewis, dem ersten Professor für Psychiatrie am Institute of Psychiatry in London Mitte des 20. Jahrhunderts. Er analysierte detaillierte Berichte zu einundsechzig seiner Patientinnen und Patienten mit schweren Depressionen und gelangte zu folgendem Ergebnis: Bei ungefähr einem Drittel stand der Beginn in keinem erkennbaren Zusammenhang mit einem einschneidenden Lebensereignis, bei einem Drittel hatte die Anfälligkeit für Depressionen die Auswirkung einer negativen Erfahrung verstärkt, und bei einem Drittel war die Depression auf Brüche im Leben wie Tod oder Scheidung zurückzuführen.[231] Zahlreiche weitere Studien haben seine grundlegenden Entdeckungen bestätigt.[232] Die ersten schweren Depressionsepisoden werden überwiegend durch ein einschneidendes Lebensereignis verursacht, während die dritten oder vierten Episoden häufiger ohne ein vorausgegangenes spezifisches Ereignis auftreten.[233] Solche Episoden, die nicht mit bestimmten Lebensereignissen verknüpft sind, wurden früher als »endogene Depression« bezeichnet, in Gegensatz zu einer »exogenen Depression«, die ein konkretes Ereignis als Auslöser hatte.[234] Doch die Symptommuster und Reaktionen auf die Behandlung waren relativ ähnlich, wie sich herausstellte, deshalb ließ man die Unterscheidung fallen, was die Betriebsblindheit, Symptome als Krankheit zu betrachten (VSAD), zusätzlich förderte.

Symptommuster können dazu beitragen, Depressionen, die auf ein Ereignis zurückzuführen sind, von Depressionen zu trennen, die Teil eines übergeordneten, länger vorhandenen Musters sind. Jerome Wakefield und Mark Schmitz haben analysiert, wie oft sich Depressionen bei verschiedenen Gruppen wiederholten.[235] Menschen mit unkompliziertem Depressionsverlauf (die Symptome dauerten weniger als zwei Monate an und gingen nicht mit Suizidgedanken, einer Psychose, dem Gefühl der eigenen Wertlosigkeit oder Antriebslosigkeit einher) waren nicht in stärkerem Maß als andere gefährdet, (erneut) eine Depression zu entwickeln. Die Autoren schlossen daraus, dass sich solche Fälle normaler Traurigkeit von schweren Depressionen unterscheiden, die Kennzeichen einer »Melancholie« aufweisen und oft mehrmals in Form eigenständiger Episoden auftreten können.

WORAUF KÖNNTEN STIMMUNGSSCHWANKUNGEN ZURÜCKZUFÜHREN SEIN?

Die Nützlichkeit normaler Stimmungsschwankungen zu erkennen und zu akzeptieren, ermöglicht die Anwendung des gleichen Rahmenwerks, das als Orientierungshilfe für das Verständnis physischer Störungen dient. Dutzende Mechanismen passen den Körper an Situationen an, die im Wandel begriffen sind. Schwitzen und Zittern stellen uns auf Temperaturveränderungen ein. Angst entsteht infolge einer Bedrohung. Der Blutdruck steigt bei Bedrohungen oder sportlichen Aktivitäten und sinkt, wenn ein Zustand der Gelassenheit und Ruhe eintritt. Was als normal gilt, hängt von der jeweiligen Situation ab. Ein Blutdruck von 170/110 ist im Ruhezustand nicht normal, aber bei körperlichen Anstrengungen nützlich und normal. Ob eine positive oder negative Stimmungslage normal ist, hängt ebenfalls von der jeweiligen Situation ab.

Für dysfunktionale Regulationssysteme kann es mindestens sechs Gründe geben. Sie voneinander zu unterscheiden ist von zentraler Bedeutung für das Verständnis der jeweiligen Gefühlszustände.

Sechs mögliche Gründe für dysfunktionale Regulationssysteme

1. Die Ausgangswerte sind zu niedrig.
2. Die Ausgangswerte sind zu hoch.
3. Die Reaktion ist unzureichend.
4. Die Reaktion ist exzessiv.
5. Die Reaktion wird durch fehlgedeutete Schlüsselreize aktiviert.
6. Die Reaktion wird unabhängig von Schlüsselreizen aktiviert.

Zu niedrige oder zu hohe Ausgangswerte sind ein weit verbreitetes Problem. Bei Menschen mit niedrigem Blutdruck ist die Wahrscheinlichkeit größer, in Ohnmacht zu fallen, als einen sportlichen Wettkampf zu gewinnen. Menschen mit einer chronisch negativen Stimmung (im Fachjargon Dysthymie genannt) gleichen einem Häufchen Elend, bringen wenig in eigener Regie zustande und nehmen oft Unterstützung in Anspruch. Menschen mit hohem Blutdruck laufen Gefahr, einen Schlaganfall oder Herzinfarkt zu erleiden. Menschen mit chronisch positiver Stimmung (Hypomanie) erreichen viel und benötigen selten Hilfe; ihre Störung wird seltener erkannt, abgesehen von den genervten Familienangehörigen und Kollegen.

Wenn die Ausgangswerte normal sind, können aber auch die Reaktionen unzureichend sein. Wenn der Blutdruck nicht steigt, sobald

Sie aufstehen, laufen Sie Gefahr, ohnmächtig zu werden. Wenn sich Ihre Stimmung nie ändert, stimmt etwas nicht. Ein Mangel an negativer Stimmung wird selten erkannt, es sei denn, Menschen bleiben emotional unberührt von Ereignissen, die andere aufrütteln. In unserer Studie zu schmerzlichen Verlusten hatte eine auffallende Anzahl der Teilnehmenden nach eigenen Angaben keine Trauersymptome nach dem Tod der Lebensgefährtin oder des Partners, aber auf sie traf keine Diagnose nach Lehrbuch zu.[236] Der Mangel an positiven Stimmungen findet dank der Positiven Psychologie inzwischen jedoch mehr Beachtung.

Exzessive Reaktionen sind leichter zu erkennen. Sport treibt den Blutdruck bei manchen Leuten in schwindelnde Höhen. Sie laufen Gefahr, eine chronische Hypertonie, eine Herz-Kreislauf-Erkrankung einschließlich der damit verbundenen Komplikationen zu entwickeln. Exzessive emotionale Reaktionen auf unspektakuläre Ereignisse sind ebenfalls weit verbreitet. Ich erinnere mich an eine Frau, die in Tränen ausbrach, als sie berichtete, dass sie in ihrem Kühlschrank einen Viertelliter Milch entdeckt hatte, die sauer geworden war, und sich wegen dieses »kläglichen Versagens« Vorwürfe machte. Es konnte sich um eine Depression handeln, aber ein paar Minuten zuvor war sie vor Freude ganz aus dem Häuschen gewesen, weil ihr musikbegeisterter Sohn in eine Band aufgenommen worden war. Wer unter einer Borderline-Persönlichkeitsstörung leidet, ist in besonderem Maß extremen Stimmungsschwankungen ausgesetzt. Ein Zucken im Gesicht oder eine Änderung im Tonfall der Gesprächspartner kann Wutgefühle oder ein Tränenbad auslösen.

Reaktionen, die auf vermeintliche Schlüsselreize erfolgen, stellen ein anders geartetes Problem dar. Bei manchen Menschen kann allein der Anblick von Blut oder einer Spritze einen Blutdruckabfall auslösen. Ich hatte einmal eine Patientin, die, auf dem Untersuchungstisch sitzend, »umkippte«, als ich Blut abnehmen wollte. Fernsehserien mit hochdramatischem Handlungsverlauf legen es darauf an, Gefühle zu wecken, um die Zuschauer bei der Stange zu halten. Aber eine meiner Patientinnen, die sich eine Folge der TV-Serie

The Brady Bunch (*Drei Mädchen und drei Jungen*) angesehen hatte, war noch Tage danach aufgewühlt.

Und schließlich können dysfunktionale Regulationsmechanismen auch Spontanreaktionen auslösen. Ein plötzlicher Anstieg oder Abfall des Blutdrucks kann ohne Auslösereiz oder aus anderen unerfindlichen Gründen erfolgen. Schwere manische oder depressive Episoden setzen oft einen Teufelskreis in Gang, der keinerlei Verbindung zu aktuellen Lebensereignissen zu haben scheint.

WESHALB STIMMUNGSREGULATIONS-SYSTEME FRAGIL SIND

Stimmungsregulationssysteme sind aus den gleichen evolutionären Gründen störanfällig wie andere körpereigene Systeme. Manchmal ist eine Funktionsstörung offensichtlich. Manchmal ist sie den Lebensbedingungen in einer modernen Umwelt geschuldet. Und manchmal spiegelt sie Trade-offs oder die Grenzen dessen wider, was die Evolution zu bewirken vermag. Jeder dieser Gründe verdient eine genauere Betrachtung.

Das Rauchmelder-Prinzip erklärt einige normale, wenngleich exzessive Stimmungsreaktionen. Ein Stimmungstief sorgt für den Kalorienerhalt und die Vermeidung von Risiken; Hochstimmung kann wiederum einen hohen Preis fordern und gefährlich werden. Wenn die Ergebnisse nur schwer vorhersehbar sind, kann es sich als Vorteil erweisen, zur negativen Fraktion zu gehören, vor allem in einer harschen Umwelt. Dieses Dilemma zu erkennen mag müßig sein, selbst wenn es sich um eine normale Reaktion handelt, es kann aber dennoch die Grundlage für kluge Therapieentscheidungen sein.

Einige Stimmungsveränderungen kommen unseren Genen zugute, auf Kosten unserer Wünsche und Bedürfnisse. Der sehnliche Wunsch, den perfekten Partner oder die Traumfrau zu finden und fantastischen Sex zu haben, ist zweifellos ein Anlass zum Jubeln, sofern er in Erfüllung geht. Für viele wird er aber zur Ursache einer chronischen, zermürbenden Frustration. Das verzweifelte Streben nach Status und Wohlstand ist für eine kleine Anzahl mit spektakulären Vorteilen verbunden, aber zerrüttet das Leben vieler Menschen, die nie ans Ziel gelangen.

Ich habe etliche depressive VIPs behandelt, oder es zumindest versucht, darunter viele Topführungskräfte aus dem Unternehmens- und Universitätsbereich. Für einige war das Kernproblem ein überbordender Ehrgeiz, der sie trotz bemerkenswerter Leistungen permanent unbefriedigt ließ. Die Erkenntnis, dass überzogene Bedürfnisse nicht dauerhaft befriedigt werden können, hätte das fortwährende Leiden eigentlich lindern müssen.[237] Doch diejenigen unserer stammesgeschichtlichen Vorfahren, denen es leichtfiel, sie zu ignorieren, hatten weniger Nachkommen, und deshalb wurden wir von der Evolution mit einem Gehirn ausgestattet, das uns drängt, unsere Leistungsbestrebungen in einer Weise zu steigern, die unseren Genen nutzt.

Platon warnte davor, dass das Streben nach Glück unglücklich macht. Buddha lehrte, dass Wünsche und Begierden keine Erfüllung bringen, sondern nur Leiden verursachen. Jede Religion bietet Ratschläge, wie man aus der hedonistischen Tretmühle aussteigt und die emotionale Last ablegt. Doch solche Ratschläge gleichen Diätempfehlungen: Sie sind sachlich korrekt, wohlmeinend, in Hülle und Fülle vorhanden und, aus guten evolutionären Gründen, nahezu unmöglich umzusetzen.

DIE TÜCKEN MODERNER LEBENSWELTEN

Ein überbordendes Nahrungsangebot bietet eine Erklärung für Arteriosklerose, Übergewicht und Bluthochdruck, doch unser modernes soziales Umfeld ist mit zahllosen weiteren neuzeitlichen Versuchungen und Ärgernissen gespickt. Unsere steinzeitlichen Jäger- und Sammler-Vorfahren waren nicht erpicht darauf, in eine der hochkarätigsten Basketball-Ligen der Welt, die NBA, aufgenommen zu werden. Sie waren nicht bis in die späten Abendstunden auf Twitter unterwegs. Sie mussten sich nicht mit bürokratischen Hindernissen herumschlagen. Sie zerbrachen sich nicht den Kopf darüber, ob sie Kinder haben wollten. Sie verbrachten nicht Monate damit, sich auf den Scheidungstermin bei Gericht vorzubereiten. Dennoch waren vermutlich einige von ihnen depressiv.

Zwei Jahrzehnte lang erkundigte ich mich immer wieder bei meinen Anthropologie-Kolleginnen und -Kollegen nach der Depressionsrate in den Kulturen, die sie erforschten. Kim Hill lebte viele Jahre bei den Aché, einem indigenen Stamm in den tropischen Regenwäldern des Amazonas, der den Jäger- und Sammlergemeinschaften zugeordnet wird. Jedes Mal fragte ich ihn nach seiner Rückkehr, wie weit die Depression dort verbreitet sei. Und jedes Mal erklärte er, er habe nichts dergleichen zu Gesicht bekommen, wohl aber entzündete Weisheitszähne, Tuberkulose und andere Gesundheitsprobleme, die Betroffene trübselig gemacht hätten.

Als ich ihn gefühlt das zehnte Mal fragte, erhielt ich eine andere Antwort. Seine Forschungsgruppe hatte vor Ort eine medizinische Klinik eröffnet. Sie waren verblüfft, dass plötzlich Probleme zutage traten, die sie nie vermutet hätten. Viele Stammesangehörige, die zu ihnen kamen, klagten über Pessimismus, Hoffnungslosigkeit, Interesselosigkeit, Appetitlosigkeit, Schlafstörungen, Verdauungsstörungen und Antriebslosigkeit. Ich fand es faszinierend zu hören, dass jeder, der Stammesführer wurde, schon nach wenigen Monaten mit Symptomen einer Angststörung und Depression in der Klinik auftauchte.

Die Unterschiede zwischen unserer Umgebung und der unserer stammesgeschichtlichen Vorfahren werden immer größer und zeichnen sich zunehmend schneller ab. Es gibt einige Belege für die Annahme, dass affektive Störungen in modernen Lebenswelten häufiger auftreten.[238] Andere Studien stellten in den letzten Jahrzehnten keinen signifikanten Anstieg der schweren Depressionen fest.[239] Dennoch kann es den Anschein erwecken, als sähen wir uns einer

Epidemie gegenüber. Die Werbung für Medikamente und die nachlassende Stigmatisierung haben dazu beigetragen, dass das Thema Depression häufiger angesprochen wird. Öffentliche Aufklärungskampagnen weisen auf die zunehmende Verbreitung hin. Die negativen Stimmungen im normalen Bereich des Spektrums befinden sich auf dem Vormarsch; bei schweren Depressionen scheint das nicht der Fall zu sein. Und schließlich sorgt eine Eigenart unseres Gedächtnisses für eine Wahrnehmungsverzerrung. Eine breit angelegte Studie stellte im Zuge einer Fragebogenaktion fest, dass jüngere Leute nach eigenen Angaben wesentlich mehr Depressionsepisoden hatten als ältere. Daraus schloss man, dass die Depressionsraten rapide stiegen.[240] Wahrscheinlicher ist jedoch, dass die Erinnerungen an die depressive Phase mit der Zeit verblassen.[241]

Die Neigung, die schlechten Zeiten zu vergessen, kann auch dazu beitragen, dass die Depressionsrate niedriger erscheint, als sie tatsächlich ist. Die Prävalenz der Depression in den USA belief sich zwischen 2006 und 2008 auf 9 Prozent der Bevölkerung.[242] Bei 148 weltweiten Erhebungen im Zeitraum von 1980 bis 2013 wurden die Durchschnittszahlen für affektive Störungen unterschiedlicher Art mit 5,4 Prozent Jahresprävalenz und 9,6 Prozent Lebenszeit-Prävalenz angegeben.[243] Wenn man junge Leute jeden Monat nach Symptomen fragt, zeichnet sich jedoch ein ganz anderes Bild ab. Eine umfassende Studie stellte fest, dass 24 Prozent der Frauen und 15 Prozent der Männer aus dem US-Bundesstaat Wisconsin vor dem zwanzigsten Lebensjahr an einer schweren Depression oder einer Dysthymie, einer chronisch depressiven Verstimmung, gelitten hatten oder litten.[244] Bei den Frauen, deren Lebensverlauf vom siebzehnten bis zum zweiundzwanzigsten Lebensjahr nachverfolgt wurde, hatten 47 Prozent eine oder mehrmals eine schwere Depressionsepisode.[245] Bei den College-Studierenden lag die Anzahl bei ungefähr 30 Prozent im Jahresdurchschnitt.[246]

Während die Depressionszahlen im Verlauf der Jahrzehnte in einer Kultur relativ konstant blieben, unterschieden sie sich auf Länderebene beträchtlich. Die Lebenszeit-Prävalenzen rangierten zwischen 1,5 Prozent in Taiwan und 19 Prozent in Beirut.[247] In einer anderen Studie wurden 3 Prozent für Japan und 17 Prozent für die USA angegeben.[248] Woher rühren diese eklatanten Unterschiede? Das ist eine der wichtigsten unbeantworteten Fragen bei der Erforschung affektiver Störungen.[249] Wenn wir die Zahlen in allen Kulturen auf 1 bis 3 Prozent wie in Taiwan und Japan absenken könnten, würde das die Depressionen mehr noch als alle Behandlungsmethoden zusammengenommen reduzieren. Unterschiede hinsichtlich der familiären Stabilität und Unterstützung sind hierbei sehr wichtig. Unterschiede bezüglich der Werthaltungen, Erfolgserwartungen und Wettbewerbsbedingungen beeinflussen ebenfalls die Stimmung. Unterschiede in der Ernährung, beim Gebrauch von Medikamenten, in der Sozialstruktur und im Kanon der kollektiven Überzeugungen fallen ebenfalls ins Gewicht. Es muss eine Kombination von Faktoren geben, die für die erheblichen Unterschiede in den Depressionsraten verantwortlich sind. Sie zu entdecken, sollte in der Forschung allerhöchste Priorität haben.

Die modernen Medien machen das Leben interessanter, fördern aber auch soziale Vergleiche, die Unzufriedenheit hervorrufen.[250] Faszinierende Geschichten vom Ruhm und Reichtum prominenter Persönlichkeiten spornen zu Bestrebungen an, die sich nur für wenige erfüllen. Viele Charaktere im Fernsehen, sei es in Serien wie *Downtown Abbey* oder *Keeping Up with the Kardashians*, sind so attraktiv, erfolgreich, wohlhabend und berühmt, dass der Rest von uns nicht umhinkann, ein Gefühl der Unzulänglichkeit (oder aber Überlegenheit, Verachtung oder was auch immer) zu entwickeln. Sie wecken Erwartungen, denen nicht einmal die Darstellerinnen und Darsteller selbst gerecht werden können, die idealisierte Rollen verkörpern.

Diesen Einflüssen ausgesetzt zu sein, leistet Unzufriedenheit Vorschub, nicht nur mit uns selbst, sondern auch mit Freunden und Partnern, Partnerinnen, die sich selten mit den medial gezeigten Alternativen messen können. Dutzende Studien belegen, dass sich die Stimmung eintrübt, wenn sich Paare mit anderen vergleichen, die mehr haben als sie selbst.[251] Auch beim Scrollen durch die Facebook- oder Instagram-Posts von »Freunden«, die überwiegend durch eine schönfärberische Note gekennzeichnet sind, kann sich ein negatives Selbst- und Lebensgefühl entwickeln.[252] Obwohl gut dokumentiert ist, dass der Social-Media-Konsum Unzufriedenheit schürt, gibt es nur wenige Belege dafür, dass er die Anzahl pathologischer Depressionen erhöht. Was jedoch relevant sein könnte, ist die Verfolgung hochgesteckter Ziele, die dadurch angeheizt wird.

Die größten Gewinne oder Vorteile fallen in Massengesellschaften denjenigen zu, die ihre hochgesteckten Ziele eingleisig verfolgen. Das setzt meistens eine unausgewogene Lebensweise voraus. In vielen Berufsfeldern ist der Versuch, in die erste Liga aufzusteigen, mit einer Vernachlässigung der Selbstfürsorge, der Gesundheit, der Partner, Kinder und des Freundes- und Bekanntenkreises verbunden. Die vorhersehbaren Schwierigkeiten sind ein gefundenes Fressen für Fernsehsendungen, die Probleme von Prominenten ausbeuten, um den Massen Schadenfreude zu bieten. Zeitschriften, die über alles berichten, was Rang und Namen hat, bringen damit zum einen die Bewunderung für die Supererfolgreichen und zum anderen Trost für den Rest der Sterblichen zum Ausdruck. Jede Ausgabe enthält Tipps, wie man reich, schlank, attraktiv und berühmt wird, gefolgt von Ratschlägen, wie man mit Unzulänglichkeit, Ängsten und mangelndem Selbstwertgefühl umgeht.

Die physischen Aspekte des modernen Lebens erhöhen die Anfälligkeit für affektive Störungen. Die Elektrifizierung ermöglicht Licht und Unterhaltung, die den Schlaf stören. Entzündungen aufgrund von Übergewicht[253] oder eine hohe Konzentration von Omega-6-Fettsäuren[254] können ebenfalls Depressionen nach sich ziehen. Auch der Bewegungsmangel hat in modernen Gesellschaften eine Zunahme von Depressionen zur Folge, denn mit mehr Bewegung lassen sich die Symptome meistens mildern.[255]

Eine Woche vor Beginn eines ausgedehnten Sabbaticals hatte ich ein Erstgespräch mit einer verzweifelten Patientin. Sie litt seit zehn Jahren an einer schweren chronischen Depression und war suizidgefährdet, doch ihr Zustand hatte sich weder durch Verhaltenstherapie noch durch eine kognitive Therapie, Psychoanalyse oder zahlreiche Medikamente nachhaltig gebessert. Sie versicherte, sie sei bereit, alles dafür zu tun, um wieder gesund zu werden. »Alles?«, hakte ich nach. »Ja, alles!«, beteuerte sie. Ich legte ihr nahe, sich in einem Fitnessstudio anzumelden und jeden Tag mindestens eine Stunde lang Ausdauertraining auf dem Laufband oder Fahrradergometer zu machen, gefolgt von einem langen Spaziergang an der frischen Luft. Ich hatte wenig Hoffnung, dass sie sich an meinen Rat halten würde, aber das war die einzige Methode, die sie noch nicht ausprobiert hatte. Einige Monate nach Beginn meines Forschungsurlaubs erhielt ich eine E-Mail von ihr, in der sie mir mitteilte, sie habe in der Klinik angerufen und gebeten, mir auszurichten, sie sei symptomfrei und mir unendlich dankbar.

WAS DIE NATÜRLICHE SELEKTION NICHT VERMAG

Die Stimmungsregulationsmechanismen scheinen störanfällig zu sein, selbst in einer natürlichen Umgebung. Eine mögliche Erklärung wäre, dass der natürlichen Selektion Grenzen gesetzt sind, zum Beispiel dabei, alle genetischen Mutationen zu verhindern. Vielleicht treten affektive Störungen auf, weil es Mutationen gibt, die nur langsam aus dem Genpool entfernt werden. Ungefähr ein Drittel der Unterschiede bezüglich der Prädisposition für Depressionen geht auf das Konto genetischer Variationen. Bei Menschen mit schweren Depressionen ist die Wahrscheinlichkeit, dass die Geschwister und Kinder die gleiche Störung entwickeln, 2,8-mal so hoch. Umgerechnet auf die Lebenszeit, wäre das in den USA eine Erhöhung des durchschnittlichen Risikos von ungefähr 10 auf rund 30 Prozent bei denjenigen, deren enge Verwandte Depressionen hatten. Dieser Anstieg ist fast ausschließlich auf die gemeinsamen Gene zurückzuführen; die familiären Verhältnisse hatten einen bemerkenswert geringen Einfluss.[256]

Diese Belege für eine ererbte Disposition haben umfangreiche Forschungsprojekte angestoßen, die sich auf die Fahndung nach den genetischen »Übeltätern« fokussieren. Studien in den ersten Jahren des 21. Jahrhunderts haben viele Verdächtige identifiziert, aber nachfolgende Untersuchungen entlasteten jeden einzelnen wieder. Die Möglichkeit, kostengünstige DNA-Sequenzierungen durchzuführen, bewirkte einen tiefgreifenden Wandel. Die Hoffnungen auf eine Antwort wurden von einer Mega-Analyse befeuert, die Daten aus neun Studien zusammenführte. Sie nahm mehr als 1,2 Millionen Genloci, sprich bestimmte Stellen auf dem Chromosom, bei 9240 Personen mit schweren Depressionen in ihrer Vorgeschichte und 9519 Personen einer Kontrollgruppe unter die Lupe. Die 2013 veröffentlichten Ergebnisse zeigten jedoch, dass kein einziger dieser 1,2 Millionen Genloci verlässliche Vorhersagen ermöglichte, wer eine Depression entwickeln könnte.[257] Die Forschungsgruppe, die den Bericht veröffentlichte, sprach sich für weitere Studien mit homogeneren Populationen aus.

Eine nachfolgende Studie nahm die genetischen Variationen in einer einheitlicheren Gruppe in den Blick, bestehend aus mehr als 10 000 Han-Chinesinnen, von denen die Hälfte unter depressiven Störungen litt. Hier wurden zwei Genloci auf zehn Chromosomen entdeckt, die Vorhersagen über die Depressionsraten ermöglichten. Doch zusammengenommen konnten sie weniger als 1 Prozent der Variationen erklären.[258] Eine weitere Datenanalyse lieferte eine erstaunliche Entdeckung: Größere Chromosomen wiesen mehr Genloci mit Einfluss auf die Depression auf; die Korrelation belief sich auf 60 Prozent.[259] Das legt die Vermutung nahe, dass Depressionen nicht durch ein paar Allele auf einigen wenigen Chromosomen verursacht werden, sondern durch Tausende, die relativ gleichmäßig über das gesamte Genom, sprich Erbgut, verstreut sind.

Eine noch größere Studie mit mehr als 300 000 Teilnehmenden verwendete die Daten aus Selbstberichten über die Depression und die genetischen Daten von Selbsttests, die von der Genom-Scanning-Firma 23andMe ausgewertet wurden. Laut dem 2016 veröffentlichten

Bericht wurden siebzehn Genloci ermittelt, die mit einer geringen Erhöhung des Depressionsrisikos in Verbindung standen. Die beiden Stellen, die bei den chinesischen Frauen identifiziert wurden, waren jedoch nicht dabei.

Es ist ungleich schwieriger, Depressionen zu messen als den Blutdruck oder Diabetes. Könnte das der Grund sein, warum diese Studien keine spezifischen Allele mit nachhaltigen Auswirkungen gefunden haben? Wahrscheinlich nicht. Diabetes Typ 2 und Bluthochdruck sind ebenfalls hochgradig vererblich, aber auch sie haben keine gemeinsamen Allele mit substanziellen Auswirkungen.[260] Das Gleiche gilt für etwas, das sich leicht messen lässt: die Körpergröße. 90 Prozent der Unterschiede in der Körpergröße werden durch genetische Variationen verursacht, aber es gibt keine »Größen-Gene«, die beträchtlich zu Buche schlagen. Eine Studie aus dem Jahr 2008 mit 13 665 Teilnehmenden ermittelte zwanzig genetische Varianten, die für Größenunterschiede von zwei bis sechs Millimetern verantwortlich waren, aber sie waren nur zu 3 Prozent auf genetische Variationen zurückzuführen.[261] Die genetischen Informationen, die eine Studie mit 25 000 Probandinnen und Probanden lieferte, erklärten nur 4 Prozent der Größenunterschiede, und bei einer Stichprobe, an der 130 000 Personen teilnahmen, waren es gerade mal 10 Prozent. Um auch nur die Hälfte der genetisch bedingten Größenunterschiede zu klären, hätte man die Ergebnisse von 79 Studien mit einer Viertelmillion Teilnehmenden kombinieren müssen.[262] Variationen in mehreren Tausend Genen beeinflussen Körpergröße, Diabetes, Blutdruck und Depressionen, doch ihre individuellen Effekte sind kaum der Rede wert. Es ergibt keinen Sinn, sie als anormal zu klassifizieren. Die Hoffnung, dass es sich bei schweren Depressionen in den meisten Fällen um eine Erkrankung handelt, die von anormalen Genen verursacht wird, ist fehl am Platz. Was benötigt wird, ist eine ganz neue Herangehensweise.

KYBERNETIK

Heutzutage ist das Wort »Cyber« in aller Munde. Es leitet sich von dem Begriff »Kybernetik« ab, einer wissenschaftlichen Forschungsrichtung, die der US-amerikanische Mathematiker Norbert Wiener in seinem 1948 erschienenen Buch *Cybernetics or Control and Communication in the Animal and the Machine*[263] beschrieb. Er erklärte, dass Rückkopplungsmechanismen selbsttätige Systeme stabilisieren, zum Beispiel Blutdruck und Stimmung, und weist auf die verhängnisvollen Folgen hin, wenn Kontroll- und Steuerungsfunktionen versagen. In einem Kapitel geht er ausführlich auf die psychischen Störungen ein, die durch eine Fehlregulation der Rückkopplungsmechanismen entstehen.

Positive Rückmeldungen vom Chef sind Balsam für die Seele, aber in der Kybernetik bezieht sich das Feedback auf etwas anderes: auf Teufelskreise, Schneeballeffekte und Lkw, die nicht mehr lenkbar sind. Aaron Beck, der als Vater der kognitiven Verhaltenstherapie gilt, und einige andere Depressionsexpertinnen und -experten haben festgestellt, dass positive Feedbackschleifen Depressionen verschlimmern können[264], aber hier ist noch viel Arbeit erforderlich, um die zugrunde liegenden Mechanismen zu erforschen. Positive Feedbackzyklen fördern allem Anschein nach die Depression. Menschen passen ihr Verhalten dem Stimmungstief an: Sie kapseln sich in ihren vier Wänden ein, verkriechen sich im Bett, gehen weder ans Telefon, noch beantworten sie E-Mails. Ohne Außenkontakte gelangen sie bald zu der Schlussfolgerung, dass es niemanden interessiert, wie es ihnen geht. Schlechte Ernährung und mangelnde Bewegung verstärken die depressive Stimmung und führen zu weiterer sozialer Abschottung. Sie setzen die Abwärtsspirale fort.

Es wäre spannend, herauszufinden, ob diese Spirale in modernen Gesellschaften wahrscheinlicher ist. Unsere stammesgeschichtlichen Vorfahren waren gezwungen, ihre Höhle zu verlassen, um Nahrung zu beschaffen. Das bedeutete, Kontakt mit anderen Angehörigen der Sippe und körperliche Bewegung. Heute kann eine Therapie, die eine aktive soziale Einbindung trotz mangelndem Interesse ermutigt, einen positiven Kreislauf in Gang setzen, in dem die Aktivität als Stimmungsaufheller dient, wodurch weitere Aktivitäten gefördert werden und eine Aufwärtsspirale entsteht, die zu einer Besserung des gesamten Zustands führt.[265]

Eine depressive Episode erhöht die Wahrscheinlichkeit, dass künftige weitere Episoden folgen. Das wird in der Fachsprache als »Kindling« bezeichnet, eine Reaktion des Gehirns auf wiederholte, oft unbewusste Reize, ähnlich wie beim Feuermachen, wenn man Holzspäne anzündet, um eine größere Flamme zu entfachen.[266] Dieses Konzept ist mit der Beobachtung verbunden, dass epileptische Anfälle nach dem ersten Auftreten leichter ausgelöst werden. Bei einer depressiven Verstimmung fördern einschneidende Lebensereignisse die meisten dieser Erstmanifestationen, doch die Rolle der Ereignisse verblasst mit jeder nachfolgenden Episode, sodass sie irgendwann grundlos aufzutreten scheinen.[267] Diese Beobachtung wird manchmal mit der Hypothese erklärt, dass die Depression das Gehirn in einer Weise schädigt, die eine Anfälligkeit für weitere Episoden erhöht.

Das Kindling-Konzept kann aber auch durch einen Mechanismus erklärt werden, der Organismen an unvorteilhafte Umweltbedingungen anpasst. So wie mehrfache Episoden intensiver Angstzustände auf ein Umfeld voller Gefahren hinweisen, in der Angst außerordentlich nützlich ist, kann mehrfaches Systemversagen ein ungünstiges soziales Umfeld widerspiegeln, in dem eine negative Stimmungslage von größerem Nutzen ist. Der Mechanismus, der die Anpassung nach schlechten Zeiten vornimmt und damit die Wahrscheinlichkeit weiterer Depressionen erhöht, wäre folglich keineswegs fehlerbehaftet, sondern absolut funktionstüchtig.[268] Es sind aber auch andere Erklärungen möglich. Depressive Episoden beeinträchtigen das soziale Netz eines Menschen. Hindernisse auf dem Weg zu wichtigen Lebenszielen, die Depressionen verursachen, können auch dann weiter bestehen, wenn die Symptome verschwunden sind, sodass weitere Episoden ebenfalls wahrscheinlicher werden. Solche anhaltenden Probleme tauchen auf einer Checkliste der Lebensereignisse vielleicht gar nicht auf, sodass die Depressionsepisoden aus heiterem Himmel aufzutreten scheinen, obwohl sie in Wirklichkeit eine Folge der fortgesetzten ungelösten Probleme sind. Der Ehemann der betroffenen Person ist immer noch alkoholabhängig. Die Schwiegermutter wohnt nach wie vor unter dem gleichen Dach, die Situation ist so konfliktträchtig wie eh und je. Ein Kind reagiert einfach nicht auf die sorgenvollen Anrufe der Eltern.

BIPOLARE STÖRUNGEN

Eine Depression, die auf eine bipolare Störung zurückzuführen ist, unterscheidet sich von einer regulären Depression genau wie die Euphorie von Glücksgefühlen.[269] Bipolare Störungen sind auf ein grundlegendes Versagen des Stimmungsregulationssystems zurückzuführen. Ein normal funktionierendes System passt die Stimmung nach oben oder unten an, wenn sich eine Situation ändert; danach kehrt die Stimmung auf Normalniveau zurück. Wir legen uns mächtig ins Zeug, um eine neue Stellung, eine neue Wohnung oder eine neue Partnerin, einen Partner zu finden, weil wir überzeugt sind, dass dieses Ziel uns dauerhaftes Glück beschert. Das scheint sich für einige Zeit zu bestätigen, wir fühlen uns wie im siebten Himmel, doch dann kehrt die Stimmung auf ihr früheres Normalniveau zurück.

Bei Menschen mit einer bipolaren Störung ist der Stimmungsregler defekt. Wenn sie sich der Chance gegenübersehen, etwas zu verändern, steigt die Stimmung bis zum Anschlag, aber sie pendelt sich nicht wieder auf Normalniveau ein. Energie, Ehrgeiz, Risikobereitschaft und grenzenloser Optimismus erzeugen eine lebhafte Vorstellung von künftigen Erfolgen, die immer mehr Energie bei der Verfolgung immer höherer Ziele freisetzt. Dieser Prozess des ungezügelten positiven Feedbacks, der in einem Zustand manischer Erregung gipfelt, kann fatal sein, und sei es nur aufgrund körperlicher Erschöpfung. Meistens hat der Stimmungsregler einen »eingebauten« Überlastungsschutz, der die Motivation kurz vor Erreichen dieses Punkts ausschaltet, das Hochgefühl der Manie auf Talfahrt schickt und in eine Depression verwandelt, die sich gleichermaßen verselbstständigt und die Stimmung wochen- oder monatelang auf einem extrem negativen Niveau fixiert. Hier scheint es, als würde ein Gefühlsthermostat fehlen. Stattdessen gibt es einen Schalter mit zwei extremen Positionen: himmelhochjauchzend und zu Tode betrübt.

Ein moderner Thermostat schaltet die Heizung nicht sofort ein, wenn die Temperatur unter einen bestimmten Sollwert sinkt, und schaltet sie wieder ab, sobald die eingestellte Temperatur erreicht ist. Andernfalls würde es zu extremen Schwankungen führen, weil die Temperatur auch dann noch zurückgeht, wenn die Heizung anspringt, und die Wärme noch eine Weile ausströmt, wenn die Temperatur zum Sollwert zurückgekehrt ist. Um diese Schwankungen zu vermeiden, haben Thermostate einen »Temperatursensor«, der die Heizung ein paar Minuten, bevor der Sollwert erreicht ist, ein- oder ausschaltet. Ist der Sensor defekt, sind extreme Temperaturschwankungen die Folge. Könnte in diesem Sinne ein defekter Sensormechanismus erklären, warum mache Menschen extremen Stimmungsschwankungen unterworfen sind? Das könnte eine starke Stimmungslabilität erklären, Zyklothomie genannt, aber nicht, warum das System in einer manischen oder depressiven Phase stecken bleibt.

Wer Kontrollsysteme entwickelt, weiß, dass es »bistabile Systeme« gibt, die schnell zwischen zwei extremen Zuständen hin- und herpendeln, ohne einen Zwischenstopp in der Mitte einzulegen.[270] Das anschaulichste Beispiel ist ein Lichtschalter. Er ist entweder eingeschaltet oder ausgeschaltet. Viele biologische Systeme sind bistabil. Sobald beispielsweise der Mechanismus, der die Sporenbildung von Bakterien aktiviert, in Gang kommt, wird dieser Prozess bis zum Ende fortgesetzt; an irgendeinem Punkt dazwischen anzuhalten, wäre fatal. Die evolutionäre Entwicklung von zwei Geschlechtern ist ein weiteres Beispiel. Dabei haben die Individuen einen selektiven Vorteil, die entweder die größten und robustesten Eier oder die größte Anzahl winziger Spermien produzieren, die am schnellsten schwimmen können. Deshalb gibt es bei den meisten Spezies zwei Geschlechter.[271] Interessant ist an bistabilen Systemen, dass sie verstärkendes, positives Feedback brauchen, um zu funktionieren. Sobald das System ein wenig vom Mittelwert abweicht, drängt das positive Feedback sie wieder auf die Extremposition zurück, genau wie ein Lichtschalter. Dieser Vorgang hat große Ähnlichkeit mit einer bipolaren Störung.[272]

Doch warum hat die natürliche Selektion den Stimmungsregulationsmechanismus so anfällig für Fehlregulierungen gemacht? Um eine zuvor erwähnte Spekulation zu erweitern: Ich frage mich, ob diese Prädisposition in einem Zusammenhang mit den Anpassungsvorteilen bei der Verfolgung hochgesteckter Ziele stehen könnte. Mechanismen, die ehrgeizige Bestrebungen anspornen, sind vielleicht evolviert, weil sie einer kleinen Anzahl von Individuen große Vorteile bieten. Diese Annahme geht davon aus, dass viele Menschen große Anstrengungen unternehmen, um trotz mehrfacher Fehlschläge hochgesteckte Ziele zu erreichen. Die Fähigkeit, aus einem zum Scheitern verurteilten Projekt auszusteigen, scheint bei den Betroffenen einer bipolaren Störung oft zu fehlen. Wenn angesichts eines drohenden Misserfolgs keine negative Stimmungslage für Rückzugsmanöver zur Verfügung steht, eskaliert die positive Stimmung und führt zu blindem Aktionismus, der am Ende einen Zusammenbruch und eine schwere Depression auslösen kann.

Die Anpassungsvorteile ehrgeiziger Bemühungen könnten die Anfälligkeit für Depressionen und Stimmungsschwankungen erklären. Ehrgeiz ist nicht nur auf Statusgewinn und finanzielle Vorteile beschränkt. Das tief verwurzelte menschliche Bedürfnis nach Anerkennung und Wertschätzung ist gleichermaßen stark ausgeprägt. Eine Leistung zu erbringen, erzeugt ein Gefühl der Befriedigung, was oft zur Folge hat, dass die ohnehin schon ehrgeizigen Zielsetzungen der modernen Massenmedien und wohlmeinenden Eltern und Mentoren noch weiter in die Höhe getrieben werden. Der US-amerikanische Psychologe William James hat das Problem in einer griffigen Formel zusammengefasst: Selbstachtung = Erfolg geteilt durch Anspruch.[273]

Im Verlauf einer Episode denken Menschen mit einer bipolaren Störung, dass ihre extremen Stimmungen völlig rational sind. Ich habe viele Beispiele gesehen: Eine Bildhauerin war sicher, dass Kunststudierende in hellen Scharen Kurse in ihrem Atelier buchen würden, wo sie ihre »neuen« Arbeitsmethoden zu unterrichten gedachte. Sie hatte bereits ihre gesamten Ersparnisse in die Miete investiert und war außer sich, weil die Bank ihr einen Kredit verweigerte, den sie für die Einrichtung der Räume brauchte.

Ein Existenzgründer in spe wachte mitten in der Nacht auf, weil er den Einfall hatte, in einem leer stehenden Geschäft die erste Filiale einer neuen Gourmet-Restaurantkette zu eröffnen. Er kaufte einen Mercedes, um die prominenten Gäste vom Flughafen abholen zu können, doch als eine ganze Reihe von Küchenchef-Kandidaten sein Angebot ausschlug, war er aufgewühlt und frustriert.

Ein Professor war überzeugt, dass sich mit seiner brillanten neuen Methode die Entwicklung am Aktienmarkt voraussehen ließ. Trotz der Einwände seiner Frau nahm er eine neue Hypothek auf das Haus auf, weil er Bargeld brauchte. Für die nachfolgenden riesigen Verluste machte er Konkurrenten verantwortlich, die seine Formel gestohlen und den Markt manipuliert hätten.

Hindernisse und schleppende Fortschritte bei der Zielverfolgung dämpfen die Stimmung normalerweise, um Ressourcen zu schonen und die Optionen noch einmal zu überdenken. Bei einer Manie springt dieses Regulationssystem nicht an: Der drohende Misserfolg setzt sogar noch intensivere Bemühungen in Gang, um noch höher gesteckte Ziele zu erreichen. Beharrlichkeit angesichts widriger Umstände gilt weithin als Tugend, aber sie kann auch zu grandiosen Fehlschlägen führen. Solche Fehlschläge lösen bei vielen Patientinnen und Patienten die Überzeugung aus, dass sie wertlos sind und keine Zukunft haben. Die Bildhauerin verkroch sich im Bett und weigerte sich, überhaupt noch aufzustehen. Sie hielt sich für eine Hochstaplerin, eine Niete, die kein Talent besaß und als Obdachlose enden würde. Der Existenzgründer verlor seinen Mercedes an die Bank und grübelte über seine Unfähigkeit nach, Arbeit gleich welcher Art zu finden. Der Professor wurde in die Klinik eingeliefert und stürzte ein paar Tage später in eine Depression. Menschen, die unter einer bipolaren Störung leiden, haben einen defekten Stimmungsregulationsmechanismus, und die Verluste, die sich im Verlauf dieser Episoden anhäufen, sind selbst bei einer objektiven Einschätzung der Situation haarsträubend.

Es wäre gut, wenn die bipolare Störung ein klar umrissenes Krankheitsbild böte, aber sie ist durch verwischte Grenzen und viele Untertypen gekennzeichnet. Typ I, mit schweren depressiven und manischen Episoden, kommt bei ungefähr 1 Prozent der weltweiten Bevölkerung vor. Erweitert man das Spektrum und bezieht eine mildere Ausformung der Manie ein, erhöht sich die Rate auf 5 Prozent.[274] Von den Patientinnen und Patienten, bei denen eine schwere depressive Störung diagnostiziert wurde, haben 31 Prozent auch mildere manische Symptome.[275]

Bipolare Episoden treten zu unvorhersehbaren Zeiten auf, können wochen- oder monatelang andauern und klingen danach wieder ab. Die manische Phase beläuft sich bei den Betroffenen auf etwa 10 Prozent, die depressive Phase auf 40 Prozent und die neutralen Stimmungslagen – ohne Auslenkungen, die weit über das Normalniveau hinausreichen – auf 50 Prozent ihrer Zeit.[276] Bei den schwierigsten Fällen treten Depression und Manie gleichzeitig auf; sie befinden sich in einem sogenannten Mischzustand. Hier stellen Hochstimmung und Stimmungstief keine Gegenpole auf der Optimismus-Pessimismus-Skala dar, sondern sind gleichzeitig präsent.

SCHLECHTE GENE?

Die Prädisposition für bipolare Störungen lässt sich weitgehend anhand der genetischen Variationen erklären. Sie tragen zu mehr als 80 Prozent zu den Anfälligkeitsunterschieden bei. Wenn Ihr eineiiger Zwilling eine bipolare Störung entwickelt, ist das Risiko, dass Sie ebenfalls daran erkranken, 43-mal höher als bei anderen Personen.[277] Dieser starke Effekt legt den Gedanken nahe, dass es möglich sein müsste, die verantwortlichen Allele zu finden. Doch wie bei vielen anderen genetischen Erkrankungen wurden bisher keine weit verbreiteten Genvarianten entdeckt, die beträchtlichen Einfluss auf die bipolare Störung haben könnten.

Das Ergebnis ist enttäuschend, aber die Situation ist nicht so aussichtslos wie die Suche nach Depressions-Allelen. In einigen Familien, in denen mehrere Personen bipolare Störungen entwickelt haben, fehlen bestimmte große DNA-Abschnitte oder werden nur bei den Betroffenen dupliziert.[278] Diese Abschnitte sind überall im Genom verstreut. Herauszufinden, welche Funktionen sie haben, weckt zumindest die Hoffnung, Gene oder neuronale Netzwerke im Gehirn zu entdecken, die als Ursache der Störung infrage kommen.

DIE REALITÄT DER ORGANISCHEN KOMPLEXITÄT BEGRÜSSEN

Kehren wir noch einmal zu Thermostat und Stimmungsregler zurück. Die Versuche, affektive Störungen zu verstehen, offenbaren die menschliche Neigung, Probleme einer einzelnen Ursache anzulasten. Die Genetik, die Persönlichkeitsstruktur oder einschneidende Lebensereignisse für die Depressionen verantwortlich zu machen, hat den Vorteil, dass man das Geschehen besser nachverfolgen kann. Doch bei affektiven Störungen gibt es nicht nur mehrere Ursachen, sondern auch vielschichtige Wechselwirkungen zwischen den einzelnen Ursachen. Diese Gemengelage führt zu Symptomen, die auf verschiedenen Wegen entstehen, nicht nur bei verschiedenen Menschen, sondern auch bei ein und demselben Menschen zu verschiedenen Zeiten.

Diese komplexe Realität wird zunehmend erkannt und akzeptiert. In einem Artikel über die »bunt zusammengewürfelten« Ursachen der Depression listete der Psychiater Kenneth Kendler elf Ursachenkategorien auf, angefangen von den Genen bis hin zur Kultur. Er erklärte, dass sich gegenseitig verstärkende Zweiteilungen wie Bewusstsein/Gehirn »einen verderblichen Einfluss auf unser Berufsfeld hatten« und nicht dazu beitrugen, Forschungsergebnisse zu erklären. »Die Ursachen psychiatrischer Erkrankungen sind in Wirklichkeit bunt zusammengewürfelt und auf weit gefasste Kategorien verteilt. Wir sollten die cartesianischen und auf Computerfunktionalismus gestützten Dichotomien als wissenschaftlich unangemessen und als Hürde für unsere Fähigkeit betrachten, die vielfältigen Informationen über psychiatrische Erkrankungen zu integrieren.«[279]

Statt uns den Kopf zu zerbrechen, was bei manchen Menschen Symptome auslöst, können wir zu der Frage zurückkehren, warum wir alle relativ unzuverlässige Stimmungsregulationssysteme haben. Ich habe die Nützlichkeit von Hochstimmungen und Stimmungstiefs in vorteilhaften und unvorteilhaften Situationen betont und erklärt, dass Beharrlichkeit nicht immer eine Tugend ist, sondern bei der Verfolgung unerreichbarer Ziele zu einer gedrückten Stimmung und schlimmstenfalls zu einer schweren klinischen Depression führen kann. Doch das ist nur ein Teil des Gesamtbilds. Manchmal sind keine ehrgeizigen Bestrebungen vorhanden, aber es fehlt etwas im Leben.[280] Manchmal ist eine Depression das Ergebnis tief verwurzelter Bedürfnisse ohne Hoffnung, dass sie sich jemals erfüllen. Unsere Bedürfnisse wurden von der natürlichen Selektion herausgebildet. Wir können sie genauso wenig aus unserem Verhaltensrepertoire entfernen wie die Nahrungsaufnahme. Eine echte Lösung für das Problem der Depression würde erfordern, die Gesellschaft von Grund auf zu verändern, um gleiche Chancen für alle zu schaffen, oder Gehirn und Bewusstsein zu verändern, um die Bedürfnisse effektiver zu steuern. Doch die natürliche Selektion ist uns immer meilenweit voraus. Sie hat bereits Möglichkeiten bereitgestellt, Bedürfnisse und Unzufriedenheit unter Kontrolle zu halten – auf die Verdrängungs- und unbewussten Verteidigungsmechanismen gehen wir im 10. Kapitel ausführlicher ein.

WOZU SOLL DAS GUT SEIN?

Ein Stimmungstief ist ein Zustand psychischer Schmerzen. Eine Depression ist ein chronischer Zustand psychischer Schmerzen. So sollten wir ihn auch bewerten und behandeln. Der erste Schritt besteht darin, herauszufinden, ob der Schmerzzustand infolge einer spezifischen Situation eingetreten ist. Bei Nachforschungen tritt oft die Unfähigkeit zutage, ein unerreichbares Ziel aufzugeben. Viele Probleme werden durch »Sozialfallen« verursacht, wie der Titel eines Buches meiner ehemaligen Kollegen John Cross und Melvin Guyer lautet.[281] Eine junge Frau hatte im letzten Jahr ihres Graduiertenstudiums 200 000 Dollar Schulden angehäuft, konnte weder die Studiengebühren noch ihre Miete bezahlen und auch keine weiteren Kredite mehr aufnehmen. Ein Politiker wurde von einer ehemaligen Geliebten erpresst, die immer größere Summen dafür verlangte, kompromittierende Privatfotos unter Verschluss zu halten. Eine Malerin wollte sich von ihrem untreuen Ehemann scheiden lassen, doch das hätte bedeutet, dass sie sich eine Beschäftigung mit regulärem Einkommen suchen und ihr Atelier aufgeben müsste. Das Sozialleben stellt uns oft Fallen, denen zu entkommen große Opfer erfordert.

Haben Sie jemals versucht, trockenen Fußes durch sumpfiges Gelände zu gelangen, indem Sie sich von einem Grasbüschel zum nächsten vorgetastet haben? Irgendwann erwischten Sie vermutlich eine Stelle, die sicher zu sein schien, aber einzusinken begann, sobald Sie drauftraten. Sie konnten aber nirgendwo einen Weg entdecken, der auf eine höhere Ebene führte, ohne bis zu den Knien durch den Morast zu waten. Das Leben hält bisweilen Zeiten wie diese für uns bereit. Menschen, die unter Depressionen leiden, haben oft das Gefühl, sich auf einem kleinen, sinkenden Grasbüschel zu befinden, und verspüren Angst, oft aus gutem Grund, den ersten Schritt in den Morast zu wagen. Einen Arbeitsplatz oder eine Ehe aufzugeben, ohne ein Ziel vor Augen zu haben, kann die Situation noch verschlimmern. Ein großer Teil der Therapiearbeit besteht darin, die Betroffenen zu ermutigen, sich auf Veränderungen einzulassen, und ihnen dabei zu helfen, nach anderen kleinen Grasbüscheln auf dem Weg zu einer höher gelegenen Ebene Ausschau zu halten.

Stimmungstiefs als nützliche Reaktion und die Depression als exzessives Stimmungstief zu betrachten, erfordert eine andere Herangehensweise an die Behandlung. Depressionen werden durch eine spezifische Situation, durch die Sicht auf die Situation und durch das Gehirn ausgelöst. Eine professionelle Behandlung kann die Situation, die Sicht darauf und das Gehirn verändern. Doch alle drei bilden ein eng miteinander verflochtenes Netz aus unterschiedlichen Ursachen, sodass man viele Therapiemöglichkeiten verpasst, wenn man sich auf einen einzigen Ansatz beschränkt.

Diese Auffassung hat Auswirkungen auf das Verständnis der Funktionsweise von Antidepressiva. Der Gedanke, dass sie »chemische Ungleichgewichte« austarieren, ist verlockend und trägt zur Rechtfertigung medikamentöser Therapien bei. Aber es gibt keinen Beleg dafür, dass eine spezifische chemische Anomalie Depressionen verursacht. Es ist wahrscheinlicher, dass Antidepressiva bei psychischen Schmerzzuständen das Gleiche bewirken wie lindernde Arzneimittel bei körperlichen Schmerzen: Sie greifen in ein normales Reaktionssystem ein. Aspirin, Paracetamol, Ibuprofen und Morphin beeinflussen unterschiedliche Verknüpfungen im Schmerzregulationsmechanismus. Antidepressiva beeinflussen unterschiedliche Verknüpfungen im Stimmungsregulationsmechanismus. Die Strategien, die wir anwenden, um psychische Schmerzzustände zu lindern, sind ähnlich wirksam wie unsere Strategien zur Linderung physischer Schmerzzustände – gering bis mäßig effektiv, oft mit Nebenwirkungen oder dem Risiko eines Rückzugs oder Ausstiegs verbunden, aber nach wie vor ein echter Segen für die Menschheit.

Es könnte ein Zusammenhang zwischen der Verfolgung unerreichbarer Ziele und dem Einfluss von Antidepressiva auf die Motivation bestehen. Sie greifen oft in das Motivationssystem ein, in einer Weise, die alles weniger wichtig erscheinen lässt. Sie dämpfen die großen Ambitionen und das Bedürfnis, es allen recht zu machen. Bei mehr als der Hälfte der Patientinnen und Patienten haben Medikamente, die sich auf den Serotoninhaushalt auswirken, zur Folge, dass die Libido abnimmt und/oder der Orgasmus verzögert eintritt oder ganz ausbleibt.[282] Es wäre interessant zu erfahren, ob die Betroffenen, bei denen das sexuelle Begehren stark nachlässt, im Gegenzug den Vorteil haben, dass sich die Grundstimmung bessert.

Ich erinnere mich an eine Professorin, die im Frühjahr mit der Einnahme eines Mittels gegen Depressionen begann. Bei ihr ließen die Symptome einer mittelschweren Depression merklich nach. Bei ihrem Besuch im Herbst berichtete sie, der mit ihrer Lehrtätigkeit verbundene Stress sei kein Problem mehr. Im Dezember war ihre Stimmungslage immer noch bestens, aber es bestand die Gefahr, dass sie ihren Job verlieren würde. Sie hatte sich so sorglos und unbeschwert gefühlt, dass sie weder die Leistungen ihrer Studierenden bei den Zwischen- noch bei den Abschlussprüfungen benotet hatte. Sie beschloss, das Medikament abzusetzen.

Sowohl die kognitive Therapie, bei der es um eine Veränderung der Gedanken, Einstellungen und Erwartungen geht, als auch die kognitive Verhaltenstherapie, die zusätzlich am Verhalten ansetzt, haben Folgen. Eine Situation positiv umzudeuten, ist oft die wirksamste Interventionsmethode. Wortlos von einer Partnerin oder einem Partner verlassen zu werden, kann mit Tränen und Hoffnungslosigkeit verbunden sein – oder als Chance betrachtet werden, aus einer von Misstrauen geprägten, toxischen Beziehung auszusteigen. Neue Herangehensweisen an die kognitive Verhaltenstherapie, die auf dem »metakognitiven« Modell aufbauen, versuchen nicht nur, unzutreffende Gedanken über spezifische Situationen zu korrigieren, sondern unzutreffende Gedanken über das gesamte System der Stimmungsregulation und über Lebensziele zu verändern, die es wert sind, verfolgt zu werden.[283] Einige Vertreter dieser Richtung, wie der britische Psychologe Paul Gilbert, haben Möglichkeiten beschrieben, evolutionäre Ideen aufzugreifen und dadurch die Wirksamkeit der Therapien zu verbessern.[284]

WAS IST MIT DER PERSÖNLICHKEITSSTRUKTUR?

Ich habe den Stellenwert einer Situation so häufig hervorgehoben, um ein Gegengewicht zu den psychologischen und psychiatrischen Herangehensweisen zu schaffen, die individuelle persönliche Merkmale für psychische Störungen verantwortlich machen. Menschen unterscheiden sich beträchtlich in ihrer Neigung, emotionale Störungen wahrzunehmen. Ob diese Unterschiede durch angeborene Faktoren oder Erfahrungen entstehen, stand im Fokus endloser Debatten über das Streitthema »Natur versus Kultur«. Der Einflussfaktor Natur – also ererbte Eigenschaften und Fähigkeiten – ist von elementarer Bedeutung für den neurowissenschaftlichen Ansatz, der eine Vorrangstellung in der modernen Psychiatrie einnimmt und infolgedessen bereits viel Aufmerksamkeit geweckt hat. Doch ein ebenso umfangreicher Fundus an Fachliteratur beschreibt, dass auch die Erfahrungen im frühen Kindesalter, vor allem Vernachlässigung und Missbrauch/Misshandlungen lebenslange Narben hinterlassen können.[285]

Zahllose Therapeutinnen und Therapeuten widmen ihre gesamte berufliche Laufbahn dem Bestreben, den Betroffenen zu helfen, über diese Erfahrungen hinauszuwachsen oder zumindest die Auswirkungen zu bewältigen. Die Behandlungsmethoden sind bemerkenswert effektiv. Zu Beginn meiner beruflichen Laufbahn verbrachte ich viel Zeit damit, herauszufinden, welche Erfahrungen prägenden Einfluss auf die Persönlichkeit und die Problemanfälligkeit meiner Patientinnen und Patienten gehabt hatten. Manchmal gelangten wir dabei zu Erkenntnissen, die einen grundlegenden Wandel bewirkten. Einer Patientin, die das Verhältnis zu ihrer Mutter als ausnehmend gut beschrieb, wurde klar, dass ihre Mutter ständig versucht hatte, ihre Entwicklung auf subtile Weise zu untergraben. Einem Patienten, der sich die Schuld an der Scheidung seiner Eltern gab, wurde klar, dass er nichts damit zu tun hatte. Und einer Frau wurde klar, dass der Missbrauch während ihrer Kindheit nicht ihr, sondern ihrem Vater anzulasten war.

Dieses Buch rückt die Bedeutung der aktuellen Lebenssituation in den Fokus. Der Einfluss einschneidender frühkindlicher Erfahrungen auf die Anfälligkeit für psychische Probleme fällt ins Gewicht, aber es ist noch viel Arbeit erforderlich, um zu klären, in welchem Ausmaß sie ein Produkt nützlicher Systeme oder Nebenwirkungen sind. Wichtig ist auch, herauszufinden, in welchem Ausmaß solche Effekte durch neuroendokrine Mechanismen übertragen werden, die Hormone oder Botenstoffe produzieren, und inwieweit Überzeugungen dazu beitragen, die wir in Bezug auf andere und uns selbst entwickeln. Dazu kommt, dass angeborene Persönlichkeitsaspekte in Wechselwirkung mit den frühkindlichen Erfahrungen stehen, die das Eintreten einer bestimmten Situation wahrscheinlicher macht. Unseren aktuellen Kenntnisstand zu überprüfen und herauszufinden, was wir wissen müssen, um zu verstehen, auf welche Weise frühkindliche Erfahrungen psychische Probleme beeinflussen, ist ein wichtiges Projekt, das den Rahmen dieses Buches jedoch sprengen würde.

3. TEIL

DIE VOR- UND NACHTEILE DES SOZIALLEBENS

8. Kapitel
WIE MAN EINBLICKE IN DEN INDIVIDUELLEN WESENSKERN DES MENSCHEN GEWINNT

»Das größte Problem, dem sich die Sozialwissenschaften gegenübersehen, besteht möglicherweise darin, dass das Messbare oft irrelevant und das wirklich Relevante oft nicht messbar ist.«[286]

George Vaillant

In den 1990er-Jahren erlebte ich jeden Dienstag zwei unterschiedliche Herangehensweisen an psychiatrische Probleme, was verwirrend, aber ungeheuer lehrreich war. Ich verbrachte die Vormittage im Institute for Social Research mit der Durchsicht von Tabellenkalkulationen. Sie lieferten detaillierte statistische Daten über Alter, Geschlecht, Einkommen, Depressionssymptome und Dutzend andere Messwerte von mehreren Tausend Personen. Das Ziel war, anhand dieser Zahlen vorherzusagen, wer unter Depressionen leiden könnte.

Die Schlussfolgerungen sprangen geradezu ins Auge. Der Prozentsatz war in einigen Gruppen höher als in anderen. In jungen Jahren traten Depressionen bei Frauen zum Beispiel doppelt so häufig auf als bei Männern. Es gab Dutzende anderer Faktoren, die weniger Einfluss hatten: Anzahl der Kinder, Alter der Kinder, Kirchenbesuche, Körpergewicht, Rassenzugehörigkeit, Verlust eines Elternteils in den ersten Lebensjahren oder die Anzahl der einschneidenden Lebensereignisse im vergangenen Jahr. Das Projekt bot faszinierende statistische Herausforderungen, weil sich jede Person gleichzeitig vielen anderen, einander überlappenden Gruppen zuordnen ließ. Personen mit Gesundheitsproblemen waren in der Regel älter, alleinstehend, nahmen Medikamente und konnten nicht mehr aktiv am religiösen Leben ihrer Glaubensgemeinschaft teilnehmen. Alle diese

Faktoren beeinflussten die Depression und standen in Wechselwirkung zueinander, sodass es schwierig war, herauszufinden, welche Faktoren was verursachten.

Gegen Mittag ging ich ein paar Straßenblocks weiter in die Psychiatrische Klinik, wo ich für den Rest des Tages Menschen behandelte und die Ärztinnen und Ärzte, die hier ihre Fachausbildung absolvierten, im beruflichen Kontext betreute. Der Wechsel war emotional belastend. Statt fein säuberlich abgegrenzten mathematischen Pauschalfällen sah ich mich plötzlich Einzelschicksalen gegenüber. Frau H. zum Beispiel, einer fünfundfünfzigjährigen übergewichtigen Frau, die völlig verzweifelt wirkte. Sie erzählte mir unter Tränen, dass sich ihr Mann das Leben genommen hatte. Sie habe seine Drohungen nicht ernst genommen und sei entschlossen, ihm in den Tod zu folgen, um wieder mit ihm vereint zu sein. Herr J. klagte, dass sein Herz jedes Mal auszusetzen drohte, wenn er seinem Chef begegnete. Er war überzeugt, dass dieser ihn zu entlassen plante. Er erklärte, er habe ein Herzleiden und Depressionen, deshalb benötige er eine Arbeitsunfähigkeitsbescheinigung, um Rente beantragen zu können. Frau K. hatte sich zu Hause abgeschottet, war nicht mehr ans Telefon gegangen und völlig antriebslos, seit eine Konkurrentin im Zuge einer Abstimmung, die auf einer gezielten Verleumdungskampagne beruhte, Vorsitzende des Gartenbauvereins geworden war. Und Frau L., einer fünfunddreißigjährigen Büroleiterin, die seit zehn Jahren in Behandlung war, ging es in diesem Monat erheblich schlechter. Mit an Sicherheit grenzender Wahrscheinlichkeit hatte sie ihre Medikamente abgesetzt, die den Orgasmus verzögern, und war mal wieder auf Partnersuche. Oder spiegelte ihre Depression das intuitive Wissen wider, dass der aktuelle Lover, der bereits verheiratet war, ihr noch mehr Liebeskummer bereiten würde als der vorherige?

Am Ende des Kliniknachmittags fand eine Teambesprechung statt, bei der jeder einzelne Fall diskutiert wurde. Allen Teilnehmenden standen die gleichen Daten zur Verfügung, die ich morgens bei meiner statistischen Analyse vor mir hatte: Angaben zu Geschlechtszugehörigkeit, Alter, Familienstand, Beruf, Gesundheitszustand und vieles mehr. Nutzten wir diese Daten, um etwas über die individuellen Ursachen der Depression jeder einzelnen Person herauszufinden? Kein einziges Mal. Stattdessen floss das, was uns die Patientinnen und Patienten erzählt hatten, in eine Geschichte ein, die beschrieb, wie dieses spezifische Problem in jedem einzelnen Fall entstanden war.

Hier die Notizen zu Frau D.:

> Frau D. ist fünfundvierzig Jahre alt, weiß, verheiratet und Versicherungsvertreterin. Sie hat zwei Kinder im Teenageralter, ihr Mann ist Ingenieur. Sie neigte schon immer zu Angstzuständen und einer milden negativen Stimmung, doch die Symptome haben sich während der vergangenen sechs Monate verstärkt, mit Weinkrämpfen ein- oder zweimal in der Woche, gewöhnlich in den Abendstunden und aus keinem für sie ersichtlichen Grund. Die Störung ist mittelschwer, mit einem Zahlenwert von 22 auf der Hamilton-Depressionsskala. Sie wacht seit Kurzem mehrmals in der Woche morgens gegen vier Uhr auf; ungefähr die Hälfte der Zeit gelingt es ihr, wieder einzuschlafen. Sie hat einen regen Appetit entwickelt und annähernd fünf Kilo zugenommen. Die meiste Zeit fühlt sie sich erschöpft. Sie ist nicht suizidgefährdet, hat aber nach eigenen Angaben keine Hoffnung auf Besserung und das Interesse an ihren früheren Hobbys und Aktivitäten verloren. Sie war vor Ort ehrenamtlich aktiv, hat aber seit mehreren Monaten nicht mehr an den Gruppentreffen teilgenommen. Ihre Mutter hatte ebenfalls chronische Probleme mit Angstzuständen, ihr Vater war alkoholabhängig und zeitweilig depressiv. Sie erinnert sich, dass sie von ihrer Mutter oft schonungslos kritisiert, aber nie misshandelt wurde. Ihr Gesundheitszustand ist generell gut, abgesehen von Bluthochdruck und chronischen Rückenschmerzen, für die keine spezifische Ursache gefunden wurde. Nach eigenen Angaben trinkt sie nur gelegentlich Alkohol. Sie nimmt Medikamente, unter anderem Mittel gegen Bluthochdruck, Ibuprofen und im Bedarfsfall ein starkes Schmerzmittel. An etwa drei Abenden pro Woche braucht sie Valium als Schlafmittel. Ihr Mann hat zwei Jobs, um Geld für die Ausbildung der Kinder zu verdienen. Die Tochter ist eine gute Schülerin, aber der Sohn

bereitet ihnen Sorgen. Vor einem halben Jahr wurde er zu Jugendarrest verurteilt, weil er als Minderjähriger Alkohol getrunken hatte, aber er ist mittlerweile auf einem guten Weg und wird im Juni die Schule abschließen. Ihre Diagnose: schwere Depression, Ehe- und Familienprobleme, chronische Schmerzen und möglicherweise Medikamentenmissbrauch.

Diese kurze Zusammenfassung enthält die meisten Fakten, die man auch in ihrer Patientenakte finden würde. Aber sie sagt nicht viel darüber aus, was ihre Depression tatsächlich ausgelöst haben könnte. Auf nachfassende Fragen hin stellte sich heraus, dass ihre Symptome nach einem Streit mit ihrem Mann stärker geworden waren, der ihr vorgeworfen hatte, »die ganze Zeit auf der Couch zu liegen, anstatt sich um die Kinder zu kümmern«. Als sie daraufhin in Tränen ausgebrochen war, hatte er das Haus verlassen und die Tür zugeknallt. Am nächsten Tag hatte er angerufen und gesagt, er sei ein paar Tage unterwegs, auf Geschäftsreise. Sie hatte den Verdacht, dass es eine andere Frau in seinem Leben gab, aber sie erklärte, dass sie es nicht wirklich wissen wolle. Dennoch grübelte sie den ganzen Tag, mit wem ihr Mann zusammen sein könnte, ob er sie zu verlassen gedachte, und wenn ja, wie es dann für sie weitergehen würde. Sie wagte nicht, ihn zur Rede zu stellen, aus Angst, er könnte die Scheidung verlangen und ihr vorwerfen, sie sei am Alkoholkonsum ihres Sohnes Schuld, um ihr das Sorgerecht zu entziehen.

Solche herzzerreißenden Geschichten ließen meine ausgeklügelten statistischen Modelle kalt und leer erscheinen. Selbst die klinische Zusammenfassung im Krankenblatt erfasste oft nicht den wahren Kern des Problems. Die Geschichten wurden in unseren Teambesprechungen aus den vorhandenen Informationen zusammengesetzt, aber entsprachen sie den Tatsachen?

Dienstagsabends rauchte mir auf dem Heimweg oft der Kopf, und ich sehnte mich nach einem Drink. Das Ganze war so verwirrend. Wenn ich morgens den »Hut« als Wissenschaftler aufhatte, entdeckte ich, wie sehr sich die Gruppen von Menschen mit und ohne Depressionen voneinander unterschieden. Wenn ich nachmittags meinen

Aufgaben als Kliniker nachging, blieb das alles außen vor, wenn ich mit meinen Kolleginnen und Kollegen die einzelnen Bausteine im individuellen Lebensverlauf zu einer Geschichte zusammenfügte, die eine Erklärung für die Depression der Betroffenen liefern sollte. Doch unter dem Strich war keiner der beiden Ansätze vollauf befriedigend.

DIE LÖSUNG DES REKTORS

Bei meinen Onlinerecherchen stieß ich auf einen uralten Artikel, der Ordnung in meine Gedanken brachte. Im Mai 1894 hielt der deutsche Philosoph Wilhelm Windelband anlässlich des 273. Jahrestags der Universität Straßburg seine Antrittsrede als Rektor.[287] Er ließ die Loblieder auf seine Institution aus, die man bei solchen Anlässen oft von seinen amerikanischen Entsprechungen zu hören bekommt. Stattdessen hielt er einen kurzen Vortrag, in dem er sich um eine klare Abgrenzung zwischen Naturwissenschaften und Kulturwissenschaften bemühte, die sich durch ihre Erklärungsansätze unterscheiden. Die Naturwissenschaften stützen sich auf die nomothetische Vorgehensweise; sie sind mit der Suche nach allgemeinen Gesetzmäßigkeiten befasst, die immer und überall gelten. Die Kulturwissenschaften gehen idiografisch vor; sie analysieren die Abfolge konkreter räumlicher und zeitlicher Merkmale, die zur Entwicklung einer bestimmten Situation geführt haben. Man könnte sie auch als generalisierende bzw. individualisierende Methode bezeichnen, aber die Fachbegriffe nomothetisch (von griechisch *nomos* = »Gesetz« und *thesis* = »aufbauen«) und idiografisch (von *idios* = »etwas Eigenes« und *graphein* = »beschreiben«) treffen es genauer.

Dienstagvormittags hatte ich die nomothetische Vorgehensweise angewendet, ohne es zu wissen. Ich hatte versucht, allgemein gültige Gesetzmäßigkeiten über die Ursachen der Depression aus den Datenbergen über die verschiedenen Patientengruppen herauszufiltern. Dienstagnachmittags hatte ich mithilfe der idiografischen

Vorgehensweise zu verstehen versucht, wie eine Abfolge einmaliger Ereignisse dazu führte, dass ein Individuum ganz bestimmte Symptome entwickelte. Meine Verwirrung war darauf zurückzuführen, dass ich nicht erkannt hatte, dass die idiografische und die nomothetische Vorgehensweise zwei Paar Schuhe sind.

1899 führte der deutsch-amerikanische Psychologe und Philosoph Hugo Münsterberg mit seiner Antrittsrede als Präsident der American Psychological Association diese Abgrenzung in die Neue Welt ein.[288] Doch weitläufige Anerkennung wurde ihr erst 1937 zuteil, nach Erscheinen des Buches *Personality* seines Studenten Gordon Allport, der als Vater der modernen Sozialpsychologie gilt. Obwohl er die Integration beider Forschungsansätze befürwortete, gelangte Allport durch sein Plädoyer für eine idiografische »Wissenschaft der Persönlichkeitseigenschaften« zu Ruhm. Er schrieb:

> *»Die Psychologie hat sich zum Ziel gesetzt, sich in eine vollkommen nomothetische Disziplin zu verwandeln. Die idiografischen Wissenschaften wie Geschichte, Biografie und Literatur [...] bemühen sich, ein ganz spezielles Ereignis in der Natur oder Gesellschaft zu verstehen. Eine auf das Individuum ausgerichtete Psychologie wäre im Kern idiografisch.«*[289]

Idiografische Erklärungen bilden aktuell die Grundlage eines großen Teils der geisteswissenschaftlichen Arbeit und haben in der Psychologie und Soziologie bis heute im Rahmen der »qualitativen Forschung« Bestand. In der Psychiatrie scheinen die individuellen Narrative und ihre Bedeutung jedoch in Vergessenheit geraten zu sein. Sie sind nicht nur verblasst, sondern wurden verbannt, treten nur noch bei den Fallbesprechungen in der Klinik in Erscheinung. Viele Fachzeitschriften lehnen die Veröffentlichung von Fallstudien kategorisch ab. Idiografische Erklärungsansätze gelten als missratene

Geschwister der wesentlich erfolgreicheren nomothetischen Forschungsmethode mit ihren objektiven Definitionen, quantifizierbaren Variablen, wiederholbaren Experimenten, statistischen Generalisierungen und einem endlosen Zustrom an Fördergeldern.

Einige Klinikerinnen und Kliniker übergehen Fragen nach Einzelheiten der persönlichen Situation oder Lebensgeschichte, die für die Diagnosestellung relevant sein könnten. Sie beschränken sich darauf, die Symptome anhand einer Checkliste zu überprüfen, die Patientinnen und Patienten den jeweiligen diagnostischen Kategorien zuzuordnen und die Behandlungsmethode zu empfehlen, die sich bei dieser Diagnose generell bewährt hat. Die nomothetische Vorgehensweise erspart ihnen Zeit, Mühe und die emotionalen Verstrickungen, die mit dem Aufbau einer therapeutischen Beziehung verbunden sein können. Und weniger mitternächtliche Anrufe von verstörten Patientinnen und Patienten. Andere versuchen zu verstehen, wie sich ein bestimmtes Problem bei einer bestimmten Person entwickeln konnte. Die folgenden Beispiele veranschaulichen, wie idiografische Narrative Motive, Strategien und Ereignisse in Zusammenhang bringen, um eine Depression im Einzelfall zu erklären.

Frau W. ist eine Frau mittleren Alters mit einer stark ausgeprägten familiären Disposition für Depressionen und einer langjährigen Vorerkrankung an Bluthochdruck und generalisierter Angststörung. Im Verlauf der letzten sechs Monate wurde sie depressiv und verlor das Interesse an ihrer beruflichen Tätigkeit und an sexuellen Aktivitäten. Nur ihre Kinder sind ihr noch wichtig, aber infolge ihres sozialen Rückzugs fühlt sie sich zunehmend überfordert. Ihr Mann weiß nicht, wie er ihr helfen kann, und geht mehr und mehr auf Distanz.

Frau X. ist noch heute wütend auf ihren Vater, dem sie vorwirft, die Familie verlassen zu haben, als sie noch ein Kind war. Sie wuchs infolgedessen bei ihrer Mutter auf, die oft weg war, weil sie arbeiten ging und depressiv war. Der heimliche Groll der Patientin hat sich auf Männer im Allgemeinen übertragen, und sie ist verbittert und niedergeschlagen, wenn ihr Mann wochenlang auf Geschäftsreise geht.

Frau Y. hat Schlafprobleme, die weitgehend auf chronische Schmerzen, aber auch auf Angstzustände zurückzuführen sind. Vor ungefähr zehn Jahren begann sie mit der Einnahme von Benzodiazepinen, und ohne Psychopharmaka treten heute Ein- oder Durchschlafstörungen auf. Gelegentlich trinkt sie abends zusätzlich Alkohol. Das Aufstehen fällt ihr schwer, und sie ist den ganzen Tag müde, was ihr bisweilen Ärger einträgt, weil sie während der Arbeitszeit einnickt. Ihr Mann wirft ihr vor, den Haushalt und die Kinder zu vernachlässigen.

Frau Z. hat die Kinder zu ihrem Lebensmittelpunkt gemacht, zum Leidwesen ihres Mannes, der sich ausgeschlossen fühlt. Sie hat diese Aufgabe viele Jahre als befriedigend empfunden, doch inzwischen sind die Kinder älter, haben offensichtlich Probleme und weigern sich, mit ihr darüber zu sprechen. Sie hat sich innerlich schon lange von ihrem Mann entfernt, doch die fehlende Nähe zu ihren Kindern löst bei ihr ein Gefühl der Hilflosigkeit und Hoffnungslosigkeit aus, weil ihr bewusst ist, dass sie in ernsthafte Schwierigkeiten geraten könnten.

Wie Sie vermutlich schon erraten haben, geht es bei diesen vier Narrativen in Wirklichkeit um ein und dieselbe Person, Frau D., von der zu Beginn des Kapitels die Rede war. Alle fünf Beschreibungen klingen plausibel. Würden Sie von einem distinguierten Professor im Rahmen einer Fallkonferenz vorgetragen, wäre jede für sich überzeugend. Und genau das ist das Problem. Wenn wir keine Methode haben, die richtigen von den falschen Fallgeschichten zu unterscheiden, können wir nicht nach streng wissenschaftlichen Kriterien vorgehen. In unserem Berufsfeld gib es diese Methode nicht. Und was nun?

Eine Möglichkeit wäre, jede Geschichte als eigenständige Hypothese zu betrachten und herauszufinden, welche am besten mit den augenscheinlichen Gegebenheiten übereinstimmt. Das führt zu interessanten Diskussionen, doch keine Geschichte ist völlig korrekt, und jede hebt relevante Einflussfaktoren hervor. Können wir alle in einen Topf werfen und das Ergebnis als vollständige Erklärung betrachten? Nein. Einige Faktoren sind wichtiger als andere, und unterschiedliche Geschichten weisen auf unterschiedliche kausale Zusammenhänge hin.

Idiografische Erklärungen können durchaus wissenschaftlich sein. In Fachbereichen wie Astronomie und Geologie sind sie gang und gäbe. Die Kosmologie baut auf den allgemein gültigen Gesetzen der Physik auf, um Sterne und Schwarze Löcher generell zu erklären. Um bestimmte Sterne, zum Beispiel einen Blauen Zwerg oder Roten Riesen zu erklären, muss sie jedoch die zeitliche Abfolge der Ereignisse, sprich seine spezifischen Entwicklungsstufen – Entstehung, Niedergang und Erlöschen – berücksichtigen. Die Gesetze der Schwerkraft sind unabdingbar, um unseren Mond zu erklären, aber sie reichen nicht aus, um zu erklären, wie ein bestimmter Mond in unserem Universum entstanden ist. Unser Mond könnte aus verdichteten Staubpartikeln oder infolge eines Asteroideneinfangs entstanden sein, aber immer mehr Belege deuten darauf hin, dass er seine Existenz einer Kollision der Erde mit einem Protoplaneten namens Theia vor etwa 4,5 Milliarden Jahren verdankt. Diese Vorstufe eines Planeten, der so groß wie der Mars war, sprengte beim Einschlag Teile der Erde ab, die sich in der Umlaufbahn sammelten und später zu unserem Mond wurden.[290]

Auch die Geologie macht routinemäßig von der idiografischen Vorgehensweise Gebrauch. Ein Tal zu erklären, erfordert die Anwendung der allgemein gültigen Gesetze der Schwerkraft, der Hydraulik und der Klimatologie auf eine bestimmte zeitliche Abfolge von Ereignissen an einem bestimmten Ort. Einige Täler entstehen durch Gletscherbewegungen, andere durch Erosion und wieder andere durch eine Verschiebung der Kontinentalplatten. Jedes Tal hat seine eigene Entstehungsgeschichte, die manchmal mehrere Ursachen einschließt.

Leider sind die idiografischen Erklärungen in der Psychologie problematischer als in Fachbereichen wie Kosmologie oder Geologie. Die Gesetze, die das Verhalten bestimmen, sind weniger spezifisch als das Gravitationsgesetz, und es gibt zahlreiche Ursachen, die in Wechselwirkung zueinander stehen und Menschen formen, die ihr Umfeld wählen und gestalten. Einige allgemeingültigen Gesetze sind durchaus nützlich. Der Eröffnungssatz in Jane Austens Roman *Stolz und Vorurteil* lautet: »Es ist eine Wahrheit, über die sich alle Welt einig ist, dass ein unbeweibter Mann von einigem Vermögen auf der Suche nach einer Lebensgefährtin sein muss.«[291] Doch Bingley, der Junggeselle mit beträchtlichem Vermögen, auf den er gemünzt war, hätte auch homosexuell, ein Schuft oder ein eigenbrötlerischer Gelehrter sein können, ohne das geringste Interesse, eine Frau fürs Leben zu finden. Eine Methode, um die individuellen Gefühle und Verhaltensweisen verlässlich vorherzusagen, müsste die idiografischen Einzelheiten berücksichtigen und in einen nomothetischen Rahmen einpassen. Keine der beiden Vorgehensweisen ist dabei optimal, im Gegensatz zu einer evolutionären Sicht auf menschliche Emotionen, die Licht ins Dunkel zu bringen vermag.

DAS LEBENSSTRESS-MODELL

Die meisten psychiatrischen Forschungsprojekte halten nach nomothetischen Generalisierungen Ausschau, nach allgemeingültigen Gesetzmäßigkeiten, die erklären, warum einige Menschen krank werden und andere nicht. Stress ist als treibende Kraft weithin anerkannt, aber der Schwerpunkt lag meist auf der Frage, was Menschen stressanfälliger macht: die Gene, die Gehirnchemie, frühkindliche Belastungen, traumatische Erfahrungen, Persönlichkeitsmerkmale oder Denkgewohnheiten. Die Kehrseite dieser Vorgehensweise besteht darin, die Betroffenen in den Blick zu nehmen und mit Menschen zu vergleichen, die »resilient« sind und Herausforderungen trotz unliebsamer Erfahrungen gut bewältigen. Die Schlussfolgerung ist, dass etwas nicht stimmt mit den Stressanfälligen und es gut wäre, die Resilienz bei einem größeren Teil der Bevölkerung zu stärken. Wie auch immer, es dreht sich stets um Persönlichkeitsmerkmale. Und was ist mit den Ereignissen?

Die Rolle der aktuellen Situation als Verursacher der Symptome wird oft vereinfacht als »Stress« etikettiert und das Stressausmaß anhand von einschneidenden Lebensereignissen bestimmt. Damit kehrt man jedoch unter den Teppich, dass die persönliche Bedeutung, die jemand solchen Ereignissen beimisst, zur Entstehung der Symptome beiträgt, und vermeidet, sich mit vertrackten Problemen auseinandersetzen zu müssen. Wenn man die Betroffenen fragt, was die Angstneurose oder Depression ausgelöst haben könnte, bekommt man Geschichten von Misshandlung oder Missbrauch, Verlassenwerden, tätlichen Angriffen und widrigen Lebensereignissen aller Art zu hören. Was ist schlimm genug, um ein Problem zu verursachen? Wie berechnet man die Summe der Ereignisse im Verlauf des Lebens, die mit Stress belastet waren?

Die Psychiater Thomas Holmes und Richard Rahe läuteten in den 1960er-Jahren eine neue Ära der Lebensereignis-Forschung ein. Ihr Team war lange dem Weg von Adolf Meyer gefolgt, einem der Gründerväter der amerikanischen Psychiatrie. Er hatte eine Tabelle entwickelt, in der wichtige Ereignisse im Verlauf des Lebens und deren Zusammenhang mit bestimmten Symptomen verzeichnet waren. Doch diese Daten waren in der Forschung kaum zu gebrauchen. Deshalb führte das Team einen Test durch und legte den Teilnehmenden eine Liste mit dreiundvierzig belastenden Lebensereignissen vor, von denen sie diejenigen ankreuzen sollten, die sie aus eigener Erfahrung kannten. Allein die Anzahl der angekreuzten Ereignisse ließ die Vorhersage zu, wer krankheitsanfällig war, sogar für Infektionen.[292] Durch die Quantifizierung objektiver Ereignisse führte die sogenannte Stressskala von Holmes und Rahe (*Schedule of Recent Experiences*) zu rapiden Fortschritten und zahlreichen Veröffentlichungen.

Doch bei einem belastenden Ereignis sollte man nicht nur ergründen, ob es im Leben eines Menschen stattgefunden hat oder nicht. Um mehr über die Einzelheiten zu erfahren, entwickelten die Londoner Forscher George Brown und Tirril Harris eine Skala der Lebensereignisse und Schwierigkeiten (*Life Events and Difficulties Scale*).[293]

Sie auszuarbeiten dauert Stunden und zu lernen, wie man sie anwendet, nimmt Wochen in Anspruch. Die Ergebnisse der Befragungen zur Datenerhebung werden schriftlich festgehalten und danach von einem Team codiert, das die Patientinnen und Patienten nie zu Gesicht bekommen hat. Am Ende des Prozesses wird jedes Ereignis als »schwerwiegend« oder »nicht schwerwiegend« bewertet. Diese mühselige Methode wurde in London bei einem Test mit 458 Frauen angewendet und führte zu tragfähigen Ergebnissen. Zusätzlich zu den im 6. Kapitel genannten Faktoren zeigte sich, dass zum Beispiel die aktive Unterstützung eines Partners oder einer Partnerin vor Stress schützt. Eine hervorragende Forschungsarbeit, aber als Instrument schwer in den Griff zu bekommen und in der Praxis wenig genutzt.

Seither wurden immer mehr Methoden entwickelt, den Lebensstress zu messen[294], aber es bleiben noch einige große Herausforderungen.[295] Umfassende Gespräche zur Informationsgewinnung sind zeitaufwendig und somit teuer, deshalb werden bei den meisten Forschungsprojekten Checklisten eingesetzt. Doch das größte Problem ist der »Stress« an sich. Das Wort bestärkt die Annahme, dass Stress auf einer klaren Definition beruht – eine Fehlauffassung, die durch die Neigung verstärkt wird, zu glauben, dass er sich anhand der Stresshormone messen lässt. Der Versuch, die Probleme in der Motivationsstruktur einer Person auf eine einzelne Zahl herunterzubrechen, die das »Stressniveau« anzeigt, ist genauso irreführend wie der Versuch, sämtliche Hirnveränderungen mit einer einzelnen Einheit zu bestimmen, die das »Aktivitätsniveau des Gehirns« benennt.

Auch die Beschaffenheit der Stressoren hat einige Aufmerksamkeit erhalten. Ereignisse, die eine Demütigung oder das Gefühl einer Verstrickung ausgelöst haben, sind mit hoher Wahrscheinlichkeit für die Entwicklung von Depressionen verantwortlich, wie bereits erwähnt.[296] Doch Gefühle entstehen nicht durch Ereignisse selbst, sondern vielmehr durch die Einschätzung ihrer Bedeutung für die eigene Fähigkeit, persönliche Ziele zu erreichen.[297]

EVOLUTION UND DIE SICHT AUF DAS INDIVIDUUM

Einige stellen sich vielleicht vor, dass die evolutionäre Sichtweise von Verallgemeinerungen bezüglich der menschlichen Natur ausgeht, doch das Gegenteil ist der Fall: Sie weist auf die Vielfalt hin. Es gibt kein Genom, kein Gehirn und keine Persönlichkeit, die einer »Norm« entsprechen. Variationen sind im Design angelegt. Seit Jahrhunderten werden erbitterte Debatten über die Evolution und die menschliche Natur geführt. Hat die Selektion einen gemeinsamen Kern herausgebildet, der die menschliche Natur als zweckdienliches Konzept bestätigt? Oder handelt es sich um ein Zufallsprodukt, weil sich Menschen und die Kulturen, die sie prägen, in hohem Maß voneinander unterscheiden?

Die Ziele, die alle Menschen verfolgen, sind jedoch universell: Nahrung, Sozialkontakte, Sex, Sicherheit, Status und vor allem Nachkommen – gesunde, glückliche Nachkommen, die gute Chancen haben, die eigenen Gene weiterzugeben. Was uns voneinander unterscheidet, ist jedoch, dass wir diesen Zielen unterschiedliche Priorität beimessen und sie auf unsere eigene, individuelle Weise verfolgen. John investiert seine ganze Energie in das Streben nach Ruhm und beruflicher Anerkennung. Das Thema Frauen steht auf seiner Liste so weit hinten, dass er keinen Gedanken an ein Date verschwendet. Für Mary stehen die Sprösslinge stets an erster Stelle. Jack verbringt den größten Teil seines Lebens mit Selbstoptimierungsprojekten. Sally will vor allem reich werden, und sie hat Erfolg, dem sie Freunde, Familie, Liebe und Gesundheit unterordnet. Donna arbeitet siebzig Stunden in der Woche, zur Hälfte in ihrem Beruf, der Rest ist der Betreuung ihrer hochbetagten Mutter vorbehalten. Sam spielt jeden Tag Golf auf einem 18-Loch-Platz und verbringt den Abend damit, über seine sportlichen Leistungen zu reden. Rachel hat ihr Leben der kirchlichen Missionsarbeit gewidmet und hofft, anderen auf diese Weise den gleichen Seelenfrieden und Lebenssinn zu vermitteln, den sie selbst durch ihren Glauben gewonnen hat.

Die meisten von uns versuchen, ein ausgewogenes Leben zu führen. Wir verteilen unsere Ressourcen auf viele Lebensprojekte, mit denen wir viele Ziele gleichzeitig verfolgen. Es bleibt nie genug Zeit und Energie für alle, aber wir schaffen es trotzdem irgendwie, die Herausforderungen zu bewältigen. In der Notaufnahme der Psychiatrie bekommt man jedoch viele Menschen in Lebenssituationen zu Gesicht, die zu stemmen eigentlich unmöglich ist. Die Kinder sind krank, ihr Vater hat die Familie verlassen, und das Auto springt nicht an, es fehlt das Geld, um es reparieren zu lassen oder eine Babysitterin zu bezahlen, und der Chef hat letzte Woche mit Entlassung gedroht, wenn man noch ein einziges Mal fehlt. Die Symptome werden nicht durch ein bestimmtes Ereignis oder »Stress« verursacht, sondern durch eine spezifische Situation, in der es unmöglich ist, Abhilfe zu schaffen. Ich erinnere mich an ein junges Paar, das mit Depressionen und Eheproblemen zu kämpfen hatte. Sie arbeiteten beide im selben Supermarkt, zum Mindestlohn, und übernahmen abwechselnd Zwölf-Stunden-Schichten, sodass immer einer von beiden zu Hause war und sich um die drei kleinen Kinder kümmern konnte. Sie sahen sich nur beim Kommen und Gehen und gelegentlich an Feiertagen, und jeden Monat nahmen ihre Schulden und ihre Frustration zu.

Die Strategien, um Einfluss auf andere auszuüben, weisen genauso dramatische Unterschiede auf wie Werthaltungen und Ziele. Peter hat seine Mitarbeitenden fest im Griff, indem er sie ständig daran erinnert, dass er darüber entscheidet, wer bei der nächsten Welle entlassen wird. Sally ist überall beliebt wegen ihrer Herzlichkeit und ihres Sinns für Humor. Dan gehört zu den Menschen, die alles aushandeln, und er erwartet, dass andere genauso rational und pflichtbewusst sind wie er. Sams Art wird als bedrohlich empfunden, was zur Folge hat, dass andere ihm nach Möglichkeit aus dem Weg gehen. Gertrude zeigt sich freundlich und sympathisch, doch wer es wagt, mit ihr zu konkurrieren, wird zur Zielscheibe einer hinterhältigen Lästerattacke. Bill bringt sich nicht immer voll in seine Gruppe ein, aber aufgrund seines Humors ist er trotzdem willkommen. Nennen

Sie es Persönlichkeit, wenn Sie möchten, doch die Unterschiede in der Art, wie Menschen andere beeinflussen, machen das Leben interessant und die Erforschung menschlicher Emotionen schwierig.

Abgesehen von den Unterschieden in den Werthaltungen, Zielsetzungen und Persönlichkeitsstrukturen, reagieren Menschen in ganz eigener Weise auf Erfolg und Misserfolg. Sie ordnen das jeweilige Ergebnis ihren eigenen Bemühungen zu: Sie sind zufrieden, wenn sie erfolgreich waren, und fühlen sich gelähmt, wenn sie scheitern. Oder sie haben sich angewöhnt, andere für das negative Ergebnis verantwortlich zu machen. Manche blenden Misserfolge einfach aus oder leugnen sie und machen weiter wie bisher. Und einige schütteln sie ab, rappeln sich auf und richten den Blick auf andere Aktivitäten.

All die vielfältigen Ziele, Strategien und Persönlichkeiten machen es bestenfalls schwierig, den emotionalen Zustand eines Menschen vorherzusehen. Der nomothetische Ansatz misst Dutzende von Merkmalen einzelner Gruppen und analysiert die Zahlen in dem Versuch, vorauszusagen, wer was unter welchen Umständen empfinden könnte. Die daraus resultierenden Generalisierungen sagen nicht voraus, welches Gefühl eine bestimmte Person in einem bestimmten Augenblick haben könnte. Die idiografischen Erklärungen sind ergiebiger, aber unzuverlässig. Psychotherapeuten hören ihren Patienten stundenlang zu. Romanautoren feilen monatelang an Worten und Handlungsabläufen. Der Rest von uns erzählt und hört Geschichten, in dem Versuch, den Sinn im eigenen Leben und in dem anderer Menschen zu erkennen. Und diejenigen, die Gefühle erforschen, fragen sich, wie sie am besten dabei vorgehen sollen.

DIE ÜBERPRÜFUNG DER SOZIALEN SYSTEME (ROSS)

Wenn Sie Ihre Hausärztin wegen eines allgemeinen Symptoms wie körperliche Erschöpfung aufsuchen, wird sie Ihnen vermutlich eine Reihe von Fragen stellen. Leiden Sie unter chronischen Hustenanfällen? Wie ist es um Ihre Verdauung bestellt? Können Sie problemlos Treppen steigen? Die Fragen mögen auf den ersten Blick in keinem Bezug zu Ihren Beschwerden stehen, aber Ihre Antworten können auf ein Problem in Ihrem Atmungssystem, Magen-Darm-System oder Herz-Kreislauf-System hindeuten. Magenschmerzen sind möglicherweise auf ein blutendes Magengeschwür zurückzuführen, das eine Anämie hervorruft und Ihren Erschöpfungszustand erklärt. Um solche möglichen Faktoren zu identifizieren, führen Ärztinnen und Ärzte eine sogenannte Systemüberprüfung anhand einer Liste mit ungefähr dreißig Standardfragen durch, um eine Diagnose stellen zu können. Dies ist unerlässlich, damit keine potenzielle Ursache unbeachtet bleibt.

Eine vergleichbare Überprüfung sozialer Systeme (*Review of Social Systems*, ROSS) ist gleichermaßen wichtig, um den Ursachen emotionaler Symptome auf den Grund zu gehen. Doch welche Systeme bedürfen einer Überprüfung? Einige soziale Systeme haben keine klar definierten Grenzen, wie bei körpereigenen Systemen, zum Beispiel bei Leber oder Nieren, der Fall. In der vergleichenden Verhaltensforschung, die ihren Blick auf artenübergreifende Gemeinsamkeiten richtet, wurde festgestellt, dass es bei allen Arten Ressourcen gibt, die als erstrebenswert gelten. Persönliche Ressourcen wie Gesundheit, Attraktivität und Fähigkeiten und Fertigkeiten sind uns wichtig 🚹. Nahrung, Unterkunft und materielle Ressourcen, zum Beispiel Geld, sind wichtig $. In unserer heutigen Zeit verschaffen wir uns durch Lohnarbeit oder andere soziale Aufgaben Zugang zu diesen Ressourcen ⚒. Einen Partner oder eine Partnerin zu suchen, zu beeindrucken und füreinander da zu sein, erfordert beträchtliche Anstrengungen ♥. Das gilt auch für die Unterstützung und den Schutz von Nachkommen und anderen Familienangehörigen 👪. Und schließlich ist es wichtig, Verbündete und Rollen mit anerkanntem Status in einer Gruppe ☺ zu haben, die den Schlüssel zur Fitness im Darwin'schen Sinn darstellen. Es gibt also insgesamt sechs Arten von Ressourcen: 🚹 $ ⚒ ♥ 👪 ☺

Die Bemühungen, die investiert werden, um in den Besitz einer dieser Ressourcen zu gelangen, ziehen Zeit und Energie vom Streben nach anderen Ressourcen ab. Die Nahrungssuche weit von den heimischen Gefilden entfernt kann zwar die Ernährungssituation verbessern, zwingt aber zu Zugeständnissen hinsichtlich der Sicherheit. Die Zeit der Kinderbetreuung ist nicht für eine Lohnarbeit oder den Versuch verfügbar, potenzielle Partnerinnen oder Partner zu beeindrucken. Das menschliche Gehirn trifft gewöhnlich gute Entscheidungen in Bezug auf die Verteilung der Ressourcen, auch ohne bewusste ausgeklügelte Denkprozesse. Alle Tierarten sehen sich solchen Entscheidungen gegenüber, gleich ob Ameise oder Zebra.

Emotionen sind ein Teil des Entscheidungsfindungssystems. Was ein bestimmtes Gefühl bei einer bestimmten Person verursacht, ist schwer zu bestimmen, aber eine systematische Suche ist dennoch wichtig. Dutzende Fragebögen und strukturierte Interviews stehen für die Sammlung relevanter Informationen zur Verfügung, doch nur wenige sind darauf ausgerichtet, die Dynamik der Gefühle zu erfassen, wenn Menschen ihre idiosynkratischen, sprich ganz eigenen Ziele verfolgen. Kurze Fragebögen schaffen es nicht, auch noch auf die spezifischen Merkmale einzugehen. Lange strukturierte Gespräche sammeln aufschlussreiche Informationen in Hülle und Fülle, aber sie lassen sich nur schwer handhaben und zusammenfassen.

Was benötigt wird, ist eine Art Apgar-Score, auch Apgar-Index genannt.[298] Virginia Apgar war eine US-amerikanische Chirurgin und Anästhesistin mit viel Erfahrung in der Geburtshilfe. Sie erkannte, dass man ein einfaches System brauchte, mit dem sich der allgemeine Zustand eines Neugeborenen schnell und standardisiert beurteilen ließ. Ihr Name steht für die Anfangsbuchstaben von fünf Informationskategorien: APGAR = Atmung, Puls, Grundtonus, Aussehen und Reflexe. Jede dieser Kategorien wird mit den Punkten 0, 1 oder 2 bewertet, entsprechend dem Gesundheitszustand des Säuglings. Dieses einfache Punkteschema hat sich als unschätzbare Hilfe für die Dokumentation des klinischen Zustands von Neugeborenen und die Prognose ihrer Anpassungsfähigkeit an das Leben außerhalb der Gebärmutter erwiesen.

Die Ressourcen, die für Menschen von zentraler Bedeutung sind, sind auch für andere Organismen wichtig, mit einem Zusatz: Menschen nehmen spezifische soziale Rollen ein, die andere schätzen und für die sie oft auch bezahlen (Berufe). Bei der Überprüfung der sozialen Systeme (ROSS) sind die einzelnen Ressourcen genauso wichtig wie die Informationen, die in den Apgar-Index eingehen.

Überprüfung sozialer Systeme

- **Soziale Ressourcen**, einschließlich Freunde, Gruppen und soziale Einflüsse ☺
- **Engagement**, oft im Rahmen der Entgeltarbeit, aber auch in vielen anderen sozialen Rollen, die von anderen wertgeschätzt werden
- **Kinder und Familie**, einschließlich Verwandte
- **Einkommen** und Quellen materieller Ressourcen $
- **Fähigkeiten**, äußeres Erscheinungsbild, Gesundheit, Zeit und andere persönliche Ressourcen
- **Liebe und Sex** in einer intimen Beziehung ♥

Eine Analyse der persönlichen Motivationsstruktur erfordert Antworten auf mehrere Fragen, die sich auf jede dieser Ressourcenkategorien oder Bereiche beziehen. Haben Sie sichere Möglichkeiten, sich jede einzelne Ressource in ausreichender Menge zu verschaffen? Wie wichtig ist Ihnen jede einzelne Ressource? Klafft eine Lücke zwischen dem, was Sie sich wünschen, und dem, was Sie haben? Worauf fokussieren Sie Ihre Bemühungen, in den einzelnen Bereichen etwas zu unternehmen, zu erreichen oder zu verhindern? Wie gehen Sie dabei im Einzelnen vor? Gab es in jüngster Zeit Verluste, Gewinne oder andere Veränderungen? Sind irgendwelche Chancen oder Bedrohungen am Horizont aufgetaucht? Sehen Sie sich schwierigen Entscheidungen im Hinblick auf potenzielle Maßnahmen in den einzelnen Bereichen gegenüber? Versuchen Sie, ein wichtiges Ziel mithilfe eines Projekts zu erreichen, das zu scheitern droht? Und wie sind die Zukunftsaussichten Ihrer Bemühungen?

Diese umfassende Beurteilung der Motivationsstruktur einer Person ist wertvoll und nützlich. Ein noch längeres Datenerhebungsgespräch der Art, wie von dem Evolutions- und Motivationspsychologen Eric Klinger vorgeschlagen, ist wichtig für die Forschung.[299] Doch eine volle Systemüberprüfung nimmt in der Praxis mindestens eine Stunde in Anspruch. Wenn man bedenkt, dass Zeit und Energie begrenzt sind, ist es nicht immer möglich, alle relevanten Fragen für jeden Bereich zu stellen. Für viel beschäftigte Klinikerinnen und Kliniker ist daher ein so kurzer und standardisierter Index wie der Apgar-Score von zentraler Bedeutung.

Das Ziel ist, Problemen auf die Spur zu kommen, die Symptome verursachen könnten. Das erfordert, für jeden Lebensbereich die Angemessenheit der verfügbaren Ressourcen und die Größenordnung der Probleme zu beurteilen. Menschen mit einer Fülle von Ressourcen können viele Probleme haben, deshalb müssen Ressourcen und Probleme getrennt dokumentiert werden. Zum Beispiel wird Paaren, die ohne Trauschein zusammenleben, oft unterstellt, sie würden prüfen, ob sich nicht doch noch etwas Besseres findet. Menschen, deren Fähigkeiten, Attraktivität und Gesundheit nichts zu wünschen übrig lassen, haben trotzdem mit Problemen zu kämpfen, weil sie beispielsweise unter Zukunftsängsten leiden. Ich erinnere mich an einen brillanten Wissenschaftler, der wegen seiner Angst vor dem Tod wie gelähmt war. Mit seinen fünfunddreißig Jahren war er bereits einer der weltweit anerkannten Experten für Arteriosklerose, der eine Festanstellung an einer führenden Universität hatte und zahlreiche Einladungen aus aller Welt erhielt. Was jedoch kaum jemand wusste, war, dass sein Vater und seine sämtlichen Geschwister vor dem vierzigsten Lebensjahr an einem Herzinfarkt gestorben waren. Und dann sind da noch die Millionäre, deren Spielschulden dazu führen, dass sie die Hypothek für ihr Haus nicht mehr bedienen können, und die Leistungskanonen in gleich welchem Bereich, die sich als Nieten betrachten, wenn sie ihren übersteigerten Erwartungen nicht entsprechen.

Ein numerischer Index wie der Apgar-Score kann für die Forschung nützlich sein, aber ich rate davon ab, eine Bestandsaufnahme der Ressourcen in einem privaten Rahmen durchzuführen, denn sie kann ebenso irreführend wie schmerzhaft sein. Es ist schlimm genug, dass Leute das äußere Erscheinungsbild anderer Personen auf einer Skala von 1 bis 10 bewerten. Zahlen für einen Vergleich der Ressourcen zu verwenden, über die jemand verfügt, ist ungleich schlimmer. Doch die vielschichtigen Realitäten der individuellen Motivationsstrukturen zu erkennen, ist unabdingbar, um die Ursprünge der Symptome zu verstehen. Um einfühlsam, aber effizient an die benötigten Informationen heranzukommen, habe ich einige der Fragen aufgelistet, die ich stelle, natürlich an die jeweilige Person angepasst.

Fragebogen für die Erfassung der Situation in jedem Lebensbereich

---

- **Soziale Ressourcen:** Gibt es Freunde oder Gruppen, mit denen Sie Zeit verbringen? Fühlen Sie sich dort anerkannt? Gibt es größere Probleme?
- **Engagement:** Wie läuft es bei Ihnen beruflich (oder in anderen sozialen Rollen, zum Beispiel Kinderbetreuung oder ehrenamtliche Tätigkeit)? Bietet Ihnen dieser Bereich innere Befriedigung? Verleiht er Ihnen ein Gefühl der Sicherheit?
- **Kinder und Familie:** Haben Sie Kinder? Wie ist die Beziehung zu ihnen? Bei Erwachsenen ohne Kinder frage ich: Ist das für Sie in Ordnung? Gibt es Familienmitglieder, zu denen Sie ein enges Verhältnis haben? Wie ist die Beziehung zu ihnen?
- **Einkommen:** Wie ist Ihre finanzielle Situation? Sind Schulden ein Problem?
- **Fähigkeiten und äußeres Erscheinungsbild:** Haben Sie irgendwelche größeren Gesundheitsprobleme, oder machen Sie sich Sorgen bezüglich Ihres Aussehens oder Ihrer Fähigkeiten?
- **Liebe und Sex:** Wie läuft es in Ihrer wichtigsten Beziehung?

Abgesehen von der Dokumentation jeder Ressource, zu denen eine Person Zugang hat, und der Größenordnung der Probleme in jedem Bereich, arbeite ich auch mit Schlagworten, um die Gesamtsituation in jedem Bereich auf der emotionalen Ebene zusammenzufassen. Es ist faszinierend und aufschlussreich zu entdecken, wie viele geeignete Worte es für die unendliche Vielfalt der Situationen gibt, die bei der Zielverfolgung entstehen.

Gefühlszustände für die Situationen in jedem Bereich

- **Freudig erregt** angesichts neuer Chancen
- **Zufrieden** und gefühlt sicher in diesem Bereich
- **Hoffnungsvoll**, dass der künftige Erfolg die derzeitige Unzufriedenheit aufwiegen wird
- **Enttäuscht** infolge der eigenen Unfähigkeit, Ziele in diesem Bereich zu erreichen
- **Besorgt** aufgrund drohender Verluste
- **Traurig** nach erlittenen Verlusten
- **Verwirrt** im Hinblick auf die weitere Vorgehensweise in diesem Bereich
- **Frustriert** über die Hindernisse, die Fortschritte auf dem Weg zum Ziel blockieren
- **Demoralisiert** durch die langsamen oder fehlenden Fortschritte auf dem Weg zu wichtigen Zielen
- **Warten** auf bessere Zeiten, um die Ziele in diesem Bereich in Angriff zu nehmen
- **Akzeptieren** der Unfähigkeit, die Ziele in diesem Bereich zu realisieren
- **Auf der Stelle treten** bei der Verfolgung eines unerreichbaren Ziels
- **Aussteigen** auf der emotionalen Ebene nach dem gescheiterten Versuch, die Ziele in diesem Bereich zu realisieren
- **Uninteressiert**, weil die Ziele in diesem Bereich nicht mehr relevant sind

Wenn wir bei Teambesprechungen in der Klinik über Fälle diskutierten, nutzten wir manchmal die Überprüfung der sozialen Systeme (ROSS), um die aktuelle Lebenssituation der Betroffenen besser zu verstehen. Das veränderte die Sichtweise auf viele unserer Patientinnen und Patienten. Einige psychisch schwer Erkrankte hatten einen Freundeskreis, einen Arbeitsplatz, Verwandte, ein Einkommen, vielfältige Fähigkeiten und eine Partnerin oder einen Partner, die ihnen trotz allem zur Seite standen. Eine Frau mit einer Zwangsneurose verbrachte jeden Tag Stunden damit, sich die Hände zu waschen. Ihr Mann war frustriert angesichts der Zeitverschwendung und der Einschränkungen in ihrem gemeinsamen sozialen Leben, aber generell war er bemüht, sie zu unterstützen. Trotz ihrer Symptome ging sie ihrem Beruf nach, kümmerte sich um ihre Kinder und hielt Kontakt zu ihren Freundinnen. Solche Menschen haben gute Chancen auf Besserung.

Andere befanden sich in einer weit schlimmeren Situation. Eine verzweifelte und depressive junge Frau litt an einer Multiplen Sklerose in fortgeschrittenem Stadium. Sie lebte allein in einem kleinen Apartment von ihrer mageren Erwerbsunfähigkeitsrente und in ihrem Bewegungsradius eingeschränkt, weil sie ihren Rollstuhl nicht mehr steuern konnte. Sie hatte keine Arbeit, keinen Freundeskreis, keine Angehörigen, keine unterstützende Gruppe und keinen Ort, der ihr Zuflucht geboten hätte. Bei Menschen in einer so prekären Lage stellen Antidepressiva keine große Hilfe dar.

Die Überprüfung der sozialen Systeme (ROSS) ist kein Ersatz für professionelle Messinstrumente, mit denen Symptome oder einschneidende Lebensereignisse beurteilt werden, und sie liefert keine so umfassenden Daten wie ein langes Gespräch in einer Fachklinik. Sie ordnet jedoch die idiografischen Informationen in einen nomothetischen Rahmen ein. Sie kann bei der Suche nach den Ursachen aversiver Gefühle gute Dienste leisten, wie in einer allgemeinmedizinischen Praxis, wo man mithilfe einer Überprüfung aller Körpersysteme versucht, möglichen Schmerzursachen auf die Spur zu kommen.

Methoden wie die ROSS, die idiografische und nomothetische Vorgehensweisen kombinieren[300], ermöglichen eine bessere Prognose der Behandlungsreaktionen und Rückfallquoten als eine rein idiografische oder nomothetische Herangehensweise. Die verschiedenen Motivationssituationen, die sich, nach Kategorien geordnet, aus einer ROSS ableiten lassen, können die Wirksamkeit von Medikamenten gegen Depressionen aufzeigen und neurowissenschaftliche Studien untermauern. Beispielsweise könnten sich Gehirnscans von Menschen unterscheiden, die gerade erst einen schmerzlichen Verlust hinnehmen mussten, ein wichtiges Ziel verfehlt oder ein Leben lang ohne offensichtlichen Grund unter depressiven Verstimmungen gelitten haben. Die Vorteile von Antidepressiva unterscheiden sich möglicherweise ganz erheblich, je nachdem, ob die Depressionen auf ein unerreichbares Karriereziel, auf einen schmerzlichen Verlust oder auf eine Infektionskrankheit zurückzuführen sind. Die Kosten, die mit der Markteinführung eines weiteren, nur mäßig wirksamen Arzneimittels gegen Depressionen verbunden sind, können sich auf bis zu 2 Milliarden Dollar belaufen.[301] Es würde nur etwa 1 Prozent dieser gigantischen Summe kosten, die Überprüfung der sozialen Systeme bis zu dem Punkt weiterzuentwickeln, an dem man sie für eine Prüfung der Wirksamkeit von Arzneimitteln und anderer Methoden einsetzen könnte.

Menschen, die sich in einer ausweglos erscheinenden sozialen Situation befinden, sind in hohem Maß suizidgefährdet. Sie mithilfe einer ROSS zu identifizieren, könnte Leben retten. Helen Herrick, Sozialarbeiterin in San Francisco, veranstaltete ein Sommerpraktikum, um junge Studierende, die sich noch nicht für ein bestimmtes Aufbaustudium entschieden hatten, zu ermutigen, eine berufliche Laufbahn im Bereich der psychischen Gesundheit in Betracht zu ziehen. Ich hatte das Glück, zu den Teilnehmenden zu gehören. Wir wohnten alle auf dem Gelände der psychiatrischen Kliniken und hatten den Auftrag, »so viel zu beobachten wie möglich«. Diese Erfahrung leitete bei mir einen grundlegenden Wandel ein. Ich erkannte, dass ich mich dazu berufen fühlte, Psychiater zu werden, aber mich nicht auf die psychiatrische Sichtweise beschränken wollte. Herricks Forschungsarbeit mit den Familien der zahlreichen Suizidopfer, die sich von der Golden Gate Bridge gestürzt hatten, hatte ebenfalls großen Einfluss auf mich. Anfangs war sie nomothetisch vorgegangen, um die Faktoren zu finden, die allen Opfern gemein waren. Doch nach Hunderten Gesprächen gelangte sie zu der Schlussfolgerung, dass Verallgemeinerungen keine ausreichende Erklärung boten. Einige waren von der Brücke gesprungen, weil sie betrunken waren, anderen imponieren oder jemandem Schuldgefühle einimpfen wollten. Manche sahen darin einen Akt der Rache, sehnten sich danach, wieder mit einem geliebten Menschen vereint zu sein, oder wählten aufgrund einer Angstneurose, Depression, Psychose, Demenz oder Tumorerkrankung im Endstadium den Freitod. Herrick schloss daraus, dass jeder Fall anders geartet war und sich nur aus der individuellen Situation der Betroffenen heraus erschließen ließ. Sie überzeugte mich auf ganzer Linie.

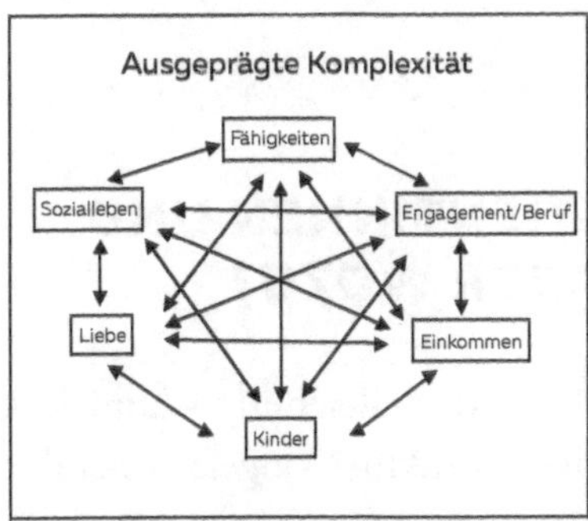

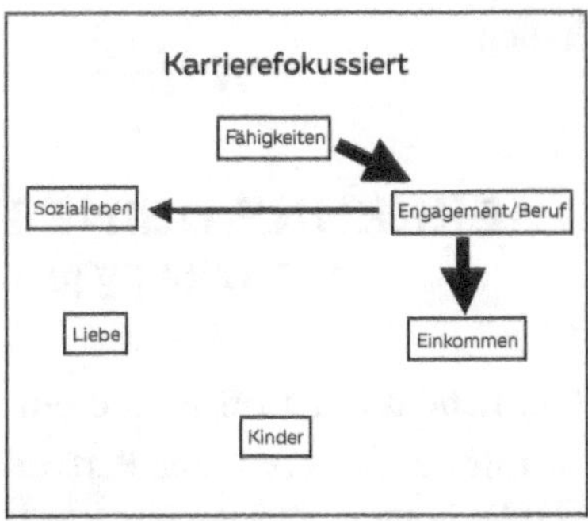

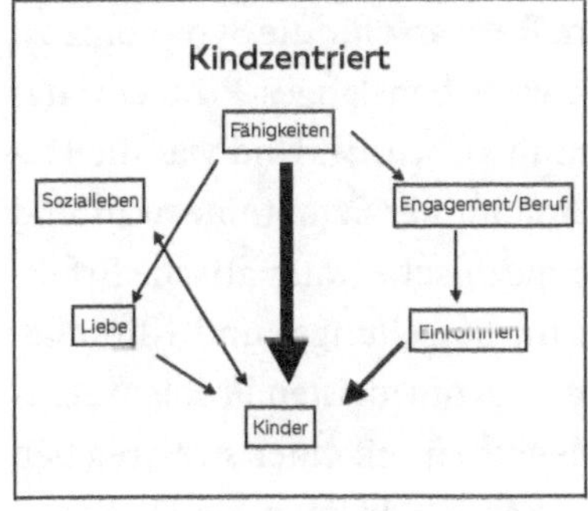

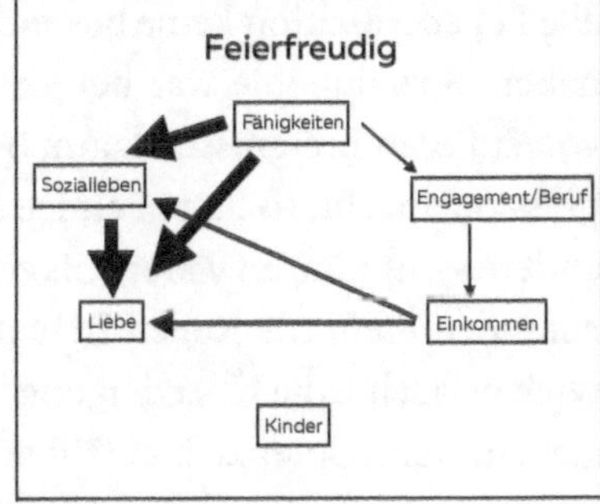

Beispiele für Ressourcen-Verteilungsmuster

Daten aus der ROSS lassen sich in einem Diagramm darstellen, das die Energie- und Ressourcenströme im Leben eines Menschen veranschaulicht. Das obere linke Kästchen weist zum Beispiel auf ein vielschichtiges Leben hin, in dem jede Ressourcenkategorie zu einer anderen Ressourcenkategorie in einer komplexen Matrix beiträgt. Das obere rechte Kästchen bildet das Leben von Workaholics ab, die ihre gesamte Zeit und Energie in ihre berufliche Tätigkeit und das Geldverdienen investieren. Im unteren linken Kästchen fließen die Ressourcen beinahe ausschließlich in die Betreuung der Kinder ein, wobei Investitionen in den Berufs- und Finanzbereich lediglich als Mittel zum Zweck dienen. Und die Feierfreudigen streben in ihrem Leben in erster Linie danach, gesellschaftlichen Status und Beziehungen aufzubauen, insbesondere auf sexueller Ebene. Das sind völlig unterschiedliche Lebenssituationen mit unterschiedlichen Ereignissen, die unterschiedliche Auswirkungen auf die Gefühle haben.

ERKENNE DEINE PATIENTINNEN UND PATIENTEN – ABER WOZU?

Die Lebenssituation ist die eine Hälfte der Gleichung – und was ist mit der anderen, der Persönlichkeitsstruktur? Ungefähr bei der Hälfte meiner Klinikpatientinnen und -patienten schien die aktuelle Lebenssituation keine besondere Relevanz für die Symptome zu haben. Sozialphobie war bei vielen ein lebenslanges Problem, das von äußeren Ereignissen kaum beeinflusst wurde. Und was die Depression angeht, so hatten einige schon immer Symptome, während andere symptomfrei waren, bis eine spezifische traumatische Erfahrung den Stein ins Rollen brachte. Im Forschungs- und Klinikbereich herrschte die Überzeugung vor, dass die meisten Probleme entstehen, wenn potenziell anfällige Menschen mit einer stressreichen Situation konfrontiert werden. Das bezeichnet man als Diathese-Stress-Modell oder Vulnerabilitäts-Stress-Modell.[302]

Sensible oder »dünnhäutige« Persönlichkeiten neigen dazu, hochemotional zu reagieren. Menschen, die im Übermaß auf ihre beruflichen Aktivitäten fokussiert sind, können Symptome entwickeln, wenn Probleme in diesem Bereich auftauchen, während ihnen Schwierigkeiten in ihrer Ehe weniger Stress bereiten. Der Psychologe und Positivitätsforscher Edward Diener bestätigte diese Theorie in einer Studie. Er wies nach, dass Veränderungen in Bereichen, die für jemanden besonders wichtig sind, größeren Einfluss auf das subjektive Wohlbefinden haben.[303]

Statt Symptome pauschal Stress, einem bestimmten Ereignis oder der Persönlichkeit zuzuordnen, legt man bei einer evolutionären Sichtweise den gleichen Ansatz wie in der restlichen Medizin zugrunde. Gliederschmerzen können zum Beispiel viele Ursachen haben. Sie können durch ständig wiederkehrende Bewegungsabläufe am Arbeitsplatz, Fehlhaltungen am Schreibtisch oder im Zuge bestimmter sportlicher Aktivitäten entstehen. Und manchmal sind Gliederschmerzen auf eine Infektion, eine rheumatoide Arthritis oder eine Autoimmunerkrankung wie *Lupus erythematodes* zurückzuführen. Ärzte untersuchen in der Regel nicht nur, ob die Symptome durch »übermäßige Belastung« oder einen Entzündungsprozess ausgelöst wurden, sondern versuchen auch herauszufinden, welche spezifischen Situationen und Mechanismen für die Schmerzen in einem bestimmten Gelenk und bei einem bestimmten Menschen verantwortlich sein könnten.

Einige Lebenssituationen verursachen so verlässlich Symptome bestimmter Art, dass man sie in den diagnostischen und statistischen Leitfaden aufnehmen könnte. Anfällig für eine Symptomentwicklung sind zum Beispiel die Eltern von krebskranken Kindern; Paare, deren Beziehung durch eine Affäre gefährdet ist, oder Alleinstehende mit einem verheirateten Sexualpartner; Paare, bei denen der Partner, die Partnerin alkoholkrank, gewalttätig oder beides ist; Personen, die sexuelle Übergriffe erlebt haben oder beschuldigt werden, sie begangen zu haben; Alleinerziehende, die finanziell kaum über die Runden kommen oder wenig soziale Unterstützung haben;

Menschen, die mit einer chronischen Erkrankung kämpfen; oder Menschen, die von ihren Vorgesetzten gedemütigt werden. Im Gespräch mit Freunden verlassen wir uns auf solche Kategorien, genau wie in der Teambesprechung in der Klinik. Eine ROSS durchzuführen, bietet die Chance, solche Situationen genauer zu erfassen und zu analysieren, in welchem Ausmaß sie sich auf die Symptome und Behandlungsreaktionen auswirken könnten.

Doch selbst solche detaillierten Analysen sind noch nicht ausreichend. Menschen verfügen über ein breites Spektrum von Persönlichkeitsmerkmalen, die sich erheblich voneinander unterscheiden. Sie tragen zur Entstehung der Situation bei, in der sie sich aktuell befinden, und diese Situation wirkt sich wiederum auf ihre Persönlichkeit aus. Oft führen diese Situationen dazu, dass sich die Betroffenen selbst destabilisieren. Wer dazu neigt, nachtragend und aggressiv zu sein, provoziert Aggressionen in seinem Umfeld und bestätigt damit die eigene negative Weltsicht. Wer immer nur das Gute in anderen sieht, findet es oft, aber vielleicht auch nur deshalb, weil er selbst dazu beigetragen hat. Doch der Versuch, die Weltsicht eines Menschen zu verändern, ist genauso müßig, als würde man versuchen, die Tragbalken eines Hochhauses zu versetzen. Logik oder triftige Argumente sind dabei wenig hilfreich. Was hilft, sind zwischenmenschliche Beziehungen, die sich positiv von allen bisherigen unterscheiden. Manchmal handelt es sich um Liebesbeziehungen, manchmal um Beziehungen in der Schule oder am Arbeitsplatz. Dieser Wandel kann auch in einer guten und intensiven psychotherapeutischen Beziehung bewirkt werden, vor allem dann, wenn Patientinnen und Patienten erkennen, in welcher Hinsicht sie selbst zu der Situation beigetragen haben, die sie quält. Menschen können sich grundlegend ändern. Ihnen dabei zu helfen, ist schwer, aber eine Aufgabe, die ungeheuer befriedigt.

9. Kapitel
SCHULD UND TRAUER: DER PREIS VON GÜTE UND LIEBE

»Als die Natur den Menschen für die Gesellschaft formte, stattete sie ihn mit dem ursprünglichen Verlangen aus, anderen zu gefallen, und mit einer ebenso ursprünglichen Abneigung, sie zu erzürnen.«[304]

Adam Smith

Die Fähigkeit, sich ethisch kompetent zu verhalten und liebevolle, auf Vertrauen basierende Beziehungen aufzubauen, ist eine menschliche Eigenschaft, die unterschiedlich ausgeprägt und genauso individuell ist wie Sprache und außergewöhnliche Intelligenz. Wir empfinden herzliche, sichere Beziehungen als ganz normal und natürlich, deshalb setzen Erklärungsversuche meistens bei Beziehungsproblemen an. Im Klinikalltag werden sie den Beziehungsdynamiken und den charakteristischen Merkmalen der Betroffenen zugeschrieben. Der Fokus liegt hier, wie auch in anderen medizinischen Bereichen, auf der Frage, warum bei manchen Leuten etwas schiefläuft.

Inzwischen kennen Sie einige der grundlegenden Fragen, die eine evolutionäre Sichtweise ermutigen: Warum sind Menschen überhaupt soziale Wesen? Warum haben wir das Gefühl, dass die Zugehörigkeit zu einer Gruppe wichtig ist? Welche Vorteile sind mit der Fähigkeit verbunden, Schuldgefühle zu entwickeln? Warum empfinden wir Trauer? Die Antworten erfordern auch hier, die üblichen Fragen auf den Kopf zu stellen: In welcher Hinsicht kann uns die Neigung, anderen zu helfen, einen selektiven Vorteil verschaffen? Das Geheimnis ist nicht, warum einige Leute Beziehungsprobleme haben, sondern vielmehr, wie Liebe und Güte gegenüber anderen Menschen bei Lebewesen möglich sind, die auf maximale Fitness im Darwin'schen Sinn – im Klartext auf Eigennutz – geprägt wurden.

Im 20. Jahrhundert gingen Biologen überwiegend davon aus, dass kooperative Neigungen evolvierten, weil sie für die Gruppe von Nutzen waren. Gruppen, deren Angehörige altruistischer waren, wuchsen schneller. Deshalb schien es auf der Hand zu liegen, dass sich kooperative Neigungen für die Selektion qualifizieren und durchsetzen würden. Diese unbedarfte Sichtweise wurde 1966 aus den Angeln gehoben, als der Evolutionsbiologe George Williams darauf hinwies, dass besonders uneigennützige Individuen nicht mehr, sondern weniger Nachkommen gehabt hätten, sodass die Allele für Altruismus aus dem Genpool entfernt worden wären. Die Debatten über diese beiden gegensätzlichen Theorien fanden hauptsächlich im Fachbereich Biologie statt – bis 1976, als Richard Dawkins sie in seinem Buch *Das egoistische Gen* aufgriff[305] und damit einen intellektuellen Feuersturm entfachte, der heute noch schwelt.[306]

Viele machten ihrem Unmut Luft und warfen Dawkins vor, er habe behauptet, dass altruistisches Verhalten unmöglich sei. Andere freuten sich, weil sie endlich Unterstützung für ihre zynische Lebenssicht fanden. Die Reaktionen auf die Kontroverse boten Beispiele für die Verteidigung jeder nur erdenklichen psychodynamischen Position.[307] Am Ende seines umstrittenen Buches erklärte Dawkins, dass uns das Wissen um die egoistischen Gene ermöglichen sollte, uns selbst besser unter Kontrolle zu haben und unsere Impulse in eine positive Kraft umzuwandeln. Doch diese Sichtweise fand aufgrund des Vergleichs mit menschlichen Robotern, die den Anweisungen egoistischer Gene gehorchen, kaum Befürworter.

Die Vorstellung, dass unser Gehirn darauf geprägt wurde, unser Verhalten ausschließlich im Interesse der Gene zu steuern, war zutiefst verstörend. Als mir der Gedanke zum ersten Mal kam, lag ich nächtelang wach und überlegte, ob meine ethischen Impulse nichts weiter als Manipulationsversuche auf Anweisung meiner Gene sein könnten. Die Kernidee schien zwangsläufig richtig zu sein, aber sie ließ sich nicht mit Schuldgefühlen, sozialem Einfühlungsvermögen und echter Güte vereinbaren, die ich bei anderen und mir selbst zu erkennen geglaubt hatte. Waren meine Bemühungen, Gutes in der

Klinik und anderswo zu bewirken, nichts weiter als eine subtile Strategie meiner Gene, um mich für die Durchsetzung ihrer eigenen Interessen einzuspannen? Selbst Schuldgefühle und der leidenschaftliche Einsatz für ethische Werte schienen aus einer genzentrierten Perspektive eigennützig zu sein. Dawkins hatte offenbar die evolutionäre Erklärung für die Erbsünde gefunden.

Das ist kein Thema, das esoterische oder akademische Kreise umtreibt. Dass der Glaube das Verhalten beeinflusst, ist seit jeher bekannt. Auf dem Höhepunkt der Debatten über die egoistischen Gene saß ich eines Abends mit evolutionsorientierten Kolleginnen und Kollegen vor dem Kamin, um ihnen die Beteiligung an einem von mir geplanten Projekt schmackhaft zu machen. Alle sagten unverblümt und ohne Rechtfertigung: »Ich bin dabei, aber nur, wenn für meinen Arbeitsbereich etwas herausspringt.« Die Überzeugung, dass wir auf Eigennutz programmiert sind, kann das Fundament einer Gesellschaft zersetzen. Ihre Verbreitung würde das Leben noch einsamer und brutaler machen, als es ohnehin schon ist. Ich befürchte, dass sie sogar schon Fuß zu fassen und die soziale Realität zu verändern begann.

In den Wirtschaftswissenschaften wurde das Problem ernst genommen. Die Ökonomen Matt Ridley und Robert Frank haben die Folgen egoistischen Verhaltens für die Gesellschaft in die Waagschale geworfen.[308] Frank stellte fest, dass der Besuch von Ökonomie-Seminaren die Bereitschaft der Studierenden verringerte, sich an Spendenaufrufen der NPR, einer Kooperation nicht kommerzieller Hörfunksender in den USA, oder Blutspendeaktionen zu beteiligen.[309]

Im klinischen Kontext wird offenkundig, dass die Überzeugungen hinsichtlich der menschlichen Natur Einfluss auf das Leben und die Probleme der Patientinnen und Patienten haben. Um mir einen raschen Überblick über die Persönlichkeit zu verschaffen, verwende ich einen Test, der aus einer einzigen Frage besteht: »Was glauben Sie, sind Menschen von Natur aus gut oder schlecht?« Die Antwort, die den Therapieerfolg am stärksten begünstigt, lautet: »Die meisten Menschen sind imstande, sowohl gut als auch schlecht zu handeln;

es kommt auf die Situation an.« Doch die meisten Antworten spiegeln die ausgeprägte menschliche Neigung wider, über nahezu alles ein Urteil zu fällen, unsere eigene Spezies eingeschlossen, und sie in Schubladen – gut oder schlecht – einzuordnen. Wer sagt: »Die meisten Menschen sind von Natur aus gut. Sie versuchen, das Richtige zu tun«, wird als neurotisch eingestuft und spricht gut auf therapeutische Beziehungen an. Wer sagt: »Die meisten Menschen sind auf ihr eigenes Wohl bedacht. Aber was kann man anderes erwarten?«, hat Probleme mit engen Beziehungen.

Solche Überzeugungen sind selbsterhaltend. Menschen, die anderen vertrauen, suchen den Kontakt zu Gleichgesinnten und gehen Beziehungen ein, die ihre positiven Erwartungen bestätigen. Sie meiden zynische Persönlichkeitstypen. Menschen, die glauben, dass andere aus reinem Selbstinteresse handeln, schließen sich oft Personen an, die ebenfalls niemandem vertrauen oder nicht vertrauenswürdig sind. Ich erinnere mich an ein Gespräch beim Abendessen im Rahmen einer Tagung, bei dem es um das Thema Altruismus ging. Ein zynischer, distinguierter Gastredner sagte: »Hat irgendeiner der Anwesenden jemals in seinem Leben vollkommen uneigennütziges Verhalten erlebt?« Niemand wusste, was er darauf antworten sollte.

Wir verteidigen unsere Weltsicht. Diejenigen, die glauben, dass Menschen von Natur aus schlecht sind, klammern die Möglichkeit aus, dass es wahren Altruismus und vertrauensvolle Beziehungen gibt. In einer Therapie würden sie sich beträchtliche Mühe geben, Bestätigungen für ihre Überzeugungen zu präsentieren. »Sie tun es nur für Geld« ist ein Standardausspruch, der zeigt, welche Einstellung sie vertreten. Mitternächtliche Anrufe beim Notdienst, die umgehend einen Hausbesuch verlangen, um einen Suizid zu verhindern, heben die Herausforderung auf eine andere Ebene.

Richard Alexander, Professor für Biologie an der University of Michigan, der eines der ersten Bücher über die evolutionäre Entwicklung der menschlichen Moralität schrieb[310], schilderte den Versuch, seinen Mentor zu überzeugen, dass er uneigennützig war, indem er alles nur Erdenkliche tat, um nicht auf eine Ameisenstraße zu treten. Sein Mentor erwiderte: »Mag sein, dass Sie es sind, aber nur so lange, bis Sie damit geprahlt haben.«

Das Sozialleben als ein Produkt des Selbstinteresses zu betrachten, ist für viele ein Gräuel. Ich habe etliche religiöse Menschen gefragt, warum sie sich so vehement gegen die Lehren der Evolutionsbiologie wehren. Die häufigste Sorge war, dass sie die Motivationen für moralisches oder ethisches Verhalten untergräbt. Dafür gibt es jedoch kaum Belege. Die Wahrscheinlichkeit, dass sich Menschen, die nicht religiös sind, scheiden lassen, Haftstrafen verbüßen oder auf andere Weise gegen gesellschaftliche Regeln und Normen verstoßen, ist genauso groß.[311] Doch viele haben mir erzählt, dass die Fähigkeit, ihre eigennützigen Impulse zu steuern, auf ihren Glauben an Gott zurückzuführen sei. Wenn das bei ihnen funktioniert, warum sollte ich dann eingreifen?

George Williams war von seiner eigenen Theorie am meisten beunruhigt. Nachdem er sich jahrelang den Kopf über die Auswirkungen zerbrochen hatte, gelangt er zu einer extrem düsteren Schlussfolgerung: »Die natürliche Selektion [...] kann tatsächlich als ein Prozess beschrieben werden, der darauf abzielt, einen kurzsichtigen Egoismus zu maximieren [...] Ich halte Moralität für ein Zufallsprodukt, einer grenzenlosen Dummheit geschuldet und im Verlauf eines biologischen Prozesses entstanden, der normalerweise mit der Ausprägung einer solchen Fähigkeit unvereinbar ist.«[312] Ironischerweise war Williams ein durch und durch moralischer Mensch. Er hätte seinen Anspruch auf Ruhm geltend machen können, der seinem Konzept von der Verwandtenselektion gebührte, das er gemeinsam mit seiner Frau Doris 1957 in einer wissenschaftlichen Abhandlung präsentiert hatte.[313] Doch er verzichtete darauf. Im Rahmen unserer Zusammenarbeit war er immer großmütig. Aber er sah keine Alternative zu der logischen Schlussfolgerung, dass die natürliche Selektion das Verhalten darauf ausrichtet, die individuelle Fitness zu maximieren.[314]

Trotz wochenlanger Diskussionen konnte er mich allerdings nie von seiner Sichtweise überzeugen. Vielleicht war es mir aufgrund meines kulturellen Hintergrunds unmöglich, eine Tatsache zu akzeptieren, die nicht in mein Weltbild passte. Als Enkel von Missionaren und von Kindesbeinen an kirchlichen Einflüssen ausgesetzt, war ich immer der Meinung gewesen, dass Menschen von Haus aus über ausgeprägte Fähigkeiten verfügen, sich moralisch zu verhalten. Durch die Wahl eines Care-Berufs kam ich mit vielen Leuten in Kontakt, die gleichermaßen motiviert waren, Gutes zu bewirken. Die Arbeit mit Menschen, die unter Angststörungen leiden, trug ebenfalls dazu bei, meine Sicht auf unsere Natur zu formen (oder zu verzerren). Die meisten von ihnen sind gehemmte, mit Schuldgefühlen belastete oder sozial sensible Menschen, die sich die größte Mühe geben, das Richtige zu tun. Die späteren Erfahrungen haben meiner Sichtweise mehr Bodenhaftung verliehen. Ich wusste anfangs nicht, dass Menschen in der Lage sind, mir in die Augen zu blicken und etwas zu versprechen, was sie nie zu halten gedenken. Wie viele andere verteidige ich meine Kernkonzepte, deshalb nehme ich moralisches Verhalten und den Wunsch, es jedem recht zu machen, vielleicht in stärkerem Maß wahr als Täuschungsmanöver und Eigennutz. Wer weniger positive Erfahrungen im Leben gemacht hat, sieht die Welt vielleicht mit ganz anderen Augen.

Um zu versuchen, den Konflikt zwischen Theorie und Beobachtungen aufzulösen, schloss ich mich dem Pulk der Wissenschaftlerinnen und Forscher an, die nach evolutionären Erklärungen für kooperatives Verhalten und moralische Empfindungen Ausschau halten. Es gibt viele unterschiedliche Theorien, und die meisten geben der einen oder anderen den Vorzug. Das Bemühen, einen einfachen gemeinsamen Nenner zu finden, verursacht unnötige Kontroversen, weil hier, wie so oft, mehrere Erklärungsansätze eine Rolle spielen könnten. Der Fairness halber eine Warnung vorweg: Aus der folgenden Übersicht geht hervor, dass auch ich voreingenommen bin und eine mögliche Erklärung für besonders wichtig halte.

Zuerst aber eine kurze Zusammenfassung der Auffassungen über mögliche Ursprünge kooperativen Verhaltens. (1): Vorteile für Gruppen nicht miteinander verwandter Individuen können die evolutionäre Entwicklung der menschlichen Sozialkompetenz nicht ausreichend erklären. (2): Vorteile für Verwandte mit den gleichen Genen erklären die überwiegende Mehrheit altruistischer Verhaltensweisen. (3): Die meisten kooperativen Verhaltensweisen zwischen nicht miteinander verwandten Individuen lassen sich darauf zurückführen, dass Aktivitäten, die ihnen selbst helfen, auch für andere hilfreich sind. (4): Weit verbreitetes kooperatives Verhalten unter nicht miteinander verwandten Individuen basiert meistens auf einem Austausch von Gefälligkeiten. (5): Systeme, die auf dem Gegenseitigkeitsprinzip beruhen, fördern Eigenschaften, die Kosten verursachen und dazu dienen, die Reputation zu stärken und zu verankern. (6): Die vorherigen fünf Erklärungen beziehen sich auf das Sozialverhalten der meisten, aber nicht aller Organismen. Sie repräsentieren einen spektakulären Fortschritt des menschlichen Wissens, auch wenn sie nicht vollumfänglich die menschliche Bereitschaft erklären können, Verpflichtungen einzugehen und sich moralisch zu verhalten. Wichtige zusätzliche Erklärungen liefern Konzepte wie die kulturelle Gruppenselektion, die Selbst- oder Handlungsverpflichtung (Commitment) und die soziale Selektion.

GRUPPENSELEKTION: NEUAUFLAGE

Einige Wissenschaftler behaupten, dass die Gruppenselektion nach wie vor funktioniert.[315] Bei einer Gruppenselektion nach klassischem Muster werden diejenigen Allele gefördert, die ein Verhalten herbeiführen, das einer Gruppe nicht verwandter Individuen nutzt, auch wenn es die evolutionäre Fitness des Individuums beeinträchtigt. Gruppen mit einer größeren Anzahl von Individuen, die bereit sind, für ihre Gemeinschaft Opfer zu bringen, haben bessere Überlebens- und Fortpflanzungschancen; deshalb wäre eine Gruppen- statt einer Individualselektion möglich. Doch die Erbanlagen für solche uneigennützigen Neigungen können nur dann fortbestehen, wenn drei Grundvoraussetzungen erfüllt sind: Gruppen mit mehr kooperativen Individuen wachsen erheblich schneller; Individuen mit »Helfer-

Allelen« pflanzen sich langsamer fort als diejenigen in der Gruppe, denen sie fehlen; und der Austausch von Gruppenmitgliedern ist begrenzt, denn sonst könnten unkooperative Individuen aufgenommen werden und die Allele der hilfsbereiten Angehörigen verdrängen.[316] Diese Bedingungen sind selten gleichzeitig vorhanden. Eine Gruppenselektion nach diesem Muster baut auf einem schwachen Fundament auf und kann die kostenintensiven altruistischen Merkmale nicht wirklich erklären. In einer Abhandlung des Experimentalpsychologen und Kognitionswissenschaftlers Steven Pinker sind die Gründe umfassend und klar dargelegt.[317] Da die meisten Forschenden, auch im Bereich der Evolutionären Psychiatrie, die Gruppenselektion intuitiv für überzeugend und emotional ansprechend halten, werde ich noch kurz auf die Grenzen eingehen, bevor wir zu alternativen Erklärungen für unsere außerordentliche Fähigkeit kommen, uns kooperativ und moralisch zu verhalten.

In der wissenschaftlichen Community herrscht heute Übereinstimmung, dass die Gruppenselektion die genetisch angelegte Fähigkeit, sich moralisch zu verhalten, nicht ausreichend erklären kann; dennoch halten die Kontroversen an. Das liegt zum Teil daran, dass sich Modelle der evolutionsbedingten Kooperation sowohl in das Konzept der Verwandten- als auch der Gruppenselektion einpassen lassen.[318] Die meisten finden die Theorie der Verwandtenselektion überzeugender[319], einige namhafte Forschende halten sie für irrelevant.[320] Ich stimme der überwiegenden Mehrheit derjenigen zu, die in der Verwandtenselektion eine äußerst sinnvolle Erklärung sehen.[321]

Trotz des intuitiven Anreizes gibt es nur wenige Beispiele, die für eine Gruppenselektion sprechen. Einige besonders augenfällige weisen eher auf die Schwächen der Theorie hin. Hühner in Käfighaltung hacken zum Beispiel aufeinander ein und fügen sich Verletzungen zu, die das Wachstum verlangsamen. Wenn Hühner über mehrere Generationen aus Eiern gezüchtet werden, die aus Käfigen mit einer kaum ausgeprägten Hackordnung stammen, wachsen mehr kooperative, fortpflanzungsfähige Hühner heran.[322] Das spricht für eine

Gruppenselektion, die aber keine natürliche Auslese ist. Und es veranschaulicht, dass es für die Hühner vorher (ohne menschlichen Eingriff) keine Gruppenselektion gab. Abgesehen von ganz besonderen Umständen, werden genetische Tendenzen, die für die Gruppe von Vorteil sind, aus dem Genpool entfernt, wenn sie die Reproduktion auf individueller Ebene beeinträchtigen.

Auch die Geschlechtszugehörigkeit wird durch die natürliche Selektion beeinflusst, und Gruppen, die nahezu ausschließlich aus weiblichen Individuen bestehen, wachsen doppelt so schnell wie solche mit zur Hälfte männlichen Angehörigen – schließlich können nur die weiblichen Exemplare gebären. Dennoch ist das Geschlechterverhältnis meistens ausgewogen und beläuft sich auf eine annähernd hälftige Aufteilung. Der Genetiker Ronald Fisher erklärte in seinem Klassiker *The Genetical Theory of Natural Selection* aus den 1930er-Jahren[323], warum das so ist. Er fragte sich, welches Geschlecht die Weitergabe der Gene eines Individuums maximiert. In einer beinahe ausschließlich weiblichen Gruppe hätten die männlichen Nachkommen im Durchschnitt wesentlich mehr Nachkommen als ihre weiblichen Entsprechungen. In einer beinahe ausschließlich männlichen Gruppe hätten die weiblichen Nachkommen bessere Chancen, ihre Gene weiterzugeben. Nachkommen des Geschlechts zu haben, bei dem gerade ein Mangel herrscht, maximiert also den genetischen Beitrag für künftige Generationen, wenngleich mit beträchtlichen Kosten, sprich Nachteilen für die Wachstumsrate der Gruppe.

Fishers Logik wird anschaulich, wenn man Angebot und Nachfrage in puncto menschlicher Partnerwahl betrachtet. Wenn Männer eine Partnerin suchen, gehen sie vielleicht an einem Samstagabend auf die Pirsch, aber wohl kaum in ein Lokal, in dem live Sportereignisse übertragen werden. Die Chancen wären gering, in diesem Umfeld die Frau fürs Leben zu finden. Eine Bar, die Werbung für ihre »Ladies Night« macht, bietet da schon bessere Möglichkeiten. Das Gleiche gilt für Frauen, nur umgekehrt. Das vorherrschende 50:50-Geschlechterverhältnis verdeutlicht die Vorherrschaft der Individualselektion gegenüber der Gruppenselektion.

Das gilt auch für unsere Wälder. Mächtige, alles überragende Bäume zeugen von der Verschwendung, die darauf zurückzuführen ist, dass die natürliche Selektion die Interessen der Gene statt einer Spezies maximiert. Die gesamte verfügbare Sonnenenergie ließe sich von einem dichten Blattwerk in Bodennähe einfangen. Bäume können, wenn sie kooperativ sind, Energie gewinnen, ohne riesige Mengen an Ressourcen in das Höhenwachstum zu investieren. Doch die Bäume konkurrieren miteinander um das Sonnenlicht. Vermutlich spüren sie sogar, wann sie sich noch mehr ins Zeug legen müssen. Das Licht, das von den benachbarten grünen Blättern reflektiert wird, löst bei vielen Schösslingen einen verzweifelten Konkurrenzkampf aus, in dem sie jeden Funken Energie darauf verwenden, so schnell wie möglich in die Höhe zu wachsen, auch auf die Gefahr hin, zu brechen. Selbst Bäume derselben Art verwenden den Großteil ihrer lebenslangen Bemühungen darauf, die anderen zu überragen. Die Ausnahmen von der Regel sind lehrreich. Zitterpappeln haben eine mittlere Wuchshöhe und stehen eng in Gehölzen zusammen. Sie erraten bestimmt, warum: Sie sind Klone mit den gleichen Genen, also besteht keine Notwendigkeit, zu konkurrieren. Sie kooperieren obendrein, um dichte Schatten zu erzeugen, die dafür sorgen, dass Konkurrenten in der lichtarmen Zone bleiben.

Unsere Körperzellen sind aus demselben Grund kooperativ: Sie starten alle als genetisch identische Einheiten, dank eines Prozesses, der die DNA auf einen einzigen Strang von jedem Elternteil reduziert, einen im Ei, einen im Sperma. Die Zellen in einem ausgewachsenen menschlichen Körper (rund 79 Billionen) würden annähernd 40 Billionen eineiiger Zwillinge entsprechen. Allele werden nur dann an die nächste Generation weitergegeben, wenn sie einen Nutzen für den gesamten Körper haben. Doch Ausnahmen bestätigen auch hier die Regel. Wenn sich Zellen ohne Rücksicht auf das Gesamtwohl des Organismus vermehren, entstehen Tumore.[324] Die natürliche Selektion hat wirkmächtige Mechanismen geschaffen, die eine fehlgeleitete Replikation verhindern, einschließlich der sogenannten Apoptose, eine Art »Suizidprogramm« innerhalb einzelner Zellen, die außer Kontrolle geraten.

KOOPERATIVES VERHALTEN (WEITGEHEND) GEKLÄRT

Wie im 3. Kapitel erwähnt, stellte William Hamiltons Entdeckung der Verwandtenselektion unser Verständnis des menschlichen Sozialverhaltens auf den Kopf. Als er damit an die Öffentlichkeit ging, war er kein namhafter Biologe, sondern ein einzelgängerischer Doktorand, der jahrelang darüber nachgedacht hatte, wie die evolutionäre Perspektive die Tatsache erklären könnte, dass die sterilen Arbeitsbienen bei der Verteidigung ihres Stocks ihren mit Widerhaken versehenen Stachel einbüßen und sterben.[325] Er schlug dieses Thema für seine Doktorarbeit vor, doch es wurde als unangemessen abgelehnt. Deshalb reichte er ein Manuskript, das seine theoretische Forschungsarbeit beschrieb, bei einem Wissenschaftsjournal ein.[326] Der damalige Herausgeber, John Maynard Smith, erkannte auf Anhieb, dass Hamilton ein Problem gelöst hatte, das Biologen seit Jahrzehnten umtrieb. Smith veröffentlichte bald darauf einen eigenen Artikel zu diesem Thema in der auflagenstarken Zeitschrift *Nature* und hob darin die Bezeichnung »Verwandtenselektion« aus der Taufe.[327] Das löste eine lebenslange Missstimmung zwischen den beiden Männern aus. Es ist traurig und eine Ironie des Schicksals, dass ein eigennütziger Konkurrenzkampf um die Ursprünge einer richtungsweisenden wissenschaftlichen Arbeit ausgerechnet beim Thema Altruismus eine moralische Entgleisung heraufbeschwor. Sowohl Smith als auch Hamilton haben mich im Zuge meiner persönlichen Gespräche mit ihnen gleichermaßen inspiriert. Schließlich gelang es den beiden doch noch, den Zwist beizulegen und miteinander zu reden, aber die Beziehung blieb ein für alle Mal belastet. Die starken unguten Gefühle überschatteten das Verhältnis und schürten zeitweilig Konflikte zum Thema Kooperation, die bis heute andauern.[328]

Hilfsbereitschaft, die auf Gegenseitigkeit beruht, reziproker Altruismus genannt, wäre eine andere mögliche Erklärung für das Sozialverhalten. Wenn zwei Tiere gleichzeitig gegenseitig Fellpflege betreiben, profitieren beide davon, und keiner hat die Möglichkeit, zu »schummeln«. Wenn zwei Personen gemeinsam einen schweren Stein umdrehen, haben beide einen Zugriff auf das, was sich darunter befindet. Vögel, die Zecken aus dem Rücken von Nutztieren entfernen, kommen in den Genuss einer Mahlzeit, und die Nutztiere haben weniger Parasiten. Diese Form der Unterstützung, die auf Gegenseitigkeit beruht, findet man überall, wenn man die Augen offen hält.[329]

Der Austausch von Gefälligkeiten erklärt die meisten kooperativen Verhaltensweisen unter Individuen, die nicht verwandt sind. Wenn er nicht gleichzeitig, sondern zeitlich oder räumlich getrennt voneinander erfolgt, sind jedoch Betrugs- oder Täuschungsmanöver möglich. Wenn ein Goldsucher auf einer gemeinsamen Expedition allein einen schweren Stein umdreht, kann er sich den dabei auftauchenden Schatz heimlich in die Tasche stecken. Wenn jemand seinem Nachbarn beim Bau eines Geräteschuppens zur Hand geht, kann er nicht sicher sein, dass ihm dieser im Gegenzug bei der Errichtung des eigenen Geräteschuppens hilft. Wenn Sie jemanden zum Flughafen fahren, können Sie nicht sicher sein, dass er Gleiches mit Gleichem vergilt. Der Austausch von Gefälligkeiten, der auf Gegenseitigkeit beruht, ist für beide Parteien von Vorteil, solange sich Täuschungsmanöver im Rahmen halten oder unterbleiben.

Dieses Konzept hat eine lange Geschichte, aber seine Bedeutung für die Biologie des sozialen Verhaltens wurde erst in einem 1971 erschienenen Artikel des Soziobiologen und Evolutionsbiologen Robert Trivers erkannt.[330] Das »Gefangenendilemma«, ein mathematisches Spiel aus der Spieltheorie, bietet eine hervorragende Gelegenheit herauszufinden, ob die Teilnehmenden kooperativ sind und sich für eine erwiesene Gefälligkeit revanchieren oder nicht. Der Name leitet sich aus einer Situation her, in der die Polizei zwei tatverdächtige Komplizen getrennt voneinander vernimmt, ohne dass sich die beiden absprechen können. Jeder der beiden erhält die Information, dass derjenige, der als Erster gesteht, als Kronzeuge mit einer milderen Strafe rechnen kann, während auf den Täter, der nicht gesteht, die Höchststrafe wartet. Leugnen beide und vertrauen einander, trotz des Risikos, dass sich der andere als Kronzeuge zur Verfügung stellt, kommen beide mit einer milden Strafe davon, weil kein Geständnis vorliegt. Jeder muss also für sich entscheiden, ob er dem anderen vertraut und schweigt (Kooperation) oder gesteht, weil er ihm nicht traut (Defektion, Verrat). Dieses Spiel eignet sich hervorragend für Computermodellierungen und Spiele, die man mit Menschen aus Fleisch und Blut spielen kann. Zahlreiche Studien haben erforscht, wie Menschen Gefälligkeiten auf Gegenseitigkeit austauschen. Der Politikwissenschaftler Robert Axelrod hat dieses spieltheoretische Gefangenendilemma in seinem bahnbrechenden Buch *Die Evolution der Kooperation* beschrieben.[331]

Bei Gefangenendilemma-Spielen besteht die beste Strategie darin, zuerst zu kooperieren und danach genau das zu tun, was der andere im vorherigen Zug getan hat, nach dem Motto: »Wie du mir, so ich dir« (*Tit for Tat*). Damit maximiert man die Vorteile, wenn man kooperative Partner hat, die schweigen, und vermeidet, ausgenutzt zu werden, wenn sie sich als nicht vertrauenswürdig erweisen und gestehen. Normalerweise beginnt ein solches Spiel mit langen kooperativen Runden, auf die Sequenzen mit andauernden Vertrauensbrüchen folgen, so wie es auch in vielen anderen Beziehungen der Fall ist.[332] Eine durchgängige Kooperation maximiert die Vorteile für alle Beteiligten (drei Punkte, siehe Tabelle), doch wenn einer der Spieler bei einem der Spielzüge ausschert, während alle anderen bei der Kooperationsstrategie bleiben, kann er fünf Punkte als Gewinn für sich verbuchen.

Hätten die Situationen, die beim Austausch von Gefälligkeiten immer wieder auftauchen, Folgen für die evolutionäre Fitness gehabt, wären Emotionen entstanden, die eine Bewältigung solcher Herausforderungen ermöglichen. Und genau das ist geschehen.[333] Wiederholte Kooperationserfahrungen tragen dazu bei, dass Vertrauen und Freundschaften wachsen. Großmütiges Verhalten weckt Dankbarkeit. Der Verdacht eines Vertrauensbruchs ruft Argwohn hervor, der Vertrauensbruch selbst erzeugt Wut. Die Versuchung, einen Vertrauensbruch zu begehen, ruft Ängste hervor, und wer ihr nachgibt, leidet unter Schuldgefühlen – beides aversive Gefühle, die vorschnelle eigennützige Entscheidungen verhindern können.

Wenn Sie in Versuchung geraten, gegen das Gegenseitigkeitsprinzip zu verstoßen, verhindert die Angst vor den Konsequenzen ein übereiltes Verhalten, das den eigenen Interessen dient. Sie wissen, dass Sie zu spät zur Arbeit kommen, wenn Sie Ihre Freundin zum Flughafen fahren, aber Sie schulden ihr einen Gefallen, und deshalb revanchieren Sie sich. Lassen Sie es bleiben, fühlen Sie sich zu Entschuldigungen und Wiedergutmachungen verpflichtet, um das verlorene Vertrauen wiederherzustellen. Alternativ könnten Sie die Gefälligkeiten, die andere Ihnen erweisen, abwerten. Bei den meisten Streitigkeiten geht es darum, wer welche Erwartungen enttäuscht hat.

Emotionale Anpassung im Umgang mit Situationen, die in Austauschbeziehungen entstehen

Gefühle, entstanden durch Situationen in Beziehungen	B kooperiert	B defektiert
A kooperiert	(3 Punkte für beide) Freundschaft Vertrauen	(0 Punkte für A, 5 Punkte für B) Verdacht (vorher) Wut (nachher)
A defektiert	(5 Punkte für A, 0 Punkte für B) Angst (vorher) Schuldgefühle (nachher)	(1 Punkt für A und B) Empörung Vermeidungsverhalten

Obwohl die Realität des sozialen Lebens weitaus komplexer ist, stellt diese einfache Tabelle einen guten Wegweiser zu den Ursprüngen und der Nützlichkeit sozialer Emotionen dar. Wut signalisiert, dass ein Vertrauensbruch erkannt wurde und Entschuldigungen und Wiedergutmachungen erforderlich sind, um die Beziehung aufrechtzuerhalten und Rachegelüste und Vergeltungsmaßnahmen zu vermeiden.[334] Menschen, die das Gefühl haben, eine Beziehung nicht beenden zu können, zögern, ihre Wut offen zum Ausdruck zu bringen, was zu passiv-aggressivem Verhalten oder zu einem Rückzug in die Schmollecke führt. Dadurch wird die Kooperation eingeschränkt und ein chronischer Konflikt geschürt. Solche Situationen bilden den Kern zahlreicher Neurosen und Eheprobleme. Die Psychologen Timothy Ketelaar und Martie Haselton haben dieses Konstrukt beträchtlich weiterentwickelt, aber die klinischen Anwendungen stehen noch aus.[335]

WAS FEHLT?

Die Erklärung des Sozialverhaltens aus der Perspektive der Verwandtenselektion, der Vorteile, die erzielt werden, wenn alle Angehörige einer Gruppe an einem Strang ziehen, und des Austauschs von Gefälligkeiten gehört zu den großartigen wissenschaftlichen Fortschritten unserer Zeit. Gemeinsam erklären sie die meisten Formen der Kooperation.[336] Aber nicht alle. Was fehlt, ist eine überzeugende Erklärung, warum Menschen nachts keinen Schlaf finden vor lauter Schuldgefühlen, wegen einer geringfügigen Verfehlung, von der niemand etwas weiß. Warum Menschen bereit sind, in einer festen Beziehung erhebliche Opfer zu bringen. Warum Menschen in den Kampf ziehen, um ihre Gruppe zu verteidigen, obwohl sie wissen, dass der Tod unvermeidlich ist. Und sie können auch nicht erklären, warum auf jeden Soziopathen zehn Menschen kommen, die sich ständig den Kopf darüber zerbrechen, wie sie es vermeiden können, andere auch nur zu verärgern. Menschen haben extrem ausgeprägte prosoziale Neigungen, die einer zusätzlichen Erklärung bedürfen. Sie zu finden ist eine akademische Mammutaufgabe, die jedoch Fortschritte macht.[337] Der Schlüssel zu einer allgemeingültigen Lösung leitet sich aus der Erkenntnis her, dass Altruisten, die sich selektiv mit anderen Altruisten zusammenschließen, Vorteile im Vergleich zu denjenigen erzielen, die Gefälligkeiten mit x-beliebigen Personen austauschen.

Die geografische Nähe ist der einfachste Mechanismus, der Beziehungen zwischen »Gleichgesinnten« fördert. Die Nachkommen von Altruisten leben oft nicht weit voneinander entfernt. »Gemeinsam stark zu sein« ist sogar bei Bakterien relevant. Aufgrund der rasanten Vermehrung durch Zellteilung sind sie gewöhnlich von Angehörigen ihres eigenen Stammes umgeben. Bakterien, die zum Wohl ihrer Gemeinschaft beitragen, leiten daraus Vorteile für ihre eigenen Gene ab.[338]

Menschen haben vielfältige Möglichkeiten, gute Partnerinnen und Partner zu finden und die Nähe zu ihnen zu fördern. Wenn wir schlechte Erfahrungen gemacht haben, zum Beispiel übervorteilt wurden, neigen wir dazu, mehr Zeit mit Leuten zu verbringen, die großzügig und auch auf unser Wohl bedacht sind. Der Ausstieg aus einer suboptimalen Beziehung führt dazu, dass wir gezielt nach Altruisten Ausschau halten.[339] Klatsch und Tratsch liefern unschätzbar wertvolle Informationen darüber, wem wir vertrauen können.[340] Modelle des selektiven Zusammenschlusses zwischen Altruisten werden bisweilen als Gruppenselektion bezeichnet, doch das schafft Verwirrung. Wie der Biologe Stuart West unmissverständlich sagte: »Eine Alternative wäre, so einfach wie möglich zu erklären, was sie tatsächlich sind – Modelle einer nicht zufälligen Ansammlung uneigennütziger Gene.«[341]

Die Beschreibung der kulturellen Gruppenselektion, wie das von den Anthropologen Robert Boyd und Peter Richerson entwickelte Modell, liefert eine schlüssige Erklärung für tief verankerte Kooperation und ausgeprägten Altruismus.[342] Gruppen mit kulturellen Normen, die das individuelle Wohl dem Gemeinwohl unterordnen, wachsen schneller als andere. Sie bieten denjenigen, die sich an die Normen halten, Vorteile und fördern dadurch wiederum die Neigung, das Wohl der Gruppe im Auge zu behalten. Einzelne würden der Gruppe einen Dienst erweisen, wenn sie dafür sorgen, dass Betrüger bestraft werden, aber diejenigen zu belohnen, die sich an den geltenden Regeln orientieren, ist gewöhnlich wirksamer und weniger gefährlich. Ein Artikel von Richerson und seinem Team wertete umfangreiche Belege für die Macht der kulturellen Gruppenselektion aus.[343] Er ist überzeugend, aber darin wird behauptet, dass sich uneigennütziges Verhalten, das nicht durch Gruppenselektion, Lebensgemeinschaften mit gegenseitigem Nutzen, Verwandtenselektion oder Reziprozitätsprinzip erklärt werden kann, deshalb nur durch kulturelle Gruppenselektion erklären lässt. Doch es gibt mindestens zwei weitere Faktoren, die dazu beigetragen haben könnten, dass uns die natürliche Selektion mit der Fähigkeit zur Kooperation ausgestattet hat: Selbstbindung und soziale Selektion.[344]

SELBSTBINDUNG

Selbstbindung (oder Commitment) ist mehr als die Bereitschaft, ein Versprechen einzulösen. In der Spieltheorie kann sie uneigennützige Verhaltensweisen erklären, die keine Gewinne als Gegenleistung gewährleisten oder auch nur erwarten.[345] Das Kernkonzept ist paradox: Andere davon zu überzeugen, dass man sich innerlich zu etwas verpflichtet fühlt, was nicht dem eigenen Interesse entspricht, hat großen Einfluss auf ihr Verhalten. Das Eheversprechen – »in guten wie in schlechten Tagen« – kann eine Beziehung nicht nur zementieren, sondern auch die Bereitschaft stärken, an sich selbst zu arbeiten und, hoffentlich, einander zu unterstützen. Auf einen Angriff mit einer nuklearen Drohung zu reagieren, ist völlig irrational, aber ein wirkmächtiges Mittel, wenn andere glauben, dass Sie Ihre Drohung wahr machen könnten. Das Gleichgewicht des Schreckens hat bisher viele Kriege verhindert, aber solche Commitment-Strategien sind instabil und bergen die Gefahr, dass die Zivilisation, wie wir sie kennen, jederzeit vom Erdboden verschwinden könnte.

Beziehungen, die auf Selbstbindung basieren, sind von größerem Wert als diejenigen, die sich auf das Prinzip der Gegenseitigkeit stützen. John Tooby und seine Frau Leda Cosmides, die zu den Gründungsfiguren der modernen evolutionären Psychologie zählen, haben das *banker's paradox* umfassend beschrieben. Banken richten sich bei ihren Geschäften ausschließlich nach dem Reziprozitätsprinzip: Sie leihen Ihnen gern Geld, sofern Sie entsprechende Sicherheiten bieten können, andernfalls sollten Sie gar nicht erst um einen Kredit bitten.

Beziehungen, die auf Selbstbindung basieren, bieten vor allem dann Hilfe und Unterstützung, wenn sie am meisten benötigt werden: wenn die Empfänger wenig als Gegenleistung zu bieten haben. Die Herausforderung besteht darin, andere zu überzeugen, dass Sie imstande sind, Ihre eigenen Interessen hintanzustellen, wenn es die Situation irgendwann einmal erfordert. Damit ist eine weitere Herausforderung verbunden: Sie müssen sich selbst davon überzeugen, dass die andere Partei sich revanchiert, obwohl Sie die zugesagte Hilfe und Unterstützung juristisch nicht einfordern können. Die Lösung: mit uneigennützigem Verhalten beweisen, dass Sie zu Ihrem Wort stehen. Lassen Sie das spannende Endrundenspiel vor Ort sausen, bleiben Sie zu Hause, und umsorgen Sie Ihre Liebste, die mit einer Grippe im Bett liegt. Sagen Sie Ihre Teilnahme an der großen Präsentation ab, um wie geplant in den Urlaub zu fahren. Bevor es Ihnen bewusst wird, könnte sich das, was als Manipulation begonnen hat, als krisenfestes Commitment erweisen.

Solche Strategien sind nicht nur eitel Sonnenschein. Organisationen mit mafiösen Strukturen, die Schutzgeld verlangen, nutzen eine Selbstbindungsstrategie. Sie fackeln Restaurants ab, um die Betreiber davon zu überzeugen, dass sie nicht bluffen, sondern ihre Androhungen wahr machen. Die Selbstbindung als Erklärung für menschliches Verhalten ist einleuchtender als andere Kooperationstheorien.[346]

Geschlossene Gruppen, die von ihren Angehörigen beträchtliche Opfer verlangen, machen Selbstbindungsstrategien verlässlicher und ermöglichen auch extrem altruistisches Verhalten. Religionsgemeinschaften setzen oft ein umfangreiches Studium ihrer Lehren und Opfer voraus, bevor eine Mitgliedschaft in Betracht gezogen wird. Sie betonen die Bedeutung des Helfens, nicht aus Eigeninteresse, sondern um das emotionale und moralische Commitment zu stärken. Wenn Sie verlauten lassen, dass Sie beitreten wollen, weil Sie im Krankheitsfall gern Hilfe und Unterstützung hätten, wird man Ihnen vermutlich mitteilen, dass daraus nichts wird. Von den Mitgliedern wird die Bereitschaft erwartet, anderen aus ganzem Herzen zu helfen, ohne dafür eine Gegenleistung zu erwarten. Paradox ist, dass diejenigen, die durch Selbstbindung motiviert sind, oft eher Hilfe und Unterstützung erhalten als diejenigen, die ausgeklügelte Verträge aushandeln.

In der Sozialpsychologie werden zwei einander entgegengesetzte Beziehungskonzepte miteinander verglichen: »Gemeinschaftsbeziehungen«, die auf emotionalem Commitment beruhen und sich ohne erwartete Gegenleistung an den Bedürfnissen der anderen orientieren, und »instrumentelle Beziehungen«, die unter dem Begriff »Austauschbeziehungen« zusammengefasst werden, weil sie auf dem Wechselseitigkeitsprinzip beruhen.[347] Es gab einige Experimente, die den Austausch von Gefälligkeiten im Freundeskreis in den Blick gerückt haben; die Teilnehmenden haben protestiert und sich dagegen gewehrt, dass ihr Verhalten als der Versuch dargestellt wurde, im Gegenzug etwas zu erhalten. Sie legten Wert darauf, dass ihr Verhalten und das ihrer Freundinnen und Freunde als echte Fürsorge und freiwillige, innere Verpflichtung betrachtet wurde.

Die Gefahren einer Analyse von Austauschaktivitäten in Gemeinschaftsbeziehungen wurden mir bewusst, als ich während meiner Ausbildung lernte, Ehetherapien mithilfe einer Analyse des Ressourcenaustauschs durchzuführen. Wir halfen den Paaren, die jeweiligen Beiträge zu ihrer Beziehung aufzulisten und danach einen Vertrag auszuhandeln, der festlegte, wer welchen Beitrag leisten würde. Die Therapie förderte die emotionale Nähe der Paare, aber vermutlich eher infolge der gemeinsamen Überzeugung, dass die Möchtegerntherapeuten keine Ahnung hatten, wie eine Ehe in der Praxis funktioniert.

In der Psychotherapie handelt es sich um Austauschbeziehungen oder ein instrumentelles/materielles Commitment, weil als Gegenleistung für die Hilfe ein Entgelt gezahlt wird. Dennoch entsteht dabei ein Gefühl der Selbstbindung, das für den Therapieerfolg oft entscheidend ist. Das Aushandeln der angemessenen Distanz zwischen Therapierenden und Patientinnen oder Patienten ist eine ständige Quelle der Spannungen. Ich frage mich, ob eine klare Trennung zwischen einer formalen und informellen Kommunikationsebene signalisieren könnte, ob eine Beziehungen auf einer emotionalen Selbstbindung oder einem instrumentellen Austausch basiert. Ich bitte meine Patientinnen und Patienten beispielsweise, mich Dr. Nesse zu nennen.

SOZIALE SELEKTION

Selbstbindung erklärt einige Dinge, aber andere passen nicht ins Bild. Die Neigung, sich aus tiefster Überzeugung moralisch oder ethisch zu verhalten, scheint genetisch »vorprogrammiert« zu sein. Eine attraktive junge Frau kümmerte sich aufopfernd um ihren Mann, als sich dieser bei einem Sturz vom Dach eine Hirnschädigung zugezogen hatte, die ihn lebenslang schwerwiegend beeinträchtigte. Manche Menschen widmen ihr Leben der Aufgabe, anderen selbstlos zu helfen. Viele Menschen empfinden große innere Befriedigung, wenn sie sich ehrenamtlich engagieren, zum Beispiel bei der Verteilung gespendeter Lebensmittel an Bedürftige, beim Bau von Behelfsunterkünften oder beim Erteilen von Nachhilfestunden. Und viele Leute nehmen der Umwelt zuliebe zusätzliche Kosten auf sich, wenn sie Behältnisse sorgfältig auswaschen, damit sie recycelt werden können. Moralisches Verhalten ist überall verbreitet.

Es erfordert, sich an Regeln zu halten, statt sich für das zu entscheiden, was dem Selbst am meisten nutzt. Es bietet keine Garantie auf eine Gegenleistung. Es kann emotionale Befriedigung verschaffen, zum Beispiel Stolz darauf, das Richtige zu tun. Aber woher stammt der Stolz? Moralisches Verhalten hat seinen Preis. Hat die natürliche Selektion sonst noch etwas herausgebildet, was mit Kosten verbunden ist? Die prachtvolle Schleppe der Pfauenmännchen. Dieser Gedankengang führte mich immer wieder zu Artikeln der Evolutionsbiologin Mary Jane West-Eberhard über die »soziale Selektion«.[348]

Sie fand eine Lösung, die nach meinem Dafürhalten unsere Fähigkeit zu moralischem Verhalten und unser außergewöhnliches soziales Einfühlungsvermögen erklären könnte: Da sich Individuen die bestmöglichen verfügbaren Partnerinnen oder Partner aussuchen, haben diejenigen die größten Chancen, die alles daransetzen, sich als bestmögliche Wahl zu präsentieren. Die Vorteile, die mit dem Gewinn des Wettbewerbs verbunden sind, haben zu einer extremen Zurschaustellung der eigenen Reize geführt, bei Pfauenmännchen die prachtvolle Schleppe. Würden Menschen uneigennützige Sexualpartnerinnen und -partner bevorzugen, hätte sich Uneigennützigkeit als Selektionsmerkmal durchgesetzt, wie der Evolutionspsychologe Geoffrey Miller behauptet.[349] West-Eberhard wies darauf hin, dass die sexuelle Selektion eine Unterkategorie der sozialen Selektion ist und Individuen, die als Sozialpartner bevorzugt werden, auch deshalb größere Vorteile erzielen, weil sie die bestmöglichen Partner gewinnen.

»Soziale Selektion« ist keine ideale Bezeichnung, weil sie in unterschiedlichen Bereichen eine unterschiedliche Bedeutung hat. »Partnerwahl« käme näher an das Kernkonzept heran, doch die Auswahl des Partners oder der Partnerin ist nur ein Teil der Geschichte, die Zurückweisung oder Bestrafung sind ebenfalls wichtig.[350] Selektion und Zurückweisung spiegeln die Kernaussage eines evolutionären Prozesses wider, der uns befähigt, hilfreich und gutherzig zu sein. Menschen mit einer Neigung zu Großmütigkeit werden im Allgemeinen als Sozialpartner bevorzugt, und deshalb haben sie die Chance, die besten Partner oder Partnerinnen und obendrein alle damit einhergehenden Fitness-Vorteile im Darwin'schen Sinn für sich zu verbuchen.[351] Dieser Prozess könnte ausschlaggebend dafür sein, dass Menschen über die außerordentliche Fähigkeit verfügen, Kooperationen einzugehen und eine Kultur zu schaffen, die dieses Merkmal verankert.[352]

Bei den meisten Spezies sind Sozialpartner, die nicht verwandt sind, entweder nicht vorhanden oder nahezu grenzenlos austauschbar. Das war vermutlich bei unseren menschlichen Vorfahren auch der Fall, bis im Verlauf der vergangenen hunderttausend Jahre irgendwann der Kipppunkt erreicht war und die Selektion kompetenter großzügige Partner erstmals Vorteile brachte. Die evolutionären Vorteile von Beziehungen mit dem bestmöglichen Gegenüber bildeten Großzügigkeit und Loyalität als Selektionsmerkmale heraus. West-Eberhard beschrieb, wie der Prozess der sozialen Selektion in eine »Selbstläuferphase« gelangen konnte, in der die Präferenz für Partner und Partnerinnen mit bestimmten Charaktereigenschaften denjenigen Vorteile bescherte, die sie aufwiesen, und denjenigen, die sorgfältig auswählten, noch größere Vorteile bot. Die daraus resultierenden prosozialen Charaktereigenschaften repräsentieren ebenso dramatische und kostenintensive Investitionen wie eine Pfauenschleppe.

Sozialpsychologen haben Belege für den »kompetitiven Altruismus« entdeckt.[353] Menschen investieren viel Zeit und Geld in die Bemühungen, selbstloses Handeln zur Schau zu stellen. Zyniker führen das auf perfide Manipulationsstrategien zurück und weisen auf die großzügigen Spenden von Betrügern wie Bernie Madoff mit seinen Wertpapier-Machenschaften hin. Doch Altruismus ist oft real, manchmal sogar ohne Erwartung einer Belohnung oder Gegenleistung, abgesehen vom Gefühl des Stolzes, weil man Gutes getan hat – und vielleicht noch insgeheim in der Hoffnung, den eigenen Wert an der Partnerbörse zu steigern. Es gibt sogar Belege dafür, dass weniger großzügige Menschen ihren guten Ruf zu schützen versuchen, indem sie anderen, die durch ihre Großzügigkeit aus dem Rahmen fallen, Scheinheiligkeit vorwerfen.[354]

Die Anthropologin Sarah Hrdy erklärte, alles habe möglicherweise mit der Kooperation der Mütter bei der »Aufzucht« ihrer Kinder begonnen.[355] Eine Frau kann im Verlauf eines Jahrzehnts doppelt so viele Kinder zur Welt bringen wie ein Schimpansenweibchen, nicht weil sie sich besser auf die Nahrungsbeschaffung versteht, sondern weil unsere Kooperationsnetzwerke Hilfen und Ressourcen bereitstellen, die wesentlich kürzere Intervalle zwischen den Geburten ermöglichen.

Damit verbundene Ideen haben sich in mehreren Forschungsfeldern entwickelt. David Sloan Wilson benutzte Modelle, die auf gruppenspezifischen Eigenschaften basieren, um einen Prozess zu beschreiben, der Kooperation ermöglicht.[356] In den Wirtschaftswissenschaften und in der Biologie wurde die Rolle der Partnerwahl unter anderem von Peter Hammerstein und Ronald Noë erforscht und detailliert beschrieben.[357] Ein ähnlicher Prozess kann sogar die Symbiose aus Pilzen in der Nähe von Pflanzenwurzeln und Knöllchenbakterien erklären, die sich zu einer Zweckgemeinschaft zusammengeschlossen haben.[358] Die Knöllchenbakterien binden den Stickstoff in der Luft und machen ihn für die Pflanze nutzbar; die Pflanze stellt wiederum Nahrung bereit, die Knöllchenbakterien für ihr Wachstum brauchen. Knöllchenbakterien, die versuchen, die Ressourcen der Pflanze auszubeuten, ohne Stickstoff zu binden, werden von der Versorgung abgeschnitten. Pflanzen, die den gebundenen Stickstoff vereinnahmen, ohne Nahrung zur Verfügung zu stellen, werden von den Bakterien verlassen. Die Kooperation wird hier durch Selektion und Rejektion der Symbiosepartner forciert.

Blumen veranschaulichen die Kosten des Wettbewerbs, als Partnerinnen ausgewählt zu werden. Große, farbenprächtige, duftende Blüten mit Nektar und Pollen investieren wertvolle Kalorien, die sonst Blättern, Wurzeln und Samen zugutekämen. Doch großzügige Investitionen zahlen sich aus, weil die Blüten miteinander um eine Vorzugsbehandlung bei der Bestäubung konkurrieren.

Modelle, die auf der sozialen Selektion basieren, erklären, wie eigennützige Auswahlentscheidungen dazu führen, dass großzügige Individuen selektiv begünstigt werden. Individuen, die das meiste zu bieten haben, suchen sich die besten verfügbaren Partnerinnen oder Partner aus – und damit verschaffen sie den großzügigsten Exemplaren einer Gruppe automatisch Fitness-Vorteile. Dieser Prozess gleicht dem Begriff der »unsichtbaren Hand« von Adam Smith, die einen nicht beabsichtigten Zweck fördert, in diesem Fall dem Gemeinwohl dient.[359] Auswahlentscheidungen, die von Selbstinteresse bestimmt sind und sowohl auf der Hersteller- als auch auf der Verbraucherebene getroffen werden, schaffen ein Wirtschaftsgefüge, in dem mehr Waren für alle zum geringstmöglichen Preis in den erforderlichen Mengen zur Verfügung stehen. Eine Partnerwahl, die von Selbstinteresse bestimmt ist, prägt das biologische Potenzial für Leidenschaften und Verhaltensweisen, die den moralischen Normen entsprechen und tiefgreifende Kooperationen in menschlichen sozialen Gruppen ermöglichen.

Wie alle guten Ideen, so ist auch das Konzept der sozialen Selektion nicht neu. Zweihundert Jahre bevor Darwin es zu Papier brachte, beschrieb der schottische Philosoph Thomas Hobbes das Schicksal von Narren, die es vorziehen, Versprechen zu brechen, in seinem Dritten Naturgesetz. Er spricht darin jedem Menschen das Recht zu, aus Gründen der Selbsterhaltung seine eigenen Interessen zu verfolgen, ein Unterfangen, das den Charakter einer naturgegebenen Pflicht (Gebot der Vernunft) hat. Um dieser Pflicht zu genügen, hat jeder das Recht (ein Naturrecht), alles in Anspruch zu nehmen, was zweckdienlich sein könnte. Geht jemand geschickt dabei vor, wird sein Verhalten als Erfolg bewertet. Gelingt es ihm nicht, wird er von der Gesellschaft abgehängt oder ausgeschlossen; er gilt als Narr, dessen Schicksal besiegelt ist.[360] Solche Narren gibt es noch heute in großer Anzahl, angespornt von dem Gedanken, dass egoistische Gene egoistische Menschen hervorbringen, und ermöglicht von Massengesellschaften, die Anonymität und Bewegung zwischen den Gruppen zulassen.

Menschen ziehen Partnerinnen und Partner mit möglichst vielen Ressourcen vor. Um die bestmöglichen zu ergattern, stellen sie ihre eigenen Ressourcen und ihre Großzügigkeit zur Schau. Auch hier gibt es extreme Ausprägungen dieser Eigenschaften. Bei der sogenannten

Potlatch-Zeremonie zerstören die wohlhabenden Angehörigen eines indigenen Volkes an der Westküste von Nordamerika wertvolle Besitztümer, um zur Schau zu stellen, dass sie sich den Verlust leisten können. Ein ähnlich augenfälliger Konsum treibt in vielen Gesellschaften die Wirtschaft an.[361] Autos und Sneaker der Luxusklasse sind qualitativ nicht immer besser als billigere Versionen, aber da sie teurer sind, deuten sie auf Wohlstand hin. Häuser mit einer Wohnfläche von 10 000 Quadratmetern werden selten voll genutzt, aber sie ermöglichen Kontakte zu anderen, die ihren gesellschaftlichen Status ebenfalls unübersehbar in ihrem Konsumverhalten zum Ausdruck bringen können.

Was dem Leben gewöhnlicher Sterblicher eher entspricht, ist der Wunsch, jemand zu sein, der wegen des eigenen Beitrags und der eigenen Expertise geschätzt und anerkannt wird. Das hat zur Folge, dass der Wettbewerb in jeden Lebensbereich Einzug hält. Im Sport wird das ganz offensichtlich, in der Musik und darstellenden Kunst kaum weniger. Die Vogelbeobachtung scheint auf Gleichheit zu beruhen, bis man zuhört, wie sich zwei beim Fachsimpeln mit ihrem Wissen gegenseitig überbieten. Diejenigen, die sich für Modelleisenbahnen begeistern können, kreuzen bei der Präsentation ihrer Sachkenntnis die sprichwörtlichen Klingen wie Anwälte im Gerichtssaal. Die Fähigkeit, sich mit anderen zu messen, macht das Leben facettenreich und interessant, verleiht ihm einen Sinn, bietet Beschäftigung und ein kameradschaftliches Miteinander, beinahe für alle, die danach suchen.

SOZIALANGST UND SELBSTWERTGEFÜHL

Die soziale Selektion hat tiefgreifende Folgen für psychische Störungen. Zu Beginn meiner beruflichen Laufbahn suchten viele professionelle Hilfe, um weniger empfindlich auf das zu reagieren, was andere über sie dachten. Das war dem Zeitgeist der 1970er-Jahre geschuldet. Das Motto lautete: »Ich bin okay, du bist okay, vergiss die einengenden gesellschaftlichen Konventionen, und tu, was dir Spaß macht.« Der Konformität zu entgehen, schien ein lobenswertes Ziel zu sein. Ich tat mein Bestes, um meinen Patientinnen und Patienten dabei zu helfen, dieses Ziel zu erreichen, meistens mit mäßigem Erfolg.

Als ich begriff, wie die Partnerwahl Beziehungen beeinflusst, wurde mit klar, warum Sozialangst so unfassbar weit verbreitet ist. Die natürliche Selektion hat uns darauf ausgerichtet, großen Wert darauf zu legen, was andere über unsere Ressourcen, Fähigkeiten und Charaktereigenschaften denken. Das ist das A und O unseres Selbstwertgefühls. Wir verfolgen ständig, welchen Wert uns andere beimessen. Ein geringes Selbstwertgefühl ist Signal, uns noch mehr zu bemühen, es anderen recht zu machen.[362] Doch dieser Anspruch ist oft unvereinbar mit dem Bestreben, im Statuswettbewerb mitzuhalten, und so entstehen zahlreiche Konflikte, die in der Psychotherapie zur Sprache kommen.

Lebensentscheidungen von großer Tragweite, wie die Frage, wen soll ich heiraten, für wen soll ich arbeiten, wen soll ich einstellen oder wem soll ich Zugang zu meiner sozialen Gruppe gewähren, beinhalten sorgfältige Abwägungen. Wir versuchen, ehrliche, kooperative und großzügige Menschen mit zahlreichen Ressourcen auszuwählen, die sich nach unserer Einschätzung Mühe geben werden, uns und unserer Gruppe von Nutzen zu sein. Die Vorteile, die ihnen zuteilwerden, tragen zur Erklärung der außergewöhnlichen Kooperationsfähigkeit von Menschen bei, verglichen mit anderen Spezies. Sie machen das Leben erträglich, für viele sogar gut oder wundervoll.

Doch manchmal erweisen sich Versprechen, die allem Anschein nach von Herzen kommen, als reine Manipulationsstrategie, sobald die Betroffenen ihr Ziel erreicht haben. Schuldgefühle oder Sozialangst kennen sie nicht, genau wie Farbenblinde, die unfähig sind, »Grüntöne« wahrzunehmen. Solche Soziopathen scheren sich nicht um aversive Gefühle, die sie mit ihrem Verhalten hervorrufen, und empfinden keinerlei Reue, wenn sie manipulieren, lügen, betrügen und andere übervorteilen. Sie werden irgendwann entlarvt, aus der sozialen Gruppe ausgeschlossen und enden bisweilen hinter Gittern. Soziopathen, die subtiler vorgehen, nutzen ihre Fähigkeiten, um ihre Opfer reihenweise auszubeuten.

Solche Neigungen sind hochgradig vererbbar und langlebig. In einem Artikel wies die Evolutionsbiologin Linda Mealey darauf hin, dass sich die genetische Prädisposition, zu betrügen, häufiger in Gruppen mit überwiegend kooperativen Angehörigen verbreitet, die leichter ausgebeutet werden können, während sie in Gruppen abnimmt, in denen die Betrüger in der Überzahl sind.[363] Doch dieses Argument überzeugt mich nicht. In kleinen Gemeinschaften werden ausgewachsene Soziopathen ausgeschlossen oder sogar getötet, und viele weisen Anzeichen einer leichten Hirnschädigung auf.[364] Mealeys Theorie ist jedoch mit Sicherheit eine Herausforderung. Sie wird einleuchtender in Massengesellschaften mit regem Austausch zwischen den verschiedenen Gruppen, in denen jemand mit einem Wechsel auch den schlechten Ruf hinter sich lassen kann.

Soziopathen stellen eine Gefahr dar, nicht nur, weil sie andere ausbeuten, sondern auch, weil sie deren Vertrauen untergraben. Ein Vertrauensbruch wird als Verrat empfunden und verändert Menschen. Wird er in der frühen Kindheit von einem Elternteil begangen, kann daraus ein lebenslanges Misstrauen gegenüber allen Menschen erfolgen, was tiefe Beziehungen vereitelt. Einige Patientinnen und Patienten haben mir am Ende einer monatelangen Therapie spontan erzählt, dass sie vorher noch nie jemandem wirklich vertraut hatten. Für solche Aussagen bin ich sehr dankbar, denn sie sind ein Vertrauensbeweis und spiegeln ein wichtiges Element des Therapieerfolgs wider. Die Erfahrung und Akzeptanz einer vertrauensvollen Beziehung trotz aller Mängel vermittelt Menschen eine Vorstellung davon, was aus ihnen selbst und ihren zwischenmenschlichen Begegnungen werden kann. Sie kann ihnen den Mut verleihen, ihre dem Selbstschutz dienenden, selbstzerstörerischen Einstellungen zu ändern. Sie kann eine Öffnung für Beziehungen nach anderem Muster bewirken, die neue Lebenswege und Chancen bieten. Mit einer kurzfristigen Therapie sind solche Effekte nicht zu erzielen. Eine Veränderung von Überzeugungen, die wir in Bezug auf uns selbst und andere Menschen haben, setzt die Entwicklung langfristiger, authentischer persönlicher Beziehungen voraus.

Für die meisten Menschen ist aufrichtige Fürsorge ein Element, dass die Beziehungen zu Eltern, Geschwistern und Lebenspartnern kennzeichnet. Dieses Interesse am Wohl anderer erstreckt sich auch auf den Freundeskreis und manchmal, besonders intensiv, auf Hunde und Katzen.[365] Unsere Haustiere sind wichtig für uns, weil wir für sie wichtig sind – was nach Tausenden von Jahren der Domestizierung im Verlauf der sozialen Selektion einleuchtet. Schon lange vor der systematischen Züchtung rangierten einige Hunde- und Katzenarten auf der Beliebtheitsskala des Menschen ganz oben. Die bevorzugten vierbeinigen Hausgenossen erhielten mehr Futter, ein Dach über dem Kopf und Möglichkeiten, sich zu vermehren. So konnten sich generationenübergreifend genau die Eigenschaften herausbilden, die wir am meisten bei ihnen schätzen: Sie sind liebevoll, treu, anhänglich, bewundernswert und bemüht, zu gehorchen – Hunde zumindest. Gelegentlich erzählten mir Patientinnen oder Patienten, dass ein Elternteil den Familienhund mehr liebte als sie. Anfangs dachte ich, dass es sich um Rabeneltern handelt, aber nach und nach wurde mir klar, dass diese Beziehung manchmal die Tiefe einer ganz besonderen Bindung an einen Partner widerspiegelt, der domestiziert und durch »künstliche Selektion« mit den Merkmalen ausgestattet wurde, die wir bevorzugen.

Wir wurden ebenfalls domestiziert, was den Auswahlentscheidungen anderer Menschen zu verdanken ist.[366] Wir haben uns Partnerinnen oder Partner und Freunde ausgesucht, die ehrlich, vertrauenswürdig, zugewandt, großmütig und, wenn möglich, wohlhabend und mächtig sind. Menschen mit extremen Ausprägungen dieser Eigenschaften haben größere Chancen, Partner mit ähnlichen Qualitäten zu finden, zum beidseitigen Vorteil. Dieser Prozess sorgt für »eine nicht zufällige Ansammlung altruistischer Gene«, laut Stuart West eines der Kernelemente der natürlichen Selektion, die altruistisches Verhalten begünstigt hat.[367] Wir sind die Nutznießer, aber wir tragen auch die Kosten. Sozialangst und ständige Sorge hinsichtlich dessen, was andere über uns denken könnten, sind der Preis, den wir für tiefe zwischenmenschliche Beziehungen zahlen. Die Fähigkeit, Trauer zu empfinden, geht ebenfalls zu unseren Lasten.

TRAUER

Trauer schien mir immer ein sinnvolles Gefühl zu sein, aber ich dachte nicht weiter darüber nach, bis ich ein groß angelegtes Forschungsprojekt zum Thema negative Gefühle übernahm. Als ich meine neue Stellung am Institute for Social Research der University of Michigan antrat, setzte ich mich zu einer Besprechung mit dem Leiter des Instituts zusammen. Er wollte wissen, was meine Forschungen am besten voranbringen würde. Ich erklärte ihm, dass ich verstehen wollte, wofür Stimmungstiefs gut sind, und um sie zu erforschen, sei es wichtig, nach Menschen zu suchen, die unfähig seien, zu trauern, und herauszufinden, was dadurch in ihrem Leben schieflaufe. Die Studie sei auf den ersten Blick undurchführbar, weil ich in der Zeit sowohl vor als auch nach dem Verlust eines geliebten Menschen Zugang zu ihnen brauchte.

Der Institutsleiter stutzte, sah mich fragend an und erwiderte: »Was ist, wenn ich Ihnen sage, dass die weltweit größte prospektive Studie zum Thema Trauer bereits vorliegt, die im Computer gespeicherten Daten darauf warten, analysiert zu werden, und die ursprünglich Forschenden alle an anderen Orten und anderen Projekten arbeiten?« Ich erkannte schlagartig das unglaubliche Privileg, die Chance – und das Gefühl der Verpflichtung, mich mit der Analyse der Daten zu befassen, die Jahre in Anspruch nehmen würde.

Er verwies mich an den Soziologen James House, der am Design des ursprünglichen Projekts mitgewirkt hatte. Von ihm erfuhr ich, dass die Langzeitstudie auf einer Zufallsstichprobe von mehreren Tausend Paaren im Ruhestandsalter beruhte, die einem stundenlangen strukturierten Interview unterzogen worden waren, um zahllose Variablen zu erfassen. Die Forschenden hatten im Anschluss jeden Monat die Todesanzeigen überprüft. Wenn einer der Teilnehmenden gestorben war, wurden die Hinterbliebenen kontaktiert und zu allen nur erdenklichen Aspekten von Trauer, Niedergeschlagenheit und Gesundheit und zu ihrem Umgang mit der neuen Lebenssituation auf sozialer und physischer Ebene befragt. Diese Längsschnitt- oder Verlaufsstudien zur Untersuchung von Veränderungsprozessen wurden sechs, achtzehn und achtundvierzig Monate nach dem Verlust durchgeführt.

Diese Datenmenge war eine Goldmine. Bei den meisten Forschungsprojekten zum Thema Trauer sind die Teilnehmenden angehalten, sich zu erinnern, welche Gefühle vor dem Verlust mit ihrer Gesundheit und ihren zwischenmenschlichen Beziehungen verbunden waren. Doch solche Daten sind untauglich, weil das Gedächtnis unzuverlässig ist und durch den Verlust beeinflusst wird. Das Projekt »Changing Lives of Older Couples« (CLOC) nahm das Leben älterer Menschen tiefgreifend in den Blick, bevor der Verlust eintrat.[368]

Ich verbrachte die nächsten drei Jahre damit, ein Forschungsteam auf die Beine zu stellen und die nötige Finanzierung für die Datenanalyse zu organisieren. Andere hatten ihre gesamte berufliche Laufbahn der Aufgabe gewidmet, das Gefühl der Trauer zu verstehen. Einige der besten aus dem Fachbereich Psychologie, insbesondere Camille Wortman und George Bonnano, schlossen sich dem Projekt an und steuerten wichtige Orientierungshilfen bei. Eine junge Soziologin, Deborah Carr, wurde meine Forschungspartnerin. Ihr Engagement und ihre Expertise waren von zentraler Bedeutung für den Erfolg des Vorhabens.

Wir waren überrascht über die zahlreichen Erkenntnisse, zu denen wir gelangten. Viele Kliniker waren zum Beispiel der Meinung, dass »verspätete Trauer« weit verbreitet und ein Vorbote künftiger Probleme sei. Doch kaum einer der Betroffenen hatte nach einer Anfangsperiode ohne tiefgreifende Trauer einen intensiven Trauerprozess erlebt. Ein anderer, in der Psychiatrie noch heute gängiger

Gedanke war, dass die Anpassungs- und Neuorientierungsphase eine Auseinandersetzung mit der Trauer erfordert und ein Vermeiden der »Trauerarbeit« Probleme vorprogrammiert. Doch das konnten wir anhand der Datenlage ebenfalls nicht feststellen. Viele vertraten darüber hinaus die Auffassung, dass die Trauer bei plötzlichen, unvorhersehbaren Verlusten größer sei. Auch das bestätigte sich nicht.[369]

Eine der wichtigsten Entdeckungen widersprach dem, was ich in meiner Ausbildung zum Psychiater gelernt hatte, dass nämlich schwerwiegende oder übermäßig lang andauernde Trauer meistens auf ambivalente Beziehungen zu den Verstorbenen zurückzuführen sei. Dieser Gedanke basierte auf Sigmund Freuds Theorie, dass Depressionen Ausdruck einer unbewussten Wut auf den geliebten Menschen sind, die sich nach dem Verlust gegen das Selbst richtet. Ich verbrachte viele Stunden damit, den trauernden, depressiven Hinterbliebenen zu helfen, mit ihrer unbewussten Wut in Kontakt zu kommen und sich damit auseinanderzusetzen, wie von Freud empfohlen. Es war daher ein Schock, zu entdecken, dass es in unseren Daten keinerlei Unterstützung für diese Auffassung gab. Menschen mit zwiespältigen Beziehungen vor dem Verlust trauerten in der Regel sogar weniger als andere. Also: »Nein!«, wie Homer Simpson in jeder Folge mindestens zweimal angesichts einer Dummheit oder Wissenslücke ausrief. Der beste Indikator für eine Depression nach einem Verlust überraschte uns ebenso: Die Depression bestand schon vorher.

Und was war mit meiner Zielgruppe, deren Trauerprozess nach eigenen Angaben kaum ausgeprägt war? Es gab viele in dieser Kategorie, doch sie unterschieden sich kaum von anderen Leuten im Hinblick auf ihre Beziehungen, ihre Gesundheit und die Fähigkeit, ihr Leben zu bewältigen. Meine Vermutung, dass bei ihnen schwerwiegende Probleme aufgetreten waren, erwies sich als falsch. Als ich mich jedoch eingehender mit den einzelnen Fallberichten befasste, wurde mir wieder einmal bewusst, wie subjektiv Menschen urteilen. Einige wenige Leute, die bei der Befragung ein halbes Jahr nach dem Verlust angeblich keine Trauersymptome hatten, erklärten im Interview eineinhalb Jahre danach, die Trauer unmittelbar nach dem

Verlust sei intensiv gewesen. Bei anderen war es genau umgekehrt. Eineinhalb Jahre nach dem Verlust konnten sie sich an keine vorherigen Trauergefühle erinnern, doch die Daten, die bei der Befragung nach einem halben Jahr erhoben worden waren, deuteten auf massive Symptome hin. Menschen sind subjektive Wesen.

Trauer nach einem Verlust ist tragisch und mit so viel Leid verbunden, dass man sich fragt, warum ein solches Gefühl überhaupt existiert. Es gibt unter anderem zwei mögliche Erklärungen: Es könnte sich um eine nutzlose Begleiterscheinung von Mechanismen handeln, die tiefe Beziehungen möglich machen, oder um Vorteile, die mit Verlusten anderer Art verbunden sind, denen man »nachtrauert«.

Nur wenige Forschende sind dieser Frage auf den Grund gegangen. Der britische Psychologe John Archer erklärte in seinem Buch zum Thema Evolution und Reaktion auf Verluste, Trauer sei der Preis der Liebe.[370] Nach seiner Ansicht ist Trauer an sich nutzlos, aber der Schmerz nach einem Verlust unabdingbar, um engen Bindungen Sinn zu verleihen. Trauer ist nach seinem Dafürhalten eine bedauerliche Begleiterscheinung der natürlichen Selektion, der es nicht gelungen ist, liebevolle Beziehungen zu prägen, ohne Kummer und Leid in die Kosten-Nutzen-Gleichung einzubeziehen.

Das leuchtet mir nicht ganz ein. Das Leid, die Unfähigkeit der Trauernden, den Verlust zu verkraften, und der damit verbundene Mangel an Energie sind so überwältigend, dass man meinen könnte, die natürliche Selektion müsse doch einen Weg finden, liebevolle, tiefe und sichere Bindungen ohne so viel Kummer und Leid angesichts des Verlusts zuzulassen. Schlafstörungen, Appetitlosigkeit, Hoffnungslosigkeit und Antriebslosigkeit, die sich über Monate oder Jahre hinziehen, fordern einen hohen Tribut. 7 Prozent der Betroffenen entwickeln diffuse Trauergefühle, die ihre Lebensbewältigungsfähigkeit noch jahrelang beeinträchtigen.[371] Geht man davon aus, dass es sich um eine Begleiterscheinung handelt, ein Problem, das von der natürlichen Selektion nicht gelöst werden kann, wäre das besonders dumm und tragisch. Wenn es ein Medikament gäbe, das

Trauergefühle auf einen Schlag auslöschte, sollten wir es dann nehmen? Eine Antwort darauf erfordert, der Frage nachzugehen, ob Trauer einen Nutzen hat. Und das setzt wiederum voraus, zu verstehen, warum Trauer existiert.

Traurigkeit scheint generell zu spät zu kommen, um etwas Gutes zu bewirken. Der Verlust ist ja bereits eingetreten. Doch Verluste treten seit Anbeginn der Zeit im Leben jedes Menschen auf, und nicht nur einmal. Traurigkeit wurde selektiv bevorzugt, um diese Verlustsituationen zu bewältigen.[372] Aber wie kann sie dazu beitragen?

Angenommen, Sie müssen mitansehen, wie eines Ihrer Kinder beim Baden von der Brandungsrückströmung mitgerissen und aufs Meer hinausgetrieben wird. Würden Sie seelenruhig sitzen bleiben und weiteressen? Wohl kaum. Sie würden als Erstes um Hilfe rufen. Sie würden gleichzeitig Ihre anderen Sprösslinge aus dem Wasser scheuchen, während Sie sich Hals über Kopf ins Wasser stürzen und versuchen würden, Ihr Kind zu retten, obwohl Ihnen bewusst wäre, welche Gefahren drohen und dass jede Hilfe wahrscheinlich zu spät kommt. Wenn Sie vernünftig genug wären, keinen Rettungsversuch auf eigene Faust zu unternehmen, oder es Ihnen gelingen würde, zumindest selbst unbeschadet ans Ufer zurückzukehren, würde die Trauer Sie veranlassen, endlos darüber nachzugrübeln, was Sie hätten tun können, um den Verlust zu verhindern. Das würde dazu beitragen, einer Wiederholung der Tragödie beim Rest Ihrer Kinder vorzubeugen. Und Ihre Tränen würden signalisieren, dass Sie Hilfe brauchen, und gleichzeitig andere vor der Gefahr warnen.

Wenn ein Kind an Krebs oder Lungenentzündung stirbt, ist es meistens nutzlos, sich den Kopf darüber zu zerbrechen, was man hätte tun können, um es zu verhindern. Doch die Neigung, uns selbst oder anderen Beteiligten die Schuld zuzuweisen, ist in uns angelegt. Solche Erfahrungen können aber auch ein Ansporn sein, die Initiative zu ergreifen, wie Mothers Against Drunk Driving (MADD), ein spektakuläres Beispiel für eine Organisation von Müttern in den USA, die gegen Alkohol am Steuer kämpft. Überall auf der Welt gibt es Organisationen, die sich auf die Fahnen geschrieben haben,

Krankheiten oder Unfällen vorzubeugen, die Angehörige ihrer Gemeinschaft das Leben gekostet haben.

In der Umwelt unserer stammesgeschichtlichen Vorfahren sind vermutlich viele Menschen nicht ins Lager zurückgekehrt. Sich auf die Suche nach den Vermissten zu begeben, wäre wichtig gewesen. Das Verschwinden nahestehender Menschen zieht endlose Grübeleien und »Suchbilder« nach sich, die darauf fokussiert sind, relevante Hinweise auf ihren Verbleib zu entdecken. In den Wochen nach einem Verlust glauben die Trauernden oft fälschlicherweise, die Person, die sie vermissen, zu sehen oder zu hören. Auf diese Weise können visuelle und auditive Trugbilder entstehen. Solche Erfahrungen werden oft als Wunschdenken gedeutet, aber eine plausiblere Erklärung wäre, dass sie das Produkt von Suchbildern sind, die das Auffinden der vermissten Person erleichtern können. Ein Fehlalarm in einem derartigen System würde als normal, nützlich und als die menschliche Fähigkeit gedeutet werden, Vorstellungsbilder im Geist zu entwickeln.

Reaktionen am Jahrestag von Verlusten sind ebenfalls verbreitet. Viele Leute verspüren gelegentlich ein diffuses Gefühl der Traurigkeit, das sie nicht zuordnen können, bis ihnen bewusst wird, dass sich ein tragischer Verlust jährt. Ich bezweifle, dass Jahrestagsreaktionen generell Anpassungsmerkmale sind. Doch unter steinzeitlichen Umweltbedingungen traten viele Chancen und Gefahren mit jahreszeitlich bedingter Regelmäßigkeit auf. Der Geruch überreifer Äpfel in einem Obstgarten bringt vielleicht lebhafte Erinnerungen an einen längst vergangenen Herbst zurück.

10. Kapitel
ERKENNE DICH SELBST – ODER BESSER NICHT?

»Wenn […] Betrug ein grundlegendes Merkmal des tierischen Kommunikationsverhaltens ist, dann muss es einen starken Selektionsfaktor geben, Täuschungen aufzudecken, was wiederum die evolutionäre Entwicklung eines gewissen Ausmaßes an Selbsttäuschung begünstigt hätte.«[373]

Robert Trivers

»Zu viel Verstand kann in Wahnsinn münden. Und am tollsten von allem, das Leben so zu sehen, wie es ist, und nicht so, wie es sein sollte.«[374]

Man of La Mancha

Die Animal Behavior Society ist eine wissenschaftliche Organisation, die erforscht, warum sich Tiere so verhalten, wie sie sich verhalten. Sie geht unter anderem der Frage nach, wie die natürliche Selektion Gehirne auf ein Verhalten prägt, das auf die Maximierung der Fitness ausgerichtet ist. Die Antwort darauf schien auch für einen Psychiater von entscheidender Bedeutung zu sein, deshalb nahm ich an der Jahrestagung teil. Ich erwartete, neue Ideen mit nach Hause zu nehmen, aber ich war völlig unvorbereitet auf das, was dann geschah: Mitten im Festbankett wurde mir klar, dass ich Jahre brauchen würde, um Psychodynamiken aus dem evolutionären Blickwinkel zu verstehen.

Am ersten Vormittag der Tagung fand ein Symposium statt, bei dem es um das Thema ging, ob Tiere ein Bewusstsein haben. In einem anderen Symposium stand die Frage im Mittelpunkt, warum einige Tiere, die unter harschen Umweltbedingungen aufwachsen, risikofreudiger sind und sich früher fortpflanzen. Es leuchtet ein, dass es sich angesichts einer vermutlich kurzen Lebensdauer lohnt, alles nur Erdenkliche zu unternehmen, um so schnell wie möglich Nachkommen in die Welt zu bringen. Diese naheliegende Erkenntnis löste unverzüglich Gedanken an Patientinnen und Patienten aus, die im Kindesalter missbraucht wurden und sich zu draufgängerischen Erwachsenen entwickelt hatten. Studien der »schnellen versus langsamen Übergangsdynamiken in der Lebenslauftheorie« haben sich inzwischen zu einer wichtigen Teildisziplin auf dem Gebiet der Verhaltensforschung aus der evolutionären Perspektive entwickelt.[375]

Während des Mittagessens fanden es meine Tischnachbarn großartig, dass sich ein Psychiater ernsthaft für das Verhalten von Tieren interessierte, aber sie machten viele Witze über die motivations- und leistungssteigernde Wirkung von Prozac. Dann sagte einer der Anwesenden: »Als Psychiater müssten Sie eigentlich wissen, dass Sinn und Zweck des Unbewussten darin bestehen, unsere Motive nicht bewusst wahrzunehmen, damit wir andere besser täuschen können.« Ich entgegnete, dass mir diese Theorie aus Gesprächen mit den Biologen Dick Alexander und Robert Trivers durchaus geläufig sei, die sie zuerst entwickelt hätten, dass sie aber keineswegs breite Akzeptanz gefunden habe. Einige der Leute am Tisch widersprachen und wiesen auf die Allgegenwart der Täuschung in der Tierwelt hin: Schmetterlinge, die sich der Camouflage-Technik bedienen; Vögel, die eine Verletzung vortäuschen, um Beutegreifer von ihrem Nest wegzulocken; oder kannibalistische Leuchtkäfer-Männchen, die paarungsbereite männliche Opfer anlocken, indem sie die Lichtsignale der Weibchen imitieren.[376] Sie erklärten, dass alle Kommunikationssysteme ausgebeutet werden und dadurch ein ständig eskalierendes Wettrüsten mit Strategien auslösen, die erheblich subtiler sind als bisherige Täuschungsmanöver und wiederum zu weit wirksameren Möglichkeiten führen, Täuschungen zu erkennen. Immer komplexere Signale entstehen. Diese faszinierenden Anmerkungen waren für menschliche Beziehungen zweifellos gleichermaßen relevant.

Während der gemeinsamen Mahlzeit am darauffolgenden Tag saß ich mit einer anderen Gruppe am Tisch. Die Unterhaltung wandte sich dem Thema zu, wie das Verständnis der evolutionären Ursprünge kooperativen Verhaltens dazu beitragen könnte, dass Menschen besser miteinander auskommen. Nachdem die Diskussion einige Minuten angedauert hatte, sagte jemand: »Aber im Grunde handeln wir doch alle eigennützig, oder? Es ist nur so, dass das Unbewusste unsere wahren Motive vor uns selbst und anderen verbirgt.« Es war das zweite Mal, dass diese Idee auftauchte! In meinem Kopf legte sich ein Schalter um. Wenn diejenigen, die tierisches Verhalten erforschten, so gut wie sicher waren, dass uns die natürliche Selektion auf die Fähigkeit geprägt hatte, bestimmte Dinge auf der unbewussten Ebene zu belassen, damit wir andere wirksamer täuschen, belügen und betrügen konnten, musste ich der Sache auf den Grund gehen. Wenn das stimmte, hatte dieses Argument das Potenzial, Psychodynamiken in der Biologie zu verankern. Wenn nicht, ermöglichte es die Rationalisierung eines manipulativen Verhaltens, das Beziehungen schädigen konnte.

Der Biologe Richard Alexander von der University of Michigan schrieb 1975 in einem Artikel: »Die natürliche Selektion hat wahrscheinlich aktiv verhindert, dass das Verständnis oder auch nur die Akzeptanz selbstsüchtiger Motivationen Teil des menschlichen Bewusstseins wird.«[377] Der Gedanke weckte mehr Aufmerksamkeit durch das Vorwort von Robert Trivers, das er 1976 für das Buch *The Selfish Gene* von Richard Dawkins verfasste. Er schrieb dort: »Es muss einen starken Selektionsfaktor geben, Täuschungsmanöver zu erkennen, was wiederum die evolutionäre Entwicklung eines gewissen Ausmaßes an Selbsttäuschung begünstigt hätte, sodass einige Fakten und Motive unbewusst bleiben, damit wir – durch unterschwellige Signale der Selbsterkenntnis – die Täuschung nicht verraten.«[378] Trivers schrieb mehrere Abhandlungen und ein Buch, in dem er behauptete, die Selbsttäuschung sei evolutionär entstanden, um andere leichter täuschen zu können.[379]

Trivers und Alexander wussten jedoch nicht viel über die Psychoanalyse. Sie beruht auf der Beobachtung, dass unser Verhalten von unbewussten Ideen, Gefühlen und Motiven beeinflusst wird und dass wir über wirkmächtige Selbstschutzmechanismen verfügen, die dafür sorgen, dass bestimmte Dinge gar nicht erst in unser Bewusstsein gelangen. Die Psychoanalyse ist eine Strategie, die ermöglicht, diese Abwehrmechanismen zu umgehen und Sachverhalte aufzudecken, die durch Verdrängung verborgen geblieben sind, was zur Folge hat, dass das Ausmaß der Selbsttäuschung schwindet. Wie der Psychologe Heinz Hartmann sagte, lässt sich ein großer Teil der Psychoanalyse als Theorie der Selbsttäuschung beschreiben.[380]

Evidenzbasierte Belege für die Verdrängung als Abwehrmechanismus, die Freud zu seiner Theorie inspirierten, leiteten sich aus der Erforschung von Symptomen her, für die es keine andere Erklärung gab. Meine eigene Arbeit lieferte dafür zahlreiche Beispiele. Einmal wurde ich von Kolleginnen und Kollegen aus der Neurologie um die Begutachtung einer Frau mittleren Alters mit einer seit drei Monaten bestehenden Lähmung des rechten Arms gebeten. Da dieses Symptom ganz plötzlich aufgetreten war und es weder auslösende Risikofaktoren bei Einlieferung in die Klinik noch eine einleuchtende neurologische Erklärung gab, vermuteten sie, dass eine psychische Ursache vorlag. Während meines Gesprächs mit der Patientin lag der rechte Arm reglos auf ihrem Schoß. Bei der neurologischen Untersuchung hatte sie die rechte Schulter ein wenig anheben, aber weder den Arm noch die Finger bewegen können. Die Reflexe waren normal, genauso wie die Ergebnisse des Sensibilitätstests, bei dem die Reaktion auf Berührung und Nadelstiche geprüft wird. Als ich mich erkundigte, ob sie Stress gehabt hatte, erwiderte sie: »Nein, nicht wirklich, außer dass mein Arm gelähmt ist und ich überhaupt nichts mehr allein machen kann.« Sie kümmerte sich überwiegend um den Haushalt und die beiden Kinder, die gerade auf die Schule übergewechselt waren. Auf die Frage nach dem Verhalten ihres Mannes in dieser Situation sagte sie ausweichend: »Na ja, das Übliche halt, typisch Mann.« Sie weigerte sich, Einzelheiten preiszugeben, deutete aber indirekt an, dass ihr Mann ein notorischer Schürzenjäger war und wenig Verständnis für ihr Problem mit dem

Arm hatte. »Aber ich bin nicht hier, um über meinen Mann zu sprechen, sondern weil mein Arm steif ist«, fügte sie schnell hinzu. Zum Abschluss des wenig ergiebigen Gesprächs sagte ich: »Was würden Sie als Erstes mit Ihrem Arm machen, wenn er wie durch ein Wunder geheilt würde?« Sie wurde sichtlich emotional und – ich traute meinen Augen kaum – hob die geballte rechte Faust bis auf Schulterhöhe. »Ich würde ihm ein Messer in den Rücken jagen!« »Sie haben Ihren Arm gehoben!«, rief ich aus. »Nein, habe ich nicht«, entgegnete sie. »Er ist gelähmt.«

Die Ärzte der medizinischen Klinik, die mich oft hinzuzogen, baten mich auch, mir eine Patientin anzusehen, die unter unerklärlichen Schwindelanfällen litt. Sie war Lehrerin, während der Arbeit mehrmals in Ohnmacht gefallen und dreimal mit dem Krankenwagen in die Notaufnahme eingeliefert worden. Sie war alleinstehend, anderweitig gesund, in mittlerem Alter und erklärte, weder unter Depression noch Angstzuständen zu leiden. Nach einer halben Stunde hatte ich immer noch keine Ahnung, was mit ihr nicht stimmte, deshalb bat ich sie, mir zu schildern, wann und wo erstmals ein Ohnmachtsanfall aufgetreten war.

Das war, wie sie sagte, kurz nach der Mittagspause, als sie gerade das Lehrerzimmer verlassen wollte. Ich wollte wissen, was als Nächstes passiert sei. Es folgte eine merkliche Pause, bevor sie mit veränderter Stimme antwortete: »Ich nehme an, dass sie den Krankenwagen gerufen und mir beim Einsteigen geholfen haben.« Auf die Frage, ob sie wisse, wer ihr dabei geholfen habe, erwiderte sie mit einem eigenartigen Gesichtsausdruck: »Ich denke, es war Bob, ein Kollege.« Ich erkundigte mich nach den beiden anderen Ohnmachtsanfällen und erfuhr, dass Bob sie jedes Mal aufgefangen und vor einem Sturz bewahrt hatte, rein zufällig, wie sie betonte. Ich forderte sie auf, mir mehr über Bob zu erzählen. Sie sagte, er sei beliebt, attraktiv und hilfsbereit, aber »nichts weiter, nur ein netter Mann«.

Sie kam im Verlauf der Woche zu einer weiteren Sitzung und erklärte, unser Gespräch habe ihr bewusst gemacht, dass sie mir etwas erzählen sollte: Sie war ein ganzes Jahr lang in Bob verliebt gewesen. Sie sagte, dass es ihrer Meinung nach nichts mit ihren Ohnmachtsanfällen zu tun hatte, auch als sie beschrieb, wie er sie jedes Mal auf seinen Armen in den Krankenwagen getragen hatte. Sie beharrte mit Nachdruck darauf, dass es in ihrem Leben keinen Platz für einen Mann gab.

Und noch ein Beispiel: In unsere auf Angststörungen spezialisierte Klinik wurde ein Mann überwiesen, der seit mehreren Monaten unter extremer Anspannung, Nervosität und Schlaflosigkeit litt. In seiner Familie waren Angstzustände in milderer Form verbreitet, aber er hatte bis vor Kurzem keine Symptome gehabt. Ich erkundigte mich nach Stressfaktoren und einschneidenden Lebensveränderungen. Er erklärte, es habe sich nichts geändert, am Arbeitsplatz sei alles in bester Ordnung und er freue sich auf das zweite Kind, das seine Frau in wenigen Monaten zur Welt bringen werde. Ich fragte, ob die Schwangerschaft eine Belastung verursacht haben könnte. Er verneinte. Dann ging er unvermittelt dazu über, das Engagement für seine Glaubensgemeinschaft und die Bedeutung seiner religiösen Überzeugungen und Kirchenprojekte zu schildern. Als ich wissen wollte, um was für Projekte es sich handelte, stellte sich heraus, dass er eine Initiative gegen Pornografie gestartet hatte. Er und einige andere Gemeindemitglieder hatten sich mit den Geschäftsinhabern vor Ort zusammengesetzt und sie zu überzeugen versucht, keine Pornozeitschriften mehr zu verkaufen. Er hatte die Gruppe ungefähr einen Monat nach Beginn seiner Angstzustände gegründet.

Ich bat ihn, zu überlegen, ob ungefähr zum gleichen Zeitpunkt noch andere wichtige Ereignisse stattgefunden hatten, was er verneinte. Es habe ein paar Veränderungen in der Nachbarschaft gegeben, aber keine negativen. In das Haus nebenan sei eine alleinstehende Frau gezogen, nach ihrer Scheidung. Er habe ihr geholfen, die Umzugskartons ins Haus zu tragen. Nach einer kleinen Pause fügte er hinzu: »Ich bin mir nicht sicher, was ich von ihr halten soll.« »Wieso das?«, hakte ich nach. »Na ja, sie hat mich zu einem Drink eingeladen, aber ich trinke keinen Alkohol. Und dann schlug sie vor, dass ich später am Abend rüberkommen soll. Das war irgendwie nicht ganz in Ordnung.« Wie Sie vielleicht vermutet haben, stimmte das Umzugsdatum mit dem Beginn der Angststörung überein.

VERDRÄNGUNG IST REAL

Viele Leute denken, dass Verdrängung in erster Linie dazu dient, traumatische Erinnerungen vom Bewusstsein fernzuhalten. Das war Freuds ursprüngliche Theorie, aber sie ist umstritten und für eine zeitgemäße Perspektive nicht mehr relevant.[381] Freud änderte seine Sichtweise, als er beobachtete, was genau verdrängt wird. Es handelt sich überwiegend um gesellschaftlich nicht akzeptierte Wünsche, Erinnerungen, Bedürfnisse, Emotionen und Impulse. Sich zum Beispiel in einen Lehrerkollegen verlieben, der verheiratet ist. Der Wunsch, den eigenen Ehemann umzubringen. Sich durch die Einladung einer attraktiven geschiedenen Nachbarin sexuell stimuliert zu fühlen.

Obwohl die Realität der Verdrängung ausreichend belegt ist, wird sie häufig geleugnet. Einige blenden sie sogar bewusst aus. Zu Beginn meiner beruflichen Laufbahn waren psychoanalytische Problemlösungen vorherrschend. Nahezu jede größere psychiatrische Abteilung wurde von den Koryphäen dieser Fachrichtung geleitet. Inzwischen wurden sie weitgehend durch ihre neurowissenschaftlichen Entsprechungen ersetzt – im Rahmen einer »Säuberungsaktion«, könnte man sagen. Die Psychoanalyse wurde zum Gespött, und diejenigen, die unbeirrt daran festhielten, wurden von ihren praxisfernen Kolleginnen und Kollegen mit Verachtung gestraft. Vielleicht ist es sogar riskant, an dieser Stelle offen zuzugeben, dass einige psychoanalytische Theorien nützlich sind.

Psychoanalytische Ansätze zu finden und sie der Lächerlichkeit preiszugeben, ist einfach. Die Neigung mancher Vertreter und Vertreterinnen dieser Richtung, jedes Wort auf die Goldwaage zu legen, wurde mir durch einen Artikel in einer psychoanalytischen Fachzeitschrift über die symbolische Bedeutung eingewachsener Zehennägel bewusst, der eigentlich als freundliche Hänselei gedacht war. Aber einige nahmen ihn ernst und unterstrichen damit den Standpunkt des Autors stärker, als beabsichtigt war.

Es ist jedoch unfair, solche Beispiele zu benutzen, um alle Formen der Psychodynamik – die inneren Vorgänge, die das Verhalten und Erleben steuern – in Bausch und Bogen zu verdammen. Extreme findet man im Nachhinein in jedem Forschungsfeld. Einige angehende Kollegen beiderlei Geschlechts versuchen, auf der Grundlage einer bestimmten Theorie psychiatrische Störungen zu erklären und zu behandeln, auch eine Psychose, die durch einen Komplex unscharf definierter Symptome gekennzeichnet ist. Einige Neurowissenschaftler stellen die vollmundige Behauptung auf, dass psychische Probleme ausnahmslos von Hirnschädigungen verursacht werden. Einige Familientherapeuten sind der Meinung, dass Störungen immer auf die Familiendynamiken zurückzuführen sind. Einige Evolutionspsychologen präsentieren wilde, spannende Ideen, die eine Menge Aufmerksamkeit erregen. Und einige Evolutionspsychiater stellen absurde Theorien über die adaptive Bedeutung psychischer Störungen auf. Jede Perspektive wird aufgebauscht und verwässert. Aber im Wasser jeder dieser Badewannen befindet sich ein Baby. Und das Baby der Psychoanalyse ist die Kernaussage, dass Abwehrmechanismen Tatsachen verdrängen.

Die Verdrängung stellt ein evolutionäres Geheimnis ersten Ranges dar. »Mensch, erkenne dich selbst« scheint seit jeher eine praktisch nutzbare Maxime und eine Tugend zu sein. Wie die meisten Forschenden nahm auch ich an, dass objektive Wahrnehmungen der inneren und äußeren Realität die Fitness steigern würden. Doch bei dem erwähnten Essen während der Tagung wurde mir klar, wie naiv ich gewesen war. Konnte Objektivität den Überlebens- und Reproduktionserfolg möglicherweise sogar beeinträchtigen? Wie war diese Hypothese einzuschätzen?

Die Dinge, die durch Verdrängung aus dem Bewusstsein ausgeklammert werden, sind keine Vorkommnisse wie die Gallenblasenkontraktionen während einer Mahlzeit, die sich an der Tatsache festmachen lassen, dass uns das Essen nicht bekommt, sondern starke Bedürfnisse und Gefühle wie Lust, Hass und Neid, die in den Tiefen unserer Psyche verborgen sind. Der Verstand hat verschiedene Strategien zur Verfügung – in der Psychoanalyse spricht man von Abwehrmechanismen des Ego –, um sie aus der bewussten Wahrnehmung zu verbannen, egal wie sehr wir uns auch bemühen, an sie heranzukommen.

Als ich während meines Studiums am Sommerprogramm einer psychiatrischen Klinik teilnahm, unterhielt ich mich eines Abends auf der Heimfahrt mit einer Psychologin und zwei Kommilitonen über Leute, mit denen man nur schwer auskam. Ich ergriff die Gelegenheit, mich über eine Krankenschwester zu beklagen, die mich nicht mochte. Sie schikanierte ihr Team, hatte zu allem eine festgefügte Meinung und kein Verständnis für junge Leute. Ich wurde gebeten, ein konkretes Beispiel zu nennen, aber mir fiel nichts ein. Nachdem ich mich weitere zehn Minuten über sie beschwert hatte, sagte die Psychologin ruhig: »Ich nehme an, da ist ein Abwehrmechanismus am Werk, eine Projektion. Sie haben keinen Nachweis dafür, dass sie ständig Kritik an Ihnen übt, aber ganz offensichtlich ist, dass Sie eine Abneigung gegen die Frau haben und Ihre unbewussten Gefühle auf sie übertragen, indem Sie ihr unterstellen, dass sie etwas gegen Sie hat.« »Das ist lächerlich«, erwiderte ich. Und dann warf einer der beiden anderen Studenten ein: »Oder genau anders herum, sie törnt dich an!« Erst während meiner praktischen Facharztausbildung zum Psychiater wurde mir klar, dass sie vermutlich recht gehabt hatten, zumindest mit der ersten Annahme, und dass wir fast alle falsche Vorstellungen von anderen und von uns selbst haben.

Nach der Tagung der Animal Behavior Society kehrte ich mit dem Entschluss nach Hause zurück, herauszufinden, warum es überhaupt Verdrängungs- und psychodynamische Abwehrmechanismen gibt. Sie verzerren die Realität. Sie erzeugen Symptome. Sie fördern zwischenmenschliche Konflikte. Psychotherapien, die dazu beitragen, Kontakt zur Ebene des Unbewussten aufzunehmen, sind hilfreich, keine Frage. Aber man könnte meinen, unser Verstand hätte uns mit der Fähigkeit zu echter Selbsterkenntnis ausgestattet, um uns die Zeit und Mühe einer psychotherapeutischen Behandlung zu ersparen. Doch er sorgt aktiv für den Erhalt von Hindernissen, um Dinge von unserer Wahrnehmung fernzuhalten, die uns andernfalls bewusst wären.

Dass solche Mechanismen außerhalb des Bewusstseins wirksam und handlungsleitend sind, überrascht nicht. Bakterien und Schmetterlinge kommen auch ohne ein Bewusstsein nach menschlichem Muster bestens zurecht. Die Ursprünge und Funktionen des Bewusstseins sind seit Jahrhunderten Thema zahlloser wissenschaftlicher Debatten. Man ist sich in einem gewissen Maß darin einig, dass die Fähigkeit, innere Modelle der äußeren Welt zu schaffen, dazu beitragen könnte.[382] Die Anwendung solcher mentalen Modelle ermöglicht einen Vergleich der wahrscheinlichen Ergebnisse alternativer Strategien, ohne das Risiko, das mit einer Umsetzung in die Praxis verbunden ist. Deshalb überlegen wir, ob wir auf »Senden« klicken sollen, bevor wir eine E-Mail mit unserer Kündigung abschicken, die der Wut geschuldet ist. Die Fähigkeit, sich die Zukunft lebhaft vorzustellen, lässt uns innehalten.

Der Umgang mit der hochgradigen Komplexität des sozialen Lebens hat größere, leistungsfähigere menschliche Gehirne selektiv begünstigt. Der Anthropologe Robert Dunbar hat nachgewiesen, dass die Größe des Gehirns, gleich welcher Primatenart, eng mit der Größe seiner Gruppe und ihrer sozialen Komplexität verknüpft ist.[383] Er hat, wie einige andere, die überzeugende Theorie aufgestellt, dass Menschen überwiegend soziale Ressourcen zur Verfügung stehen und ein fortwährender mentaler Prozess erforderlich ist, bei dem die möglichen Ergebnisse alternativer Handlungsoptionen verarbeitet werden, um sich den Zugang zu sichern und zu bewahren.[384]

Die modernen Massenmedien haben dafür gesorgt, dass für uns heute viel mehr auf dem Spiel steht. Eine Frau schickte kurz vor ihrem Abflug nach Afrika handverlesenen Freunden einen Tweet, in dem es hieß, sie werde sich mit Sicherheit keine Geschlechtskrankheit zuziehen, weil sie weiß sei.[385] Als sie bei der Ankunft ihr Smartphone wieder einschaltete, stellte sie fest, dass die Nachricht viral gegangen war und sie nun arbeitslos und zur Zielscheibe weltweiter Hasstiraden in den sozialen Netzwerken geworden war. Die Mechanismen, die unser Verstand seit jeher einsetzt, um die Folgen unseres Handelns absehen zu können, sind an den Umgang mit den heutigen Medien offenbar noch nicht ausreichend angepasst.

Die Frage ist nicht, warum es eine unbewusste Ebene gibt, sondern warum einige Ereignisse, Emotionen, Vorstellungen und Impulse unterdrückt und dem Bewusstsein ferngehalten werden. Anders ausgedrückt, warum es Verdrängung und andere Abwehrmechanismen gibt, die sich unserer Wahrnehmung entziehen. Dafür könnte es zwei Gründe geben. Verdrängung könnte eine unvermeidliche Einschränkung des kognitiven Systems sein. Vielleicht war die natürliche Selektion außerstande, ein System herauszubilden, das Zugriff auf das komplette Programm hat, oder die Hindernisse sind nutzlose Nebenprodukte irgendeines anderen Systems. Doch solche Erklärungen sind wenig überzeugend. Ein großer Teil der unbewussten Inhalte steht uns einfach nicht zur Verfügung; er wird vom Bewusstsein durch spezielle Vorrichtungen, den Abwehrmechanismen, aktiv blockiert.

Ein Beispiel: Ich kehrte genau an dieser Stelle an meine Arbeit zurück, die ich den ganzen Tag vor mir hergeschoben hatte. Ich hatte vergeblich versucht, mich zum Schreiben zu zwingen, der Abgabetermin stand drohend vor der Tür. Ich fragte mich, woran es lag, und gelangte zu dem Schluss, dass ich einfach nur müde war. Meine Gedanken schweiften ab. Ich malte mir die Rezensionen aus, die Kritiker würden das Buch verreißen, nur weil ich behauptet hatte, dass einige Aspekte der psychoanalytischen Theorie richtig und nützlich sind. Und schlimmer noch, man könnte den Eindruck gewinnen, ich würde meinen, dass nur Dummköpfe die Realität der Verdrängung nicht wahrhaben wollen. Das weckte die Erinnerung an meine erste Begegnung mit dem Psychologen Robert Hatcher, der die Supervision bei meinem ersten psychodynamischen Therapiefall übernommen hatte. Ich hatte ihm gestanden, dass mich die Theorien über das

Bewusstsein nicht wirklich überzeugten. Er ließ sich nicht auf eine Debatte ein, sondern erwiderte: »Es steht Ihnen frei, diesbezüglich Ihre eigene Entscheidung zu treffen. Aber um sich selbst ein Bild zu machen, sollten Sie viele Therapiegespräche führen, aufmerksam zuhören, wenig reden und alles aufschreiben, was Ihre Patientinnen und Patienten sagen, damit wir das Protokoll danach gemeinsam durchgehen können.«

Aufmerksames Zuhören, vor allem dann, wenn jemand spontane Äußerungen von sich gibt, deckt oft Zusammenhänge zwischen einem sprunghaften Wechsel von einem Thema zum anderen auf. In der einen Minute erzählt ein Patient, dass er im Außenbereich eines Cafés gesessen und Kaffee getrunken hat, und in der nächsten geht es um einen japanischen Kollegen. Die Sonne, die von der gläsernen Tischplatte reflektiert wurde, löste eine Assoziation mit der aufgehenden Sonne aus, und seine Gedanken schweiften nach Japan ab. In der einen Minute spricht eine junge Frau über den heimlichen Groll gegen ihren Vater, der sich mehr für die Übertragung der Footballspiele interessiert, die ihr Bruder liebt, als für die Sportarten, die sie sich gern ansieht, um gleich darauf unvermittelt Kritik an ihrem Vater zu üben, der jede Menge elektronischer Geräte besitzt. Meine Überzeugung in Bezug auf die Realität unbewusster Einflussfaktoren ist darauf zurückzuführen, dass ich stundenlang zugehört habe, wie unbewusste Gedanken und Gefühle in freien Assoziationen zum Ausdruck kommen.

PSYCHOLOGISCHE ERFORSCHUNG DES ADAPTIVEN UNBEWUSSTEN

Diese Beispiele stützen sich natürlich nur auf die Erzählungen der Betroffenen. Sie haben mich jedoch überzeugt, dass der menschliche Verstand über Mechanismen verfügt, die den Zugang zu bestimmten mentalen Inhalten aktiv blockieren. Skepsis ist angemessen, wird aber von Dutzenden Studien widerlegt, die von Sozialpsychologen durchgeführt wurden und die Realität des adaptiven Unbewussten dokumentieren. Sozialpsychologen sind selten auf Augenhöhe mit den meisten Psychoanalytikern, was die Sicht auf menschliches Verhalten und Erleben betrifft. Die Arbeit der Psychiaterin, Psychoanalytikerin und Philosophin Linda A. W. Brakel von der University of Michigan baut Brücken über die Gräben hinweg. Sie hat Belege für die Theorie überprüft, dass die meisten menschlichen Aktivitäten von primären Denkprozessen beeinflusst werden, das heißt, durch nicht rationale Machenschaften unseres Unbewussten. Dabei ist sie zu der Schlussfolgerung gelangt, dass sie die Fitness im Darwin'schen Sinn steigern.[386] Auch Timothy Wilson beschreibt in seinem Buch *Strangers to Ourselves: Discovering the Adaptive Unconscious* viele Experimente, die auf den Ablauf unbewusster Prozesse hinweisen.[387]

Wilson arbeitete gemeinsam mit dem Psychologen Richard Nisbett von der University of Michigan an einem bahnbrechenden Experiment.[388] Sie führten zwei verschiedenen Gruppen denselben Film vor. Gruppe A saß dabei in einem Raum, in dem der Lärm eines Presslufthammers zu hören war, Gruppe B in einem ruhigen Raum. Im Anschluss wurden die Teilnehmenden gefragt, ob die Geräuschkulisse Einfluss auf die Beurteilung des Films hatte. Gruppe A war überzeugt, dass sie wegen des Lärms schlechter ausgefallen sei. Doch die Daten zeigten, dass es keine erkennbaren Auswirkungen gehabt hatte. In einer anderen Studie sahen sich zwei Gruppen einen Film mit unterschiedlichen Versionen des gleichen Vorstellungsgesprächs an. In der einen Version gab sich der Darsteller des Stellenanwärters warmherzig, in der anderen kalt und distanziert. Der warmherzige Darsteller wurde als attraktiv und sein ausländischer Akzent als anziehend wahrgenommen. Der kalte, distanzierte war in den Augen der Befragten unattraktiv und sein Akzent irritierend. Sie ordneten ihre Abneigung seinem äußeren Erscheinungsbild und Akzent zu.

Der Psychologe John Bargh und sein Team lieferten viele weitere Beispiele für unbewusste Denkprozesse.[389] Wir stellen uns vielleicht vor, dass unsere Entscheidungen, wem wir bei einer Wahl unsere Stimme geben, ein Produkt sorgfältiger Überlegungen sind, doch

Studien zeigen, dass die meisten Entscheidungen bereits im Verlauf der ersten Sekunde feststehen, in der wir uns dem Bild eines Kandidaten gegenübersehen. Wir wissen oft intuitiv, ob ein Satz grammatikalisch korrekt ist, auch wenn wir keine Ahnung von Grammatikregeln haben. Wir wachen mitten in der Nacht auf und stellen fest, dass wir die Lösung eines komplexen mathematischen Problems gefunden haben – oder vergessen haben, Einkünfte in beträchtlicher Höhe in unserer Einkommensteuererklärung anzugeben.

Die Split-Brain-Forschung bietet noch dramatischere Beispiele. Der Neurowissenschaftler Michael Gazzaniga, der auf diesem Gebiet Pionierarbeit geleistet hat, beschrieb seine Erkenntnisse bezüglich des Patienten P. S., der aufgrund seiner Epilepsie zu gefährlichen Stürzen neigte. Bei ihm wurde als letztes Mittel der Balken zwischen der rechten und der linken Hirnhälfte (»Spaltgehirn«), die unterschiedliche Aufgaben haben, chirurgisch durchtrennt. Gazzaniga stellte eine Apparatur zusammen, die das Bild einer Winterszene auf die rechte und einer Hühnerkralle auf die linke Hirnhemisphäre projizierte. Der Patient konnte infolge der Sprachverarbeitung, die in der linken Hirnhälfte stattfindet, die Hühnerkralle beschreiben. Die Winterszene hatte er nicht bewusst wahrgenommen. Als er gebeten wurde, eines von mehreren Fotos auszuwählen und dabei mit der linken Hand darauf zu deuten (die mit der rechten Hirnhälfte verbunden ist), deutete er auf eine Schneeschaufel. Um eine Erklärung seiner Entscheidung gebeten, antwortete er: »Man braucht eine Schaufel, um einen Hühnerstall auszumisten.« Er reimte sich eine Geschichte zusammen, um eine Entscheidung zu erläutern, die unbewusst von der Winterszene beeinflusst worden war. Gazzaniga schloss daraus: »Das innere Übersetzungsprogramm deutet den Handlungsverlauf in der Geschichte eines Menschen. Es sammelt sämtliche Informationen, die vom Gehirn an all diese getrennten Systeme verteilt werden.«[390] Wir treffen Entscheidungen, die sich unserem Bewusstsein entziehen, und denken uns dann Geschichten aus, um unser Verhalten zu erklären.[391] Wie Wilson in seinem Buch erläutert, verhalten wir uns manchmal wie Kinder, die vor ihrer

Spielekonsole sitzen und sich vorstellen, einen Rennwagen zu steuern, obwohl sie nur ein Video vor sich sehen.

Hunderte Studien haben gezeigt, dass Vorurteile von unbewussten Verzerrungen beeinflusst werden. In einem Experiment wurden in rascher Abfolge Fotos von Menschen unterschiedlicher Rassenzugehörigkeit mit neutralen oder positiven Bildern zusammengespannt. Dass dabei unbewusste Verzerrungen entstehen, wurde durch die schnelleren Reaktionszeiten auf negative Bilder in Zusammenhang mit Porträtaufnahmen von Menschen anderer Rassen bestätigt.[392] Die Teilnehmenden an solchen Experimenten protestierten und erklärten nachdrücklich, dass sie keine Vorurteile hätten, doch machtvolle Mechanismen sorgen dafür, dass unbewusste Prozesse nicht ins Bewusstsein vordringen.

WARUM HABEN WIR KEINEN ZUGANG ZU UNSEREN MOTIVEN UND EMOTIONEN?

Unbewusste kognitive Prozesse sind ein allgegenwärtiges Phänomen. Psychodynamische Abwehrmechanismen wie Leugnen und Projektion sind real und wirkmächtig. Die Frage ist, ob und in welcher Hinsicht sie selektive Vorteile geboten haben könnten. Wie meistens begann ich mit der Annahme, dass wir nach einer einzigen Erklärung Ausschau halten sollten. Schon bald fand ich zwei. Inzwischen habe ich erkannt, dass es viele Erklärungsmöglichkeiten gibt.

Die Theorie von Alexander und Trivers, das Unbewusste sei im Zuge der natürlichen Selektion entstanden, um andere besser täuschen und manipulieren zu können, hat sich vor allem deshalb rasch verbreitet, weil sie paradox und beunruhigend ist. Sie verstärkt die Vorstellung von den egoistischen Genen, die den Anschein erweckt, als wäre sogar das moralisch tadelloseste Verhalten eine Fassade, hinter der sich Eigennutz verbirgt. Zynikern gefällt dieser Gedanke, weil er ihre Überzeugung bestätigt, dass jeder Mensch letztlich seine eigenen Interessen im Blick hat und das Deckmäntelchen der Moral besonders heuchlerisch ist. Wie der Evolutionsbiologe Michael Ghiselin sagte: »Wer einen ›Altruisten‹ kratzt, sieht, wie ein ›Heuchler‹ blutet.«[393] Andere sind entsetzt über eine Auffassung, die jede Möglichkeit einer echten moralischen Selbstverpflichtung untergräbt. Ich war es zumindest.

In dem Jahr, in dem ich mich eingehender mit der Psychoanalyse und der Evolution des uneigennützigen Verhaltens befasste, gelang es mir, eine Bresche in meine Abwehrmechanismen zu schlagen. Ich nahm endlich zur Kenntnis, dass Trivers und Alexander zumindest teilweise recht hatten. Manchmal, oder sogar oft, verfolgen Menschen eigennützige Ziele, auch dann, wenn sie solche Motive ernsthaft und mit Nachdruck leugnen. Frauen verhalten sich bisweilen sexuell aufreizend, und wenn Männer reagieren, bringen sie ihre Empörung über die Unterstellung zum Ausdruck, das sei die Absicht gewesen. Männer schwören bisweilen zu später Stunde, überzeugend und gelegentlich ernst gemeint, ewige Liebe, ein Versprechen, das sich im Licht der Morgensonne in Luft auflöst. Vor allem, wenn Sex im Spiel ist, machen sich beide Seiten gelegentlich selbst etwas vor, um sich gegenseitig besser etwas vormachen zu können.

Obwohl es Vorteile haben kann, andere zu täuschen oder zu betrügen, ist das nur ein Teil der Erklärung. Selbsttäuschung kann außerdem dazu beitragen, Beziehungen aufrechtzuerhalten, da sie die unvermeidlichen kleinen Momente des Verrats, die zum Alltag gehören, im Unbewussten unter Verschluss hält.[394] Wenn jemand nicht wie verabredet zum Mittagessen erscheint, ist es mitunter am besten, eine ansonsten gute Beziehung trotzdem fortzusetzen. Andernfalls verfällt man leicht in einen Mäkel-Modus, und wenn ständig über jede noch so geringfügige Verfehlung Buch geführt wird, ist eine entspannte Beziehung kaum möglich.

Eine andere potenzielle Erklärung für den Verdrängungsmechanismus wäre, dass er die Auswirkungen der kognitiven Disruption mindert, indem er aufwühlende Gedanken aus dem Bewusstsein verbannt. Wenn Sie gleich mit Ihrem Vortrag an der Reihe sind, ist es am besten, zeitweilig zu vergessen, dass Ihre Frau beim Frühstück gesagt hat, es bestehe Redebedarf, und zwar dringend. Es gibt viele Möglichkeiten, vom eigentlichen Problem abzulenken. Doch in Fällen wie dem der Patientin mit dem steifen Arm scheint mehr im Spiel zu sein. Dazu kommt, dass auch ein Verdrängungsmechanismus selten perfekt funktioniert. Die Gedanken kehren automatisch zu den aktuellen Lebensproblemen zurück, genau wie die Zunge zu Aphten, schmerzhaften Schleimhautdefekten in der Mundhöhle. Und manchmal bringt sich das Unbewusste auf überraschende Weise in Erinnerung: Es sorgt dafür, dass die Hausschlüssel versehentlich im Müll landen oder dass wir vergessen, wo genau die Hochzeitsfeier stattfindet, zu der wir eingeladen sind.

Die Vorteile, die damit verbunden sind, die begrenzte kognitive Verarbeitungskapazität auf eine kleine Anzahl wichtiger Belange zu fokussieren, kann erklären, dass bestimmte Gedanken oder Motive unserem Bewusstsein entgehen. Aber sie erklären nicht unbedingt, warum die Wahrnehmung einiger Dinge aktiv verhindert wird. Ich vermute, dass das Ausblenden mancher Zielsetzungen eine wichtige Funktion des Verdrängungsmechanismus ist. Wir können schließlich nur einen Bruchteil unserer Wünsche verwirklichen. Die Lücke zwischen dem, was wir haben, und dem, was wir haben wollen, leistet Gefühlen wie Neid, Angst, Wut und Unzufriedenheit Vorschub. Unerreichbare Wünsche dem Bewusstsein fernzuhalten, beugt nicht nur mentalem Leiden vor, sondern erlaubt uns auch, uns auf realisierbare Projekte zu fokussieren. Und noch wichtiger: Dadurch können wir aus innerer Überzeugung moralisch handeln, statt auf den äußeren Anschein von Moralität bedacht zu sein. Dank der sozialen Selektion trägt die Fähigkeit zum rechten Handeln zur Erhöhung der Fitness bei. Der Verdrängungsmechanismus macht es folglich leichter, gut zu erscheinen und gut zu sein.

ZWANGHAFTE FOKUSSIERUNG AUF DAS, WAS PASSIEREN KÖNNTE

Die Nützlichkeit des Verdrängungsmechanismus wird dann offenkundig, wenn er fehlt. Während einer psychotischen Episode werden die Betroffenen mit unbewussten Inhalten konfrontiert, die außer ihnen niemand wahrnimmt. Ihre sexuellen und von Gewalt geprägten Vorstellungsbilder können furchteinflößend sein. Sich kannibalistische Fantasien anzuhören ist grauenvoll. Doch bei diesen Menschen tritt ein vollständiger Zusammenbruch aller kognitiven Prozesse ein, deshalb können ihre Erfahrungen kaum dazu beitragen, Verdrängungsmechanismen im Normalzustand zu verstehen.

Bei einer Zwangsstörung (*Obsessive Compulsive Disorder*, OCD) liegt ein Verdrängungsdefizit vor, das sich in Form bestimmter Zwangsgedanken oder Zwangshandlungen äußert. Die Betroffenen verspüren den inneren Drang, bestimmte Handlungen unablässig zu wiederholen, zum Beispiel Hände zu waschen oder zu überprüfen, ob die Haustür zugesperrt ist. Das liegt nicht daran, dass sie besonders umsichtig sind. Sie leiden unter der irrationalen Angst, dass ein einziger Fehltritt oder eine momentane Gedächtnislücke eine Katastrophe auslösen könnte, bei der auch andere in Mitleidenschaft gezogen würden.[395] Eine Doktorandin war sich nie sicher, dass alle Gasbrenner ausgeschaltet waren, wenn sie das Labor am Abend als Letzte verließ. Vorstellungsbilder von einer Explosion, bei der das ganze Gebäude in die Luft flog, trieben sie an, zurückzukehren und nachzusehen, nicht nur einmal, sondern fünf Mal und mehr. Eine andere Frau schaffte es nicht, pünktlich zur Arbeit zu erscheinen, weil sie ständig nach Hause zurückkehrte, um zu überprüfen, ob ihr Lockenstab ausgeschaltet war. Sie zog den Stecker heraus und verstaute das Gerät in einer Schublade. Doch nachdem sie das Haus wieder verlassen hatte, überlegte sie, ob er nicht noch zu heiß gewesen war, und fuhr abermals zurück.

Ein Patient hatte Schwierigkeiten, in großen Supermärkten einzukaufen, sobald er ältere Frauen mit einem dünnen Hals sah. Er befürchtete, plötzlich den Impuls zu verspüren, einer von ihnen den Hals umzudrehen. Menschen, die unter Zwangsstörungen leiden, haben oft Angst, die Kontrolle über das Lenkrad zu verlieren und in den Gegenverkehr zu krachen, wenn sie mit dem Auto unterwegs sind. Oder sie befürchten, jemanden angefahren zu haben, ohne es zu merken. Manche fahren deshalb immer wieder die gleiche Strecke ab und rufen sogar bei der Polizei an, um sich zu erkundigen, ob jemand einen Unfall gemeldet hat. Und dann war da noch der Arzt, der sich stundenlang die Hände wusch, bevor er zu seiner Frau und seinen Kindern nach Hause fuhr, aus Angst, Krankheitserreger zu übertragen.

Menschen, die unter Zwangsstörungen leiden, setzen ihre Horrorvorstellungen nicht in die Tat um, und die Schreckensszenarien, die sie umtreiben, treten nicht ein. Aber sie sind sich dessen nie sicher, und so greifen sie vorbeugend zu Schutzritualen. Anhand der Symptome könnte der Eindruck entstehen, dass es sich um einen »Abwehrzauber« handelt und ihr Bewusstsein für verborgene aggressive Wünsche und Impulse in einer Weise geschärft ist, die anderen fehlt.

Zwangsstörungen können durch Hirnschäden verursacht werden. Der Nucleus caudatus, ein großes Kerngebiet im Endhirn, ist bei den Betroffenen kleiner als gewöhnlich und weist eine erhöhte Anzahl Entzündungsmarker auf.[396] Es ist sogar schon bei Kindern mit milden Symptomen anormal.[397] Die Veränderungen sind zu geringfügig, um diagnostisch relevant zu sein, aber sie sind real. Einige Forschungsergebnisse deuten darauf hin, dass sich Autoimmunreaktionen auf Streptokokken-Infektionen genauso schädlich auf den Nucleus caudatus auswirken können wie das rheumatische Fieber auf die Gelenke und Herzklappen.[398]

Eine Zwangsstörung ist in gewisser Hinsicht die Kehrseite der Paranoia. Paranoide Menschen haben die irrationale Angst, durch das feindliche oder aggressive Verhalten anderer Schaden zu erleiden. Menschen mit Zwangsstörungen befürchten, dass sie anderen Schaden zufügen könnten.

Eine zwanghafte Persönlichkeitsstörung (*Obsessive-Compulsive Personality Disorder*, OCPD) unterscheidet sich beträchtlich von einer

Zwangsstörung (OCD).[399] Sie veranschaulicht die Tücken einer Objektivität und Gewissenhaftigkeit, die über das Ziel hinausschießt. Die Betroffenen halten sich buchstabengetreu an die Regeln, kommen um jeden Preis ihren Verpflichtungen nach und erwarten von anderen das Gleiche. Ihre übertriebenen und starren Normen, die sie sich selbst und anderen setzen, führen zu Konflikten. Wenn jemand versehentlich das Licht angelassen hat, ist das in ihren Augen eine moralische Verfehlung, die einer Todsünde gleichkommt. Die Auseinandersetzung mit den Energieverschwendern artet zu einer Frustrationsübung aus, an der Beziehungen zerbrechen. Extreme Objektivität und Gewissenhaftigkeit in Form von Rigidität und Perfektionismus haben einen hohen Preis. Das Leben ist erträglicher, wenn man den Blick weniger kleinlich auf Regelverstöße und Unvollkommenheiten richtet.

Einige Menschen sind unfähig, Entscheidungen zu treffen. Das ist ein großes Problem in der Notaufnahme einer Klinik, wenn mitten in der Nacht Patientinnen und Patienten stundenlang hin und her überlegen, ob sie stationär aufgenommen werden wollen oder nicht. Aber es ist auch ein Problem, wenn jemand eine Entscheidung trifft, aber nicht lange dabeibleibt. Eine Frau brauchte Monate für den Entschluss, einen BMW zu kaufen, weil der ihren Anforderungen perfekt entsprach; wenige Stunden nach dem Kauf war sie überzeugt, dass die Entscheidung ein Fehler war. Die meisten von uns werden durch einen Mechanismus, den Sozialpsychologen als kognitive Dissonanz bezeichnen, vor solchen inneren Konflikten in Bezug auf eine Bewertung bewahrt.[400] Sobald eine Entscheidung gefallen ist, finden wir eher Gründe, warum sie klug war und andere Wahlmöglichkeiten suboptimal sind. In einem psychologischen Experiment wurden die Teilnehmenden gebeten, die Qualität mehrerer Kaffeebecher zu beurteilen. Als Dankeschön sollten sie einen der Becher als Geschenk erhalten. Diejenigen, deren Becher nicht die Nummer eins auf ihrer Bewertungsliste war, fanden Gründe, warum er besser war. Das ist irrational. Doch diese subjektive Bewertung sorgt dafür, dass eine Entscheidung ad acta gelegt und die Aufmerksamkeit auf andere, aktuelle Belange gerichtet werden kann.

DIE KOGNITIVE HEMMUNG SELBSTSÜCHTIGER MOTIVE

Menschen neigen dazu, Motive zu verdrängen, die selbstsüchtig sind oder lokale Sitten und Gebräuche verletzen. Freuds ursprüngliches Modell mentaler Konflikte ist darauf zugeschnitten. Er betrachtete das Unbewusste als Brutstätte sozial unannehmbarer Impulse, die vom Über-Ich unterdrückt werden. Das Ego tritt als Mittler auf, der annehmbare Impulse zulässt und den Rest unter Verschluss hält. In Gedanken wandern wir durch die weitläufige Landschaft der Handlungsoptionen, die zum Ziel führen. Angst blockiert den Zugang zu einigen Routen nahezu vollständig, ohne dass es uns bewusst ist. In unserer Vorstellung legen wir weite Strecken auf einem Weg zurück, der sich als angenehm, aber nicht als zielführend erweist. Einige Wege stehen uns von Anfang bis Ende offen. Aber wir befinden uns stets in einem Spannungsfeld zwischen emotionalem Begehren und kognitiven Hemmungen.

Die inneren Konflikte, die Freud an der Wurzel vieler Probleme sah, lassen sich auch aus einer evolutionären Perspektive deuten: Bei Zielkonflikten im sozialen Leben wägen wir zwischen Handlungsmöglichkeiten, die kurzfristig mit persönlichen Vorteilen, aber langfristig mit sozialen Kosten verbunden sind, und Optionen ab, die selbstsüchtige Motive hemmen, aber zu einem späteren Zeitpunkt Vorteile mit sich bringen. Seitensprünge sind ein anschauliches Beispiel: Sie sind dem Begehren geschuldet, würden sich aber negativ auf den Ruf und die Beziehungen auswirken. Wir können unsere Impulse steuern, zumindest die meisten von uns die meiste Zeit, was wir unserer Fähigkeit verdanken, selbstsüchtige Impulse zu verdrängen, zu verhindern oder zu verbergen, die andernfalls Kooperation und Commitment unmöglich machen würden. Das ist ungefähr das Gegenteil der Theorie von Alexander und Trivers. Statt eine hinterhältige, unbewusste Verfolgung sozial unverträglicher Ziele zu ermöglichen, werden solche selbstsüchtigen Motive durch die kognitive Hemmung unterdrückt, sodass Sozialpartner mit der Fähigkeit, moralisch zu handeln, begehrenswerter sind.

Die Kosten-Nutzen-Abwägungen an der Wurzel mentaler Konflikte wird von genetischen Studien gestützt, die zwei globale Wege zu psychischen Störungen entdeckt haben.[401] Der eine Weg führt über die Internalisierung, das heißt die Aneignung und Verinnerlichung von Hemmungen, Ängsten, Selbstvorwürfen, neurotischem und depressivem Verhalten. Der andere Weg führt über die Externalisierung, die Verlagerung innerer Einstellungen nach außen: Man verfolgt Eigeninteressen mit wenig Hemmungen, was oft zu Konflikten und Kontrollverlust über das eigene Verhalten führt, das dann zu einer Sucht ausartet. Bei der ersten Gruppe Patienten hat die natürliche Selektion bewirkt, dass sie in hohem Maß darauf ausgerichtet sind, sich an den Wünschen anderer zu orientieren und es allen recht zu machen. Bei der zweiten Gruppe hat die Neigung, die eigenen Interessen zu verfolgen, die moralische Verankerung oder aktive soziale Unterstützung eingeschränkt. Die meisten Menschen sind irgendwo dazwischen verortet und bemüht, ihren Weg durch dieses klippenreiche Gewässer zu finden.

Diese beiden globalen Strategien sind eng mit den kurz- und langfristigen Strategien verwandt, die nach der Live-History-Theorie eine Abwägung bei der Verteilung der begrenzten menschlichen Ressourcen erfordern und möglicherweise mit psychischen Störungen in Zusammenhang stehen.[402] Möglich wäre, dass widrige Lebensumstände in der frühen Kindheit dazu führen, dass Betroffene den vermeintlichen Nutzen langfristiger Vorteile und Verhaltensweisen zugunsten von umgehend sich bietenden Chancen abwerten, auch auf Kosten langfristiger Beziehungen.[403] Das könnte den Zusammenhang zwischen widrigen Lebensumständen in der frühen Kindheit und Borderline-Persönlichkeitsstörungen erklären.[404]

DAS ZEITALTER DER AUFKLÄRUNG

Der Gedanke, dass Verdrängung und ein Mangel an Selbsterkenntnis von Vorteil sein könnten, ist beunruhigend. Seit dem Zeitalter der Aufklärung wurde die Hoffnung auf Fortschritte in allen Lebensbereichen an der menschlichen Vernunft, der Anerkennung von Fakten und einem kritischen, eigenständigen Urteilsvermögen festgemacht.[405] Diese Einstellung wird von der These ausgehebelt, dass unsere Neigung, Fakten zu leugnen und die Realität zu verzerren, nützliche Adaptionen sein könnten, die von der natürlichen Selektion geprägt wurden. Es gibt nach meiner Auffassung jedoch starke Argumente, die für die Annahme sprechen, dass die Verdrängung eine wichtige Rolle bei der Förderung von Kooperationsbereitschaft und Aktivitäten spielt, die auf das Wohl unseres Planeten abzielen. Andererseits fördern unbewusste Verzerrungen aber auch die Neigung zum »Stammesdenken«, das heute bedauerlicherweise im Aufstieg begriffen ist.

Ich würde gern glauben, dass Objektivität die Darwin'sche Fitness maximiert, doch das Leben in menschlichen Gruppen erfordert patriotische Loyalität gegenüber der Eigengruppe. Objektive Menschen werden abgewertet und abgelehnt. Für die Fans von Sportvereinen ist das kein großes Problem, es sei denn, ein unachtsames Mitglied deutet an, dass die heimische Mannschaft nichts taugt. Doch Gruppen, die sich Neurowissenschaften, Psychoanalyse, Verhaltenstherapie, Familientherapie und ja, Evolutionäre Psychiatrie auf ihre Fahnen geschrieben haben, beharren auf Loyalität gegenüber ihrem Kernschema. Konzepte und Fakten, die nicht hineinpassen, werden ignoriert, entschieden abgelehnt oder verdrängt. Menschen, die mit ihrer Objektivität anecken oder Verständnis für andere Sichtweisen zeigen, werden aus der eigenen Gruppe ausgeschlossen. Diese Neigung ist tief verwurzelt und wahrscheinlich nützlich für unsere Gene, aber sie kann Gift für diejenigen sein, die in den Schnittmengen zwischen verschiedenen Forschungsfeldern nach der Wahrheit suchen.

4. TEIL

AUS DEM RUDER LAUFENDE AKTIVITÄTEN UND SCHWERWIEGENDE STÖRUNGEN

11. Kapitel
SCHLECHTER SEX KANN GUT SEIN – FÜR UNSERE GENE

»Von allen Hindernissen, die Gott schuf, damit wir lernen, ist das wohl teuflischste, das ER oder SIE ersann, die Sexualität. Gott pflanzte uns das Gefühl ein, dass wir imstande sind, das Problem der Sexualität zu lösen und danach für immer sexuell erfüllt zu sein […] obwohl wir es in Wirklichkeit nie sein können.«[406]

M. Scott Peck

»Der einzige unnatürliche Sexualakt ist der, den Sie nicht ausführen können.«

Alfred Kinsey zugeschrieben

Hier eine Sexfantasie in großem Maßstab. Nicht in der üblichen Art von ausnehmend perfekten Körpern mit übertriebenen Sexualorganen bei erotischen Turnübungen. In dieser Fantasie stellen wir uns vor, dass alle Angehörige unserer Spezies verlässlich fantastischen Sex haben. Alle finden Partner und Partnerinnen, die sie begehren und von denen sie begehrt werden. Die Paare haben das Niveau ihrer Libido aufeinander abgestimmt und ungefähr zur gleichen Zeit Lust auf Sex. Sexuelle Praktiken und Fetische werden zu beidseitiger Zufriedenheit koordiniert. Alles funktioniert einwandfrei, sodass nie Probleme auftreten. Orgasmen sind glorreiche, Körper und Seele aufwühlende simultane Erlebnisse, die beide Partner vollkommen befriedigen. Und sie wollen nur Sex miteinander haben – wobei ein Seitensprung, wenn er denn sein muss, kein Beinbruch ist.

Leider ist das nur eine Fantasie. Menschen sehnen sich nach Partnern, die sie nie haben können, und viele haben Partner, die kaum Sehnsucht in ihnen wecken. Sie wollen mehr, weniger oder anderen

Sex als der Mensch, mit dem sie diesen Lebensbereich teilen. Sie schwelgen in Fantasievorstellungen, die im realen Leben niemals erfüllt werden können. Sie machen sich Sorgen über Probleme wie Impotenz oder mangelnde sexuelle Erregung. Ihre Orgasmen kommen zu früh, zu spät oder gar nicht. Und die Eifersucht erzeugt maßlose Frustration und Traurigkeit.

Man könnte meinen, die natürliche Selektion hätte hier einen besseren Job machen können. Sexualität ist der Schlüssel zur Reproduktion, deshalb sollte sie mehr noch als alle anderen Funktionen Gegenstand einer akribischen Auswahl sein. Ist sie auch. Und genau das ist das Problem. Die Selektion hat unser Gehirn und unseren Körper auf die Maximierung des Reproduktionserfolgs ausgerichtet, mit enormen Kosten für das menschliche Glücksempfinden.

Sexuelle Probleme und Frustration sind allgegenwärtig, aber ein ehrliches Gespräch darüber findet selten statt, nicht einmal im Zeitalter einer beispiellosen Offenheit. Wenn Sie sich im Freundeskreis umhören, könnten Sie zu der Auffassung gelangen, dass fast alle mehrmals in der Woche fantastischen Sex haben. Aber Sie wissen vermutlich genauso wenig über ihre tatsächlichen Erfahrungen wie andere über Ihre. Psychiater erfahren Dinge, die man anderen nicht erzählt. Hier einige Auszüge aus Geschichten, die ich mir in der Klinik und in der psychiatrischen Notaufnahme angehört habe.

»Mein Leben ist vorbei, mit bleibt gar keine andere Wahl, als mich umzubringen. Ich kam früher als geplant von einer Reise nach Hause und fand meinen Mann mit meiner besten Freundin im Bett. Seither kann ich nicht mehr schlafen, nicht mehr essen, und ich habe nicht einmal mehr eine allerbeste Freundin, mit der ich darüber reden könnte. Und er ist außerdem mein Chef! Deshalb verliere ich jetzt auch noch meinen Job und werde als Stadtstreicherin enden, die in den Mülltonnen wühlt. Am liebsten würde ich ihn umbringen oder gleich beide. Ich werde nie wieder einem Mann vertrauen.«

»Ich bin total frustriert. Ich habe keine Ahnung, was ich tun soll. Meine Frau ist süchtig nach Süßigkeiten und hat mächtig zugenommen, sie wiegt fast 140 Kilo und verlangt trotzdem noch, dass ich mit ihr schlafe. Aber das kann ich nicht mehr. Ich will sie weder verlassen noch mit anderen Frauen rummachen, aber sie besteht auf Sex. Was soll ich nur tun?«

»Ich finde einfach keinen Partner. Dabei wünsche ich mir nur einen netten Mann, der sein Leben mit mir teilen und eine Familie gründen will. Aber mit fünfunddreißig ist man nicht mehr so knackig, wobei ich ohnehin nie eine Schönheit war. Die einzigen Typen, die mit mir ausgehen wollen, haben es nur auf Sex abgesehen. Vielleicht sollte ich mal nach einer Frau als Lebenspartnerin Ausschau halten, aber eigentlich ist das nicht mein Ding. Mein ganzes Leben lang habe von einem Partner, Kindern und einem kleinen Haus mit Garten und einem weißen Palisadenzaun geträumt, aber ich fürchte, ich werde als alte Jungfer enden. Ich weiß nicht, was ich noch tun könnte.«

»Ich kann nicht zum Höhepunkt kommen, außer manchmal, mit dem Vibrator. Irgendwas stimmt da nicht, aber so war das schon immer bei mir. In Büchern heißt es, dass man sich entspannen und es weiterhin versuchen soll, aber das klappt nicht. Und ich glaube, mein Freund merkt, dass ich den Orgasmus vortäusche. Gibt es so etwas wie Viagra für Frauen?«

»Ich arbeite auf einer Farm, und niemand weiß etwas davon, aber ich treibe es schon seit Längerem mit den Schafen, falls Sie wissen, was ich meine. Ich versuche, dagegen anzugehen, aber irgendwann überkommt es mich, vor allem nachts, und ich kann einfach nicht damit aufhören. Wenn das jemand herausfindet, wäre das eine Katastrophe, die mein ganzes Leben zerstört. Könnten Sie mir vielleicht irgendein Mittel verschreiben, das mich davon abbringt?«

»Mein Mann … ich habe ihn geheiratet, weil er der Erste war, der richtig nett war und mir gesagt hat, dass er mich liebt. Aber ehrlich gesagt, sexuell hat er mich nie wirklich interessiert. Und jetzt ist es passiert: Ich schleiche mich davon, um mich mit einem Typen aus meiner Firma zu treffen, der alles andere als nett ist. Er ist verheiratet und kann manchmal ein richtiger Mistkerl sein. Sie müssen mir helfen. Ich weiß nicht, was ich tun soll.«

»Wir haben zwei Probleme. Bei ihm kommt es meistens schon vorzeitig zum Höhepunkt, noch bevor er den Penis überhaupt eingeführt hat, und ich habe immer Schmerzen beim Geschlechtsverkehr.«

»Kann Diabetes bewirken, dass … Sie wissen schon, irgendwas nicht funktioniert? Wenn ich mit meiner Frau zusammen bin, ist er meistens nur schlaff. Und manchmal steht er stramm und macht mir alle Ehre, also liegt es vielleicht doch nicht an meiner Stoffwechselstörung.«

»Ich habe zwei Freundinnen gleichzeitig, und das macht mich fertig. Sie wissen nichts voneinander, aber sie ahnen etwas. Ich liebe sie beide, aber ich halte das nicht länger durch. Ganz abgesehen davon, dass ich mir nicht zwei Frauen leisten kann. Ich brauche Hilfe, sonst geht mein Leben den Bach runter.«

»Ich liebe meinen Mann, aber er will ständig oral befriedigt werden und andere Sachen, und er hat angedroht, wenn ich das nicht mache, sucht er sich eine andere, die dazu bereit ist. Sonst ist er ganz in Ordnung, und ich will ihn nicht verlieren … ich habe ja sonst niemanden.«

»Ich habe etwas getan, was ich besser gelassen hätte, und mir Herpes im Genitalbereich eingefangen. Mein Mann bringt mich um, wenn er das herausfindet. Ich brauche eine stationäre Behandlung oder zumindest einen Vorwand, um ihm eine Weile fernzubleiben, denn wenn ich zu Hause bin, will er mit mir ins Bett und steckt sich an, und das war's dann.«

Und schließlich war da noch der Mann, der zum Erstgespräch in unserer Klinik erschien und an der Patientenaufnahme lauthals verkündete: »Ich komme wegen meiner vorzeitigen Ejakulation.«

Sex ist vielerorts Gesprächsthema Nummer eins, aber ernsthafte Gespräche darüber sind riskant, weil die Leute auf unterschiedliche Weise mit den damit verbundenen Schwierigkeiten umgehen. Einige feiern ihre Sexualität und wollen nichts von Problemen hören. Andere fürchten und vermeiden Sex. Und wieder andere versuchen, gar nicht erst darüber nachzudenken. Die meisten arrangieren sich mit den sexuellen Gegebenheiten, suchen nach der für sie bestmöglichen Form der Befriedigung und machen Witze über den Rest. Alle fühlen sich gleichermaßen unbehaglich, wenn sie mit der Realität konfrontiert werden, dass sich das sexuelle Begehren weder vollkommen unterdrücken noch vollkommen befriedigen lässt. Die sexuellen Probleme passen zur sexuellen Lust – und dafür gibt es aus evolutionärer Sicht gute Gründe.

Wie üblich gehen wir nicht der Frage nach, warum einige Leute Probleme haben, sondern warum es überhaupt sexuelle Probleme gibt. Warum sind sie so weit verbreitet? Die wichtigste Antwort ist einfach: Die natürliche Selektion hat uns nicht auf Glücks- und Lustempfinden geprägt, sondern auf die Maximierung des Reproduktionserfolgs.

BEGEHRENSWERT SEIN: GLEICH UND GLEICH GESELLT SICH GERN

Die meisten Menschen sind wählerisch, was die Suche nach einem Partner oder einer Partnerin betrifft. Sehr wählerisch – wie vielleicht einige aus eigener leidvoller Erfahrung wissen, wenn sie weder blutjung noch atemberaubend sexy sind. Die atemberaubend Attraktiven lernen das Problem von der anderen Seite kennen: ständige Anmache, Manipulationsversuche und Täuschungsmanöver, noch erschwert durch den Neid derjenigen, die sich nicht vorstellen können, dass sie Probleme haben, geschweige denn mitfühlend sind.

Die Präferenz für gesunde, junge und attraktive Partnerinnen und Partner lässt sich leicht evolutionär erklären: Sie sorgt dafür, dass die Nachkommen mit großer Wahrscheinlichkeit ebenfalls gesund, attraktiv und in der Lage sind, ihre guten Gene an die nächste Generation weiterzugeben.[407] Menschen zu bevorzugen, die freundlich, belastbar, hilfsbereit, reich, treu ergeben, hoch angesehen und bereit sind, hart zu arbeiten, ist mindestens genauso nutzbringend.[408]

Sie sorgen für mehr Ressourcen und mehr Hilfe, was zu mehr Kindern führt, die noch mehr Erfolg und noch mehr Enkelkinder haben. Das ist das Einzige, was für die natürliche Selektion zählt.

Wählerisch zu sein ist gut für unsere Gene, aber nicht für unser Wohlbefinden. Nur wenige Menschen sind mit dem Partner oder der Partnerin zusammen, die sie sich sehnlichst gewünscht haben. Die meisten sind unzufrieden mit sich selbst, weil sie nicht zu denen gehören, die auf der Wunschliste anderer ganz oben stehen. Diese Unzufriedenheit führt dazu, dass sie unendlich viel Zeit, Geld und Mühe in Diäten, Kosmetik, Körperpflege, Mode, Kurse, plastische Chirurgie und in die optimale Vorbereitung auf diverse soziale Wettbewerbe investieren. Ein großer Teil des Lebens wird davon vereinnahmt, andere zu bewerten, sich anhand der Bewertung anderer zu optimieren und sich für die Bewertung an der Partnerbörse in Stellung zu bringen. Ein gnadenloser Konkurrenzkampf. Ein Freund, der sich darüber beklagte, dass er keine passende Partnerin fand, bekam von einem anderen Freund zu hören: »Du bist wie eine Acht, die Zehnern nachjagt, aber von Sechsern ins Visier genommen wird.«

Die modernen Medien machen alles noch schlimmer. In einer Jäger-Sammler-Gesellschaft mit nur einem halben Dutzend potenzieller Partnerinnen oder Partner in fußläufiger Entfernung hielten sich die Hoffnungen, den Traummann oder die Traumfrau zu finden, in Grenzen. Heute gibt es überall Werbekampagnen mit halb nackten gertenschlanken Models, die mit verführerischem Blick eine sexuelle Einladung signalisieren. Im Fernsehen scheinen es begehrenswerte, kompetente, energiegeladene und reiche männliche Spielfilm- und Serienhelden ihrer Partnerin in jeder Hinsicht recht zu machen. Selbst auf Facebook löst der einseitige Blick auf die »perfekte Beziehung« unserer Mitwelt Neid aus, auch dann, wenn wir wissen, dass der Schein trügt.[409] Und nicht zu vergessen die Pornografie, die jede nur erdenkliche Fantasie in eine Scheinrealität verwandelt und ein Begehren stimuliert, das zu befriedigen unmöglich ist. Da können unsere realen Lebenspartnerinnen und -partner nicht mithalten. Wir aber auch nicht.

Überflutet von stimulierenden Reizen und einer Vorstellungskraft, die sich durch die virtuelle Realität der modernen Medien fortwährend verändert, sind wir selten mit uns selbst, unserem Partner oder unserer Partnerin und unserem Sexualleben zufrieden. Eine aufschlussreiche Studie des Evolutionspsychologen Douglas Kendrick bat Männer, die Zufriedenheit mit ihrer Partnerin zu bewerten. Bevor sie den Fragebogen ausfüllten, wartete die eine Hälfte in einem Raum mit Büchern über abstrakte Kunst und die andere in einem Raum, in dem mehrere Ausgaben des *Playboy* auslagen. Schon ein flüchtiger Blick auf die Heftchen mit den erotischen Posen der Models genügte, um die Zufriedenheit mit der realen Partnerin zu beeinträchtigen.[410]

Die natürliche Selektion hat psychologische Mechanismen geschaffen, die verhindern, dass solche Probleme außer Kontrolle geraten. Die Fähigkeit zur Verdrängung gehört dazu. Doch noch wichtiger ist, dass unsere Paarungsmuster, gemessen an anderen Primaten, »eigen-artig« sind. Bei uns investieren die Väter ungewöhnlich viel in ihre Nachkommenschaft. Wir gehen eine emotionale Bindung zu unseren Lebensgefährtinnen und -gefährten ein.[411] Und obendrein verlieben sich die meisten Menschen, idealisieren die monogame Beziehung und verlieren das Interesse an anderen.[412] Stellen Sie sich einmal vor, wie es ist, bis über beide Ohren verliebt zu sein. Diese Fähigkeit ist das beste Beispiel für den Nutzen der Subjektivität. Wie George Bernard Shaw sagte, stellt die Liebe eine maßlose Übertreibung des Unterschieds zwischen einer bestimmten Person und allen anderen dar. Verliebtsein fokussiert das Begehren mit einer Schärfe, neben der alles andere in unserer Wahrnehmung verblasst. So viel Subjektivität kann das Leben traumhaft schön machen.

Doch leider ist dieses Gefühl nur ein Aspekt des Lebens und zeitlich begrenzt. In *Des Teufels Wörterbuch* definiert Ambrose Bierce Liebe als »eine vorübergehende Geisteskrankheit, die durch Heirat heilbar ist«.[413] Der Artikel in der *New York Times*, der 2017 innerhalb eines Monats am meisten gelesen wurde, hatte die Überschrift: »Warum Sie die falsche Person heiraten werden«.[414] Viele Menschen haben langfristig erfüllende intime Beziehungen, aber die Probleme nehmen oft überhand.

Manchmal ist das Problem nicht die Verfügbarkeit von Partnerinnen oder Partnern, sondern ihre soziale Akzeptanz. Obwohl in einigen Kulturen immer noch gebrandmarkt, wird Homosexualität in zunehmendem Maß als Paarungsmuster gedeutet, das tief in der menschlichen Spezies verankert ist und weder gesteuert noch verändert werden kann. Die Frage, die mir nach einem Vortrag am meisten gestellt wird, lautet, wie sich die Homosexualität aus der evolutionären Perspektive erklären lässt. Es gibt keine definitive Antwort darauf, nur verschiedene Theorien.

Eine lautet, dass männliche Homosexuelle trotz ihrer Orientierung Kinder haben können. Vielleicht können schwule Männer wie der Starfriseur in dem Film *Shampoo* auch mit Frauen ins Bett gehen, wenn es ihrem Vorteil dient, was Hetero-Männern im umgekehrten Fall eher nicht gelingt. Aber homosexuelle Männer haben nur halb so viele Kinder wie heterosexuelle, was kaum überrascht, denn die meisten haben in puncto Sex wenig Interesse an Frauen.[415]

In seinem Buch *Sociobiology* geht Edward O. Wilson davon aus, dass Homosexualität eine adaptive Strategie sein könnte, wenn es an Ressourcen und Sexualpartnerinnen oder -partnern mangelt.[416] Einige Vögel haben eine eigene Strategie in ihr Verhaltensrepertoire aufgenommen.[417] Falls keine Nistplätze vorhanden sind, bleiben die Jungvögel im elterlichen Nest, um die jüngeren Geschwister mit aufzuziehen, die zur Hälfte ihre Gene haben, statt viel Mühe in die Suche nach einem eigenen Nistplatz zu investieren, die wahrscheinlich fehlschlagen wird. Trotzdem ist dieses Verhalten nicht mit der menschlichen Homosexualität zu vergleichen. Vögel, die den Eltern bei der Aufzucht der Jungen zur Hand gehen, nutzen die Chance, sich zu paaren, sobald ein geeigneter Nistplatz verfügbar ist. Außerdem fehlt es menschlichen Homosexuellen nicht unbedingt an Ressourcen, und sie helfen auch nicht verlässlich bei der Betreuung ihrer Geschwister. Wilsons Hypothese ist damit widerlegt.[418]

Die Frage bleibt, warum Individuen die Möglichkeit ausschlagen, sich gegengeschlechtlich zu paaren und Nachkommen zu zeugen. Eine der weithin akzeptierten Beobachtungen ist, dass die Wahrscheinlichkeit, dass ein Mann homosexuell wird, in direktem Zusammenhang zur Anzahl seiner älteren Brüder steht.[419] Man geht davon aus, dass sich die Physiologie der Mutter, wenn sie mit einem Sohn schwanger ist, in einer Weise verändert, die sich auf künftige männliche Nachkommen auswirken kann. Das galt anfangs als reine Spekulation, bis 2018 ein Bericht des Sexualforschers Ray Blanchard und seines Teams erschien, in dem es hieß, dass Mütter von homosexuellen Söhnen erheblich mehr Antikörper gegen NLGN4Y im Blut hatten, Proteine, die an der Entwicklung derjenigen Hirnareale beteiligt sind, die bei Männern die sexuelle Orientierung beeinflussen.[420] Das wurde bisher nicht bestätigt und ist auch keineswegs die ganze Geschichte. Die Anzahl der älteren Brüder kann die Homosexualität nur bei einem Bruchteil der Männer erklären, auch genetische[421] und kulturelle Faktoren spielen eine Rolle. Außerdem geht dieses Forschungsprojekt nicht auf die weibliche Homosexualität ein. Derzeit gibt es also weit mehr Fragen als Antworten. Der Beitrag aus der evolutionären Perspektive beschränkt sich auf die Erkenntnis, dass es viele mögliche Erklärungen für gleichgeschlechtlichen Intimverkehr geben kann und das mangelnde Interesse an sexuellen Aktivitäten, die zu Nachkommen führen können, noch eingehender Erforschung bedarf.

UNKOORDINIERTE BEDÜRFNISSE

Die meisten jungen Paare möchten am liebsten alle paar Tage Sex haben. Das passt zu dem Zeitraum, in dem eine Eizelle nach dem Eisprung befruchtungsfähig bleibt, sodass die höhere Häufigkeit des Geschlechtsverkehrs die Chancen auf eine Schwangerschaft maximiert. Es passt vermutlich auch zu dem Zeitraum, in dem Paare in einer steinzeitlichen Umwelt aufgrund von Sammel- und Jagdaktivitäten voneinander getrennt waren. Partner, die eine Weile voneinander getrennt sind, freuen sich gewöhnlich auf das Wiedersehen, was ihrer Zeugungsfähigkeit und der Reproduktion zugutekommt.

Dass beide zur gleichen Zeit Lust auf Sex haben, ist jedoch nicht bei allen Paaren der Fall. Wenn einer von beiden nur aus Pflichtgefühl oder Angst dem Wunsch nach Sex nachkommt, wird die Romantik sicherlich verblassen. Selbst bei ungefährem Gleichstand der Libido können zeitweilig Diskrepanzen bezüglich der Häufigkeit sexueller Aktivitäten entstehen, die auf Krankheit, Schwangerschaft, Sorgen oder Erschöpfung zurückzuführen sind. Oder auf die Einnahme eines Antidepressivums, das den Sexualtrieb torpediert. In dem Woody-Allen-Film *Der Stadtneurotiker* wird Annie Hall in der Therapiesitzung gefragt, wie häufig sie Sex mit ihrem Mann hat. »Oft«, erwidert sie. »Ich würde sagen, dreimal pro Woche.« Ihr Mann antwortet auf die Frage seines eigenen Therapeuten, wie oft er Sex mit seiner Frau hat: »Selten. Vielleicht dreimal pro Woche.« Manchmal ist es genau umgekehrt; viele Frauen wünschen sich häufiger Sex als ihre Partner.

Die meisten Paare versuchen, sich mit einer Kombination aus Akzeptanz, Leugnen, Kooperation trotz mangelnder Lust, Masturbation und »Galgenhumor« ihren Weg durch das klippenreiche Gewässer der unterschiedlichen sexuellen Bedürfnisse zu bahnen. Dennoch trifft nur allzu oft ein klassischer Ausspruch des amerikanischen Komikers George Burns zu: »Was Ehe und Sex betrifft, nach der Heirat kann man länger … und länger … und länger … ohne Sex auskommen.« Die natürliche Selektion hat keinen Mechanismus herausgebildet, der das Ausmaß des sexuellen Begehrens koordiniert. Das ist nicht jammerschade, sondern eine Tragödie.

Die Situation, die ein Patient eines Abends in der Notaufnahme beschrieb, ist weit verbreitet: »Meine Frau hat keine Lust auf Sex, und ich weiß nicht, was ich tun soll. Ich möchte bei ihr bleiben, aber ich möchte auch ein Sexleben haben.« Ich erinnere mich noch heute an die Antwort, die er von einem langjährigen Arzt erhielt: »Also,

Sie haben vier Möglichkeiten zur Wahl: eine Therapie machen, sich scheiden lassen, eine Affäre beginnen oder verheiratet bleiben und masturbieren. Die Entscheidung liegt ganz bei Ihnen.« Einen so unverblümten Rat nach einem einzigen kurzen Gespräch zu erteilen, fand ich ein bisschen grob, aber er brachte das Dilemma, in dem sich der Patient befand, auf den Punkt.

Man könnte meinen, dass irgendeine Kultur eine Lösung gefunden hätte, die eine langlebige, beidseitig befriedigende Beziehung und sexuelle Erfüllung fördert, aber alle Optionen sind mit Kosten-Nutzen-Abwägungen und Kompromissen verbunden. Erzwungene Monogamie verursacht Unzufriedenheit. Sex mit anderen zuzulassen, leistet Eifersucht, Konflikten und Trennung Vorschub. Die tiefgründigen Verbindungen zwischen Sex, Unterwerfung und Dominanz führen in eine andere Welt, die von der Evolutionären Psychiatrie umfassend erforscht wurde.[422] Einige Paare genießen Bondage- und Sadomaso-Spiele, doch viele empfinden die Suche nach Partnerinnen oder Partner, die bereit sind, die spezifischen Rollen einzunehmen, als manipulativ oder frustrierend. Vielleicht kennen Sie den uralten Witz: »Peitsch mich aus«, sagt der Masochist. »Nein«, erwidert die Sadistin.

Man könnte meinen, dass die natürliche Selektion dafür gesorgt hätte, dass Männer den Geschlechtsverkehr mit Frauen durchgängig vorziehen, weil es die Wahrscheinlichkeit einer Schwangerschaft erhöht. Aber einige Männer würden es selbst in Handschellen vorziehen, Hand an sich zu legen. Von sexuellen Reizen stimuliert zu werden, die in puncto Reproduktion nicht »ins Schwarze treffen«, schadet der weiblichen Fitness erheblich mehr als der männlichen.[423] Für Frauen ist die Wahl eines guten Sexualpartners von entscheidender Bedeutung, weil die Anzahl der Kinder, die sie haben kann, aufgrund der damit verbundenen enormen Investition begrenzt ist.[424] Für Männer kann die Suche nach einer Sexualpartnerin oder allem, was damit verbunden ist, durchaus lohnenswert sein: Die Investitionskosten sind gering und die reproduktive Rendite möglicherweise groß. Vielleicht neigen deshalb viele Männer dazu, freundliche Gesten als sexuelle Einladung zu deuten, ein Phänomen, das Martie Haselton, Professorin für Psychologie, mit einer erweiterten Version des Rauchmelder-Prinzips und mit der Fehlermanagementtheorie (EMT, eine umfassende Theorie der Wahrnehmungs- und Erkenntnisverzerrung) begründete.[425]

Das erklärt aber nicht die sexuelle Stimulierung durch Fetische, sondern nur, warum sie für Männer weniger nachteilig ist. Viele Fetisch-Gegenstände wie Füße oder Schuhe und Spanking-Praktiken deuten darauf hin, dass eine frühkindliche Prägung solche Schlüsselreize mit sexuellem Begehren verknüpft hat.[426] Ein Patient berichtete, er sei nur dann sexuell erregt, wenn ihm jemand Windeln anlege. Solche Präferenzen könnten pathologische Nebenwirkungen eines Systems sein, das schon in der frühen Kindheit bestimmte Schlüsselreize mit der Libido verbindet; zu welchem Zweck, kann ich mir allerdings nicht vorstellen.

SEXUELLES INTERESSE UND ERREGUNGSSTÖRUNG

Eine Erregungsstörung ist bei Männern nicht nur sichtbarer als bei Frauen, sondern auch nachteiliger für die evolutionäre Fitness. Dafür gibt es zahlreiche Ursachen, unter anderem Alkoholkonsum, Erschöpfung, Medikamente, Arteriosklerose, neurologische Beeinträchtigungen, hormonelle Probleme und Angstneurosen. Abgesehen von der Angstneurose, handelt es sich um eine Fehlfunktion des Mechanismus, aus dem einen oder anderen Grund. Eine Erektion angesichts einer Gefahrensituation nicht halten zu können, kann lebensrettend sein, wie in dem Buch *Zoobiquity*[427] beschrieben, aber auch peinlich, wenn sich der Angreifer in der Nähe befindet und alles mit ansieht oder, schlimmer noch, es weitererzählt. Potenzprobleme können einen Teufelskreis in Gang setzen. Sie verursachen Versagensängste, die sich wiederum negative auf die Erektionsfähigkeit auswirken. Auf diese Weise entsteht ein Feedbackkreislauf, den frustrierte Partnerinnen mit demütigenden Bemerkungen zusätzlich anheizen.

Die Biotechnologie konnte die meisten Probleme dieser Art lösen. Wer hätte vor zwanzig Jahren gedacht, dass ein Medikament verlässlich eine Erektion zu bewirken vermag? Viagra war für Millionen von Menschen ein Wunder. Der Markt für Medikamente, die bei einer erektilen Dysfunktion eingesetzt werden, hat Schätzungen zufolge einen Jahresumsatz von 4 Milliarden zu verzeichnen.[428] Die Pharmakologie hat die Welt der Sexualität grundlegend verwandelt, zur Freude vieler Männer und Frauen – und zum Leidwesen einiger Frauen, die glaubten, das Thema Sex endlich abhaken zu können.

Erregungsstörungen sind bei Frauen weniger offensichtlich, kommen aber noch häufiger vor. Der Mangel an physiologischer Erregung geht meistens mit einem Mangel an lustvollen Empfindungen einher, aber manchmal ist es umgekehrt. Bisher wurde kein Medikament gefunden, das die weibliche Lust verlässlich steigert. Vermutlich wird irgendwann ein Mittel entwickelt, das die Welt der Sexualität abermals tiefgreifend verändert. Und auf welche Weise? Jetzt ist es an der Zeit, einen Blick auf die vielleicht unerwarteten Folgen für Paarbeziehungen zu werfen. *Ladies first!*

ASYNCHRONE ORGASMEN

Bücher über sexuelle Störungen enthalten ganze Kapitel über die vorzeitige Ejakulation bei Männern, aber nichts über den vorzeitigen Orgasmus bei Frauen. Oder sie sind auf Frauen mit verzögerten oder ausbleibenden Orgasmen fokussiert, gehen aber mit einem Kopfnicken über das gleiche Problem bei Männern hinweg. Kein Buch erklärt, *warum* Männer zu schnell und Frauen verzögert oder gar nicht zum Höhepunkt kommen. Diese fehlende Übereinstimmung – oder Synchronie, wie man in der Psychologie gleichzeitig auftretende Verhaltensmuster bezeichnet, die von automatisch eintretenden Prozessen gesteuert werden – könnte ein besonders krasses Beispiel dafür sein, dass die natürliche Selektion die Reproduktion auf Kosten des menschlichen Glücksempfindens maximiert.

Die Frage, warum der weibliche Orgasmus überhaupt existiert, hat eine hitzige Debatte ausgelöst, die in zahlreichen veröffentlichten wissenschaftlichen Abhandlungen bis heute fortgeführt wird. Die eine Seite vertritt die Meinung, der weibliche Orgasmus biete spezifische Fitness-Vorteile, weil das Sperma des bevorzugten Partners selektiv aufgenommen oder die Bindung verstärkt werde.[429] Die Gegenseite, deren Einstellung in Elisabeth Lloyds groß angelegter Analyse zusammengefasst wurde, hält den weiblichen Orgasmus für ein Nebenprodukt mit sehr geringer adaptiver Bedeutung für Frauen, wie die Brustwarzen für Männer.[430]

Die evolutionsbiologische Perspektive von Günther Wagner und Mihaela Pavlicev stützt sich auf die Theorie, dass der Orgasmus seinen Ursprung in den Mechanismen vieler Spezies hatte, bei denen nach der Paarung ein Eisprung erfolgt, und der weibliche Orgasmus beim Menschen ein Überbleibsel dieses Systems ist.[431] Die klitorale Entsprechung befinde sich bei anderen Spezies innerhalb der Vagina, und ihre Verlagerung nach außen sei das Produkt einer natürlichen Selektion. Diese Schlussfolgerungen leuchten ein. Doch selbst wenn der weibliche Orgasmus ein Relikt aus Urzeiten sein sollte, bedarf der vorzeitige Höhepunkt bei Männern – die fehlende Übereinstimmung aus reproduktiver Sicht – einer Erklärung. Eine Möglichkeit wäre, dass der Orgasmus bei Frauen langsamer erfolgt, weil die Mechanismen, die ihn regulieren, nicht der natürlichen Selektion unterworfen sind. Doch Studien zeigen, dass die Zeitdauer bis zum Orgasmus genetisch beeinflusst wird, nicht durch äußere Faktoren wie sozialer Status oder Familienstand.[432]

Eine andere Erklärung wäre, dass größere Chancen auf eine Schwangerschaft bestehen, wenn Frauen langsamer und Männer schneller zum Orgasmus kommen. Eine tatsächlich vorzeitige Ejakulation, das heißt noch vor der Penetration, würde allerdings große Nachteile für die Fitness mit sich bringen. Doch das kommt selten vor, verglichen mit »Erreichen des Höhepunkts, bevor er erwünscht ist«, wie es manchmal formuliert wird. Laut einer anonymen Erhebung hatte ein Drittel der befragten Männer nach eigenen Angaben einen vorzeitigen Orgasmus.[433] Die Definition von William Master und Virginia Johnson – in 50 Prozent der Male unfähig, den Geschlechtsverkehr fortzusetzen, bis die Partnerin befriedigt ist – würde den Prozentsatz noch höher ansetzen. Eine Studie, an der fünfhundert Paare teilnahmen, stellte fest, dass die Dauer des Geschlechtsverkehrs zwischen weniger als einer halben Minute und mehr als vierzig Minuten rangierte, mit einem Durchschnitt von fünf Minuten.[434] Folgt man der üblichen Erklärung der Pathologie mit Blick auf die Anzahl der Betroffenen, die sich im Extremfall bei 1 bis 2 Prozent bewegt, gilt ein Orgasmus in weniger als einer Minute als anormal.[435] Doch einige Primatenarten ejakulieren innerhalb von Sekunden. Ein Durchschnitt von fünf Minuten wäre dann eine relativ lange Zeit. Ist die vergleichsweise lange Dauer des menschlichen Geschlechtsverkehrs, wie einige Forschende angedeutet haben, evolutionär noch immer darauf angelegt, die potenziell noch vorhandenen Spermien von Fortpflanzungskonkurrenten abzuschöpfen und das Rennen zu gewinnen?[436] Dient sie dazu, die emotionale Bindung zu festigen? Oder handelt es sich um einen physiologischen Störfall? Trotz verfügbarer Daten zu den sexuellen Praktiken vieler Primatenarten liegt diesbezüglich kein bestätigtes Ergebnis vor.[437]

Eine Maximierung des Reproduktionsprozesses setzt voraus, dass der Orgasmus des Mannes erfolgt, sobald sich der Penis in der richtigen Position befindet, damit das Sperma ungehindert zur Eizelle gelangen kann, und danach zu stoppen.[438] Den Geschlechtsverkehr fortzusetzen, könnte zur Folge haben, dass die Spermien von ihrem Weg abkommen.[439] Nach dem Orgasmus ist der Penis aufgrund seiner vielen sensiblen Nervenzellen extrem empfindlich, was gut für die Gene und Pech für das Lustempfinden der Partnerin ist. Die postkoitale Ruhephase, die eine Wiederholung des Geschlechtsverkehrs für mehrere Minuten bis Stunden verhindert, sorgt zusätzlich dafür, dass sich die Spermien ungehindert auf den Weg machen können.

Bei Frauen hat jede genetische Tendenz, den Koitus abzubrechen, bevor der Partner ejakuliert, keine Chance, von der natürlichen Selektion verankert zu werden. Stellen Sie sich vor, Frauen hätten den gleichen sexuellen Reaktionszyklus wie Männer. Wenn sie oft vor ihrem Partner zum Höhepunkt kommen, danach reizempfindlich sind und den Geschlechtsverkehr beenden, wäre eine Empfängnis äußerst unwahrscheinlich. Hätte sich dieser Verlauf durchgesetzt, wäre er aufgrund der hohen Fitness-Kosten aus dem Genpool ausgemustert worden. Deshalb brauchen Frauen in der Regel länger als Männer, um den Höhepunkt zu erreichen, und 75 Prozent haben einer Studie zufolge überhaupt keinen Orgasmus bei ausschließlich penetrativem Sex.[440] Im Gegensatz zu Männern können nur Frauen multiple Orgasmen, sprich mehrere Höhepunkte direkt nacheinander, haben. Nur wenige werden reizempfindlich oder wund und möchten aufhören. Wissenschaftlich fundierte Studien, die Aufschluss darüber geben, wie oft Frauen den Geschlechtsverkehr nach ihrem Orgasmus, aber vor der Ejakulation des Partners aufgrund dieses Problems abbrechen, habe ich nicht gefunden. Laut Internet-Recherchen haben jedoch viele Frauen diese Erfahrung bestätigt. Sollte das auf mehr als eine Handvoll Frauen zutreffen, könnte sich ein verzögerter Orgasmus als Selektionsmerkmal herausgebildet haben.

Angesichts dieser Komplikationen überrascht es nicht, dass asynchrone Orgasmen weit verbreitet sind und der Höhepunkt bei Männern durchweg früher erfolgt. Laut einer groß angelegten landesweiten Umfrage lag der Anteil der Frauen, die nicht zum Orgasmus kommen, bei 25 Prozent und bei Männern bei 7 Prozent. 30 Prozent der befragten Männer hatten nach eigenen Angaben einen vorzeitigen Orgasmus, die Zahlen für Frauen wurden nicht erhoben.[441] (Einer aktuellen Studie zufolge sind schätzungsweise nur 3 Prozent davon betroffen.) In einer anderen Arbeit gaben nur 10 Prozent der Teilnehmerinnen an, beim Geschlechtsverkehr regelmäßig einen Höhepunkt zu erleben.[442] Und Elizabeth Armstrong fand in ihrer Studie aus dem Jahr 2013 heraus, dass Männer in kurzfristigen Beziehungen dreimal häufiger einen Orgasmus hatten als Frauen, während sich die Anzahl der Orgasmen bei Frauen in langfristigen Beziehungen drastisch erhöhte.[443] Es ist unklar, ob das den stabilen Beziehungen geschuldet ist oder den Männern, die im Lauf der Zeit gelernt haben, nichts zu überstürzen und ihrer Partnerin Lust zu verschaffen.

Die pauschale Schlussfolgerung ist einfach: Männer haben keine Schwierigkeiten, zum Orgasmus kommen, im Gegensatz zu vielen oder sogar den meisten Frauen. Laut einer 1999 in *The Journal of the American Medical Association* veröffentlichten Studie leiden 43 Prozent der Frauen unter der sogenannten »weiblichen sexuellen Dysfunktion«.[444] Diese Zahl trieb die Debatte und die Forschungsaktivitäten voran, die gegen die Gewohnheit Front machten, mithilfe der sexuellen Reaktionsmuster von Männern zu definieren, was für Frauen als normal gelten soll.[445]

Ein möglicher Grund für die fehlende Synchronie könnte auch die Lage der Klitoris sein. Wäre diese erogene Zone ein bisschen näher an der Vagina gelegen, würde sie während des Geschlechtsverkehrs stärker stimuliert und zu schnelleren Orgasmen führen – vielleicht aber auch zu weniger Schwangerschaften. Die Logik ist zwingend, aber die Hypothese müsste anhand einer Studie überprüft werden. Und da liegt das Problem: Man müsste tausend Frauen finden, die nicht verhüten, den Abstand zwischen Klitoris und Vagina messen und die Ergebnisse auswerten, um festzustellen, ob die Frauen, bei denen der Abstand größer ist, weniger Orgasmen, dafür aber im Verlauf eines Jahrzehnts mehr Kinder geboren haben. Manche Studien sind nicht nur ethisch fragwürdig, sondern auch schwer umsetzbar.

Eine andere Möglichkeit wäre, die Entfernung zwischen Klitoris und Harnröhre zu messen, um herauszufinden, ob Orgasmen häufiger eintreten, wenn die Klitoris sich an einer Stelle befindet, an der sie stärker stimuliert wird. Diese Studie hatte Prinzessin Marie Bonaparte durchgeführt und die Ergebnisse 1924 unter dem Pseudonym A. E. Narjani veröffentlicht.[446] Die Prinzessin, eine Urgroßnichte des französischen Kaisers Napoleon I., hatte Schwierigkeiten, zum

Orgasmus zu kommen. Sie litt außerdem unter Zwangsstörungen, Angstneurose und anderen Symptomen, vielleicht weil ihre Mutter einen Monat nach ihrer Geburt gestorben war und ihr Vater sich mehr für die Erforschung von Gletschern als für ihr Wohlbefinden interessierte.[447]

1925 wandte sie sich hilfesuchend an Sigmund Freud, der sie bald darauf täglich zwei Stunden lang behandelte und daraufhin seine Beziehung zu Lou Andreas-Salomé, einer weiteren weiblichen Bewunderin, auslaufen ließ.[448] Als die Prinzessin ihm ihre Liebe gestand, fühlte sich Freud Berichten zufolge höchst geschmeichelt. Marie Bonaparte war nicht nur schön und entstammte dem Hochadel, sondern war auch reich – unermesslich reich. Ihr Großvater mütterlicherseits hatte Besitztümer in Monaco, das Spielcasino eingeschlossen. Als Freud nach der Machtergreifung der Nationalsozialisten verhaftet werden sollte, gelang es ihr, ihn freizukaufen und ihm die Emigration nach England zu ermöglichen.

Es wird behauptet, dass Freud ihr anvertraute, trotz seiner Beschäftigung mit der weiblichen Seele nie imstande gewesen zu sein, die Frage zu beantworten: »Was will eine Frau eigentlich?«[449] Wir wissen nicht, ob ihre Antwort »verlässliche Orgasmen« lautete, aber es wäre denkbar. Bonaparte war schließlich nicht nur auf Hilfe für sich selbst aus, sondern auch darauf bedacht, eine wissenschaftlich fundierte Erklärung für das Problem zu finden. Die von ihr durchgeführte Studie maß die Entfernung zwischen Klitoris und Harnröhrenöffnung bei 200 Frauen, und 43 waren zu der Angabe bereit, wie oft sie einen Orgasmus hatten. Sie gelangte zu der Schlussfolgerung, dass Orgasmen häufiger bei Frauen auftraten, deren Klitoris so positioniert war, dass sie mehr penile Stimulation erhielt. Sie war so fest von dieser Theorie überzeugt, dass sie sich 1927 mithilfe eines experimentellen chirurgischen Eingriffs ihre eigene Klitoris versetzen ließ und sogar eine Beschreibung der Operationstechnik veröffentlichte.[450] Der Eingriff brachte nichts. Sie hatte dennoch ein aktives Liebesleben, einschließlich einer langen Affäre mit dem französischen Premierminister Aristide Briand, unter anderem. Später war sie Gründungsmitglied der Société psychanalytique de Paris und bis 1962 als Psychoanalytikerin tätig.

Eine Sexualstudie von Elisabeth Lloyd und Kim Wallen unterzog ihre und die 1940 von dem Psychologen Carney Landis veröffentlichten Daten noch einmal einer Analyse, deren Ergebnis 2011 in einem Artikel erschien.[451] Dabei bestätigte sich Bonapartes Grundannahme, dass die Position der Klitoris Einfluss auf die Häufigkeit der Orgasmen hat. Dieser peniszentrierte Forschungsansatz lässt jedoch Finger, Zunge und Vibratoren außer Acht, die effektivere Möglichkeiten bieten, zum Höhepunkt zu kommen. Er offenbart die menschliche Neigung, herauszufinden, was »normal« ist, und dabei die beträchtlichen Unterschiede zwischen Individuen, Paaren und Kulturen zu vernachlässigen. Bonaparte gebührt dennoch Anerkennung für ihre wagemutige wissenschaftliche Erforschung einer guten, aber heiklen Frage, eine Pionierleistung, die erst knapp ein Jahrhundert später Nachahmerinnen fand.

BINDUNGSPROBLEME

Bei Menschen beinhaltet Sex mehr als Partnerwahl, Erregung und Orgasmen. Für die meisten von uns sind Beziehungen, die von emotionaler Nähe geprägt sind, das Wichtigste im Leben. Sie sind aber auch mit Konflikten befrachtet, aus evolutionärer Sicht aus gutem Grund. Einige diese Gründe sind im 9. Kapitel zusammengefasst, doch einige beziehen sich speziell auf sexuelle Aktivitäten.

Bei den meisten Primaten tragen die Väter kaum mehr als ihr Sperma und vielleicht einen gewissen Schutz ihrer Nachkommen zum Reproduktionserfolg bei.[452] Die intensive Zusammenarbeit männlicher und weiblicher Primaten während der jahrelangen anstrengenden Aufzucht der Jungen ist, von einigen wenigen Ausnahmen abgesehen, ein Alleinstellungsmerkmal des Menschen.[453] Welche selektiven Vorteile könnten Mechanismen bieten, die Menschen an eine Verpflichtung binden, die eine jahrelange Kinderbetreuung und weniger Sexualpartner einschließt? Auffällig ist, dass unsere Paarungsmuster denen von Vögeln gleichen, und das aus dem gleichen triftigen Grund.[454] Vögel gehen Partnerschaften ein, um ein Nest zu bauen und Junge aufzuziehen, weil sie keine andere Wahl haben. Im Alleingang könnten sie über einen so langen Zeitraum nicht genug Nahrung beschaffen. Dazu kommt die Gefahr, dass die Eier ohne Brutpflege erkalten oder Beutegreifern zum Opfer fallen, sobald das Nest nicht bewacht ist.

Menschliche Säuglinge werden völlig hilflos geboren, Monate früher als die Nachkommen anderer Primatenarten. Auch hier kann ein Elternteil allein nur schwer die erforderliche Care-Arbeit bewältigen. Welche Vorteile könnten die enormen Kosten einer Rund-um-die-Uhr-Intensivversorgung über Monate und einer erweiterten elterlichen Obhut über Jahre aufwiegen? Antwort: die Vorteile, die ein großes Gehirn und die Kultur, sprich die Kulturation oder Sozialisierung bieten.[455] Würden Embryonen einige Monate länger im Uterus heranreifen, würden die Köpfe beim Geburtsvorgang nicht mehr durch die Beckenöffnung passen, und sowohl das Leben des Kindes als auch der Mutter wäre gefährdet.[456] Ein großes Gehirn ist aber von Vorteil, weil es besser imstande ist, das im Rahmen der Sozialisierung vermittelte Wissen aufzunehmen, zum Beispiel über kulturelle Normen.[457]

Andere Erklärungsansätze bestätigen die Eigenheiten der menschlichen Reproduktionsstrategie.[458] Da die Perioden der Fruchtbarkeit bei den meisten weiblichen Primatenarten kurz bemessen sind, machen sie mithilfe von roten Hinterbacken, Pheromonen und aufreizendem Verhalten auf ihre Paarungsbereitschaft aufmerksam. Menschenfrauen rühren weder die Werbetrommel für ihre Fruchtbarkeitsphasen, die viele nicht immer im Blick haben (was Frauen befremdlich finden, die zur Verhinderung der Schwangerschaft auf die Kalendermethode setzen). Obwohl einige Forschende widersprechen würden, gibt es Frauen, die den verborgenen Eisprung als nützlich betrachten, weil Männer sicherer sein können, dass sie das Kind gezeugt haben.[459] Es lohnt sich nicht, nach einem One-Night-Stand die Vaterschaft anzufechten, wenn man nicht weiß, wann der Eisprung erfolgt. Die verdeckte Ovulation gibt Männern in einer langfristigen Beziehung also mehr Sicherheit, dass die Kinder von ihnen sind. Das erhöht wiederum die Motivation, auch langfristig für ein Kind zu sorgen, das höchstwahrscheinlich zur Hälfte die gleichen Gene hat wie sie. Vergleichende Studien zeigen, dass das Gesamtbild komplexer ist, aber das Kernkonzept bleibt bestehen.[460]

Der selektive Vorteil einer Paarbeziehung, die auf gegenseitiger Unterstützung basiert, hat die Mechanismen geprägt, die ihren Erhalt fördern. Ein Vorteil ist die tiefe emotionale Verbundenheit, die sich zwischen beiden entwickelt.[461] Ein weiterer ist die Möglichkeit eines regulären Geschlechtsverkehrs, der mit der Ausschüttung von Oxytocin einhergeht, ein Hormon, das die emotionale Bindung festigt.[462] Paare haben auch Sex während der Schwangerschaft und Stillzeit, die einen gewissen Empfängnisschutz bieten. Doch sexuelle Aktivitäten in dieser Zeitspanne erhöhen ebenfalls den langfristigen Reproduktionserfolg, weil sie die Paarbindung aufrechterhalten, die für eine erfolgreiche Betreuung der Nachkommen und Weitergabe der Gene von zentraler Bedeutung ist.[463]

Solche Mechanismen tragen zum Erhalt der Beziehungen bei, sind aber langfristig unzuverlässig. Die amerikanische Anthropologin Helen Fisher hat kulturübergreifende Studien zusammengefasst und festgestellt, dass die menschlichen Paarbeziehungen im Durchschnitt etwa sieben Jahre halten.[464] Männer mit der Neigung, sich Sex mit anderen Frauen als ihrer primären Partnerin zu wünschen, haben mehr Nachkommen als andere Männer.[465] Es überrascht daher nicht, dass sich die meisten Männer »anderswo Appetit« holen – und mehr. In vielen menschlichen Kulturen ist es Männern nicht verboten, mehr als eine Partnerin zu haben, wenn sie es sich leisten können.[466] Das heißt nicht, dass Frauen dieses Arrangement gefällt. Bei polygamen Beziehungen kann der Mann nicht nur Krankheiten übertragen, sondern die Frauen müssen auch die Zeit und die Ressourcen miteinander teilen, die er ihnen und ihren Kindern zur Verfügung stellt.

Frauen halten auch nach einem anderen Partner Ausschau. Manchmal führt das zu weiteren Schwangerschaften, aber häufiger bieten sich ihnen dadurch andere Vorteile, zum Beispiel Ressourcen, Status, Schutz und möglicherweise bessere Gene für die Nachkommen, ganz abgesehen vom Lustgewinn.[467] Männer, die versuchen, einem Seitensprung ihrer Frauen vorzubeugen, haben in der Regel mehr Kinder als Männer, die gar nicht auf die Idee kommen, ihre Partnerin könnte von einem anderen Mann schwanger sein. Die männliche sexuelle Eifersucht verringert das Risiko, aber auf Kosten aller Beteiligten: Rosenkrieg, verbaler Schlagabtausch und Gewaltbereitschaft.[468]

Männer und die Machtstrukturen, die sie errichten, bedienen sich aller nur erdenklichen Strategien, um die weibliche Sexualität zu kontrollieren. Diese Strategien definieren in beträchtlichem Ausmaß, wie eine Kultur beschaffen ist. Die Evolutionshistorikerin Laura Betzig hat umfassend zur Geschichte der Kontrolle und Ausbeutung weiblicher Sexualität geforscht.[469] Der Beginn der dauerhaften Sesshaftigkeit und Landwirtschaft leitete einen ungeheuren Wandel ein, der die Vorratshaltung und die Ansammlung von Wohlstand ermöglichte.[470] Männer nutzten ihren Wohlstand binnen kürzester Zeit, um Macht über ihresgleichen, vor allem aber die Kontrolle über Frauen zu gewinnen. Dschingis Khan soll mehr als siebenhundert Frauen in seinem Harem gehabt haben, was erklären würde, warum ungefähr 8 Prozent aller asiatischen Männer noch heute ein Y-Chromosom haben, das auf ihn zurückgeht, da es nur an männliche Nachkommen in direkter Abstammungslinie weitergegeben wird.[471]

Dieses Reproduktionsmuster präsentiert gleichwohl ein verzerrtes Bild: Manche Männer hatten schon immer beträchtlich mehr Nachkommen als andere. Genetische Analysen neueren Datums weisen auf eine drastische Verringerung der Diversität auf dem Y-Chromosom hin, die vor ungefähr 10 000 Jahren begann.[472] Ungefähr zu dieser Zeit machte der Aufstieg der Landwirtschaft Siedlergemeinschaften und Wohlstandswachstum möglich. Doch mit der Entwicklung marktwirtschaftlicher Strukturen und komplexer Gesellschaften, die

Mobilität erlaubten, fand abermals ein Wandel statt, sodass einzelne Gruppen von Männern Gesetze entwerfen und durchsetzen konnten, mit der die Möglichkeiten mächtiger Männer, Frauen zu »horten«, eingeschränkt wurden.[473] Und im Zuge der Transformationsprozesse, die heute im Gange sind, haben Geburtenkontrolle und finanzielle Unabhängigkeit Frauen auch auf der politischen Ebene ermächtigt, sich von der männlichen Vorherrschaft zu befreien.

Das sind rein nomothetische Verallgemeinerungen. Sie bieten eine solide Grundlage für das Verständnis, warum die Ehe und andere sexuelle Beziehungen oft schwierig und sexuelle Störungen weit verbreitet sind. Aber sie sagen wenig über die Diversität der Kulturen aus, ganz zu schweigen von der Vielfalt der Individuen und Paare innerhalb dieser Kulturen. Sie tragen nicht einmal ansatzweise dazu bei, die Komplexität von Beziehungen zu erklären, die den meisten Paaren Probleme bereitet. Sie weisen nur darauf hin, dass ein erfülltes Sexualleben mit wenigen Problemen für viele Paare möglich sein kann. Die natürliche Selektion hat Mechanismen herausgebildet, die dauerhafte, feste Beziehungen begünstigen, in denen Sex ein Teil des bilderreichen Wandteppichs ist, der im Verlauf vieler Jahre gewoben wurde. Eine evolutionäre Sichtweise erklärt nicht nur die Verbreitung sexueller Probleme, sondern auch das Wunder der menschlichen Liebe.

DER NEUE SEX

Die modernen Technologien haben das Verhalten, die gesellschaftlichen Konventionen und die Gesetze so rasant verändert, dass die natürliche Selektion nicht mehr Schritt halten kann. Die größte Veränderung ging mit der Verfügbarkeit einer verlässlichen Geburtenkontrolle einher. Nicht länger untrennbar mit der Reproduktion verknüpft, wurde Sex für die meisten Menschen zu einer Freizeitbeschäftigung. Ein Verbot sexueller Aktivitäten vor der Ehe oder mit mehreren Partnern ist heute nicht mehr erforderlich, um eine

Schwangerschaft zu vermeiden. Die Einstellung zum Sex änderte sich rasch. Der Prozentsatz der Amerikaner beiderlei Geschlechts, für die vorehelicher Sex »völlig okay« ist, stieg von 29 Prozent in den 1970er-Jahren auf 58 Prozent im Jahr 2012.[474] Das Vergnügen ist jedoch nicht ohne Risiko. Die Eindämmung von Geschlechtskrankheiten schien für einige Zeit erfolgreich zu sein, doch Antibiotikaresistenz und Epidemien wie HIV und andere sexuell übertragbare Infektionen erfordern den Einsatz von Kondomen und größere Vorsicht als jemals zuvor.

Ein weiterer dramatischer Wandel betrifft die Menarche. Die erste Regelblutung tritt bei Mädchen heute erheblich früher ein, statt mit sechzehn im Durchschnitt bereits mit zwölf Jahren.[475] Doch das Gehirn reift nicht schneller, sodass viele Jugendliche Sex wollen und haben, bevor das Gehirn dafür gerüstet ist, die nötigen Orientierungshilfen zu bieten.

Die Eifersucht scheint in den USA während der vergangenen Jahrzehnte abgenommen zu haben, oder zumindest war es gesellschaftlich weniger akzeptiert, sie zum Ausdruck zu bringen[476], aber sie ist nach wie vor Teil der menschlichen Natur.[477] Ihre Ursprünge zu erklären, hat keinen Einfluss auf die Macht, die sie über uns ausübt. Ein Psychotherapeut beschrieb mir einmal, wie er sein evolutionäres Wissen in der Paartherapie nutzte. »Ich erkläre ihnen einfach, dass bei Männern das Bedürfnis, Sex mit anderen Frauen zu haben, genetisch vorprogrammiert ist und deshalb keine Notwendigkeit besteht, sich über gelegentliche Seitensprünge aufzuregen.« Er sagte nicht, ob das funktionierte, aber ich kann mir gut vorstellen, dass sich die Paare einig darin waren, sich einen anderen Therapeuten zu suchen.

Die modernen Medien machen sexuell stimulierende Bilder in der Öffentlichkeit unvermeidlich und Pornografie im privaten Bereich leicht zugänglich. Mehr als 100 000 Profis und unzählige Amateure wirken in Pornovideos vor laufender Kamera mit, sodass ihnen Millionen beim Sex zuschauen können.[478] Der Markt für Internet-Pornos, vor einem Jahrzehnt noch auf einen Umsatz von rund 40 Milliarden im Jahr geschätzt, ist jedoch dramatisch geschrumpft, nicht aufgrund mangelnden Interesses, sondern weil heute so viele kostenlos erhältlich sind.[479] Der Markt für Vibratoren und andere Sexspielzeuge explodiert dagegen, mit beträchtlichen Auswirkungen auf die Paarbeziehungen. Sie werden mit Blick auf die Frauen beworben, als Weg zu mehr Chancengleichheit in puncto unabhängiger sexueller Lust.[480] Vibratoren mit Fernsteuerung via Internet ermöglichen sexuelle Aktivitäten mit Partnerinnen und Partnern in Tausenden Kilometern Entfernung, auch wenn die zugesicherte Privatsphäre eine Illusion ist – einem der Hersteller wurde unlängst nachgewiesen, dass er heimlich Aufzeichnungen gemacht hatte. Prostitution ist in vielen Ländern auch heute noch offiziell verboten, aber die Anzahl ist rückläufig. Und Sexroboter sind inzwischen an jeder virtuellen Ecke verfügbar.[481]

Wohin geht die Reise? Sicher ist nur, dass die modernen Technologien die sexuellen Optionen schneller verändern als Kulturen ihre altüberlieferten Traditionen – und weitaus schneller, als die natürliche Selektion unsere Gehirne anpassen kann. Ich denke, es wird mehr Möglichkeiten, Sexualität auszuleben, neue Probleme und bessere Lösungen geben, die auf evolutionären Erkenntnissen darüber basieren, warum Sex so lustvoll und zugleich so problematisch sein kann.

12. Kapitel
EXTREME ERNÄHRUNGS-GEWOHNHEITEN

»Und doch, nach allem, was ich sehe, sind die ebenso krank, die sich mit allzu viel überladen, als die bei nichts darben.«[482]

William Shakespeare

Positives Feedback kann ein Vergnügen oder eine Katastrophe sein. Es ist spannend, zu beobachten, wie ein Schneeball enorme Ausmaße annimmt, wenn er einen Berg hinunterrollt, oder wie ein spektakuläres Feuerwerk mit einem einzigen Streichholz in Gang gesetzt werden kann. Aber Lkw, die nicht mehr steuerbar sind, können eine Katastrophe heraufbeschwören. Und ein Herzanfall ist auf einen winzigen Riss in einem der Plaques, den Einlagerungen in den Koronararterien, zurückführen, was zur Folge hat, dass sich Blutgerinnsel bilden, um den Riss zu schließen. Diese verengen wiederum die Arterie, sodass weitere Turbulenzen und Blutgerinnsel entstehen, bis ein vollständig verschlossenes Herzkranzgefäß einen Infarkt verursacht. Positives Feedback bei Angstzuständen und affektiven Störungen erzeugt eine ähnliche Spirale, die oft genauso folgenschwer ist.

Solche Teufelskreise spielen auch bei der Erklärung von Essstörungen eine zentrale Rolle. Übergewicht verursacht Gelenkschmerzen, Erschöpfung und Schamgefühle, die körperliche Bewegung erschweren, was eine weitere Gewichtszunahme und noch weniger Bewegung nach sich zieht, einer Spirale folgend, die zur Erkrankung führt. Der Verzehr von Süßigkeiten heizt die Gelüste auf Süßes weiter an und führt zur sogenannten Zuckersucht.[483] Bei einer Zuckersucht heizen die zuckerliebenden Bakterienstämme im Darm den Konsum zuckerhaltiger Lebensmittel zusätzlich an, die ihnen erlauben, schneller zu wachsen als andere Bakterien.[484]

Extreme Ausprägungen und Teufelskreise werden von Systemen verhindert, die jeden Aspekt des Körpers stabilisieren. Geht die Körpertemperatur weit zurück, zittern wir so lange, bis die Temperatur wieder ihr Normalniveau erreicht hat. Erhöht sie sich, wird der Körper durch die Schweißbildung heruntergekühlt. Niedrige Blutzuckerwerte regen zum Essen an und wandeln Stärke, die in der Leber gespeichert ist, in Glukose um. Hohe Blutzuckerwerte führen zu einer Ausschüttung von Insulin, das die Glukose aus dem Blut in die Zellen leitet. Diese Systeme funktionieren wie Thermostate, um die Homöostase, den stabilen Gleichgewichtszustand des Körpers, aufrechtzuerhalten.

Sie schalten sich ein, wenn Werte zu hoch oder zu niedrig sind. Sobald sich alles wieder im Lot befindet, schalten sie sich aus. Wie viele solcher Systeme gibt es? Tausende. Sie kontrollieren groß angelegte Funktionen wie Blutdruck, Herzfrequenz, Atmung und die Nahrungsaufnahme. Darüber hinaus sorgen sie dafür, dass die Anzahl der körpereigenen Chemikalien und Hormone sowie die Zellteilungsrate innerhalb ihrer eng bemessenen Grenzen bleibt. Sie regulieren sogar die Aktivierung und Deaktivierung der Gene. Solche komplexen selbststabilisierenden Systeme sind ein zentraler Bestandteil des Lebens.

Krankheiten sind auf ein Versagen dieser homöostatischen Kontrollsysteme zurückzuführen, und das System, das unser Körpergewicht reguliert, gerät in der heutigen Zeit mehr als jemals zuvor aus dem Lot. Die Anzahl der normalgewichtigen Erwachsenen in den USA ist seit Jahrzehnten stetig rückläufig: 1962 waren es noch 55 Prozent, 2008 nur noch 32 Prozent. Der übergewichtige Bevölkerungsanteil – mit einem Körpergewicht von mehr als 95 Kilo bei einer Größe von rund 1,80 Meter – hat sich seit 1962 mehr als verdoppelt, von 13,4 Prozent auf mehr als 34 Prozent.[485] In den USA sind zwei Drittel aller Erwachsenen übergewichtig oder adipös, sprich fettleibig.[486]

Wir brauchen keine Richtwerte, um zu wissen, dass wir übergewichtig sind; ein Spiegel reicht aus. Wir beschließen also, abzunehmen. Dank unserer Willenskraft sollten wir doch wohl in der Lage sein, unser Essverhalten zu kontrollieren. Schließlich treffen wir ja bewusst die Entscheidung, den Kühl- oder Gefrierschrank zu öffnen. Niemand zwingt uns, die Eiscreme herauszunehmen und in eine Schüssel zu füllen. Wir können sie uns nicht einverleiben, ohne einen Löffel in die Hand zu nehmen und in den Mund zu stecken. Und wir schlucken das Eis freiwillig herunter. Also nehmen sich Millionen Menschen vor, ihre ganze Willenskraft aufzubieten und eine Diät zu machen.

Meistens geht das Gewicht in den ersten paar Wochen oder sogar monatelang stetig nach unten. Doch nach einer Diät tritt zu 90 Prozent ein Jo-Jo-Effekt ein, und das Gewicht geht wieder rauf. Oft ist es dann sogar höher als das Ausgangsgewicht.[487] Abnehmen? Ein unerreichbares Ziel, wie es scheint. Der gescheiterte Versuch, das eigene Gewicht in den Griff zu bekommen, bringt viele Menschen zur Verzweiflung, nicht nur wegen ihres Körperumfangs, sondern auch wegen ihrer mangelnden Selbstbeherrschung. Jeden Tag nehmen wir uns aufs Neue vor, beim Essen Maß zu halten. An den meisten Tagen werden wir rückfällig und machen uns Vorwürfe.

Die Unfähigkeit, Gewicht zu verlieren, hat nicht nur zur Folge, dass unser äußeres Erscheinungsbild zu wünschen übrig lässt, sondern führt auch zu Frustration, Demoralisierung, mangelndem Selbstwertgefühl und berechtigter Angst vor Krankheiten und frühzeitigem Tod. Die Wahrscheinlichkeit, dass Übergewichtige ein chronisches Gesundheitsproblem entwickeln, ist 50 Prozent höher als bei Normalgewichtigen.[488] Das Sterberisiko erhöht sich genauso wie bei Normalgewichtigen in der Spanne zwischen dem dreißigsten und dem fünfzigsten Lebensjahr und verdoppelt sich im Vergleich zu Rauchern.[489]

Die Lösung scheint auf der Hand zu liegen: sich mehr Mühe geben. Wir sollten doch wohl imstande sein, unser Verhalten zu steuern! Weniger zu essen. Uns körperlich mehr zu bewegen. Wohlmeinende Ernährungsexperten trichtern uns ständig ein, dass beides unerlässlich ist. Wieder und wieder. In Zeitschriften und Büchern, im Fernsehen und im Internet. In der hausärztlichen Praxis und am Arbeitsplatz. Als wüssten wir das nicht selbst! Aber Ermahnungen reichen nicht aus, deshalb nehmen wir professionelle Hilfe in Anspruch und zahlen dafür. Die Diätindustrie kann allein in den USA Einnahmen von rund 60 Milliarden im Jahr verbuchen, die eine Hälfte mit ihren Produkten, die andere mit Serviceleistungen.[490] Pillen, Diätlebensmittel, Diätberatung, Abnehmkliniken, Fastenkuren in Wellnessoasen, chirurgische Eingriffe und Fitnessprogramme boomen, ganz zu schweigen von Büchern, die eine eigene Geheimformel für den mühelosen Gewichtsverlust bieten. Die Belege für den Nutzen sind dünn gesät. Es gibt vermutlich nur deshalb so viele miteinander konkurrierende Lösungen, weil keine besonders gut funktioniert.

Eine bessere Lösung wäre, die Ursache zu finden. Die Forschung arbeitet auf Hochtouren. Sie liefert Artikel, die alle möglichen Erklärungen bieten, die jedoch alle von der Annahme ausgehen, dass irgendein Teil des Gewichtskontrollmechanismus defekt sein könnte.[491] Ist das Proteohormon Leptin, das eigentlich das Hungergefühl und die Fettspeicherung in den Fettzellen eindämmen sollte, für die Fehlfunktion verantwortlich? Oder eine genetische Anomalie? Ein tief verwurzeltes Unsicherheitsgefühl? Mangel an Liebe in der frühkindlichen Phase? Der Versuch, eine Leerstelle im seelischen Gleichgewicht zu füllen? Die geschönten Bilder in den Hochglanzmagazinen, die als Orientierung dienen? Die Werbung? Das Mikrobiom – die Gesamtheit aller Mikroorganismen im menschlichen Körper? Der fehlende Zugang zu frischen, gesunden Nahrungsmitteln? Oder einfach das fehlende Wissen, was man essen sollte? Die überbordenden Erklärungsversuche zeugen von einem Mangel an gesichertem Wissen.

Was wir tatsächlich wissen, lässt sich kurz zusammenfassen. Die Gehirnmechanismen, die normalerweise die Nahrungsaufnahme regulieren, sind so komplex, dass Eingriffe, die sich auf eine bestimmte einzelne Komponente fokussieren, wenig bringen. Wir können nicht mit hundertprozentiger Sicherheit vorhersagen, wer übergewichtig oder adipös wird, aber es steht fest, dass dabei sowohl genetische Variationen als auch soziale Faktoren eine Rolle spielen. Wir wissen, dass die Fettleibigkeit in den USA um 1980 herum epidemische Ausmaße erreichte, zu einem Zeitpunkt, an dem zahlreiche Veränderungen eintraten, wie die Zunahme sitzender Tätigkeiten und die Verbreitung von Fast Food, hochverarbeiteten fett- und zuckerreichen Lebensmitteln, künstlichen Süßstoffen, Antibiotika und Massenmedien. Noch offen ist die Frage, ob einer dieser Einflussfaktoren oder eine Kombination das Phänomen der Übergewichtigkeit erklärt. Was auch immer die treibende Kraft war, sie hat bei einer großen Anzahl Menschen so verlässlich zu Übergewicht geführt, dass man die Frage nach den Ursachen auf den Kopf stellen könnte: Was läuft anders bei denen, die es schaffen, ihr Normalgewicht zu halten?

Kontrollsysteme funktionieren nur im Rahmen des Bereichs, auf den sie ausgelegt sind. Ihr Laptop ist mit Systemen ausgerüstet, die integrierte Schaltkreise kühlen, aber im Kleingedruckten der Bedienungsanleitungen heißt es: Die Temperatur der CPU sollte unter 55 Grad liegen, um eine Überhitzung zu vermeiden. Wenn Sie das Gerät im Sommer mit nach draußen in die pralle Sonne nehmen und der Grenzwert ist erreicht, kann das Kühlsystem seiner Aufgabe nicht mehr nachkommen, und der PC drosselt seine Leistung oder fährt auf null herunter. Wenn Sie sich ohne entsprechenden Schutz und ausreichende Wasserzufuhr der prallen Sonne aussetzen, dauert es nicht lange, bis Ihr körpereigenes Kühlungssystem seine Leistung ebenfalls drosselt oder auf null herunterfährt.

Wir sind heute Extremen ganz anderer Art ausgesetzt als unsere urzeitlichen Vorfahren, vor allem, was die Ernährung (zu viel) und die körperliche Bewegung (zu wenig) betrifft. Die Systeme, die sich evolutionär herausgebildet haben, um die Nahrungsaufnahme zu regulieren, sind darauf programmiert, uns vor der extremsten Form des Hungers, dem Verhungern, zu schützen. Sobald sie ein Kaloriendefizit entdecken, aktivieren sie ein Hungergefühl und extreme Bemühungen, Nahrung zu beschaffen und aufzunehmen. Fehlen solche Systeme, würden die Betroffenen wahrscheinlich schon während einer kurzfristigen Hungersnot sterben.

Die Systeme, die evolutionär entstanden, um uns vor exzessivem Körpergewicht zu schützen, sind vergleichsweise schwach ausgebildet. Genetische Variationen, die zur Folge hatten, dass einige unserer Vorfahren aufgrund ihrer Körperfülle den paläolithischen Beutegreifern zum Opfer fielen, wurden aus dem Genpool entfernt. Das Sterberisiko war jedoch größer, wenn jemand zu dünn statt zu dick war. Selbst in modernen Gesellschaften steigen die Todesraten schneller mit jedem Kilo Untergewicht als mit jedem Kilo Übergewicht.[492] Die Gehirnmechanismen, die uns vor dem Verhungern bewahren, wurden folglich stärker ausgeprägt als diejenigen, die vor Fettleibigkeit schützen.

Die wichtigste evolutionäre Erklärung der Adipositas-Epidemie ist offensichtlich: Die Mechanismen, die das Körpergewicht regulieren, sind noch nicht ausreichend gerüstet für die Herausforderungen unserer heutigen Umwelt. Den Körper dem üppigen Warenangebot in einem modernen Supermarkt auszusetzen hat eine ähnliche Wirkung, als würden wir den Laptop in die pralle Sonne legen. Die Welt, die uns heute umgibt, befindet sich im Grenzwertbereich dessen, was unsere Kontrollmechanismen bewältigen können. Sie unterscheidet sich in solchem Ausmaß von der Umwelt, aus der wir Menschen hervorgegangen sind, dass es bemerkenswert ist, wenn heute überhaupt noch jemand normal isst. Die Nahrung unserer stammesgeschichtlichen Jäger- und Sammlervorfahren bestand hautsächlich aus ballaststoffreichen Früchten, Pflanzen, magerem Fisch und Fleisch. Diese Zivilisationsform endete erst vor wenigen Jahrtausenden, bei vielen Bevölkerungsgruppen hat sie sich noch länger gehalten.

Es gab gewaltige Umbrüche, die erheblich schneller stattfanden als die evolutionäre Entwicklung neuer Kontrollsysteme. Der größte Wandel trat mit der Verbreitung einer dauerhaften Landwirtschaft vor ungefähr zehntausend Jahren ein. Dürren, rasant wachsende Populationen in manchen Siedlungsgebieten und politische Konflikte lösen noch heute periodisch wiederkehrende Nahrungsengpässe aus, aber das Risiko einer Hungersnot hat sich durch die Optimierung der Lagerungsmöglichkeiten, Transportmittel und ökonomischen Systeme erheblich verringert. Die nächste umwälzende Veränderung war das Wachstum der Städte, Märkte und Transportmöglichkeiten, die die Menge und Verfügbarkeit der vorhandenen Nahrungsmittel erhöhten. Innerhalb weniger Jahrzehnte schlossen sich Lebensmittelindustrie und Marketingsektor zusammen, um Menschen weltweit mit den gewünschten Nahrungsmitteln zu jeder Jahreszeit zu versorgen. Endlich war ein Menschheitstraum in Erfüllung gegangen!

Die »lebensmittelähnlichen« Substanzen in den Supermarktregalen sind ein Produkt der Selektion – nicht der natürlichen, sondern der menschengemachten Auslese. Die Lebensmittelingenieure kombinieren Fette, Zucker, Kohlehydrate, Proteine und chemische Zusätze, um Erzeugnisse mit den vielfältigsten Formen, Farben und Texturen zu entwickeln. Ihre Kreationen landen in den Regalen der Geschäfte. Wir suchen das aus, was uns gefällt. Die bevorzugten Waren erhalten mehr Ablagefläche, werden kopiert und in Variationen angeboten, die noch genauer auf unsere Wünsche und Bedürfnisse abzielen. Convenience Shops – meistens kleinflächige Läden mit Schwerpunkt auf Produkten, die auf den sofortigen Verzehr ausgerichtet sind – spiegeln das Ergebnis wider: endlose Reihen mit Kartoffelchips, Nüssen mit Zuckerglasur, schokolierte Früchte und Eiscreme für Feinschmecker, wie Premium Double Chocolate Brownie. Wenn Sie keine Lust haben, zu kauen, halten Sie nach einer Schnellrestaurantkette wie Dunkin' Donuts Ausschau, wo es einen Pappbecher Frozen Caramel Coffee Coolatte mit Sahne mit 990 Kalorien auf einen Schlag zu kaufen gibt. Die Lebensmittel, die wir für selbstverständlich halten, sind realisierte Fantasieprodukte, die heute beinahe überall für kleines Geld zu haben sind.

Aber dummerweise ist das, was wir haben wollen, nicht gut für uns. Fragen Sie Ihre Hausärztin oder Ihren Arzt einmal nach einer Diätempfehlung. Sie wissen schon, was Sie zu hören bekommen: viel frisches Obst und Gemüse, komplexe Kohlehydrate, eine begrenzte Menge fettes Fleisch und ein Minimum an Zucker. Oder drastischer ausgedrückt: »Essen Sie nichts von dem, worauf Sie Appetit haben, sondern nur das, was Sie weniger reizt.« Es ist wohl eine Ironie des Schicksals, dass wir Zugang zu einer unendlichen Menge an Nahrungsmitteln haben, die auf unsere Wünsche und Bedürfnisse zugeschnitten sind, aber dazu führen, dass wir unattraktiv, frustriert, krank und kurzlebig werden.

Infolgedessen nehmen Millionen Menschen heute Qualen auf sich, die an Tantalos erinnern, den Lieblingssohn des griechischen Gottes Zeus. Ihm wurde zur Last gelegt, dass er gewöhnliche Sterbliche mit dem Nektar und Ambrosia der Götter bekannt gemacht hatte. Als sie ihm auf die Schliche kamen, machten sie ihrem Unmut Luft. Er gab sich reuevoll und lud sie zu einem Gastmahl ein, aber er sann heimlich auf Rache: Er ließ ihnen in einem Kessel gegarte Stücke seines Sohnes Pelops vorsetzen, den er eigenhändig getötet hatte. Die Götter dachten sich eine teuflische Strafe aus: Tantalos wurde für immer in einem Teich mit kühlem klaren Wasser angekettet, das jedes Mal zurückwich, wenn er zu trinken versuchte. Feigen, Birnen und Granatäpfel, die verlockend von den Zweigen über seinem Kopf herabhingen, wurden von einem Windstoß erfasst, wenn er danach griff, sodass er sie nie zu fassen bekam. Aufgrund seiner misslichen Lage litt er qualvoll unter Hunger und Durst, die nie gestillt wurden und ihn in den Wahnsinn trieben.

Unsere Umwelt setzt uns ähnlichen Verlockungen aus, doch es gibt keine Ketten, die uns zurückhalten, und die Willenskraft bindet uns nur mäßig. Ist sie zu schwach, können wir für einen kurzen Augenblick die Befriedigung unserer Gelüste genießen, gefolgt von anhaltender Scham und der Angst, krank zu werden. Und schlimmer noch, widerstehen wir dem Drang mithilfe von Diäten, müssen wir unser Wunschgewicht aufgrund des Jo-Jo-Effekts unter Umständen sogar noch nach oben korrigieren.[493] Dazu kommt, dass sie die Stoffwechselrate senken. Bei den Teilnehmenden der TV-Realityshow *The Biggest Loser*, die bis zu 100 Kilo abnahmen, führte der Verzehr einer normalem Kalorienanzahl nach der Reduktionsdiät zu einer Gewichtszunahme, trotz der immer noch beträchtlichen Körperfülle.[494] Einige Menschen neigen zum anderen Extrem: Sie sind in der Lage, die Nahrungsaufnahme oder ihren Appetit drastisch einzuschränken. Die Probleme, die sich daraus ergeben, sind wohl noch schlimmer.

ANOREXIE UND BULIMIE

Ich erinnere mich noch genau an eine einundzwanzigjährige Frau, die mit einem Gewicht von 31 Kilogramm in unsere Klinik eingewiesen wurde und innerhalb weniger Tage gestorben wäre, weil sie nicht einmal Wasser zu sich nahm. Sie war fest davon überzeugt, übergewichtig und abstoßend zu sein. Ihr Körperbild war gestört: Beim Blick in den Spiegel fand sie sich immer noch zu dick, während sie in Wirklichkeit völlig ausgemergelt war. Zum Frühstück aß sie demonstrativ einen einzigen Cheerio, einen der winzigen Getreideringe, die bei allen anderen in der Cerealien-Schüssel landeten, ein Essverhalten, das sie als mangelnde Selbstkontrolle empfand und mit Verachtung strafte. Ich sagte ihr, sie müsse sich nicht zwingen, sofort etwas zu essen, sondern nur Wasser trinken, als Medizin. Sie war einverstanden, und damit stabilisierte sich ihr Zustand. Wir nahmen sie in ein Verhaltenstherapie-Programm auf, das regelmäßige Mahlzeiten beinhaltete, aber sie nahm kein Gramm zu. Schließlich entdeckten wir einen großen Plastikmülleimer in ihrem Schrank, der mit Erbrochenem gefüllt war. Nun, sie überlebte und erreichte nach monatelangem Klinikaufenthalt wieder ein annähernd normales Körpergewicht. Aber ihre Gedanken kreisten nach wie vor beinahe ausschließlich um ihr Gewicht, weil sie nun im Teufelskreis einer Bulimie feststeckte.

Bulimie ist eine Essstörung mit weniger Selbstkontrolle als bei einer Anorexia nervosa, der Magersucht. In beiden Fällen wird die Nahrungsaufnahme immer drastischer reduziert, aber Bulimikerinnen (meist sind es Frauen) verlieren unausweichlich die Kontrolle über ihr Essverhalten und neigen zu Heißhungerattacken, die in übermäßigen Essanfällen enden. Um eine Gewichtszunahme zu vermeiden, führen sie Erbrechen herbei, nehmen Abführmittel oder treiben exzessiv Sport. Die Bulimie kommt häufiger vor als die Anorexie. Nur wenige Menschen verfügen über die Selbstkontrolle, Essen auch dann noch zu verweigern, wenn sie dem Verhungern nahe sind.

Anorexie und Bulimie beginnen oft mit dem Entschluss, abzunehmen. Schon nach wenigen Tagen einer strikten Diät drehen sich die Gedanken beinahe ausschließlich um das Thema Essen. Irgendwann stopfen die Betroffenen dann wahllos alles in sich hinein, was sich in ihrer Reichweite befindet: eine Familienpackung Eis oder ein ganzes Brot. Haben Sie schon einmal versucht, Ihren Atem so lange anzuhalten, wie Sie können? Heißhungerattacken passieren so unwillkürlich wie der riesige Schnaufer, mit dem Sie danach nach Luft schnappen. Ich habe mir ein paar Feinde gemacht, weil ich diejenigen, die das nicht einsehen wollten, dazu aufforderte, die Luft anzuhalten, während ich ihnen diesen Mechanismus erklärte.

In vielen Studien wurden die Mechanismen und Gene analysiert, um zu ergründen, warum einige Menschen anfälliger für Essstörungen sind als andere. Unsere Aufgabe ist anders geartet: Wir wollen herausfinden, warum wir überhaupt Mechanismen zur Regulierung der Nahrungsaufnahme haben, wenn sie so störungsanfällig sind. Ausgangspunkt ist die Erkenntnis und Akzeptanz, dass die natürliche Selektion wirkmächtige Mechanismen geschaffen hat, um uns vor dem Verhungern zu schützen. In Zeiten des Mangels treiben sie Tiere dazu, sich auf die Suche nach Nahrung gleich welcher Art zu begeben, sie umgehend zu verzehren und mehr zu fressen als gewöhnlich, weil das Nahrungsangebot offenbar wechselhaft ist. Das Regulierungssystem setzt außerdem den Set-Point oder Sollwert des Körpergewichts herauf, wenn zusätzliche Fettspeicher nützlich sind, weil zuverlässige Nahrungsquellen fehlen. Und wie bereits erwähnt, verlangsamt der Gewichtsverlust den Stoffwechsel, was angemessen ist, wenn ein Mensch Hunger leidet, aber kontraproduktiv bei dem Versuch, abzunehmen. Der periodische Zugriff auf Nahrung signalisiert außerdem, dass die Ernährungssicherheit nicht gewährleistet ist, und damit erhöhen sich Nahrungsaufnahme und die Heißhungerattacken, sogar bei Ratten.[495]

Einige seltsame Verhaltensweisen von Menschen mit Essstörungen entsprechen diesem Bild. Unsere Anorexie-Patientinnen wurden so oft dabei ertappt, Süßigkeiten mitgehen zu lassen, dass wir die Mitarbeitenden des Geschenkeladens in der Klinik nur allzu gut kannten. Immer wieder entdeckten wir die gehorteten Süßigkeiten im Bettzeug oder in der hintersten Ecke des Wandschranks. Die Vorstellung, dass das Überleben davon abhängen kann, Nahrungsmittel zu stehlen, zu verstecken und in aller Eile heimlich zu essen, ist schrecklich. Die Überlebenden der Konzentrationslager haben berichtet, dass sie Essen stahlen und versteckten, wann immer sich die Möglichkeit bot.[496] Die meisten Menschen, die unter Anorexia nervosa und Bulimie leiden, sind von Nahrung im Überfluss umgeben, aber sie hungern oder essen unkontrolliert. Ein solches Verhalten wäre nur in Situationen angemessen, in denen ein paar zusätzliche Kalorien über Leben und Tod entscheiden können.

Die Psychiaterin Hilde Bruch beschrieb ihre überwiegend weiblichen Patienten mit Essstörungen.[497] Sie beobachtete, dass sich die meisten Störungen nach intensiven Bemühungen anbahnen, abzunehmen, aber die Beweggründe unterschiedlich sind. Bei einigen nimmt das äußere Erscheinungsbild bereits in jungen Jahren einen hohen Stellenwert ein; andere lernen im Elternhaus, dass mager zu sein mit mehr Liebe und Fürsorge einhergeht. Einige sind außerordentlich stolz auf ihre Fähigkeit zur Selbstkontrolle, oft gepaart mit Verachtung gegenüber anderen, denen es daran mangelt. Einige wollen ihre eigene Willensstärke im Kräftemessen mit Eltern beweisen, die sich überall einmischen. In einigen wenigen Fällen werden Essstörungen durch einen unbeabsichtigten Gewichtsverlust infolge der Einnahme von Medikamenten in Gang gesetzt.[498] Oder sie sind auf traumatische Erfahrungen zurückzuführen, oftmals auf sexuellen Missbrauch während der Kindheit, der zu Fettleibigkeit geführt hat, als Schutzpanzer vor weiterer sexueller Ausbeutung. In seltenen Fällen hemmt ein Hirntumor die Nahrungsaufnahme. Oft liegen mehrere Ursachen gleichzeitig vor, die anfällig für die Entwicklung von Essstörungen machen. Doch meistens geht die Angst voraus, übergewichtig zu sein, die eine strikte Reduktionsdiät zur Folge hat.[499]

Die Anfälligkeit für Essstörungen wird von genetischen Faktoren beeinflusst. Wenn bei eineiigen Zwillingen einer unter einer Essstörung leidet, ist das Risiko für den anderen Zwilling erheblich größer als bei zweieiigen Zwillingen. Ungefähr die Hälfte aller Vulnerabilitätsunterschiede lassen sich genetischen Unterschieden zuordnen.[500] Das könnte den Anschein erwecken, als wären Essstörungen genetisch bedingt, durch einen Gendefekt, aber tatsächlich weisen sie eher auf die rapiden Umweltveränderungen als Ursache hin.[501] Anormale Gene, die schwerwiegende Probleme mit der Nahrungsaufnahme auslösen, wären längst aus dem Genpool entfernt worden. Die Allele, die Einfluss auf die Ausprägung von Störungen haben, sind überwiegend genetische »Ausreißer«, die nur unter völlig neuartigen Umweltbedingungen zum Problem werden. Die Prädisposition für Kurzsichtigkeit ist zum Beispiel überwiegend genetisch bedingt, aber hier handelt sich nicht um einen Gendefekt, sondern um »Ausreißer«, die keine Auswirkungen in Kulturen haben, in denen sich die Kinder häufig im Freien aufhalten und nicht drinnen hocken und lesen.[502] Wie Kurzsichtigkeit, Rauchen, Substanzmissbrauch und Fettleibigkeit ist auch die Anorexie eine Störung, die auf unsere moderne Umwelt zurückzuführen ist, und die meisten Allele, die sie beeinflussen, sind in einer natürlichen Umwelt harmlose Variationen.

Doch die genetische Forschung ist weit fortgeschritten. In einer groß angelegten Anorexie-Studie, die mehr als einhundert Wissenschaftlerinnen und Wissenschaftler durchführten, nahmen mehr als 5000 Betroffene und eine Kontrollgruppe von 21 000 Personen teil. Man wollte herausfinden, an welcher Stelle das Gen verortet sein könnte, das anfälliger macht. Und: Man entdeckte keine einzige.[503] Eine andere Studie analysierte 10 641 224 genetische Variationen in 3495 Anorexie-Fällen und bei einer Kontrollgruppe, die 10 982 Personen umfasste. Sie fand zwar einen Genlocus im gesamten Erbgut, der das Anorexie-Risiko erhöhte, aber die Entdeckung war kein wirklich unwiderlegbarer Nachweis. Das Allel auf Chromosom 12 war in 48 Prozent der Fälle vorhanden, aber auch bei 44 Prozent der Personen in der Kontrollgruppe, und es erhöhte das Risiko nur um 20 Prozent.[504] Essstörungen werden nicht durch Gendefekte verursacht, sondern durch normale Gene, die mit einer anormalen Umwelt interagieren.

EVOLUTIONSPSYCHOLOGIE UND ESSSTÖRUNGEN

In der Evolutionspsychologie wurde die Theorie aufgestellt, dass Essstörungen möglicherweise auch Vorteile haben könnten. Michele Surbey erklärte, dass die Beendigung des Menstruationszyklus, die bei Anorexia nervosa eintritt, dazu dienen könnte, die Fortpflanzung in schlechten Zeiten hinauszuschieben.[505] Wie viele andere Spezies verfügen Menschen über Mechanismen, die den Reproduktionsprozess ausschalten, wenn nicht genügend Kalorien zur Unterstützung einer erfolgreichen Schwangerschaft vorhanden sind.[506] Das System überwacht nicht nur die Fettspeicher, sondern passt auch die Verfügbarkeit der Energie an. Bei einer rapiden Gewichtsabnahme oder wenn Aktivitäten extrem kraftraubend sind, stoppt der Mechanismus den Menstruationszyklus, zum Beispiel bei Balletttänzerinnen oder Marathonläuferinnen, auch dann, wenn das Gewicht normal ist.[507] Die Amenorrhoe, das Ausbleiben der Regelblutung, ist bei Magersucht das Produkt eines nützlichen Systems. Aber es schaltet sich von allein ab, wenn das Nahrungsangebot knapp bemessen ist, daher besteht keine Notwendigkeit, mit dem Essen aufzuhören.

Eine andere Theorie besagt, dass Anorexie eine Extremform der weiblichen Strategie im Konkurrenzkampf um einen männlichen Gefährten sein könnte. Wenn Männer superschlanke Frauen bevorzugen, werden Frauen immer dünner, um im Wettbewerb mithalten zu können.[508] Männer bevorzugen aber junge Frauen im gebärfähigen Alter mit weiblichen Formen, doch diese schließen üppige Brüste, wohlgerundete Schenkel und ein pralles Gesäß ein, nicht Haut und Knochen wie bei einer Anorexie.[509] Magersüchtige Frauen gehen selten auf Männerjagd und haben weder ein ausgeprägtes Interesse an Sex noch an einer Horde Kinder, was gegen diese Theorie spricht.

Nicht alle, die Anorexie als Nebenprodukt des sexuellen Wettbewerbs betrachten, gehen von der Annahme aus, dass es sich um eine generelle Anpassung handelt. Die meisten sind eher der Meinung, dass oft nur die extrem wettbewerbsfokussierten Strategien bei der Partnersuche über das Ziel hinausschießen. Das klingt plausibel: Der Prozentsatz der Frauen, die an einer Anorexie erkranken, ist zehnmal höher als bei Männern. Eine andere Hypothese lautet, dass Frauen um Status konkurrieren, aber eine Studie, an der mehr als zweihundert junge Frauen teilnahmen, stellte fest, dass Essstörungen in Verbindung mit dem Konkurrenzkampf um Männer erheblich stärker verbreitet sind als beim Konkurrenzkampf um Status.[510] Für diejenigen, die mit Psychologie »nichts am Hut haben«, muss es auf der Hand liegen, dass Frauen auf der Suche nach dem bestmöglichen Partner ihrem Körper besonders viel Aufmerksamkeit widmen.

Es gibt auch eine Theorie, die besagt, dass die Einschränkung der Nahrungsaufnahme während einer Hungersnot nützlich gewesen sein könnte. Sie erklärt den Verzicht auf verfügbare Nahrung und die extreme sportliche Betätigung, die man oft bei einer Anorexie beobachtet, als Teil einer »Fluchtstrategie«, die dazu anspornt, nach dem Versiegen der Nahrungsquellen schnellstmöglich zu neuen, ergiebigeren Ufern aufzubrechen.[511] Ich sehe jedoch keinen Sinn in dieser oder anderen Erklärungsmöglichkeiten, es sei denn als Beispiele für die fehlerhafte Ansicht, Krankheiten als Adaptionen zu betrachten. Anorexia nervosa und Bulimie sind Störungen neueren Datums, ohne den Lichtblick selektiver Anpassungen.

NEUZEITLICHE PROBLEME

Im Verlauf der Geschichte hat es zwar immer wieder Fälle von Essstörungen gegeben, aber sie begannen sich Anfang der 1960er-Jahre in den technologisch hoch entwickelten Ländern stärker auszubreiten, zuerst bei Frauen der Oberschicht, danach quer durch das gesamte sozioökonomische Spektrum.[512] Was könnte in einer modernen Umwelt das vermehrte Auftreten verursacht haben, das sich zu einer Epidemie ausgeweitet hat? Es gibt mehrere mögliche Erklärungen. Als Menschen noch in kleinen, aus dreißig bis fünfzig Jägern und Sammlern bestehenden Sippen lebten, waren nur wenige potenzielle Sexualpartner vorhanden, und die sahen sich ziemlich ähnlich. In modernen Gesellschaften lässt sich das äußere Erscheinungsbild auf Anhieb mit dem von mehreren Tausend anderen Personen vergleichen, einschließlich der Vorstellungsbilder, die der Fantasie entspringen und umgesetzt werden. Die Körper, die wir im Fernsehen zu Gesicht bekommen und als Maßstab betrachten, gehören zu den Ausnahmeerscheinungen, die zusätzlich optimiert und durch Ganzkörpertraining und chirurgische Eingriffe geformt wurden. Bei diesen seltenen Exemplaren wurden alle Spuren eines gelebten Lebens beseitigt, sie gleichen einem Kunstwerk, das perfekt auf unsere Wünsche und Bedürfnisse abgestimmt ist, genau wie Schokoriegel auf die Gelüste der Naschkatzen.

Kein Mensch aus Fleisch und Blut kann da mithalten. Einigen gelingt es, ihr Gewicht unter Kontrolle zu halten und schlank und straff zu werden. Die meisten versuchen es, indem sie ihr Essverhalten steuern. Der Rest – oft diejenigen mit dem stärksten Antrieb, abzunehmen – gerät in eine positive Feedbackspirale, in der die Fokussierung auf den Gewichtsverlust zu unkontrollierten Essanfällen, Angst vor einer Gewichtszunahme, immer strikteren Diätversuchen und einer Erhöhung des Set-Point-Gewichts führt, des »Idealgewichts«, das erreicht werden soll – eine Spirale, die eine Eigendynamik entwickelt und das Leben selbst aufzehrt.

Als ich eine Patientin fragte, wie viele Dosen Diätlimonade sie täglich zu sich nehme, machte mich ihre Antwort sprachlos: »Ungefähr achtzehn«, erwiderte sie. Mit Binge-Eating-Störungen, ständig wiederkehrenden Essanfällen und oft auch Erbrechen und/oder Abführen, zum Beispiel durch Einläufe, bringen es manche auf durchschnittlich vierzig Diät-Getränkedosen pro Woche plus hundert Süßstoff-Päckchen.[513] Es überrascht wohl nicht, dass Menschen, die nicht genug Nahrung zu sich nehmen, Heißhunger auf Süßes verspüren.

Die Mechanismen, die den Körper auf die Zuckerladung vorbereiten, sind hochkomplex. Er reagiert auf die Zuckerschwemme, indem er Insulin ausschüttet, das den Blutzucker – die Konzentration von Glukose im Blut – senkt.[514] Wenn es sich um künstliche Süßstoffe handelt, die ihm keinen echten Zucker zuführen, kann der rasche Insulinanstieg den Blutzuckerspiegel senken und den Appetit stärken, doch die Erforschung dieses Phänomens ist trickreich, und die Ergebnisse stimmen nicht überein.[515] Das liegt auch daran, dass sich nicht nur in der Zunge, sondern auch in Magen und Dünndarm Geschmacksrezeptoren befinden.[516] Der Effekt künstlicher Süßstoffe, die man, in Flüssigkeit aufgelöst, im Mund herumwirbelt, lässt sich nicht mit der Wirkung vergleichen, die beim Herunterschlucken entsteht. Außerdem könnte er bei übergewichtigen Menschen anders beschaffen sein als bei schlanken, und dazu kommt, dass es verschiedene künstliche Süßstoffe gibt, die sich unterschiedlich auf den Körper auswirken.[517]

Dass die Verwendung künstlicher Süßstoffe bei Menschen mit Übergewicht oder Adipositas zunimmt, könnte die Ursache, das Ergebnis oder beides sein. Eine Studie mit 3682 Teilnehmenden aus San Antonio, Texas, stellte fest, dass das Risiko bei Normalgewichtigen, im Verlauf von sechs Jahren übergewichtig oder fettleibig zu werden, bei denjenigen, die pro Tag mehr als drei Dosen mit künstlich gesüßten Getränken konsumierten, doppelt so hoch war.[518] Wurden sie vor allem von Leuten bevorzugt, die sich Sorgen um ihr Gewicht machten? Oder hatten sie das Gefühl, dass sie aufgrund der kalorienfreien Getränke mehr essen konnten? Zwei wissenschaftliche Arbeiten, bei denen die Ergebnisse vorheriger Studien ausgewertet wurden, konnten keine Belege für die Annahme entdecken, dass die Verwendung künstlicher Süßstoffe zu einer Gewichtszunahme führt[519], während eine größer angelegte Studie jüngeren Datums zur gegenteiligen Schlussfolgerung gelangte.[520] Die Frage ist bis heute umstritten, und die angeführten Belege sind schwer auszuwerten, weil einige der Forschungsprojekte von den Süßstoffherstellern gesponsert werden und einige Milliarden Dollar auf dem Spiel stehen.

LEICHTGEWICHTIGE BABYS, SCHWERGEWICHTIGE ERWACHSENE

Der britische Arzt David Barker beobachtete vor annähernd dreißig Jahren, dass viele Kinder mit geringem Geburtsgewicht im späteren Leben übergewichtig wurden.[521] Sie waren besonders anfällig für koronare Arterienerkrankungen und Diabetes. Diese Entdeckungen stellen uns noch heute vor ein evolutionäres Rätsel: Schadet eine Mangelernährung während der Schwangerschaft den metabolischen Kontrollmechanismen des ungeborenen Kindes, oder ist der Wandel vom Leichtgewicht zum Schwergewicht Teil einer adaptiven Reaktion?

Sir Peter Gluckman, biomedizinischer Wissenschaftler und Chief Science Advisor eines ehemaligen neuseeländischen Premierministers, stellte die interessante These auf, dass die Mangelernährung in utero auf eine harsche Umwelt hindeuten und es deshalb klug sein könnte, den Stoffwechsel so anzupassen, dass er mehr Kalorien speichern kann.[522] Seine Theorie bezeichnet er als prädiktiv adaptive Reaktion. Sie inspirierte faszinierende Forschungsprojekte, die zeigten, dass bei einer Kaloriendeprivation während der frühen Entwicklung im Mutterleib der DNA winzige Moleküle hinzugefügt werden. Dadurch wird bei einigen Genen die Herstellung von Proteinen verhindert, ein Prozess, der »genomische Prägung« oder »Imprinting« genannt wird[523] – die Genexpression hängt in diesem Fall also davon ab, von welchem individuellen Elternteil das Allel stammt. Solche Veränderungen beeinflussen den Stoffwechsel in einer Weise, die Fettleibigkeit und Arteriosklerose Vorschub leistet. Sie können an Folgegenerationen weitergegeben werden, sodass das Risiko eines Kindes, übergewichtig oder adipös zu werden, von der Ernährungsweise der Mutter oder der Großmutter mütterlicherseits während der Schwangerschaft abhängig sein könnte.[524] Diese Entdeckung könnte mit den sogenannten epigenetischen Effekten zusammenhängen, die durch Modifikationen, sprich reversible Veränderungen der DNA, entstehen, aber auch durch andere Mechanismen ausgelöst werden und sich auf künftige Generationen auswirken können, zum Beispiel Veränderungen im Verhalten der Mutter.[525]

Die Primatologin Jenny Tung erkannte die Chance, die Theorie von der prädiktiv adaptiven Reaktion zu testen. Sie beobachtete Pavianweibchen, die während einer Dürreperiode trächtig waren, und verfolgte die Entwicklung ihres Nachwuchses in einer Langzeitstudie. Als eine weitere Dürre eintrat, untersuchte sie, ob die Jungen, die während der Dürreperiode geboren wurden, künftig besser vor einer Mangelernährung geschützt waren. Sie stellte fest, dass sie sich sogar schlechter als andere Paviane entwickelten.[526] Damit ist die obige Theorie nicht automatisch aus dem Rennen, aber ein anschauliches Beispiel dafür, wie kreativ die Möglichkeiten sein können, Hypothesen auf den Prüfstand zu stellen.

Manche Leute glauben, eine evolutionäre Sichtweise gehe davon aus, dass alles genetisch vorbestimmt ist. Das Gegenteil ist der Fall: Die natürliche Selektion bildet Systeme heraus, die ihre Umwelt fortwährend überwachen und Körper und Verhalten bestmöglich an die aktuellen Gegebenheiten anpassen. Bei einem Sonnenbad wird die schützende Bräunungsreaktion aktiviert. Muskeln, die häufig benutzt werden, bauen Stärke auf, um ihre Aufgaben verrichten zu können. Die prädiktiv adaptive Reaktion ist ein weiteres potenzielles Beispiel. Der Evolutionsbiologe Bernard Crespi von der Simon Fraser University und das britische Forschungsteam Daniel Nettle und Melissa Bateson haben gezeigt, warum solche selbstregelnden Systeme dazu neigen, aus dem Gleichgewicht zu geraten: Sie brauchen verstärkendes, positives Feedback, um auf eine andere Betriebsart umzustellen, und das zu erreichen ist eine Herausforderung.[527]

Eine evolutionäre Sichtweise bietet keine einfache Möglichkeit, Essstörungen vorzubeugen oder zu heilen, aber sie stellt und beantwortet Fragen, die neuzeitliche Probleme betreffen. Sie erklärt, warum Diäten das Set-Point-Gewicht – ein biologisch festgelegter Sollwert, zu dem der Körper bei Abweichungen nach oben oder unten automatisch zurückzukehren versucht – erhöht: Wenn das Nahrungsangebot unzuverlässig ist, zahlt es sich aus, Reserven anzulegen. Sie erklärt, dass eine nützliche Reaktion auf eine Hungerperiode, das Essen im Übermaß, zu einem Selbstläufer werden und zu Bulimie und Anorexie führen kann. Sie geht davon aus, dass sich Gehirnmechanismen, die für die Regulierung des Gewichts zuständig sind, nur schwer beeinflussen lassen und wir nicht erwarten sollten, bestimmte Gendefekte als Verursacher von Essstörungen zu finden. Sie ermutigt uns, die Aufmerksamkeit auf Aspekte unserer modernen Umwelt zu richten, die den Stoffwechsel beeinflussen könnten, zum Beispiel künstliche Süßstoffe und Antibiotika. Und nicht zuletzt kann eine evolutionäre Sichtweise schlüssig erklären, warum strikte Reduktionsdiäten zu einer Essstörung und unter dem Strich zur Gewichtszunahme führen können.

Diese Grundannahmen könnten zur Entdeckung von Möglichkeiten beitragen, die heutige Essstörungsepidemie in den Griff zu bekommen: Für diejenigen, die sich bereits in den Fängen einer Anorexie oder Bulimie befinden, kann die Erkenntnis, dass positives Feedback den Status quo aufrechterhält, eine Offenbarung sein, die eine Verhaltensänderung bewirkt. Bei anderen, die gefährdet sind, kann sie zu Gesprächen in einem professionellen therapeutischen Rahmen anregen. Das Verständnis, warum es so schwierig ist, unser Essverhalten zu steuern, fördert subtilere und bisweilen paradoxe Strategien, mit denen es kontrollierbar werden könnte. Wie Weight Watchers und andere Programme erkannt haben, dass regelmäßige kleine Mahlzeiten beim Abnehmen besser funktionieren als alle Vorsätze, tagelang zu fasten.

IM SÜSSWARENLADEN: TANTALOS SCHAUT PORNOS UND SETZT TWEETS AUF SEINEM SMARTPHONE AB

Essstörungen sind nur ein Beispiel für den Ärger, den unsere moderne Umwelt unserem urzeitlichen Geist bereitet. Da Ressourcen aller Art heute zunehmend leichter verfügbar sind, sehen wir uns alle wie Tantalos verschiedenen Dilemmata und Zwängen gegenüber.

Soziale Ressourcen sind bei uns inzwischen in der gleichen Fülle vorhanden wie das Nahrungsangebot in den Supermärkten. Facebook, Twitter und Snapchat schaffen neue soziale Verbindungen, die für Beziehungen das Gleiche sind wie Süßigkeiten für die Nahrungsaufnahme. Zu beobachten, wie andere auf Facebook geadelt oder auf Twitter zu Stars werden, führt zu einem Anstieg der sozialen Bedürfnisse, der größer ist als die Fähigkeit, sie zu befriedigen. Dieses Missverhältnis ist die Ursache dafür, dass Unzufriedenheit entsteht und wächst.

Berufe, die monotone oder schwere körperliche Arbeit erfordern, verschwinden immer mehr von der Bildfläche. Sie werden durch unzählige neue Möglichkeiten ersetzt, die eigenen Fähigkeiten und Fertigkeiten im Rahmen einer als sinnvoll empfundenen beruflichen Tätigkeit zu nutzen. Aber die Chance, eine Tätigkeit auszuüben, die sowohl befriedigend als auch lukrativ ist, haben nur wenige. Der Rest, der in Fabriken, Hotels, Fast-Food-Ketten und Kaufhäusern sein täglich Brot verdient, schaut neidvoll zu. Chancen zu sehen, die nur anderen zur Verfügung stehen, weckt Neid.

Der materielle Wohlstand hat ein Ausmaß angenommen, das man sich früher nicht einmal in Königshäusern vorstellen konnte; heute ist es ein Ziel, das viele erreichen. Die Besitztümer häufen sich, sodass einige ihren Lebensunterhalt damit verdienen, anderen beim Kauf, bei der Organisation und beim Entsorgen ihrer materiellen Güter zu helfen. Unser urzeitlicher Geist war genauso wenig auf einen so exzessiven materiellen Überfluss vorbereitet wie auf die sozialen Medien oder Fast Food. Wir können den heutigen Versuchungen widerstehen und darauf verzichten, mit einem Klick Bestellungen bei Amazon aufzugeben oder Eisbecher mit Schokosoße und Sahne zu essen.

Attraktivität und Fähigkeiten gelangen nicht per Post ins Haus, aber wir können uns heute mit Prominenten aus der Film- und Fernsehbranche, Mode, Musikindustrie, aus dem Kunst-, Profisport-, Politik- und Performance-Bereich vergleichen. Wir sehen uns Filme über eine Million aufstrebender, ehrgeiziger junger Männer und Frauen an, die Hindernisse überwinden, um grandiose Erfolge zu erzielen. Die 999 999 von ihnen, die grandios scheitern, erhalten kaum noch mediale Aufmerksamkeit.

Geburtenkontrolle und Krankheitsvorsorge haben dafür gesorgt, dass mehr Menschen leichter und häufiger Zugang zu Sex haben. Werbeanzeigen, Vibratoren und Videos wecken Bedürfnisse, die früher kaum vorstellbar waren. Mit den sexuellen Bedürfnissen ist auch die Palette der Möglichkeiten gewachsen, sie zu befriedigen. Die Chancen, problemlos romantische und sexuelle Kontakte herzustellen, haben sich zu einem weltumspannenden Markt der Begierden und Täuschungen ausgeweitet, von Match.com bis Tinder. Wir wissen kaum noch, wo wir als Nächstes aktiv werden sollen – außer, den Körper in Topform zu bringen und jemanden finden, der ansprechende Fotos von uns macht.

Tantalos war an den Felsen gekettet, deshalb konnte er sein Verlangen niemals stillen. Uns hat niemand in Ketten gelegt, doch wir schmieden unsere eigenen. Manche Leute lassen sich den Kiefer verdrahten, um weniger zu essen, sodass sie nur noch Flüssigkeiten über einen Strohhalm zu sich nehmen können. Einige ziehen den Internet-Stecker und schicken ihn sich per Schneckenpost zu, um einige Tage ohne Ablenkung zu genießen. Andere schließen sich einer Selbsthilfegruppe an, um ihre Bedürfnisse in den Griff zu bekommen. Psychotherapie und Meditation bieten ebenfalls Hilfe an. Es gibt deshalb so viele Lösungsoptionen, weil die Bedürfnisse nicht geleugnet werden. Der Versuch, sie zu befriedigen, führt zum Exzess und weiterer Frustration. Der Versuch, sie zu deckeln, erhöht den inneren Druck.

Der Konflikt ist uralt. Lösungsmöglichkeiten wurden schon in den philosophischen Strömungen der griechischen Antike beschrieben.[528] Der Hedonismus pries die ungezügelte Sinneslust als höchstes Gut. Der Stoizismus empfahl, nach Tugend zu streben, Leid zu ertragen und Selbstbeherrschung zu üben, um nicht durch das Begehren von den eigenen Zielen abgelenkt zu werden. Der Epikureismus erkannte, dass Leiden aus der Verfolgung abträglicher Begierden erwächst, und empfahl daher, die Freuden des Lebens zu genießen, wenn sie sich bieten, aber Begierden und die Gesellschaft mit ihren vielfältigen Bestrebungen zu meiden. Das Leben mit der Fülle erzeugt neuzeitliche Probleme – aber es sind Probleme der reichen Industrieländer, die viele andere Menschen gern hätten.

13. Kapitel
GUTE GEFÜHLE AUS SCHLECHTEN GRÜNDEN

»Noah wurde der erste Ackerbauer und pflanzte einen Weinberg. Er trank von dem Wein, wurde davon betrunken und lag entblößt in seinem Zelt.«

Genesis, 9:20–21

Unser psychiatrisches Team machte die Runde auf der medizinischen Station. Wir waren gebeten worden, eine fünfundvierzigjährige Patientin mit Leberversagen zu begutachten. Man hatte sie darauf hingewiesen, dass sie ohne umgehenden Alkoholentzug sterben würde. Das sei ihr egal, hatte sie behauptet. Man hielt sie für suizidgefährdet und hatte beschlossen, es sei an der Zeit, die Seelenklempner zu einer Visite einzuladen.

Die Patientin sah aus, als hätte ihr letztes Stündlein geschlagen. Ihr Gesicht war aufgedunsen und die Haut gelb, der Muskelschwund an den Armen nicht zu übersehen und der Bauch so geschwollen, dass man hätte denken können, sie sei schwanger. Der Dienstälteste in unserer Runde erkundigte sich sehr einfühlsam, wie es um ihren Alkoholkonsum bestellt sei. »Mir gefällt es. Sie können mich nicht davon abhalten. Das kann niemand«, erwiderte sie. Der Psychiater erklärte ihr, dass sie nur noch wenige Wochen zu leben hätte, wenn sie weitertrinken würde, dass aber eine Therapie möglich sei. »Na und?«, entgegnete sie. »Ich schätze, dass mir der Alkohol lieber ist als mein Leben.«

Als er versuchte, ihr gut zuzureden, unterbrach sie ihn und starrte die jungen Ärztinnen und Ärzte, die sich am Fußende ihres Betts in einem Halbkreis versammelt hatten, herausfordernd an. »Ich war zehn Mal im Entzug und bin immer wieder rückfällig geworden. Das wäre jetzt nicht anders. Ich will nicht aufhören. Sie können mir nicht helfen. Niemand kann das. Ich habe meine Entscheidung getroffen. Lassen Sie mich in Ruhe!« Ihre Hilflosigkeit als freiwillige Entscheidung darzustellen, verlieh ihr einen Hauch Selbstachtung, doch nur wie bei einer Gefangenen am Galgen, die die Schlinge um ihren eigenen Hals zuzieht. Am nächsten Tag hatte sie sich selbst entlassen und auf den Weg gemacht, sich in das Heer der 100 000 Menschen einzureihen, die der Alkohol in den USA jedes Jahr umbringt.[529]

Substanzmissbrauch fordert einen atemberaubenden Tribut. In den USA wurde bei 30 Prozent der Erwachsenen zu irgendeinem Zeitpunkt ihres Lebens die Diagnose Alkoholmissbrauch oder Alkoholismus gestellt.[530] 2015 waren 8,4 Prozent der männlichen und 4,2 Prozent der weiblichen Bevölkerung in den USA alkohol- und 10 Prozent drogenabhängig.[531] Der Tabakkonsum ist stärker verbreitet und tödlicher. Weltweit sind mehr als eine Milliarde Menschen nikotinabhängig, davon mehr als ein Drittel Männer ab fünfzehn Jahren. Die Anzahl der erwachsenen Raucher ist auf 20 Prozent zurückgegangen, dennoch sterben in den USA auch heute noch jedes Jahr 480 000 Menschen an den Folgen des Tabakkonsums, nahezu fünf Mal so viel als an den Folgen des Alkoholkonsums.[532]

Der Tribut, den der Alkohol fordert, erstreckt sich weit über die Konsumenten hinaus. Einige erinnern sich noch heute daran, wie schlimm sie es fanden, dass sie nach der Schule Freunde und Freundinnen mit nach Hause gebracht und einen Elternteil betrunken und halb nackt vorgefunden hatten. Bei anderen hatte sich das Leben schlagartig verändert, als der Vater in betrunkenem Zustand mit seinem Wagen gegen einen Baum krachte und sich danach nie mehr verständlich ausdrücken oder einen Job finden konnte. Wie mag sich eine Achtjährige gefühlt haben, wenn ihr alkoholisierter Vater jede Nacht in ihr Zimmer kam, um sie zu verprügeln, zu betatschen oder zu verlangen, sie solle genau zuhören, obwohl er Unsinn von sich gab? Wie mag es sich angefühlt haben, mitten in der Nacht mitanhören zu müssen, wie sich die Eltern anbrüllten und sich gegenseitig umzubringen drohten, um morgens festzustellen, dass sie es abstritten, weil sie einen Filmriss hatten? Und was macht man, wenn sich jemand in der WG jeden Tag volllaufen lässt, nicht mehr arbeiten geht, keine Miete mehr zahlt und keinerlei Anstalten macht auszuziehen?

ALTE FRAGEN, NEUE FRAGEN

Das ungeheure Ausmaß des Substanzmissbrauchsproblems hat die Bemühungen vorangetrieben, nach Lösungen zu suchen. Meistens wurden dabei die üblichen Fragen gestellt: Warum werden einige Leute abhängig und andere nicht? Welche Gehirnmechanismen verursachen den Substanzmissbrauch? Welche Strategien versprechen den größten Prävention- und Behandlungserfolg? Heute ist eine riesige Wissensmenge verfügbar, aber bisher wurde wenig unternommen, dem Lauf der Dinge Einhalt zu gebieten.

Aus der evolutionären Perspektive stellen wir andere Fragen, wie immer.[533] Warum sind die Angehörigen unserer Spezies überhaupt anfällig für Suchterkrankungen? Drogen-, Alkohol- und Tabakkonsum verursachen so viele vorzeitige Todesfälle, dass man meinen könnte, die natürliche Selektion habe die Allele, die für die Vulnerabilität verantwortlich sind, längst ausgemustert. Doch das hat sie nicht. Ganz abgesehen davon könnte man sich fragen, warum wir immer noch nicht gelernt haben, welche Gefahren mit dem Substanzmissbrauch einhergehen und sie vorsorglich zu vermeiden. Einige sind darauf bedacht, doch die meisten nicht.

Die grundlegende Ursache der Abhängigkeit ist unsere Lernfähigkeit.[534] Ohne sie wäre ein Substanzmissbrauch nicht möglich. Allein deswegen auf das Lernen zu verzichten wäre keine gute Lösung. Lernen ist nützlich. Es bietet Vorteile, die eine festgelegte Vorprogrammierung nicht bieten kann. Bestärkendes oder verstärkendes Lernen funktioniert durch Selektion – keine natürliche Selektion, sondern die Wahlmöglichkeit zwischen verschiedenen Handlungs- oder Verhaltensoptionen. Verhaltensweisen, die belohnt werden, werden häufiger angewendet. Auf diejenigen, von denen wir gelernt haben, dass sie nicht zielführend oder mit einer Strafe in Form von Leiden verbunden sind, greifen wir seltener zurück.

Es gibt ein halbes Dutzend Möglichkeiten, Pistazien zu schälen. Methoden, bei denen man sich die Fingernägel abbricht oder die Schale nicht entfernen kann, werden aus unserem Repertoire gestrichen. Diejenigen, die funktionieren, werden wiederholt und durch stetige Übung weiterentwickelt. Um die Früchte an einem Baum zu ernten, können wir hinaufklettern, sie mit einem Stock herunterschlagen, mit Steinen danach werfen oder an den Ästen rütteln. Die Methode, die am besten funktioniert, wird wiederholt, bis man den Bogen raushat. Es gibt auch viele Möglichkeiten, sich auf die Suche nach einem Liebesabenteuer zu begeben. Was immer auch Erfolg hat, löst einen Dopaminanstieg aus, der Glücksgefühle und die Neigung verstärkt, nach demselben Muster erneut »auf die Pirsch« zu gehen. Orgasmen sind besonders wirkmächtig in puncto verstärkendes Lernen. Gesichtsausdrücke, Berührungen und Tonfall haben ebenfalls eine verstärkende Wirkung. Selbst der Ton, den Sie einer Klarinette entlocken, kann dazu führen, dass Sie die Position des Mundstücks so lange verändern, bis Sie das Gefühl haben, die Technik zu beherrschen. Den Dopamin-Impulsen ist es zu verdanken, dass wir lernen, einen zusammenhängenden Satz zu Papier zu bringen.

GEKAPERT

Wenn das Verhaltenskontrollsystem ordnungsgemäß funktioniert, verarbeiten Millionen von Neuronen unzählige Reize, die über Hörsinn, Sehsinn, Tastsinn, Geschmackssinn und Geruchssinn an das Gehirn weitergeleitet werden. Wenn unser elektrisches Muster im Gehirn den Mustern gleicht, die bei unseren Steinzeit-Vorfahren oder einzelnen Individuen die Fitness erhöht haben, dann motivieren uns die Dopaminimpulse dazu, all jene Verhaltensweisen zu wiederholen, die ihnen einen guten Platz im Selektionswettbewerb gesichert haben.

Drogen, die Dopaminausschüttungen erhöhen oder imitieren, kapern diese unterschwelligen Mechanismen wie Terroristen in Kapitänsuniform, die sich Zutritt zum Cockpit eines Flugzeugs verschaffen und die Kontrolle an sich reißen.[535] Sie umgehen die Navigationssysteme des Gehirns und übernehmen den Steuerknüppel. Schlüsselreize, die auftauchen, kurz bevor die Drogen das Kontrollzentrum erreichen, haben etwas Verlockendes. Die Konsumenten spüren, dass sie sich ihrem Ziel nähern. Und nachdem sie angekommen sind, wiederholen sie das Verhalten, das sich bewährt hat, um die Belohnung zu erhalten. Ein kalter Raum voller Unrat, in dem Rauchschwaden um eine nackte Glühbirne an der Decke wirbeln, ist wenig reizvoll – es sei denn, Sie sind heroinabhängig und brauchen einen Schuss. In diesem Fall landen Sie nach einem kurzen Höhenflug unsanft auf dem Boden der Tatsachen und greifen wieder zur Spritze, um den Dopaminanstieg herbeizuführen, der Ihrem Gehirn signalisiert hat, dass Sie wieder topfit und in der Lage sind, Ihren Stammbaum um sechzehn Enkelkinder zu bereichern.

Das Streben nach normalen Belohnungen wird automatisch reguliert. Essen ist anfangs lustvoll, doch der Sättigungseffekt sorgt schließlich dafür, dass Sie keinen Bissen mehr herunterbringen, nicht einmal ein hauchdünnes Schokomint-Täfelchen. Nach dem Sex wird das Lustempfinden für einige Zeit herabreguliert. Die Freuden des sozialen »Verkehrs« halten länger vor, aber nach einer Weile schwindet das Interesse an gesellschaftlichen Aktivitäten, und die Aufmerksamkeit wird auf andere Dinge gelenkt. Die natürliche Selektion hat keine vergleichbaren Systeme geprägt wie die, die den Drogenkonsum kontrollieren. Drogen lösen einen Glücksrausch aus, steigern das Bestreben, ihn immer wieder zu erleben, und setzen damit eine verhängnisvolle Spirale in Gang, die abwärtsführt, zum Tod.

Für unsere steinzeitlichen Vorfahren war das alles kein Problem. Reine Drogen waren nicht für jeden verfügbar, sodass sie keinen Schaden anrichteten, der die evolutionäre Herausbildung von Schutzsystemen erfordert hätte. Das deutet auf eine andere Lösungsmöglichkeit bei Abhängigkeitserkrankungen hin: die Uhren um zehntausend Jahre zurückdrehen, in eine Zeit vor Beginn der Landwirtschaft und vor der Sucht nach Drogen. Das wäre genauso praktisch, als würde man das Lernen abschaffen. Der Substanzmissbrauch ist ein dramatisches Beispiel für eine Krankheit, die durch die Unfähigkeit unseres urzeitlichen Gehirns entstanden ist, schnell genug zu lernen, sich an unsere modernen Umweltbedingungen anzupassen.

Neue Techniken der Purifikation und Verabreichung von Drogen, zum Beispiel Zigarettenpapier und Subkutan-Spritzen, sowie neue Transport- und Lagerungsmöglichkeiten haben, in Kombination mit der Ertragskraft des Marktes dazu beigetragen, die Verfügbarkeit sicherzustellen. Gesetze und polizeiliche Maßnahmen hinterlassen kaum Spuren. Immer neue Märkte tauchen auf, um die Nachfrage zu bedienen, und die Technologien passen sich den Veränderungen an. Verbote haben die Entwicklung immer neuer Designerdrogen vorangetrieben, die noch stärker in der Wirkung und leichter zu schmuggeln sind.

WARUM PFLANZEN DROGEN PRODUZIEREN

Chemikalien, die sich auf die Psyche auswirken und süchtig machen, gab es lange vor der Entwicklung von Drogen, die künstlich erzeugt werden. Warum produzieren Pflanzen psychotrope Substanzen? Nicht zu unserem Vergnügen, so viel ist sicher. Kokain, Opium, Koffein, Halluzinogene und Nikotin sind Neurotoxine, sprich Nervengifte. Sie dienten als Schutzmechanismus, weil Pflanzen, die Insektengifte enthalten, seltener als Nahrungsquelle dienen. Die Blätter von Tabakpflanzen sind für die meisten Insekten ungenießbar. Nikotin ist ein so wirksames Insektenvernichtungsmittel, dass die Blätter von Obstbäumen mit Tabaksud besprüht und geschützt werden. Koffein scheint harmlos zu sein, aber eine einzige Kaffeebohne kann eine Maus töten.

Die meisten Chemikalien, die Menschen einen Kick geben, entstanden im Lauf der Evolution, um das Nervensystem von Insekten lahmzulegen. Würde sich unser Gehirn anderer chemischer Stoffe bedienen, wären wir nicht so suchtanfällig. Die Insekten und wir haben jedoch gemeinsame Verwandte aus »grauer Vorzeit«, als unsere Vorfahren vor etwa 500 Millionen Jahren aus der Linie der Gliederfüßer ausscherten, die zu modernen Insekten wurden. Unsere neurochemischen Substanzen blieben dagegen ungefähr die gleichen. Zum Glück haben die pflanzlichen Neurotoxine keine tödliche Wirkung auf uns. Wir haben uns zu einer Spezies weiterentwickelt, die Pflanzen unbeschadet konsumieren kann, und sind überdies erheblich größer als Insekten, sodass die Stoffe in geringen Mengen nicht tödlich sind. Aber Drogen können unsere Motivationsmechanismen kapern und die Kontrolle über unser Leben übernehmen.

Einige Psychologinnen und Psychologen sind der Meinung, dass die natürliche Selektion uns darauf geprägt hat, eine Vorliebe für Drogen und Alkohol zu entwickeln.[536] Einige ihrer Theorien verdienen es, in Erwägung gezogen zu werden, andere stellen die Glaubwürdigkeit auf eine harte Probe. Manche haben sich zum Beispiel gefragt, ob Menschen mit einer Vorliebe für Alkohol lockerer werden und Sex haben, womit sie die Fitness unmittelbar erhöhen. Das klingt, als wäre dieser Gedanke von Leuten ausgebrütet worden, die Psychologie studieren, sich in einer Bar betrinken und hoffen, jemanden »abschleppen« zu können. Könnte die Neigung zur Enthemmung auch in der sozialen Umwelt unserer steinzeitlichen Vorfahren reproduktive Vorteile geboten haben? Das bezweifle ich, aber der Konsum von Rauschmitteln ist noch heute in Jäger-Sammler-Gesellschaften verbreitet, deshalb lassen sich keine gesicherten Aussagen treffen.

Die Vorliebe für Alkohol, vor allem für Bier, senkt angeblich das Infektionsrisiko, denn fermentierte Getränke enthalten vermutlich weniger Bakterien als Wasser. Dieser Gedanke wäre hervorragend geeignet, sich in den sozialen Netzwerken rasend schnell zu verbreiten, aber er erhält wenig Unterstützung von Seiten der Geschichte oder Wissenschaft.[537] Eine schlüssigere Theorie wäre, dass Alkohol in überreifen Früchten verfügbare Nahrung signalisiert.[538] Das erscheint sinnvoll, aber es wäre auch möglich, dass der Einfluss von Alkohol auf die Belohnungsmechanismen im Gehirn ein unbeabsichtigter Nebeneffekt ist.[539] Aus welchem Grund auch immer, Menschen lieben Alkohol, und einige Trinkgefäße, die zu den ältesten archäologischen Funden gehören, enthalten Fermentierungsspuren. Man könnte sogar behaupten, dass sich Menschen nicht zuletzt auf die eintönige Arbeit in der Landwirtschaft eingelassen haben, um zuverlässig an Getreide heranzukommen, aus dem sich Bier herstellen ließ.[540]

Unsere Vorliebe für Tabak könnte evolviert sein, weil Nikotin ein gutes Entwurmungsmittel ist; es lähmt die Helminthen, Parasiten, die im Darm nisten und so ausgeschieden werden.[541] Falls sich diese Annahme als richtig erweist, müsste man davon ausgehen, dass der Konsum von Tabak hauptsächlich in Gegenden verbreitet ist, in denen parasitäre Würmer vorherrschen, bei Menschen mit besonders starkem Wurmbefall, und dass er überwiegend oral statt durch Rauchen erfolgt. Doch es gibt diverse Spezies, die anfällig sind, Nikotinsucht zu entwickeln. Der Verzehr von Pflanzen, die Nikotin enthalten, ist auf einige Tiere in freier Wildbahn beschränkt; bei Menschen stehen sie normalerweise nicht auf der Speisekarte.

Die Andenvölker kauen seit Jahrhunderten Kokablätter. Vor allem in großer Höhe wirken sie Erschöpfungszuständen entgegen und verleihen Energie für anstrengende körperliche Arbeiten. Aber mir sind keine Belege für die Theorie bekannt, dass die Vorliebe für Kokain im Zuge der Evolution entstanden sein könnte. Das natürliche Kokain wirkt sich nicht nur auf Menschen, sondern auch verstärkend auf das Verhalten der meisten Tiere aus.[542]

Das heißt nicht, dass Menschen keinen Einfluss auf Pflanzen ausgeübt hätten, um sich ihre berauschende Wirkung zunutze zu machen. Sie gefallen uns so sehr, dass wir Tabakpflanzen mit einer hohen Nikotinkonzentration und Marihuana mit einer hohen psychoaktiven THC-Konzentration angebaut, sprich selektiert haben.

Wir legen endlose Nutzflächen mit Tabakpflanzen, Hanf, Kokasträuchern und Schlafmohn an und bieten den domestizierten Arten damit einen Vorteil gegenüber ähnlichen Pflanzen, die nicht den gleichen Kick vermitteln. Edward Hagen, der psychische Gesundheitsprobleme und Substanzkonsum aus der evolutionären Warte erforscht, ist überzeugt, dass Menschen lange genug die psychoaktiven Substanzen von Pflanzen genutzt und davon profitiert haben, dass sie einen Schutz vor ihrer toxischen Wirkung entwickeln konnten.[543]

EIN ALTES PROBLEM

Die Verwendung psychoaktiver Substanzen ist nicht neu. Auch die damit verbundenen Probleme gab es schon immer. Alkohol wird seit Jahrtausenden hergestellt. Aber auch ohne Abhängigkeit stellen Betrunkene eine Gefahr für andere dar. Sucht in den Griff zu bekommen ist seit Beginn der schriftlichen Aufzeichnungen eine Herausforderung für Regierungen und Exekutivorgane.

Tabak hat eine leicht euphorisierende Wirkung, wenn er gekaut, und mehr noch, wenn er in Form von Zigarren konsumiert wird. Zigarettenpapier und mildere Tabaksorten, die tiefe Lungenzüge ermöglichten, machten es zu einem Massenproblem. Bei Marihuana wurde durch Züchtung und mehr noch durch Extrahieren des hochpotenten psychoaktiven THC-Wirkstoffs die Konzentration um ein Vielfaches erhöht, sodass sie keinen leichten Rauschzustand, sondern Halluzinationen hervorruft.

Kokablätter wurden seit Jahrhunderten als Energiespender gekaut, aber Kokain wurde erstmals Mitte des 19. Jahrhunderts durch Extraktion gewonnen. Die Verwendung in Getränken und Stärkungsmitteln zu Beginn des 20. Jahrhunderts verbreitete sich so rasant, dass Gesetze erlassen wurden, um sie in den Griff zu bekommen, weniger wegen des Suchtpotenzials, sondern weil das extreme Hochgefühl der Nutzer so oft außer Kontrolle geriet.[544] Freud war Kokainkonsument, wie viele seiner Zeitgenossen im 19. Jahrhundert.[545] Doch die dama ligen Probleme waren nichts im Vergleich zu den Auswirkungen von Crack, der kristallisierten Form des Kokains, die eine verheerende Drogenepidemie auslöste.

Natürliches Opium macht süchtig, wenn es geraucht wird, ein Problem, das in Indien und China weit verbreitet war, noch bevor es im 17. Jahrhundert über die neuen Handelsrouten nach Europa gelangte. Kurz danach verkaufte die Britische Ostindien-Kompanie indisches Opium in China.[546] Die chinesische Regierung versuchte 1799, den Import zu stoppen. 1839 setzten die Briten Kriegsschiffe ein, um ihr Opiumgeschäft in China zu verteidigen. Der aktive Wirkstoff, Morphin, macht in noch höherem Maß süchtig. Er wurde erstmals 1804 aus Opium isoliert und 1827 von dem Pharmakonzern Merck auf den Markt gebracht. Nach der Erfindung der Injektionsnadel Mitte des 19. Jahrhunderts stieg der Absatz steil an. Heroin wurde von der Firma Bayer Anfang des 20. Jahrhunderts als Arzneimittel – in einer vermeintlich nicht süchtig machenden Form – entwickelt! Dummerweise entdeckte man später, dass es noch schneller abhängig macht als Morphin. Der 1914 erlassene Harrison Narcotics Tax Act sollte den nicht medizinischen Gebrauch von Drogen einschränken, und in den 1920er-Jahren trat in den USA ein staatliches Heroinverbot in Kraft, doch Handel und Abhängigkeit bestehen bis heute unvermindert fort.[547]

Der Entwicklungsverlauf ist klar: Wir waren mental schon immer anfällig, von Alkohol, Marihuana, Tabak, Kokain und Opium gekapert zu werden, doch die damit verbundenen Probleme eskalierten, als die Vielfalt, Reinheit und Verfügbarkeit psychoaktiver Substanzen durch die Fortschritte in der Chemie, im Transportwesen und in der Technologie zunahmen. Die Auswirkungen solcher Fehlanpassungen waren auch in früheren Zeiten schlecht, doch inzwischen nehmen sie verheerende Ausmaße an.

Einige Drogen, zum Beispiel Amphetamin, wurden von Anfang an synthetisch hergestellt, aber die Wirkung ist auf die Ähnlichkeit mit den körpereigenen Neurotransmittern zurückzuführen. Der Aufstieg des leicht zu synthetisierenden Metamphetamins hat, in

Kombination mit der intravenösen Verabreichungsform, einer regelrechten Seuche Vorschub geleistet, die ganze Länder lähmt.[548] Die Entwicklung immer neuer superpotenter synthetischer Betäubungsmittel macht gesetzliche Gegenmaßnahmen zu einem nahezu hoffnungslosen Unterfangen. Carfentanil, eine chemische Verbindung, die sich von dem Opioid Fentanyl ableitet, ist zehntausendmal wirkungsvoller als Morphin. Schon ein leichter Hautkontakt mit dem weißen Pulver, das in den USA zur Straßendroge geworden ist, kann eine fatale Überdosierung bewirken, und deshalb müssen die Drogenfahnder bei Festnahmen Handschuhe tragen. Es wird oft in Druckerkartuschen geschmuggelt, die eine Million Dosen enthalten.[549] Stellen Sie sich einen der Dealer, die Carfentanil in einer mit Milchpulver angerührten Flüssigkeit auflösen, um sie auf die richtige Konzentration zu verdünnen, vor. Bilden sich durch unzureichendes Umrühren auch nur die kleinsten Klumpen, entsteht eine noch höhere Konzentration des Wirkstoffs, die zu einer tödlichen Überdosis der Menschen in ihrer unmittelbaren Umgebung führen würde.

DROGENENTZUG, VERLANGEN UND VORLIEBEN

Als ich mich zum ersten Mal mit dem Thema Substanzmissbrauch beschäftigte, stand der Entzug im Mittelpunkt, den wir besser in den Griff bekommen müssen. Doch aufgrund dieser Fokussierung ist der falsche Eindruck entstanden, dass die Betroffenen auch weiterhin Drogen nehmen, um der Entwöhnung zu entgehen. Sie ist physisch und psychisch schmerzhaft, auch ohne Angst vor Entzugserscheinungen wird der Konsum durch verstärkendes Lernen unterstützt.

Entzugssymptome spiegeln einen normalen, nützlichen Regulierungsprozess wider. Die fortwährende Stimulierung der körpereigenen Systeme löst extreme, einander entgegengesetzte Veränderungen aus, die sich stabilisieren. Die entspannende Wirkung, die nach mehreren Gläsern Alkohol eintritt, wird ausgehebelt, wenn man um drei Uhr morgens noch immer hellwach und putzmunter ist. Die euphorisierende und leistungssteigernde Wirkung der Amphetamine hält nur ein paar Stunden vor und endet mit Niedergeschlagenheit und Erschöpfung. Mit schnell wirkenden Medikamenten gegen Panikattacken lässt sich das Erregungssystem ein paar Monate lang herunterregulieren. Werden sie abrupt abgesetzt, schießen die Werte aufgrund der körpereigenen Kompensationssysteme in die Höhe. In den Jahren, als uns von Koryphäen auf diesem Gebiet versichert wurde, dass es nicht abhängig macht, habe ich häufig Xanax verordnet. Der Gedanke an den Stress, dem viele Betroffene beim Entzug ausgesetzt waren, weckt heute noch Schuldgefühle in mir, weil ich so leichtgläubig war, Leuten zu vertrauen, die in Wirklichkeit Werbung für die Pharmakonzerne machten.

Verhaltensregulierungssysteme arbeiten mit positivem Feedback in sorgfältiger Dosierung, um das Verhalten von einer Aktivität auf eine andere zu verlagern. Die Belohnung für die vorherige Aktivität verliert ihren Reiz mit der Zeit, während sie für die neue Aktivität sprunghaft ansteigt. Super-Schlüsselreize, wie man sie in einer modernen Umwelt findet, können solche Systeme kapern. In einer Werbung für Kartoffelchips hieß es: »Wetten, Sie essen nicht nur einen Chip.« Der Hersteller gewinnt die Wette, wir essen erheblich mehr. Verlierer sind wir vor allem mit unseren guten Vorsätzen, Diät zu halten.

Die meisten Aktivitäten sind in einen Kreislauf eingebunden, der vorhersehbar und schwer zu unterbrechen ist. Wenn wir mit einer Aktivität beginnen, setzen wir sie fort, bis wir fertig sind, und wehe dem, der uns dabei zu stören wagt. Es fällt uns zum Beispiel leichter, die Zeitung beiseitezulegen als eine Tüte mit Chips. Und es fällt uns erheblich leichter, die Tüte Chips wegzulegen als sexuelle Aktivitäten mittendrin zu unterbrechen. Und was das Kokainschnupfen betrifft ... Gleich um welche Aktivität es sich handelt, was uns anfangs Spaß macht oder auf Touren bringt, lässt sich nur schwer stoppen.

Warum verleihen die körpereigenen Mechanismen, die das Verhalten regulieren, unseren Aktivitäten eine Struktur, die uns bei der Stange hält? Eine annähernde Erklärung könnte in den Gehirnmechanismen zu finden sein. Der evolutionäre Grund ist, dass die meisten Verhaltensweisen Anlaufkosten haben. Sie lassen sich mit der Zeit vergleichen, die Sie investieren müssen, wenn Sie nach einem ergiebigeren Himbeerstrauch Ausschau halten. Stellen Sie sich vor, Sie würden fünf Minuten lang Beeren pflücken, nach Hause zurückkehren, um ein wenig am Zaun vor Ihrem Haus weiterzuarbeiten, danach kurz Ihre Bekannten anrufen und schließlich zu Ihrem Himbeerstrauch zurückkehren, um weitere fünf Minuten lang Beeren zu pflücken. Am Ende des Tages hätten Sie zu wenig gegessen, den Zaun nicht fertiggestellt und Ihre Bekannten vermutlich ziemlich verärgert.

Das Problem mit dem Missbrauch von Substanzen ist nicht das euphorische Gefühl, sondern das unbezwingbare Verlangen, das sie auslösen. Der Psychologe Kent Berridge hat nachgewiesen, dass dieses System des »Verlangens« stärker ist und länger andauert als das System der »Vorlieben«, sodass chronische Konsumierende ein unstillbares Bedürfnis nach Drogen entwickeln, obwohl sie keine Hochstimmung mehr mit sich bringen.[550] »Verlangen« beschreibt nicht einmal ansatzweise die Tragödie derjenigen, die in die Falle tappen, ihre Zeit, Mühe, Gedanken und finanziellen Mittel zu investieren, um sich Drogen zu beschaffen und in immer kürzeren Abständen zu nehmen, weil die Wirkung immer schneller nachlässt und das Ende alles andere als angenehm ist.

WARUM SIND MANCHE MENSCHEN BESONDERS ANFÄLLIG?

Nicht jeder Mensch wird drogensüchtig. Einige sind sogar imstande, Heroin zur Entspannung zu nehmen und es zu lassen, wenn es nötig ist. Die unterschiedliche Anfälligkeit ist, wie so viele andere Merkmale, auf die genetischen Variationen zurückzuführen.[551] Möglicherweise sind dabei sogenannte Defektallele entstanden, doch sie hätten wenig Einfluss auf die Fitness in einem Umfeld gehabt, in dem es keine Designerdrogen gab. Was sie jedoch sehr wohl beeinflusst haben könnten, war das Verhalten. Zu erforschen, in welcher Weise, sollte daher Vorrang haben.

Ich vermute, dass Menschen, die besonders anfällig für Suchterkrankungen sind, andere Beschaffungsstrategien haben als andere. Eine höhere Anfälligkeit für Belohnungen hätte sie in einer urzeitlichen Umgebung vermutlich veranlasst, dieselben Orte aufzusuchen, an denen sie zuvor Nahrung gefunden hatten. Menschen mit einem weniger suchtanfälligen Gehirn wären vielleicht weiter umhergestreift. Es würde sich wahrscheinlich lohnen, zu beobachten, wie Kinder Beeren sammeln. Legen die Kinder von Suchterkrankten dabei ein anderes Verhalten an den Tag? Wenn ja, sollte es möglich sein, Computerspiele zu entwickeln, die besser als Fragebögen, strukturierte Interviews oder Gentests Aufschluss darüber geben, welche Individuen besonders anfällig dafür sind, süchtig zu werden.

Der Gebrauch psychoaktiver Substanzen unterscheidet sich auch dramatisch bei verschiedenen Bevölkerungsgruppen, eine Folge kultureller Variationen, vor allem der Verbote durch religiöse Lehren und Führende. Innerhalb einer Bevölkerung sind jedoch diejenigen stärker gefährdet, deren Lebensqualität am unteren Ende der Skala verortet ist.[552] Menschen, die wenig Freude aus ihrem Alltag ableiten oder unter Angstzuständen, Stimmungstiefs oder Langeweile leiden, finden die positive Stimmung, die Drogen versprechen, anziehender. Zahllose Bücher und Artikel beschreiben, wie sich Persönlichkeit, traumatische Erfahrungen, Armut und schwierige Lebenssituationen auf die Prädisposition für Suchterkrankungen auswirken.[553] In Kombination mit genetischen Variationen erklären sie, warum einige Menschen anfälliger sind als andere.

DIE SEUCHE EINDÄMMEN

Eine evolutionäre Perspektive ist nicht besser als andere Sichtweisen, die neue schnelle Problemlösungen einfordern. Sie versucht nicht einmal zu erklären, wie Drogen die Gehirnmechanismen verändern. Sie korrigiert jedoch falsche Vorstellungen und gibt Anregungen für Studien mit einem neuen Ansatz. Für die öffentliche Ordnung sind die Auswirkungen der bisherigen Vorgehensweise entmutigend. Kriminalisierung und Verbote haben die Gefängnisse gefüllt und die Regierungen zahlreicher Länder korrumpiert. Doch heute können immer stärkere Drogen in jedem Keller synthetisch erzeugt werden, sodass der Zugang kaum mehr kontrolliert werden kann. Die Legalisierung bestimmter Rauschmittel könnte eine gute Idee sein, ruft aber noch mehr Abhängigkeit hervor. Unsere stärkste Waffe ist vermutlich die Aufklärung, aber Schauergeschichten in Umlauf zu bringen animiert Jugendliche vielleicht erst recht dazu, die Drogen einmal auszuprobieren. Jedes Kind sollte wissen, dass Drogen nicht nur die Kontrolle über das Gehirn übernehmen und einige der Betroffenen in Zombies verwandeln, sondern dass auch niemand sagen kann, wer am schnellsten abhängig wird. Und sie sollten erfahren, dass das Hochgefühl schwindet, sobald die Sucht das Kommando übernimmt.

Es werden dringend neue Behandlungsmethoden benötigt. Nora Volkow, Leiterin des National Institute of Drug Abuse, einer Bundesbehörde in den USA zur Erforschung von Drogenmissbrauch, beschreibt, dass die raschen Fortschritte bei der Erforschung der Gehirnmechanismen, die Abhängigkeit verursachen, zur Entwicklung neuer Medikamente führen könnten, die diese Mechanismen blockieren.[554] Das wäre ein Weg, der uns wirklich voranbringt. Die epidemischen Ausmaße des Substanzmissbrauchs sind auf eine neuartige Umwelt zurückzuführen, die die Verbreitung fördert, doch die Veränderung der sozialen Umweltbedingungen ist schwierig und eine Veränderung der menschlichen Natur unmöglich. Lösungen werden sich wahrscheinlich eher aus Möglichkeiten ergeben, unser Gehirn zu verändern.

14. Kapitel
DER VERSTAND AN DEN KLIPPEN DER FITNESS

»Die vergleichsweise Vorrangstellung des menschlichen Gehirns […] ist ein Grund dafür, dass psychische Störungen beim Menschen mit Sicherheit am auffälligsten und vermutlich auch am meisten verbreitet sind […] die längste der effektiv gesteuerten Neuronenketten setzt […] wahrscheinlich wirksam eine komplizierte Form des Verhaltens in Gang, mit der sie an den Rand einer Überlastung gerät und in einer schwerwiegenden und katastrophalen Weise zusammenzubrechen droht […] was höchstwahrscheinlich auf eine Geisteskrankheit hinausläuft.«[555]

Norbert Wiener

Schizophrenie, Autismus und bipolare Störungen sind völlig unterschiedliche Erkrankungen. Schizophrenie ist ein kognitiver Zusammenbruch, bei dem jedes Ereignis mit exzessiver persönlicher Bedeutung aufgeladen wird und die Unfähigkeit, das innere vom äußeren Erleben zu trennen, zu Halluzinationen und Wahnvorstellungen führt. Autismus wird oft bereits in der frühen Kindheit sichtbar aufgrund der Probleme bei der Entwicklung von Sozialkontakten, der Präferenz für Beschäftigungen, denen man allein nachgehen kann, der Wiederholung stereotyper Verhaltensweisen und einem Mangel an sozialem Denken. Eine bipolare Störung ist das Produkt eines zerbrochenen Stimmungsreglers, der im Wechsel depressive und manische Perioden auslöst. Es handelt sich in allen drei Fällen um schwerwiegende Erkrankungen.

Trotz der Unterschiede weisen sie Merkmale auf, die sich überschneiden und die evolutionäre Perspektive als Erklärungsmodell besonders nützlich machen. Jede einzelne betrifft ungefähr 1 Prozent der weltweiten Bevölkerung. Jede hat auch mildere Verlaufsformen, an der 2 bis 5 Prozent leiden. Die Anfälligkeit ist überwiegend genetisch bedingt, aber Menschen mit Schizophrenie oder Autismus haben weniger Kinder als andere. Die evolutionäre Frage liegt auf der Hand: Warum hat die natürliche Selektion die genetischen Variationen, die dafür verantwortlich sind, nicht aus dem Genpool entfernt?

Die Belege für genetische Ursachen sind überzeugend. Das Risiko einer Erkrankung lässt sich bei einer bipolaren Störung zu ungefähr 70 Prozent[556], bei einer Schizophrenie zu 80 Prozent[557] und bei Autismus zu 50 Prozent[558] auf genetische Variationen zurückführen. Wenn Eltern oder Geschwister eine dieser Erkrankungen haben, erhöht sich das Risiko annähernd um das Zehnfache, bei eineiigen Zwillingen sogar auf mehr als 50 Prozent.[559]

Aus der Tatsache, dass eineiige Zwillinge nicht immer die gleiche Diagnose haben, schließen einige, dass auch Umweltfaktoren eine Rolle spielen könnten. Studien haben jedoch gezeigt, dass das familiäre Umfeld, in dem adoptierte Kinder aufwachsen, wenig Einfluss auf das Risiko hat. Wahrscheinlicher ist, dass sich die Unterschiede zwischen eineiigen Zwillingen aus zufälligen Variationen herleiten, die sich auf die Entwicklung des Gehirns auswirken, zum Beispiel welche Gene aktiviert oder deaktiviert werden und welche neuen Pfade oder Verbindungswege die Neuronen im Zuge des Wachstums zwischen den einzelnen Modulen anlegen.

Ich wollte, ich hätte früher gewusst, dass es sich um genetische Erkrankungen handelt. Ich erinnere mich, dass ich eine verzweifelte Mutter tröstete, die auf Anordnung der behandelnden Ärzte ihren Sohn nicht besuchen durfte, der aufgrund seiner Psychose mehrere Monate in der Klinik behandelt wurde. Und schlimmer noch, ihre Beziehung zu ihm in der frühen Kindheit habe zu seiner Schizophrenie beigetragen, hieß es. Privat aufgenommene Videos von Kleinkindern, die später eine Schizophrenie entwickelten, zeigen, dass die Eltern sie anders als ihre Geschwister behandelten. Die Schwierigkeiten entstanden aber nicht infolge des elterlichen Verhaltens, sondern die Kinder mit einer Prädisposition für die Ausbildung der

Schizophrenie verhielten sich anders als ihre Geschwister.[560] Meine Patientin litt unter Schuldgefühlen, doch damals konnte niemand ihr und den Ärzten ihres Sohnes mit aller Entschiedenheit erklären, dass die frühkindliche Beziehung zu den Eltern nicht die Ursache der Erkrankung war.

Auch bei Autismus galten die Eltern als die Schuldigen, insbesondere Frauen, die als kopfgesteuerte, »gefühlskalte Mütter« gebrandmarkt wurden. Eine Mutter war zwar eine erfolgreiche Akademikerin, aber alles andere als gefühlskalt. Sie war abwechselnd wutentbrannt, weil man sie für die Krankheit ihres Sohnes verantwortlich machte, und niedergeschlagen, weil sie dachte, dass die anderen recht haben könnten. Sie war vielleicht ein wenig kontaktscheu, wie viele Angehörige von Betroffenen, was nicht verwundert, da sie ja zur Hälfte die gleichen Gene wie ihr Sohn hatte. Solche völlig falschen Theorien richteten unermesslichen Schaden an. Zum Glück wissen wir inzwischen mehr und können ungerechtfertigte Schuldzuweisungen vermeiden, mit der die ohnehin schon große Bürde der Eltern sonst zusätzlich beschwert wird.

ENTTÄUSCHTE HOFFNUNGEN

Um die Jahrtausendwende waren die Hoffnungen groß, bald die Allele zu finden, die diese psychiatrischen Erkrankungen verursachen. Mit der Sequenzierung des menschlichen Genoms, die eine Entschlüsselung der Erbinformationen ermöglichte, hatte man einen wissenschaftlichen Durchbruch erzielt. Und es gab kostengünstige Möglichkeiten, online auf genetische Daten zuzugreifen. Es hatte rund 250 Millionen Dollar gekostet, zahllose unterschiedliche Versionen einzelner Gene zu erforschen, die verdächtigt wurden, Schizophrenie zu verursachen. Doch die anfänglichen, breit angelegten Studien ergaben, dass diese ersten Kandidaten auf der Liste ausnahmslos unschuldig waren.[561] Ganze Karrieren wurden der Jagd nach statistischen Trugbildern geopfert.

Die nächste Stufe war die Gesamtgenomsequenzierung, die eine Analyse des kompletten humanen Erbguts statt spezifischer Gene ermöglichte. Die Forschenden nahmen die Biomarker in den Blick, die auf allen dreiundzwanzig Chromosomen verstreut waren, um herauszufinden, ob es bei den Betroffenen an bestimmten Stellen häufiger Variationen gab als bei Vergleichsgruppen. Sämtliche Bestandteile des Genoms wurden unter die Lupe genommen. Das Ergebnis war eindeutig: Es gibt keine weit verbreiteten genetischen Variationen, die das Risiko, an Schizophrenie, Autismus oder einer bipolaren Störung zu erkranken, signifikant erhöhen.[562] Die Anzahl der »Ausreißer« belief sich auf weniger als 1 Prozent. Alle identifizierten Genloci zusammen erklären nur 5 Prozent der Variationen.[563] Dazu kommt, dass diese Allele nicht nur das Schizophrenie-Risiko, sondern auch das Risiko erhöhen, an einer bipolaren Störung zu erkranken.[564]

Ein niederschmetterndes Ergebnis. Stellen Sie sich vor, Sie müssen nach jahrelangen, intensiven Forschungen im Labor feststellen, dass Sie Ihre ganze Zeit und Energie in die Analyse statistischer Zufallstreffer investiert haben. Damals hofften alle, spezifischen genetischen Defekten auf die Spur zu kommen, die spezifische Krankheiten verursachen. Was wir entdeckten, war eine organische Komplexität, die unser Vorstellungsvermögen überstieg. Es war, als hätte man bei einer archäologischen Grabung in einer Pyramide mithilfe von Radarsensoren das Fragment einer altägyptischen Stele geortet, so sensationell wie die Entdeckung des Steins von Rosette, und nach Freilegung der Fundstätte feststellen müssen, dass es sich in Wirklichkeit um einen Sandhaufen handelt.

Einige genetische Störungen werden von bestimmten hochwirksamen Genmutationen verursacht. Die Huntington-Krankheit (Chorea Huntington) gehört dazu: Wer das Allel hat, wird krank. Bei Mukoviszidose, einer angeborenen, durch rezessive Gene verursachte Stoffwechselerkrankung, liegen zwei Kopien eines defekten Allels vor. Doch die am meisten verbreiteten Erbkrankheiten unterscheiden sich beträchtlich voneinander. Statt einer kleinen Anzahl identifizierbarer genetischer Variationen mit großer Auswirkung sind mehrere Tausend Variationen mit geringer Auswirkung dafür verantwortlich, die im gesamten Genom verstreut sind. Das ist nicht nur bei Schizophrenie, Autismus und bipolarer Störung der Fall, sondern auch bei Diabetes Typ 2, Bluthochdruck, Arteriosklerose der Herzkranzgefäße, Migräne und Adipositas.

Die Unfähigkeit, spezifische Allele als Ursache genetischer Erkrankungen zu finden, wird oft als das Problem der »fehlenden Heritabilität« bezeichnet.[565] Doch dieses Maß für die Vererbbarkeit bestimmter Eigenschaften fehlt nicht, wie wissenschaftlich fundierte Studien gezeigt haben, in denen die starken Auswirkungen der Gene dokumentiert wurden. Was fehlt, ist die Bestimmung der Allele, die für die Vererbbarkeit verantwortlich sind. Wenn sich die Variationen bei den Menschen, die an Schizophrenie erkranken, primär auf genetische Variationen zurückführen lassen, warum ist es dann so schwierig, die Auslöser zu finden?

Eine mögliche Erklärung wäre, dass die verantwortlichen Variationen äußerst selten vorkommen und deshalb schwer zu identifizieren sind, auch dann, wenn sie große Auswirkungen haben. Einige überaus seltene Variationen in der Anzahl der Kopien eines Gens erhöhen das Risiko einer schweren psychischen Störung um das Fünffache und mehr. Doch selbst sie sind nicht allein für die Erkrankung verantwortlich. Bei Autismus gehen nur 5 Prozent der vererbbaren Variationen auf seltene Mutationen zurück.[566] Dazu kommt, dass solche seltenen Variationen wahrscheinlich nicht häufig vorkommen. Eine Studie, die sowohl die verbreiteten genetischen Variationen in den Genen als auch die seltenen Variationen in der Anzahl der Genkopien untersuchte, die Einfluss auf die Entstehung der Schizophrenie haben könnten, stellte fest, dass sich bei jeder ermittelten Variation das Risiko zu erkranken unter dem Strich auf nur 0,04 Prozent belief.[567] Alle hatten seltsamerweise die gleiche Effektstärke, aber sie war verschwindend gering.

Trotz der Herausforderungen macht die Suche nach den genetischen Ursachen psychischer Störungen rasche Fortschritte. Derzeit besteht Hoffnung, dass Genkombinationen mit großen Effekten entdeckt werden, die auf Schaltkreise im Gehirn als Problemursache hinweisen. Ein solcher Durchbruch kann jederzeit erfolgen, aber bisher hat es den Anschein, als würden wir an der falschen Stelle suchen. Kenneth Kendler, eine Koryphäe auf dem Gebiet der psychiatrischen Genetik, sagte: »Die schlimmste Vorhersage, dass wir nur ein Chaos zu sehen bekommen, ist unwahrscheinlich. Dass wir einen einzigen weitgehend zusammenhängenden Weg zur Erkrankung entdecken, scheint aber gleichermaßen unwahrscheinlich zu sein. Auch wenn wir es uns noch so sehr wünschen, individuelle Genvarianten mit großem Effekt spielen bei der Ursachenforschung schwerer psychiatrischer Störungen allem Anschein nach eine kleine oder gar keine Rolle.«[568] Eine Schlussfolgerung, die rückblickend nicht überrascht: Die natürliche Selektion schließt Allele, die schwerwiegende Krankheiten auslösen könnten, aus dem Genpool aus.

Das Rätsel der »fehlenden Heritabilität« wird allmählich weniger rätselhaft. Neuere Studien zeigen, dass bestimmte Allele zwar eine geringe Wirkung haben mögen, aber die meisten Effekte durch das hochkomplexe Zusammenspiel vieler Allele erklärt werden können.[569] Doch keine Kombination aus drei oder zehn spezifischen Genen löst zuverlässig Erkrankungen aus. Das Krankheitsrisiko wird vielmehr von Variationen in Tausenden Genen mit kaum merklichen Effekten beeinflusst, die miteinander und mit der jeweiligen Umwelt in Wechselwirkung stehen. In einem Forschungsbericht hieß es, die Anzahl der genetischen Variationen auf jedem Chromosom sei direkt proportional zur Größe des Chromosoms.[570] Sie sind wie winzige Perlen scheinbar zufällig auf dreiundzwanzig Strängen verteilt, mit mehr Perlen auf den längeren Strängen.

Die Entdeckung, dass sich sowohl das Schizophrenie- als auch das Autismus-Risiko mit dem Alter des Vaters, aber nicht mit dem Alter der Mutter erhöht, deutete darauf hin, dass neue Mutationen dafür verantwortlich sein könnten. Das liegt daran, dass die Anzahl der Eizellen, die eine Frau während ihrer Lebenszeit produziert, zum Zeitpunkt der Geburt weitgehend festgelegt ist, Samenzellen dagegen ständig durch multiple Zellteilungen entstehen, die fehleranfällig sind.[571] Neuere Studien lassen darauf schließen, dass das Risiko nicht vom Alter des Vaters im Augenblick der Zeugung ausgeht, sondern vom Alter des Vaters bei der Zeugung seines ersten Kindes.[572] Männer, die spät im Leben eine Familie gründen, unterscheiden sich genetisch von anderen Männern in einer Weise, die das Risiko einer Schizophrenie-Erkrankung bei ihren Kindern erhöht. Da 75 Prozent der neuen Mutationen auf die Väter zurückzuführen sind, liegt der Anteil älterer Väter an der Schizophrenie-Erkrankung ihrer Nachkommen bei 10 bis 20 Prozent.

Der Berg neuer Fakten offenbart die Grenzen des Standardschemas. Ein mechanisches Erklärungsmodell geht davon aus, dass das Gehirn aus eigenständigen Schaltkreisen mit spezifischen Funktionen besteht. Spezifische Störungen ließen sich demzufolge durch eine Gehirnpathologie mit spezifischen genetischen Ursachen definieren. Ein normales Gehirn, so die Theorie, wird von normalen Genomen geformt, und ein anormales Gehirn ist das Produkt anormaler Gene. Doch viele Allele, die das Risiko beeinflussen, sind weder anormal noch ist ihr Einfluss auf eine einzige, spezifische Störung beschränkt. Eine evolutionäre Sichtweise geht in die Tiefe. Sie deutet auf die Notwendigkeit hin, die Realität der organischen Komplexität zu begrüßen und die Ursachen nicht nur in den Mechanismen zu suchen, sondern in den Trade-offs mit ihren Kosten-Nutzen-Abwägungen, die ihren eigenen Beitrag zum Ausmaß der Anfälligkeit beisteuern. Statt nach defekten Komponenten des Systems und den Ursachen der Erkrankung bei den einzelnen Betroffenen Ausschau zu halten, können wir uns auch fragen, warum alle Angehörigen unserer Spezies anfällig sind.

Die wöchentlich ausgestrahlte Radioshow *Car Talk* erfreute sich in den USA großer Beliebtheit. Hier ging es um Probleme mit dem Auto, denen zwei Moderatoren mit dem Künstlernamen Click und Clack in einem nicht ganz ernst zu nehmenden Gespräch auf die Spur zu kommen versuchten. Die Zuhörenden, die in der Sendung anriefen, beschrieben, was nicht funktionierte. Sally aus Dallas hat einen MG, der nicht mehr anspringt, nachdem sie an einem heißen

Tag mit ihm herumkutschiert ist. Zuerst stellen die beiden »Autodoktoren« die Diagnose: Dampfblasenbildung. Danach beschreiben sie den Mechanismus, der das Problem verursacht: Die Benzinpumpe ist darauf angelegt, flüssige Stoffe zu befördern. Wenn das Benzin in einer heißen Benzinleitung verdampft, springt der Wagen erst dann wieder an, wenn er abgekühlt ist. Dann wechseln sie in den Ingenieurmodus über. Sie beschreiben den Konstruktionsfehler, der die Problemanfälligkeit dieses spezifischen Automodells verursacht: Bei MGs mit diesem Baujahr befindet sich die Benzinleitung in unmittelbarer Nähe des Auspuffkrümmers, sodass Dampfblasenbildung besonders häufig auftritt. Und zum Schluss erklären sie, warum das Problem bei allen Autos mit Vergasern – die den Kraftstoff mit der angesaugten Frischluft kombinieren – nahezu vorprogrammiert ist.

In meiner Teenagerzeit hörte ich aufmerksam zu, als mir ein Nachbar, ein Fahrzeugingenieur, seine Arbeit erklärte, die unter anderem darin bestand, die Dampfblasenbildung zu verhindern. »Wenn das Problem durch einen Hitzestau entsteht, sollte es einfach zu lösen sein«, behauptete ich. »Tatsächlich?«, erwiderte er. »Über jedem Motor ist es heiß. Wo würdest du die Benzinpumpe und den Vergaser denn anbringen?« Nachdem er jahrelang an der Entwicklung von Strategien getüftelt hatte, um das Problem weitestmöglich zu verringern, hatte er nurmehr wenig Geduld mit einem jungen Besserwisser, der keine Ahnung hatte, dass die Dampfblasenbildung ein »systemimmanenter« Anfälligkeitsfaktor ist, für den es keine einfache Lösung gab.

Könnten Schizophrenie, Autismus und bipolare Störungen das Ergebnis ähnlicher Anfälligkeitsfaktoren der menschlichen Psyche sein? Wenn ja, sind genetische Variationen mit Einfluss auf das Erkrankungsrisiko nur eine weit entfernte Ursache, genau wie sich verschiedene Automodelle in ihrer Anfälligkeit für die Dampfblasenbildung unterscheiden. Ein evolutionärer Ansatz hält nach Beschränkungen in den Informationsverarbeitungsprozessen des Gehirns Ausschau.

DIE EVOLUTIONÄRE GENETIK DER SCHWEREN PSYCHISCHEN STÖRUNGEN

Menschen mit Schizophrenie oder Autismus haben weit weniger Nachkommen als ihre nicht betroffenen Geschwister, wobei dieses Merkmal bei Männern ausgeprägter ist als bei Frauen. Die Schwestern der Betroffenen haben im Allgemeinen nur eine leicht höhere Anzahl Kinder, vielleicht als Ausgleich, während sie bei Brüdern geringer ist.[573] Der Selektionsdruck gegen diese beiden schweren psychischen Störungen müsste sehr stark sein.

Die wahrscheinlichste evolutionäre Erklärung ist, dass dem Wirkungsbereich der natürlichen Selektion Grenzen gesetzt sind. In einem Paper werteten Matthew Keller und Geoffrey Miller die Rolle einer Fehlanpassung an die Umwelt aus und äußerten ihre Skepsis angesichts der These, dass Allele für psychische Störungen einen Selektionsvorteil bieten.[574] Die überzeugendste Erklärung war für sie, dass neue Mutationen kontinuierlich und schneller entstehen, als sie ausselektiert werden können. Das ist mit Sicherheit eine der Hauptursachen für psychische Störungen. Sie gingen außerdem davon aus, dass unser Gehirn besonders vulnerabel ist, weil so viele Gene in den Aufbau seiner Struktur eingebunden sind. Diese Annahme ist fragwürdiger. Die Körpergröße wird von wesentlich mehr Genen beeinflusst, aber anormale Körpergrößen sind ungewöhnlich. Bei Maschinen treten Fehlfunktionen auf, wenn auch nur eine einzige Komponente defekt ist, aber der menschliche Körper funktioniert gewöhnlich trotz zahlreicher Mutationen und geringfügiger Beeinträchtigungen tadellos.

Ein Erklärungsmodell, das ausschließlich auf Mutationen basiert, deutet darauf hin, dass eine Kombination aus normalen Genen Krankheiten vollständig zu verhindern und die Fitness maximal zu steigern vermag. Doch das ist zweifelhaft. Die Anfälligkeit für schwere psychische Störungen könnte auch dann noch bestehen, wenn alle Mutationen aus dem Genpool entfernt wären. Hier verdienen einige Möglichkeiten Beachtung.

Für den Evolutionsbiologen Bernard Crespi und sein Team waren Schizophrenie und Autismus die beiden Seiten der gleichen Münze, ein Produkt der Gene, die ungeachtet der Kosten für den Wirt auf ihre Übertragung hinarbeiten, weil sie davon profitieren.[575] Diese Schlussfolgerung stützte sich auf die von Robert Trivers stammende und von dem Harvard-Biologen David Haig weiterentwickelte Beobachtung, dass chemische Tags, sprich Markierungen, die zu Beginn der Entwicklung auf Chromosomen platziert werden, die Expression bestimmter Gene hemmen.[576] Die Bedeutung dieses genomischen Prägungsprozesses für Übergewichtigkeit ist im 12. Kapitel beschrieben. Er kann auch die Gene selektiv ausschalten, je nachdem, ob sie von der Mutter oder vom Vater stammen.[577]

Die mütterlichen Gene haben einen selektiven Vorteil, wenn der Fötus kleiner ist. Damit tragen sie zum Erhalt ihrer Ressourcen für künftige Schwangerschaften und zu einer sicheren Geburt des Kindes bei. Gene aus der väterlichen Abstammungslinie haben einen selektiven Vorteil, wenn das ungeborene Kind größer ist und mehr gespeicherte Kalorien der Mutter verbraucht, weil ihre künftigen Nachkommen auch von einem anderen Vater stammen könnten.[578] Die Einzelheiten werden immer vielschichtiger, aber Crespi sammelte Belege, die zeigen, dass eine übermäßige Dominanz der väterlichen Allele das Autismus-Risiko erhöhen, während bei einer übermäßigen, unangefochtenen Aktivität der mütterlichen Allele das Schizophrenie-Risiko steigt.[579]

Damit ließe sich vorhersehen, dass Säuglinge mit einem größeren Geburtsgewicht eher dazu neigen, autistisch zu werden, während die kleineren Neugeborenen anfälliger für Schizophrenie sind. Bemerkenswert ist, dass diese Prognose von einer Studie gestützt wird, die sich mit der Krankheitsgeschichte von 5 Millionen Dänen befasste.[580] Ich bin mir nicht sicher, ob sich die Hypothese am Ende als richtig erweist, aber sie ist ein anschauliches Beispiel für kreative Denk- und Forschungsprozesse, die von der evolutionären Sichtweise inspiriert wurden.

Jungen sind um ein Vielfaches anfälliger für Autismus als Mädchen.[581] Selbst bei Ratten erzielen die Weibchen bessere Ergebnisse bei der Bewältigung sozialer Aktivitäten, während ihre männlichen Entsprechungen besser bei der Mustererkennung und Systemanalyse abschneiden. Daraus schlossen der klinische Psychologe Simon Baron-Cohen und sein Team, dass Autismus das Produkt eines extrem männlich dominierten Gehirns sein muss.[582] Die Frage ist: Lassen sich diese geschlechtsspezifischen Unterschiede in der Autismus-Anfälligkeit auf Testosteron, genomische Prägung, die Auswirkungen der Gene auf die X- und Y-Chromosomen oder auf irgendeinen anderen Einflussfaktor zurückführen? Die Antwort könnte der Schlüssel zum Verständnis von Autismus sein.

Die riesigen Kosten für die evolutionäre Fitness, die mit diesen Erkrankungen verbunden sind, haben zur Entwicklung von Theorien beigetragen, dass ihre Symptome oder die Allele, die sie verursachen, einen selektiven Vorteil bieten müssen.[583] Solche Überlegungen haben kreative Höhenflüge ausgelöst, zum Beispiel, dass Schizophrene prädestiniert sind, Schamanen oder charismatische Führungspersönlichkeiten zu werden, und der daraus resultierende Status ihnen mehr Paarungschancen verschafft.[584] Das stimmt jedoch nicht mit Daten überein, die belegen, dass sie weniger Kinder haben, obwohl ein Bericht jüngeren Datums darauf hindeutet, dass kreative Eigenschaften, die mit der Schizophrenie assoziiert werden, die Paarungschancen tatsächlich erhöhen.[585]

Eine plausiblere Möglichkeit wäre, dass genetische Tendenzen, die anfällig für psychische Störung machen, Vorteile anderer Art bieten. Die Frage nach dem Zusammenhang zwischen Kreativität und Intelligenz bei einer bipolaren Störung hat großes Interesse geweckt und viele Studien initiiert.[586] Bei meinen ebenso kreativen wie intelligenten Kolleginnen und Kollegen wäre demzufolge die Wahrscheinlichkeit größer, Nachkommen mit schweren psychischen Störungen in die Welt zu setzen, und die Kinder meiner Patientinnen und Patienten, die unter schweren psychischen Störungen leiden, scheinen ebenfalls außerordentlich kreativ zu sein. Doch dieser Zusammenhang könnte ein Trugschluss sein. Bei den Aktivitäten in einem Universitätsumfeld kommt man in erhöhtem Maß mit kreativen Menschen in Kontakt, und an außerordentlich erfolgreiche Patienten und ihre Angehörigen erinnert man sich leichter, weil sie in das Muster passen. Dazu kommt, dass Menschen mit schweren psychischen Störungen kreative Berufe wählen, weil es ihnen extrem schwerfallen würde, einen anders gearteten Arbeitsplatz zu bekommen und zu halten. Vielleicht erhalten Menschen mit ganz speziellen Fähigkeiten aber auch eine soziale Bestätigung, die sie anspornt, die Messlatte für ihre Ziele immer höher anzulegen, was sich zu einer Manie aufschaukelt. Einige Eigenschaften, die mit einer bipolaren Störung assoziiert werden, könnten durchaus mit Vorteilen einhergehen, aber ich bezweifle, dass Kreativität ein wichtiger Einflussfaktor ist. Vielleicht handelt es sich vielmehr um einen manchmal positiven Nebeneffekt einer dysfunktionalen Stimmungsregulierung und deren Komplikationen.

Einige neuere Studien stützen die These, dass die damit in Verbindung gebrachten Vorteile die Allele begünstigen, die eine Erhöhung der Anfälligkeit bewirken. Eine Studie stellte fest, dass die Wahrscheinlichkeit, eine bipolare Störung zu entwickeln, bei Zwillingen mit einer überdurchschnittlich hohen sozialen und verbalen Kompetenz in Zusammenhang steht.[587] In einem Artikel der beiden Professoren Renato Polimanti und Joel Gelernter von der Yale University hieß es, dass Allele, die das Risiko erhöhen, eine Autismus-Spektrum-Störung zu entwickeln, einer positiven Selektion unterzogen wurden, vermutlich aufgrund ihrer kognitiven Vorteile.[588] Eine andere Studie stellte fest, dass die Proteinmenge, die von den mit Schizophrenie in Verbindung gebrachten Genen erzeugt wird, in einem Zusammenhang mit der verbalen Lernfähigkeit stehen.[589] Und was die Frage betrifft, warum die zahlreichen Allele mit geringer Wirksamkeit nicht zusammengefasst werden können, um große Effekte zu erzielen, so scheint die Entwicklung des Gehirns von dessen komplexen Wechselbeziehungen beeinflusst zu sein.[590] Die unzähligen Hypothesen über die Vorteile, die mit all diesen Erkrankungen assoziiert werden und sich aus bestimmten Merkmalen oder Genen herleiten, wurden bisher nicht bestätigt. Deshalb ist Skepsis geboten.

Neue Methoden machen es möglich, einzuschätzen, wann genetische Variationen, die sich auf die Anfälligkeit für Schizophrenie auswirken, zum ersten Mal in Erscheinung traten. Die meisten tauchen in der Zeit kurz nach unserem letzten Vorfahren auf, den wir gemeinsamen mit Schimpansen haben, vor etwa 5 Millionen Jahren.[591] Eine Studie fand heraus, dass DNA-Schnipsel, die eine Expression bestimmter Gene fördern, die Entwicklung des Gehirns fünfmal schneller vorantreiben und diese Variationen außerdem das Risiko erhöhen, im späteren Leben Krankheiten wie Morbus Alzheimer zu entwickeln.[592] Das ist ein anschauliches Beispiel dafür, dass Allele, die später das Krankheitsrisiko erhöhen, vorher selektive Vorteile geboten haben müssen. Dieses Phänomen wird antagonistische Pleiotropie genannt – ein Gen kann mehrere (pleiotrope) Funktionen haben, die der Gesundheit des Individuums entgegenwirken. Stephen Corbett, Stephen Stearns und ihre Forschungsteams erklären, dass es viel höhere Kosten von Organismen einfordert, zum Beispiel von Menschen, die in einer völlig anders gearteten Umwelt leben als derjenigen, in der sich die Spezies evolutionär entwickelt hat.[593]

Wenn Allele, die die Anfälligkeit für bipolare Störungen erhöhen, im Verlauf der menschlichen Evolution tatsächlich mit einem selektiven Vorteil verbunden waren, müssten sie sich verbreitet haben und ein universelles Merkmal geworden sein. Möglich wäre es. Der Psychiater Hagop Akiskal und sein Team haben eine Reihe von Studien durchgeführt, die zeigen, dass eine voll ausgeprägte bipolare Störung nur einen kleinen Teil eines breit gefächerten Spektrums von Störungen darstellt, die mit einer Stimmungsinstabilität einhergehen.[594] Milde Versionen dieser Stimmungsinstabilität oder Stimmungsschwankungen sind vielleicht deshalb so weit verbreitet, weil sie langfristig den reproduktiven Erfolg erhöhen, trotz der nachteiligen Auswirkungen auf die Gesundheit der Betroffenen. Das könnte daran liegen, dass ihre sexuelle Produktivität während der manischen, mit Energie aufgeladenen Episoden im Durchschnitt größer ist oder sie in dieser Zeit mehr Chancen auf Sexualpartner oder -partnerinnen haben.[595] Affektive Störungen stellen ein weiteres tragisches Beispiel dafür dar, dass wir auf den reproduktiven Erfolg geprägt wurden, auf Kosten der individuellen Gesundheit.

Eine andere Erklärung wäre, dass die verantwortlichen genetischen Variationen keine Defekte, sondern genetische Eigenarten wie diejenigen sind, die nur in einem modernen Umfeld in Erscheinung treten, zum Beispiel Essstörungen oder Substanzmissbrauch. Die Möglichkeit, dass Schizophrenie ausschließlich in einer modernen Umwelt verbreitet ist, wurde in den letzten Jahrzehnten mehrmals in Betracht gezogen, doch die Belege dafür sind begrenzt.[596] Die vorherrschende Ansicht, dass die Schizophrenie überall mit der gleichen Häufigkeit auftritt, wurde von neueren Studien wiederum infrage gestellt, die leicht höhere Raten bei Menschen mit Migrationshintergrund und in einem urbanen Umfeld feststellten.[597] Doch der Evolutionspsychiater Jay Feierman entdeckte während seiner Reisen viele eindeutige Psychosen in Kulturen, deren Angehörige ihren Lebensunterhalt mit Jagd und Ackerbau verdienten. Weitere kulturübergreifende Daten wären hilfreich, aber diese psychiatrischen Störungen lassen sich nicht mit Essstörungen oder Substanzmissbrauch vergleichen, die in erster Linie das Produkt einer modernen Umwelt sind.

Infektionen bieten eine andere evolutionäre Erklärungsmöglichkeit. Könnten schwere Störungen eine Folge von Infektionskrankheiten sein, die sich auf die Entwicklung des Gehirns auswirken? Das Schizophrenie-Risiko wird durch eine Infektion mit Toxoplasma gondii – einem Parasiten, der mit Katzen in Verbindung gebracht wird – während der Schwangerschaft erhöht.[598] Es ist auch bei Kindern höher, deren Mütter während des zweiten Schwangerschaftstrimesters an einer Grippe erkrankt waren.[599] Der Einfluss solcher Infektionen auf die Entwicklung des Gehirns könnte einige der zeit- und ortsabhängigen Variationen erklären, aber während der Schwangerschaft treten sie eher selten auf, sodass ihr Beitrag zur gesamten Kausalkette gering ist. Sie bieten jedoch einen wichtigen Beleg dafür, dass eine Störung der neuronalen Entwicklung aufgrund verschiedener Ursachen eine Reihe ähnlicher Symptome hervorrufen kann.

Viele Hypothesen, warum Schizophrenie-Allele bis heute existieren, gehen von der generellen Annahme aus, dass sie im Zuge der menschlichen Kognitions- und Sprachprozesse herausgebildet wurden.[600] Sie waren lange Zeit einleuchtend, aber nicht nachweisbar, finden jedoch Unterstützung aufgrund neuer genetischer Erkenntnisse hinsichtlich der Auswirkungen der Allele, die mit der Schizophrenie in Verbindung gebracht werden, auf die kognitiven Fähigkeiten.[601]

AUS DEM GLEICHGEWICHT

Alle bisher beschriebenen Ideen tragen zu der Erklärung bei, warum die Allele, die schwere Erkrankungen verursachen, noch heute vorhanden sind. Ich habe mich ebenfalls gefragt, warum die natürliche Selektion das Risiko nicht von vornherein nachhaltig gesenkt hat. Jedes Allel kommt mit einer Häufigkeit von ungefähr 1 Prozent vor. Wenn es 0,001 Prozent wären, sähe das Ganze anders aus, aber 1 Prozent bedeutet, relativ weit verbreitet. Eine potenzielle Erklärung wäre, dass »Helfergenvarianten« entstanden, bevor unsere Urahnen Afrika verließen[602], aber der Prozess der Rekombination hätte solche neuen Gen- und Merkmalskombinationen schon vor langer Zeit getrennt.[603] Außerdem fand ich es rätselhaft, dass die geringfügigen Auswirkungen vieler unterschiedlicher Gene Ursache einer derart beständigen Reihe von Krankheitssymptomen sein sollten.

Nachdem ich mir wochenlang das Gehirn zermartert hatte, befasste ich mich noch einmal mit den ersten Studien des britischen Ornithologen David Lack.[604] Er hatte sich gefragt, warum Vögel nicht mehr Eier legen, um mehr Nachkommen zu zeugen, und gelangte zu der Schlussfolgerung, dass sich ein größeres Gelege manchmal auszahlte, aber auch zu weniger überlebenden Nachkommen führen könnte. Um seine Annahme zu überprüfen, entnahm er einige Eier und legte sie in andere Nester. Wie vermutet, erhöhte sich die durchschnittliche Anzahl der Jungvögel mit einem hinzugefügten Ei, doch mit jedem weiteren Ei verringerte sich die Anzahl der Nestlinge, die es schafften, flügge zu werden. Seine Erkenntnisse inspirierten mich zu der Frage, ob ein ähnliches Klippenrand-Modell die Anfälligkeit für Schizophrenie erklären könnte.[605]

In der Biologie ist der Ausdruck »Fitnesslandschaft« gebräuchlich, wenn es um den Einfluss der Variationen eines Merkmals im Darwin'schen Sinn geht. Bei Vögeln, die beispielsweise längere oder kürzere Flügel als der Durchschnitt haben, ist die Wahrscheinlichkeit geringer, einen Sturm zu überleben.[606] Die Fitnesslandschaft für die Flügellänge gleicht daher einer steilen Klippe, mit einem Fitnessgipfel in der Mitte bei Durchschnittslänge und einem Gefälle zu beiden Seiten, da die Fitness bei Vögeln mit kürzeren oder längeren Flügeln abnimmt. Lange Flügel haben sowohl Vorteile als auch Nachteile. Kurze Flügel haben die entgegengesetzten Vor- und Nachteile. Das Ergebnis sind unvermeidliche Trade-offs, die auf Kosten-Nutzen-Abwägungen basieren und heute noch bei vielen Krankheiten relevant sind. Bernard Crespi hat die paarweise angeordneten »diametrischen Störungen«, die sich aus Abweichungen vom Durchschnitt zur einen oder anderen Seite ergeben, in seinen Abhandlungen ausführlich beschrieben.[607]

Die folgende Abbildung zeigt das Standardmodell der genetischen Anfälligkeit für Erkrankungen. In der Mitte sind die selektiven Kosten-Nutzen-Abwägungen verortet. Besonders risikofreudige Kaninchen setzen sich einem hohen Risiko aus, Opfer von Beutegreifern zu werden, aber sie haben genug Zeit zum Fressen. Kaninchen mit mittlerer Risikobereitschaft befinden sich auf dem höchsten Fitnessniveau, deshalb prägt die natürliche Selektion die Population darauf, diesen Gipfel anzustreben, bei dem die Fitness der Gene und der Individuen mit maximaler Gesundheit einhergeht. Mutationen streuen die Verteilung, was dazu führt, dass einige Individuen Eigenschaften mit Werten aufweisen, die weit vom mittleren und unteren

Fitnessniveau abweichen. Die Stabilisierung der natürlichen Selektion entfernt solche Mutationen aus dem Genpool und verengt damit die Streuung.

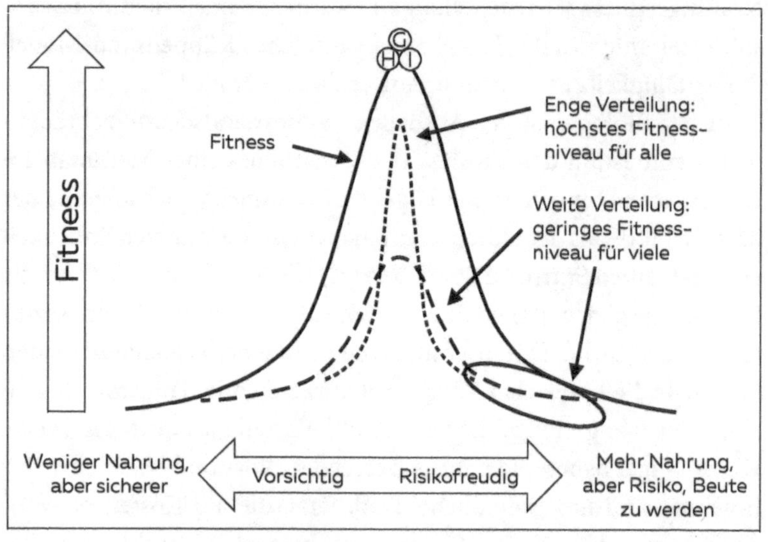

Das Standardmodell

Die durchgezogene Linie stellt die Fitness auf jeder Ebene der Vorsicht dar. Die Punkte, die die Fitness für ein Individuum (I), für ein Gen (G) und für die Gesundheit (health = H) maximieren, laufen in der Fitnesslandschaft auf dem Gipfel zusammen. Wenn die Verteilung des Ausmaßes an Vorsicht eng ist (die aufragende gepunktete Kurve), haben die meisten Individuen ein hohes Fitness- und Gesundheitsniveau erreicht. Ist die Verteilung weit (die gestrichelte Kurve), besteht für einige ein hohes Risiko, Opfer von Beutegreifern zu werden, während für die anderen das Risiko hoch ist, zu verhungern.

Doch Fitnesslandschaften können auch asymmetrisch sein. Manchmal werden die Merkmale, die eine Erhöhung der Fitness bewirken, so weit vorangetrieben, dass sie an den Rand der Klippe geraten und ein einziger Schritt zu viel zum Absturz führen kann, genau wie bei dem Vogelnest, in dem sich ein Ei zu viel befand. Rennpferde laufen Gefahr, sich das Sprungbein zu brechen. Warum hat die natürliche

Selektion es nicht stabiler gemacht? Hat sie! Wildpferde brechen sich selten die Beine. Doch da nur die schnellsten Pferde für die Züchtung ausgewählt wurden, wurden die Beine immer länger, dünner und leichter. Nachfolgende Rennpferd-Generationen waren schneller, aber auch anfälliger für Beinbrüche, was heute jedes tausendste Mal bereits beim Start eines Rennens passiert.[608]

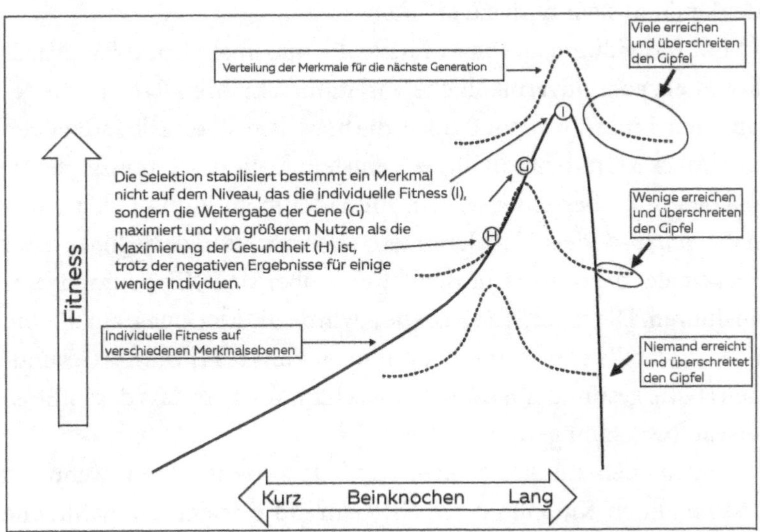

Wie die Fitness-Funktionen im Klippenrand-Modell Krankheiten unausweichlich machen

Merkmale mit asymmetrischen Fitness-Funktionen werden weder auf dem Niveau stabilisiert, das die individuelle Fitness (I) oder Gesundheit (H) maximiert, sondern ausschließlich der Weitergabe der Gene (G) dient, trotz der Nachteile für einige wenige Individuen.

Da alle Rennpferde auf Schnelligkeit gezüchtet werden, haben sie schlussendlich keinen Fitness-Vorteil gegenüber anderen Pferden, weil bei ihnen die Anzahl der Beinbrüche größer ist. Dieselbe Logik erklärt, warum es so schwierig ist, Fitness-Vorteile bei den Angehörigen von psychisch schwer Erkrankten zu finden. Ein starker Selektionsdruck zugunsten extrem ausgeprägter mentaler Fähigkeiten hat uns möglicherweise einen Verstand verliehen, der so schnell ist wie ein Rennpferd, aber genauso anfällig für katastrophale Entwicklungen.

Dieses Modell stimmt mit dem Konzept überein, dass die Schizophrenie in engem Bezug zur Sprach- und Kognitionsfähigkeit steht.[609] Und es passt zu der Beobachtung, dass sie eng mit der »Theory of Mind« verknüpft ist, unserer Fähigkeit, über die Motive und generellen kognitiven Fähigkeiten anderer Menschen nachzudenken und sie intuitiv zu erfassen.[610]

Ein Individuum an Punkt I hätte die maximale Anzahl an Nachkommen, aber unvermeidliche Variationen in ihren Reihen (die gepunktete Linie über dem Punkt), die bewirken, dass viele Individuen mit hoher Krankheitsanfälligkeit entstehen, die den Fitnessgipfel erreichen und überschreiten. Ein Individuum an Punkt G hätte beinahe genauso viele Nachkommen, aber nur wenige verfügen über Merkmale, die zum Fitnessgipfel und über den Klippenrand hinausführen. Die natürliche Selektion würde die Merkmale auf diesem Niveau stabilisieren. Ein Individuum an Punkt H (health = Gesundheit) hätte gesunde, aber weniger Nachkommen, sodass das Fitnessniveau insgesamt geringer wäre.

Ein mathematisches Modell zeigt, dass immer dann, wenn ein Merkmal den Kipppunkt am Klippenrand erreicht, die natürliche Selektion den Mittelwert senkt, der den reproduktiven Erfolg eines Individuums maximiert, aber nur so weit, dass er über dem Niveau bleibt, das die Gesundheit maximiert. Ein kleiner Prozentsatz der Population mit diesem Mittelwert-Merkmal kann den Kipppunkt auf dem Gipfel der Fitness erreichen oder überschreiten, wodurch sich das Krankheitsrisiko merklich erhöht.[611]

Krankheiten, die auf Klippenrand-Fitness-Funktionen zurückzuführen sind, müssten hochgradig vererblich sein. Sie lassen sich bei einem kleinen Prozentsatz der Population beobachten, und das Krankheitsrisiko wird durch die komplexen Wechselbeziehungen vieler normaler Allele beeinflusst, die ungefähr die gleichen geringfügigen Auswirkungen haben. Das stimmt mit den Daten für viele Erkrankungen überein.

Viele Merkmale sind geradezu prädestiniert für katastrophale Fehlentwicklungen. Säuglinge mit größeren Gehirnen und Köpfen haben Vorteile, doch in einem Umfeld ohne geburtshilfliche Eingriffe kann eine Abweichung vom Mittelwert um einen einzigen Zentimeter fatale Folgen für Mutter und Kind haben.[612] Hohe Harnsäurewerte schützen vor dem Altern, doch sind sie zu hoch, können sie eine Gichtarthritis verursachen, wenn sich die Harnsäurekristalle in den Gelenken anreichern.[613] Mehr Stammzellen verlangsamen den Alterungsprozess, doch zu viele erhöhen das Krebsrisiko.[614] Einige Aspekte der neuronalen Übertragung wurden möglicherweise bis zum Klippenrand getrieben[615], haben aber das Gehirn anfällig für eine Epilepsie aufgrund vieler Ursachen gemacht, Mutationen, Infektionen, Tumore, Verletzungen und Drogen eingeschlossen.

Der Konkurrenzkampf zwischen Wirten und Pathogenen – Mikroerregern, die Erkrankungen hervorrufen können – erzeugt wahrscheinlich besonders steile Klippen in der Fitnesslandschaft.[616] Der Preis der Unfähigkeit, sich angemessen gegen Infektionen zur Wehr zu setzen, ist der Tod. Um die Fähigkeit zu gewährleisten, sich vor ihnen zu schützen, ist das Immunsystem auf ein Ausmaß an Aggressivität geprägt, das bisweilen über das Ziel hinausschießt, auch normales Gewebe angreift und rheumatisches Fieber, Zwangsneurosen, rheumatoide Arthritis, Multiple Sklerose und andere Autoimmunerkrankungen verursacht.[617] Das macht die Suche nach den vielen Allelen mit Auswirkungen auf die Schizophrenie, die bei Immunreaktionen eine Rolle spielen, besonders dringlich.[618]

Ein Trade-off mit Vorteilen für das Immunsystem könnte auch bei der Alzheimer-Krankheit vorliegen. Absterbende und bereits tote Neuronen sind normalerweise von einem Protein namens Beta-Amyloid umgeben. Viele Forschende hielten dieses Protein für ein toxisches Nebenprodukt des Stoffwechsels. Doch zu ihrer Enttäuschung konnten Medikamente, die einer Synthese von Beta-Amyloid vorbeugen, das Fortschreiten der Krankheit nicht verlangsamen.[619] Dazu kommt, dass sich Beta-Amyloid als starke antimikrobielle Substanz erwiesen hat[620] und das System, das Verbindungen zwischen den Neuronen »zurechtstutzt«, auf einen Teil des Immunsystems angewiesen ist.[621] Restbestände des Herpesvirus kommen zum Beispiel häufiger im Gehirn von Menschen mit Alzheimer-Krankheit vor.[622] Unsere Anfälligkeit für Alzheimer könnte in Zusammenhang mit einem Trade-off stehen, bei dem die Nachteile für das Immunsystem und verschiedenartige Vorteile gegeneinander abgewogen wurden.[623]

Diese Krankheiten könnten auf die natürliche Selektion zurückzuführen sein, die Merkmale an einem Punkt kurz vor Erreichen eines Klippenrands stabilisiert, um damit die genetische Fitness trotz negativer Folgen für einige wenige Individuen zu maximieren. Diese Hypothese findet keineswegs breite Akzeptanz, aber sie bietet eine mögliche Erklärung dafür, dass es uns bis heute nicht gelungen ist, die genetischen Ursachen spezifischer psychischer Erkrankungen zu finden. Bei Klippenrand-Modellen ist das Problem nicht auf Gendefekte, sondern auf die Steilhänge von Fitnesslandschaften zurückzuführen, ein Ergebnis der Kosten-Nutzen-Abwägungen, die wie bei der Dampfblasenbildung systemimmanent sind. Eine zweidimensionale Landschaft stellt nur ein grob umrissenes Modell dar; Fitnesslandschaften mit Detailansichten sind zerklüftet und bilden viele Dimensionen ab. Bei einigen Krankheiten könnte sich herausstellen, dass sie Kratern gleichen. Doch es lohnt sich, das Klippenrand-Modell in den Blick zu nehmen, um Ausschau nach Merkmalen und Trade-offs zu halten, die für die Erklärung schwerer psychischer Erkrankungen von zentraler Bedeutung sein könnten.

SPEZIFISCHE FUNKTIONSFEHLER IN INFORMATIONSSYSTEMEN

Psychische Probleme werden oft grundlegend anders eingeordnet als andere medizinische Probleme. Aus evolutionärer Sicht gibt es sechs Gründe für die Störanfälligkeit, die in beiden Kategorien die gleichen sind, doch das Gehirn unterscheidet sich in einer Hinsicht von allen anderen Organen: Es ist ein Multifunktionswerkzeug. Es erhält Informationen von vielen inneren und äußeren Quellen, nutzt chemische und elektrische Prozesse, um sie zu verarbeiten, und gelangt zu einem Ergebnis, das physiologische Vorgänge anpasst und als Orientierungshilfe für das Verhalten nutzt. Systeme mit so vielen unterschiedlichen Funktionen können spezifische Defekte aufweisen.

Der Vergleich des Gehirns mit einem Computer schießt leicht über das Ziel hinaus. Ein Rechner besteht aus einzelnen Komponenten, die spezifischen Funktionen dienen. Sie übertragen die Tastenanschläge in digitale Signale, erzeugen Bilder auf dem Monitor, weisen die Speicherplätze zu oder sorgen dafür, dass die langen Ketten aus Nullern und Einsern die richtigen Berechnungen liefern. Flugzeuge und Raumfähren haben ein voll funktionsfähiges Backup-System, für den Fall, dass das Primärsystem ausfällt. Wir haben keinen Backup-Verstand, weil unser Gehirn ein organisch komplexes, integriertes System ist, das trotz Mutationen und kleinerer Beeinträchtigungen relativ gut funktioniert.

Softwaredefekte sind anders geartet, bieten aber ein anschauliches Beispiel für die verschiedenen potenziellen Funktionsfehler in organischen Informationssystemen. Das Problem, angemessene Signale aus der Umgebung zu empfangen, ist schwerwiegend, wenn Sie sich bei Ihrem Rechner anmelden wollen und das Keyboard nicht funktioniert. Der gestörte Empfang sensorischer Informationen kann bei Menschen Delirien und Halluzinationen hervorrufen. Softwareprogramme können abstürzen. Das ist ähnlich wie bei Gedankeninterferenzen oder »Gedankenblockierungen«, die bei einigen schizophrenen Menschen auftreten, die das Gefühl haben, dass ihre Gedankengänge abrupt unterbrochen werden, und nicht mehr wissen, was sie eigentlich sagen wollten.

Softwaredesigner arbeiten unter Hochdruck daran, endlose Loops oder Schleifen zu vermeiden, eine Folge von Befehlen, die ständig wiederholt wird, und ein Problem, das oft einen Neustart des Computers erfordert. Das Karussell der Sorgen und Obsessionen, das vielen Menschen mit Paranoia oder Zwangsneurosen zu schaffen macht, ist ähnlich geartet. Informationen können sich darüber hinaus auch in dieselben endlosen Feedbackschleifen einfädeln, den Speicher füllen und das ganze System zum Absturz bringen. Dieser Vorgang gleicht einer extremen Eskalation der manischen oder depressiven Episoden, die zyklisch auftreten und »hängen bleiben«. Er erinnert auch an den »Bestätigungsfehler«, die menschliche Neigung, unsere Aufmerksamkeit bevorzugt auf Informationen zu richten, die bereits vorhandene Überzeugungen bestätigen und alle anderen, die nicht in dieses Bild passen, zu ignorieren. Wenn schizophrene Menschen gebeten werden, ihre Ängste und Sorgen zu beschreiben, die zum Beispiel darin bestehen, von der Geheimpolizei ausspioniert zu werden, kann die Aufforderung in ihren Augen ein Beweis sein, dass Sie Teil der Verschwörung sind.

In seinem Buch *Kybernetik* erklärte Norbert Wiener, der als Vater der Informationstheorie gilt, dass fehlregulierte Feedbackkontrollsysteme für einige psychische Probleme verantwortlich sein könnten. Seine Theorie ist besonders relevant bei bipolaren Störungen.[624] Wenn das Leben aus dem Ruder läuft, treten die meisten kürzer und investieren weniger Energie, doch bipolare Menschen tun oft das Gegenteil, drehen auf und verausgaben sich. Nach einem Rückschlag gewinnen die meisten von uns nach und nach ihren Optimismus zurück und setzen ihr Leben fort, aber Menschen, die für affektive Störungen anfällig sind, können in eine Feedbackspirale der Isolation und Depression geraten.

Umgekehrt gilt aber auch, dass wir uns ein paar Tage nach einem spektakulären Erfolg plötzlich niedergeschlagen fühlen, ohne ersichtlichen Grund. Dieser »Gegenprozess«, wie es in der Psychologie heißt, ist ein generelles Merkmal menschlicher Motivationssysteme.[625] Ein evolutionär »gepolter« Autor stellte sogar die Theorie auf, dass extreme Glücksgefühle per se extreme Niedergeschlagenheit auslösen, als Stabilisierungsmaßnahme.[626] Ein solches System, das zur Stabilisierung der Stimmungslage beiträgt, könnte bei Menschen mit bipolaren Störungen fehlen.

Eine evolutionäre Perspektive auf schwere psychische Störungen ermutigt zu neuen Sichtweisen, denen es gelingt, die Aufmerksamkeit von der vorschnellen Annahme abzulenken, dass die Gene, von denen sie beeinflusst werden, defekt sein müssen. Sie lenkt den Fokus auf Merkmale, Fitnesslandschaften und Kontrollsysteme, die zu einer Anfälligkeit beitragen können. Um welche Merkmale es sich dabei im Einzelnen handelt, ist eine gute Frage. Vermutlich sind es nicht so offensichtliche Eigenschaften wie Kreativität oder Intelligenz, sondern eher die Wachstumsraten der Neuronen in der frühen Kindheit, das sogenannte Synapsenpruning in der Adoleszenz, ein »Zurechtstutzen«, bei dem ungenutzte synaptische Verbindungen eliminiert werden, und die Übertragungsraten in neuronalen Netzwerken. Auf einer höheren Ebene könnte die kognitive Fähigkeit, auch die kleinen unterschwelligen Gesten anderer Personen zu deuten, von Nutzen sein, bis der Kipppunkt auf irgendeinem Gipfel erreicht ist, an dem sie als Bedrohung wahrgenommen werden und es zur Paranoia kommt. Ich bin mir bewusst, dass es sich hierbei um Spekulationen handelt und die Systeme in Wirklichkeit viel komplexer und schwerer zu erfassen sind. Dennoch lohnt es sich, zu erforschen, wie die natürliche Selektion Merkmale begünstigt, die unsere Fitness maximieren, aber einige Individuen störungsanfällig gemacht hat, und nach den Ursachen zu suchen, die sich nicht im Scheinwerferlicht der Populationsgenetik und Neurowissenschaften befinden.

Epilog
EVOLUTIONÄRE PSYCHIATRIE – EINE BRÜCKE, KEINE INSEL

»Wenn eine Idee nicht absurd erscheint, dann taugt sie nichts.«

Albert Einstein zugeschrieben

»Ideen halten sich nicht lange. Man muss etwas daraus machen.«

Alfred North Whitehead

Warum hat uns die natürliche Selektion anfällig für so viele psychische Störungen gemacht? Eine gute Frage. Die Bemühungen, sie zu beantworten, werden das Verständnis psychischer Störungen vertiefen. Das ist die Grundthese in diesem Buch. Sie zielt darauf ab, uns zu ermutigen, die Frage ernst zu nehmen und ihr gemeinsam nachzugehen. Das erfordert den Bau einer Brücke über die Schlucht, welche die Evolutionsbiologie von der Psychiatrie trennt, ein bereichsübergreifendes Projekt, das gerade erst beginnt.

Mitte des 19. Jahrhunderts fanden sich die Touristen in hellen Scharen an den beiden Ufern des Niagara River ein, um einen Blick auf die Wasserfälle zu werfen. Es lag auf der Hand, dass eine Hängebrücke, die Kanada und die USA verband, sowohl stark frequentiert als auch lukrativ sein würde. Einige Experten behaupteten von vornherein, ein solches Vorhaben sei unmöglich umzusetzen, doch Charles Ellett Jr., der ebenfalls Bauingenieur war, nahm die Herausforderung an. Seine erste Aufgabe bestand darin, eine Möglichkeit zu finden, die Tragseile ans andere Ufer des tosenden Flusses zu befördern. Boote, Raketen und Kanonen schieden aus, aber er hatte den genialen Einfall, einen Drachenflugwettbewerb zu veranstalten, den er im Januar 1848 ankündigte. Einer der Teilnehmer, ein fünfzehnjähriger Amerikaner namens Homer Walsh, wechselte auf die kanadische Seite über und ließ seinen Drachen mit dem Namen »Union« den ganzen Tag lang bis in die Abendstunden hin- und herfliegen, bis die Schnur erschlaffte und von den scharfkantigen Felsen am anderen Ufer durchtrennt wurde. Es dauerte acht Tage, bis die Fähre durch die Eisschicht des Flusses gelangte, sodass er seinen Drachen bergen, reparieren und die Grenze zwischen den beiden Ländern abermals überqueren konnte. Schließlich gelang es ihm: Die Drachenschnur überspannte den Fluss, zog danach ein stärkeres Seil und zum Schluss ein Drahtseil ans andere Ufer, das auf beiden Seiten im Boden verankert wurde. Auf diese Weise entstand die erste Hängebrücke über der Niagara-Schlucht.[627]

Die Schlucht zwischen Evolutionsbiologie und Psychiatrie ist ebenfalls tief, breit und mit tosenden Gewässern gefüllt. Die ersten Drachenschnüre, die das andere Ufer erreichten, wurden von den scharfkantigen Felsen auf beiden Seiten zerrieben. Dieses Buch versucht, eine weitere Schnur über die Schlucht zu spannen, in der Hoffnung, dass sie im Boden verankert wird und zum Bau einer Brücke mit starken Tragseilen führt. Die Evolutionsbiologie ist eine grundlegende Wissenschaft für die Medizin und Verhaltensstudien aller Art. Ihre Hebelwirkung bei psychischen Störungen zu nutzen, ermöglicht eine neue Sichtweise, die weiteren Fortschritten Vorschub leistet.

Die Erklärungen in diesem Buch, die sich auf unsere Anfälligkeit für psychische Störungen fokussieren, stellen ein Beispiel für die Chancen dar, die sich bieten; sie liefern keine endgültigen Antworten. Jede einzelne erfordert eingehende, interdisziplinäre Forschungsaktivitäten. Ich habe aufzuzeigen versucht, dass einige weit verbreitete Erklärungen nicht mit der dahinterstehenden Theorie übereinstimmen, andere von Fakten widerlegt werden und der Rest noch nicht ausreichend belegt ist. Sie fügen sich nur am besten in unser aktuelles Wissen ein. Jede Hypothese über die Evolution und psychische Störungen muss auf den Prüfstand gestellt werden.

Das ist oft schwierig und leichter gesagt als getan. Der menschliche Verstand neigt dazu, sich Erfahrungen so »zurechtzubiegen«, dass sie sich in funktionale Kategorien einordnen lassen, nach dem Muster: Ein Stuhl ist zum Sitzen da, ein Hammer zum Hämmern, die Augen zum Sehen. Folglich scheint die Frage ganz natürlich zu sein, wozu Schizophrenie oder Anorexia nervosa gut sein sollen. Aber Störungen haben keine klar voneinander getrennten Funktionen. Die VDAA (*Viewing Diseases As Adaptions*), also Krankheiten ausschließlich als Adaptionen zu betrachten, wäre der schwerwiegendste Fehler in der Evolutionären Psychiatrie. Der Gedanke, dass beinahe alles eine Anpassungsleistung ist, gehört zu den natürlichen menschlichen Fehlannahmen. Meine bevorzugte unsinnige Hypothese lautet, dass die Rosafärbung der Flamingos eine hervorragende Tarnung ist, um bei Sonnenuntergang nicht aufzufallen. Die Forschenden auf dem Gebiet der Physiologie und Verhaltensökologie würden sich vermutlich zurückhaltend dazu äußern, doch da es in ihrem Arbeitsalltag um Anpassungen geht, neigen viele zuerst zu der Annahme, dass die meisten Merkmale Adaptionen sind, die Vorteile bieten – in Verbindung mit den unvermeidlichen Trade-offs.

Andere Wissenschaftlerinnen und Wissenschaftler reagieren skeptisch oder sogar feindselig auf die Behauptung, dass einige negative Merkmale nützlich sein könnten. Genetikerinnen und Paläontologen sehen die Auswirkungen in ihrer täglichen Arbeit, deshalb neigen sie zu der Annahme, dass die meisten Gene und Merkmale ein Produkt zufälliger Ereignisse sind, wobei sie Gegenbehauptungen mit einem Schulterzucken abtun, ohne die Belege oder Alternativen auch nur ernsthaft in Betracht zu ziehen. Und eine bemerkenswerte Anzahl glaubt, dass proximate oder phylogenetische Erklärungen, die sich auf die stammesgeschichtliche Entwicklung der Gesamtheit aller Lebewesen beziehen, ausreichend seien.

Der verbale Schlagabtausch in den eigenen Reihen hat ein wissenschaftliches »Bohei« ausgelöst.[628] Die eine Seite wirft der Evolutionären Psychiatrie fälschlicherweise »Adaptionismus« vor – die These, Merkmale der Arten hätten sich nur durch Anpassung an den Selektionsdruck fixiert. Und das trotz meiner Bemühungen, zu betonen, dass nichts im Körper perfekt sein kann und viele Probleme uralte Krankheiten sind, ohne Funktionen, die versöhnlich stimmen. Auf der entgegengesetzten Seite werden mir einige Evolutionspsychologen vorhalten, dass meine Sichtweise die adaptiven Funktionen zu langsam zur Kenntnis nimmt. Die Kämpfe zwischen diesen Gruppen erinnern an Stammeskriege mit ihren stereotypen Vorurteilen und pauschalen Angriffen auf eine Zurschaustellung ihrer eigenen spezifischen Argumente, die sie als bedrohlich empfinden. Doch eine Generalisierung der Argumente ist kontraproduktiv. Fortschritte werden nur durch eine objektive Überprüfung spezifischer Hypothesen erzielt. Viele verdienen es, offen auf den Tisch gelegt zu werden. Die meisten laufen Gefahr, durch den Ansturm der Fakten aus den Angeln gehoben zu werden. Eine systematische Übersichtsarbeit erfordert die Investition von Zeit und Ressourcen. In ihr müssen die Ergebnisse der gesamten bereits durchgeführten Forschungsprojekte zu einem Thema zusammengefasst werden, um Verzerrungen durch Voreingenommenheit der Forschenden zu vermeiden. Bestmögliche Strategien für die Überprüfung der Hypothesen zum Thema Krankheitsanfälligkeit sind noch in der Entwicklung begriffen, aber Experimente, naturalistische Beobachtungen und die Vergleichende Methode können hilfreich sein. Ein einfaches Kochrezept nach dem Motto »Man nehme …« wird nicht ausreichen.[629]

Diese Herausforderungen sollten die Bemühungen nicht eindämmen, unser Verständnis von normalem Verhalten zu einem besseren Verständnis eines Verhaltens zu nutzen, das nicht der »Norm« entspricht. Die natürliche Selektion hat uns nicht auf Essstörungen geprägt, sondern auf Mechanismen, die während einer Hungersnot das Essverhalten regulieren. Die natürliche Selektion hat uns nicht auf ADHS geprägt, sondern auf Mechanismen, die unsere Aufmerksamkeit regulieren. Die natürliche Selektion hat uns nicht auf schwere Depressionen geprägt, sondern auf die Fähigkeit, normale Stimmungsschwankungen mit allen ihren Höhen und Tiefen zu erleben. Der Rest der medizinischen Community nutzt ihr Verständnis einer normalen Funktionsfähigkeit als Grundlage für das Verständnis pathologischer Muster. Das ermöglicht ihr, Symptome zu erkennen, die sich unterschiedlichen Kategorien zuordnen lassen, beispielsweise die Kombination von Krankheitszeichen, die in das Krankheitsbild des Herzversagens passen, das viele Ursachen haben kann. Ein evolutionäres Rahmenwerk bietet der Psychiatrie ein ähnliches Fundament, wie es die Physiologie und die Biochemie dem Rest der medizinischen Community zur Verfügung stellen.

WAS KANN DIE EVOLUTIONÄRE PSYCHIATRIE BEWIRKEN?

Patientinnen und Patienten brauchen Hilfe, so schnell wie möglich. Ärztinnen und Ärzte brauchen wirksamere Behandlungsmethoden. Wenn ein Mensch, der Ihnen nahesteht, mit einer manischen Episode in eine Klinik eingeliefert wird, ist Ihre einzige Sorge in diesem Moment, ob sie die richtige Diagnose stellen und die bestmögliche Therapie vorschlagen. Spekulationen darüber, warum wir alle anfällig für eine Manie sind, wären in dem Moment geradezu frivol. Wenn sich Ihr alkoholsüchtiger Partner in der Klinik befindet, Ihr Kind schizophren ist oder Sie selbst unter Depressionen oder einer Zwangsneurose leiden, sind solche Überlegungen völlig irrelevant. Angesichts dessen ist es verständlich, wenn sich einige Leute fragen: »Warum sollen wir uns mit der Evolutionären Psychiatrie beschäftigen, wenn sie keine besseren Behandlungsmethoden zu bieten hat?«

Dafür gibt es zwei Gründe. Langfristig wird die evolutionäre Sichtweise unser Verständnis psychischer Störungen grundlegend verändern und damit besseren Behandlungsmethoden den Weg ebnen. Kurzfristig kann uns die evolutionäre Sichtweise ebenfalls helfen, auch noch in unserer heutigen Zeit.

Ein evolutionäres Fundament ist imstande, die Forschung voranzubringen und einige der anhaltenden Kontroversen beizulegen. Würde mich meine Patientin, Frau A., heute fragen, ob mir bewusst sei, dass in der Psychiatrie das reinste Meinungschaos herrsche, würde ich ihr antworten, dass ein Großteil geklärt werden kann. Ich würde ihr sagen, dass es gute Gründe für schlechte Gefühle gibt. Dass Angst und Niedergeschlagenheit oft in extremer Ausprägung vorhanden sind, weil sie den Genen auf unsere Kosten nutzen, wegen des Rauchmelder-Prinzips, das uns vorsorglich vor Schaden bewahren soll. Weil wir heute in einer modernen Umwelt mit so rasanten Veränderungen leben, dass sich unsere körpereigenen Regulationsmechanismen nicht schnell genug anpassen können. Und weil solche Systeme von Haus aus störanfällig sind. Dass es sich lohnt, im Gehirn nach Problemen Ausschau zu halten, doch da es sich um einen Informationsverarbeitungsmechanismus handelt, nur für einige Störungen spezifische Ursachen und Gehirnanomalien gefunden werden können. Dass andere sich möglicherweise als Syndrom erweisen, eine Kombination aus verschiedenen Krankheitszeichen, die gemeinsam und gleichzeitig auftreten, wie bei einem Nieren- oder Herzversagen, die viele Ursachen haben können. Dass einige Ursachen auf einer unteren Ebene beginnen, die Gene und Gehirnmechanismen betrifft, während andere auf der oberen Ebene verortet und auf Informationen und Informationsverarbeitung fokussiert sind. Dass Top-down- und Bottom-up-Ursachen in einer Wechselbeziehung zueinander stehen und ein dicht verwobenes Netzwerk bilden, das nicht Chaos, sondern eine hochkomplexe Realität ist. Und dass ein evolutionäres Rahmenwerk hilft, den Sinn psychischer Erkrankungen zu entdecken.

Um die Vorteile der evolutionären Sichtweise nutzen zu können, sind einige Veränderungen unabdingbar. Alle, die im Gesundheitswesen und in der Forschung tätig sind, wären gut beraten, sich mit den Grundprinzipien der Evolutionsbiologie vertraut zu machen. Wichtig ist auch das Wissen, wie die natürliche Selektion Gehirn und Verhalten geprägt hat. Dieser Wandel wird nicht über Nacht eintreten, weil im Gesundheitsbereich nur wenige die erforderlichen Kenntnisse besitzen und weitergeben können oder darauf bestehen, dass sie in die Lehrpläne aufgenommen werden. Die Bereitstellung neuer erziehungswissenschaftlicher Ressourcen und Lehrpläne wird die Fortschritte beschleunigen. Aufklärung ist von zentraler Bedeutung, aber auch die Finanzierungsprioritäten sind reformbedürftig. Fast alle Fördergelder wurden in die Suche nach spezifischen Genen und Gehirnanomalien investiert, die für spezifische Erkrankungen verantwortlich sein könnten. Einige würden sagen, dass man damit in einer Sackgasse gelandet und ein Paradigmenwechsel fällig ist. Ich hoffe, dass sie sich irren, aber es besteht dennoch keine Notwendigkeit, bei einem Rennen alles auf den Sieg eines einzigen Pferdes zu setzen. Der Moment einer bahnbrechenden neuen Entdeckung könnte gekommen sein, wenn wir eine neue Frage finden, wie Jonas Salk, der Entdecker des Impfstoffs gegen Kinderlähmung es ausdrückte. Fördergelder, um neue Fragen zu beantworten, würden in der Psychiatrie neue Wege eröffnen. Herauszufinden, wie die aktuellen Lebenssituationen die Gefühle beeinflussen, ist wichtig. Studien, die sich damit befassen, wie ein normales Stimmungstief reguliert wird und in welcher Hinsicht es nützlich sein kann, sollten auf die Tagesordnung gesetzt werden, genau wie die Frage, wie es Drogen gelingt, Stimmungsmechanismen außer Kraft zu setzen, die ursprünglich dazu dienten, Symptome zu lindern. Studien zum Thema Hartnäckigkeit sollten noch einmal im Licht eines adaptiven Nutzens betrachtet werden, der darin besteht, nutzlose Bemühungen einzustellen. Das Nahrungsbeschaffungsverhalten der Menschen unter die Lupe zu nehmen, die für Substanzmissbrauch anfällig sind, wäre ein spannendes Unterfangen. Kybernetische Ansätze mit der Evolution, der Psychologie und den Neurowissenschaften zu verknüpfen, klingt vielversprechend. Dutzende Studien befinden sich bereits am Start, die nur noch darauf warten, dass Sponsoren die damit verbundenen Chancen erkennen.

Das Ziel ist die Verbesserung der Behandlungsmöglichkeiten. Aber es ginge viel verloren, wenn sich die Evolutionäre Psychiatrie darauf beschränken würde, sich als weiteres Markenprodukt in der Therapielandschaft zu etablieren. Therapien haben die Neigung, sich auf dem Fundament gemeinsamer Überzeugungen zu isolierten Inseln zu entwickeln. Solche Überzeugungen beeinflussen das, was Menschen tun, und häufiger noch, was sie unterlassen. Zu Beginn meiner beruflichen Laufbahn hatte ich viele Patientinnen und Patienten mit schweren Angstneurosen oder Depressionen, die Medikamente mit der Begründung verweigerten: »Nein danke, die kurieren nur Symptome, nicht die Ursache des Problems.« Das vorherrschende psychodynamische Schema hielt sie davon ab, die verfügbare medikamentöse Hilfe auch nur in Betracht zu ziehen. Als im Lauf der Jahre im Fernsehen immer häufiger Werbung für Medikamente auftauchte, verkehrte sich das vorherrschende Schema ins Gegenteil. Ich hatte einmal einen völlig verzweifelten, depressiven zweiundzwanzigjährigen Patienten, dem fünf verschiedene Medikamente verordnet worden waren, von denen kein einziges angeschlagen hatte. Er wohnte im Erdgeschoss seines Elternhauses, starrte meistens auf die Wand und raffte sich gelegentlich dazu auf, den Fernseher einzuschalten oder Videospiele zu spielen. Als ich wissen wollte, was er mit seinem Leben anfangen wolle, antwortete er: »Ich muss erst mal meine Depression überwinden, bevor ich irgendwas anfangen kann.« Als ich ihn fragte, wie er das bewerkstelligen wolle, sagte er: »Ich habe eine Hirnerkrankung, deshalb muss ich warten, bis sie ein Medikament finden, das wirkt.«

Schemata rund um psychische Störungen engen auch die Perspektive derjenigen ein, die klinisch oder in der Forschung tätig sind. Einige ordnen die Probleme Hirnstörungen zu und haben kein Bedürfnis, sich eine ausführliche Geschichte anzuhören. Sie geben sich damit zufrieden, eine Diagnose zu stellen und eine Behandlung anzuordnen, die für Störungen dieser Art als angemessen gilt. Im umgekehrten Fall geben sich diejenigen, die Probleme auf frühkindliche Erfahrungen mit Konfliktpotenzial zurückführen, die größte Mühe, Erinnerungen wachzurufen und mit dem aktuellen Verhalten in Verbindung zu bringen. Sie lassen wiederum die Möglichkeit außer Acht, dass Gehirnprobleme und aktuelle Lebenssituationen involviert sind. Die Evolutionäre Psychiatrie baut Brücken zwischen unterschiedlichen Perspektiven. Sie verleiht dem biopsychosozialen

Modell des Psychiaters George Engels Substanz und Struktur. Statt die Schuld an den Problemen eines Menschen der einen oder anderen Ursache anzulasten, ermutigt sie die Suche nach Antworten auf die Frage, wie das Zusammenspiel mehrerer Faktoren die Probleme verursacht haben könnte und welche Therapiemethoden am besten zur Lösung beitragen könnten.

DIE AKTUELLE SITUATION IN DEN KLINIKEN

Mein Freund und Kollege Alfonso Troisi, Professor für Psychiatrie an der Universität Rom I und Co-Autor des Buches *Darwinian Psychiatry* hat mich überzeugt, dass es für Kliniken hilfreich sein könnte, ihr Wissen um die Wirkungsweise der Evolution zu erweitern.[630] Diejenigen, die sich mit dem Thema beschäftigt haben, verstehen die Motivationen und Emotionen besser, die durch Schwierigkeiten bei der Verfolgung der eigenen Ziele entstehen. Ihre Einsichten in die Beschaffenheit zwischenmenschlicher Beziehungen tragen zu Erkenntnissen bei, warum Konflikte unvermeidbar sind und wie man sie eindämmen kann. Martin Brüne, ein deutscher Evolutionspsychiater und Autor des Buches *Evolutionary Psychiatry* hat ebenfalls befürwortet, evolutionäre Sichtweisen in den Klinikalltag einzuführen.[631] Die britischen Psychiater Riadh Abed und Paul St. John-Smith haben Hunderte Mitglieder für die Organisation Royal College of Psychiatrists gewonnen, die dieses spezifische Interesse an beruflicher Weiterbildung und Öffentlichkeitsarbeit teilen. Klinische Psychologen, einschließlich Paul Gilbert und Leif Kennair, nutzen evolutionäre Denkansätze, um kognitive Verhaltenstherapien effektiver zu gestalten.[632] Sie werden dic nächste Generation inspirieren.

Obwohl ich zögere, vorschnell auf Vorteile zu verweisen, hat das Wissen um die Zusammenhänge zwischen Evolution und Verhalten meinen Therapieansatz bei vielen psychischen Problemen grundlegend verändert. Die Behandlung von Panikstörungen erzielt bessere

Ergebnisse, wenn erkannt wird, dass eine Panikattacke ein falscher Alarm im Kampf-oder-Flucht-System ist, und das Rauchmelder-Prinzip erklärt, warum sie häufig vorkommen. Die Behandlung von Essstörungen erzielt bessere Ergebnisse, wenn erkannt wird, dass strikte Diäten Mechanismen in Gang setzen, die als Schutz vor Hungersnöten ausgelegt waren und dazu neigen, eine positive Feedbackspirale zu erzeugen. Die Behandlung von Suchterkrankungen erzielt bessere Ergebnisse, wenn erkannt wird, dass Abhängigkeit entsteht, wenn unsere Lernmechanismen mit Substanzen und Verabreichungsmöglichkeiten konfrontiert werden, die das Vorstellungsvermögen unserer steinzeitlichen Vorfahren übersteigen würden. Und die Fachärztinnen und -ärzte in der Psychiatrie, die ich ausgebildet habe, haben gelernt, dass eine bestimmte Frage der Schlüssel zum Verständnis einer Depression sein kann: »Gibt es irgendein besonders wichtiges Ziel in Ihrem Leben, das Sie unbedingt erreichen möchten, aber weder erreichen noch aufgeben können?«

Das Verständnis der sozialen Selektion stellt ein Fundament dar, das Aufschluss über engagierte, auf Selbstbindung beruhende Beziehungen und die Verbreitung von Schuldgefühlen und Sozialangst gibt. Wenn wir die Spannungen zwischen austauschbaren und engagierten Beziehungen erkennen, erleichtern wir die Diskussion mit Patientinnen und Patienten über das, was eine therapeutische Beziehung bewirken kann und was nicht. Die Erkenntnis, dass lange, auf Vertrauen beruhende Gespräche automatisch ein Gefühl der Verbundenheit erzeugen, kann dazu beitragen, sie auf den professionellen Rahmen zu beschränken.

Diese Erkenntnisse, die in der Forschungslandschaft der Evolutionspsychiatrie an vorderster Front verortet sind, haben auch jetzt schon einen Nutzen, sollten aber nicht als eine »evolutionäre Psychotherapie« betrachtet werden. Brücken zu bauen kann viel mehr bewirken, als neue Inseln zu schaffen.

WARUM IST LEBEN SO LEIDERFÜLLT?

Am Ende des Buches schließen wir den Kreis mit der wichtigsten Frage von allen. Für diejenigen, die das große Los gezogen haben, begann das Leben wie bei Siddharta, der aus einem alten indischen Adelsgeschlecht stammte und zum Buddha wurde. Auch wenn wir nicht mit einem goldenen Löffel im Mund geboren wurden, haben wir unsere Kindheit vielleicht doch in einem sicheren Kokon verbracht, von liebevollen Eltern beschützt und abgeschirmt von dem Wissen um das Leid in der Welt. Als Siddharta schließlich die Erlaubnis erhielt, den Palast zu verlassen und in die Welt hinauszuziehen, wurde er abrupt mit den Schattenseiten des Lebens konfrontiert, mit dem Schmerz und der Traurigkeit, die seine Suche nach den Ursachen und einer Lösung antrieben. Er gelangte zu der Schlussfolgerung, dass alles Leid seinen Ursprung im menschlichen Begehren hat. Würde er heute leben, hätte er vermutlich herauszufinden versucht, warum die natürliche Selektion Begehrlichkeiten und sowohl schmerzliche als auch lustvolle Gefühle und Empfindungen herausgebildet hat, die im Zuge der Verfolgung unserer Wünsche, Bedürfnisse und Ziele entstehen.

Die generelle Antwort lautet: Unser Gehirn wurde darauf geprägt, die Weitergabe unserer Gene von einer Generation zur nächsten zu maximieren. Emotionen sind spezifische Funktions- oder Vorgehensweisen, die in bestimmten Situationen nützlich sind. Diese Auffassung von der Vorbestimmtheit des Geschehens und Handelns könnte man aber auch aus einer anderen, subtileren Sicht deuten: Wir wurden mit der Fähigkeit zu echter, tief empfundener Güte und Fürsorglichkeit ausgestattet. Emotionen machen das Leben lebenswert, auch wenn wir den Preis in Form von Schuldgefühlen und Trauer zahlen. Wir besitzen »eingebaute« Mechanismen, die das Begehren in Schach halten. Sie arbeiten nicht immer verlässlich, aber sie ermöglichen den meisten von uns, unser Leben mit Humor und mithilfe guter zwischenmenschlicher Beziehungen zu bewältigen, ohne uns ständig den Kopf darüber zu zerbrechen, was wir alles nicht haben. Auch dieser Nutzen hat seinen Preis: Wir machen uns häufig Sorgen, was andere über uns denken könnten. Unter dem Strich ermöglichen diese Produkte der natürlichen Selektion vielen, wenn nicht sogar den meisten Menschen ein sinnvolles und erfüllendes Leben. Das alles lädt dazu ein, die Frage nach dem Leid damit zu beantworten: Statt angesichts von so viel Schmerz im Leben zu erschrecken, sollten wir das Wunder der psychischen Gesundheit, das viele genießen dürfen, mit ehrfurchtsvollem Staunen betrachten.

Danksagung

Dieses Buch ist das Produkt einer Selektion. Ich habe die darin enthaltenen Konzepte seit Jahrzehnten in Gesprächen und Skizzen in Fach- und Freundeskreisen zur Sprache gebracht, aber viele wurden zurückgewiesen oder zurückgestellt. Diese Unterhaltungen und Kommentare haben unsinnige und verwirrende Aspekte ausgemustert und mir geholfen, Ideen einzufangen, die sonst verloren gegangen wären. Barbara Smuts, Linda A.W. Brakel und Richard Nisbett gebührt besonderer Dank. Barbara ist Psychologin und Primatologin, deren Arbeit und Freundschaft mich inspiriert haben. Linda ist Psychoanalytikerin, Psychiaterin und Philosophin, die meine Ideen feingeschliffen und wundervoll kritische Kommentare zu den Rohfassungen der Kapitel geliefert hat. Dick ist Sozialpsychologe, dessen Arbeit und Freundschaft mich beflügelt und dessen Anmerkungen zu den ersten Kapitelentwürfen unschätzbar wertvoll waren.

Ich danke Ryan Edwards, Lauren Edwards, Srijan Sen, Margit Burmeister, Paul Wright, Shweta Ramdas, meinen Studierenden und Kolleginnen und Kollegen der University of Michigan, die mich ermutigt und mit ihren Anmerkungen unterstützt haben, und den Psychiatrieprofessoren John Greden, Bernard Carroll, George Curtis, Kevin Kerber, James Abelson und Oliver Cameron.

Die University of Michigan stellte in den letzten zwanzig Jahren des 20. Jahrhunderts ein hervorragendes intellektuelles Umfeld dar. Der Evolutionsbiologe Richard Alexander stellte eine Arbeitsgruppe aus Forschenden zusammen, die sich über wichtige Aspekte der Evolution und des Verhaltens austauschten. Die Arbeitsgruppe, zu der Barbara Smuts, Richard Wrangham, Bobbi Low, Warren Holmes, David Buss, Beverly Strassman, Paul Turke, Laura Betzig, Paul Ewald und ich gehörten, entwickelte das Evolution and Human Behavior Program. Nach Auflösung der Gruppe stellte die Universität dank

Nancy Cantor Gelder zur Verfügung, die mir ermöglichten, die Forschungen als Leiter des Evolution and Human Adaption Program fortzusetzen. An der Universität gab es viele weitere evolutionäre Vordenker, einschließlich der Psychologin Phoebe Ellsworth und der Philosophen Allen Gibbard und Peter Railton, die mir halfen, bei gemeinsamen Mittagessen viele Evolutions- und Ethikaspekte zu klären. Die Universität gewährte mir außerdem Sonderurlaube für die Recherchen zu diesem Buch, einschließlich eines Aufenthalts im Wissenschaftskolleg zu Berlin, einem Umfeld, das zum kreativen Denken anregt. Den beiden britischen Philosophinnen und Evolutionsexpertinnen Helena Cronin und Janet Radcliffe Richards danke ich für ihre Freundschaft und die Gespräche, die noch inspirierender waren als ihre Bücher.

Bedanken möchte ich mich auch bei John Holland, Bob Axelrod, Bobbi Low, Carl Simon, Jim Neel, Bill Hamilton, George Williams, Bill Irons, Napoleon Chagnon, Martin Daly und Margo Wilson für Gespräche, Erkenntnisse und Anregungen, die unsere Vision erweiterten, und insbesondere bei Nancy Cantor, deren Terminplanung mir den Wechsel vom medizinischen Zentrum zum Hauptcampus ermöglichte, damit ich meinen Beitrag zur Weiterentwicklung der evolutionären Medizin leisten konnte.

Viele Personen haben detaillierte Anmerkungen oder Informationen zu den einzelnen Kapiteln oder zum gesamten Buch geliefert. Dafür bedanke ich mich bei Sylvia Bonner, Annette Hollander, Richard Nisbett, Carl Carlson, Holly Carlson, Linda Brakel, Holly Smith, Paul S. John-Smith, Tyler Quigley, Maria Klingler, Chelsea Landolin, Julia Heiman, Marlene Zuk, Laura Betzig und Hanna Kokko.

Zu den Wegbereitern der Evolutionspsychiatrie, bei denen ich mich bedanken möchte, gehören unter anderem: Daniel Stein, Martin Brüne, John Price, Russell Gardner, Riadh Abed, Paul St. John-Smith, Daniel Wilson, Daniel Nettle, Paul Gilbert, Leon Sloman, Douglas Kramer, Jay Feierman, Pieter Adriaens, John Beahrs, Jerome Wakefield, Allan Horowitz, Jay Belksy, Kalman Glantz, Eiko Fried,

Matthew Keller, Andy Thompson und vor allem Brant Wenegrat, Melvin Konner, Alfonso Troisi und Michael McGuire, deren lehrreiche Bücher über die Evolutionäre Psychiatrie dieses Forschungsfeld vor Jahrzehnten in Gang gebracht haben.

Ich danke meinen Literaturagenten John Brockman und Katinka Matson, deren Arbeit und Blog Edge.org einen neuen Raum für die Veröffentlichung von Büchern geschaffen haben, die neue Wissenschaftszweige fördern. Besonderen Dank schulde ich Katinka für ihre Geduld und die klugen Ratschläge in vielen Phasen des Entstehungsprozesses.

Und schließlich danke ich meiner wunderbaren Frau, der Romanautorin Margaret Nesse, und meinem Lektor Stephen Morrow, die mich dabei unterstützt haben, das Manuskript für die Veröffentlichung in Form zu bringen. Ihnen und allen anderen, die daran mitgewirkt haben, herzlichen Dank. Ich hoffe, dass sie mit dem Ergebnis zufrieden sind und damit, wie dieses Buch das Verständnis psychischer Störungen und wertvoller Therapiemethoden voranzubringen hilft.

Anhang

LITERATUREMPFEHLUNGEN

Alcock, J.: *The triumph of sociobiology*, New York 2001

Archer, J.: *The nature of grief*, New York 1999

Baron-Cohen, S. (Hrsg.): *The maladapted mind. Classic readings in evolutionary psychopathology*, East Sussex 1997

Brüne, M.: *Textbook of evolutionary psychiatry. The origins of psychopathology*, 2. Aufl., Oxford 2016

Dugatkin, L. A.: *Equation. Seven scientists search for the origins of goodness*, Princeton (NJ) 2006

Gilbert, P. / Bailey, K. G.: *Genes on the couch. Explorations in evolutionary psychotherapy*, Philadelphia 2000

Horwitz, A. V. / Wakefield, J. C.: *The loss of sadness. How psychiatry transformed normal sorrow into depressive disorder*, New York 2007

Hrdy, S. B.: *Mothers and others. The evolutionary origins of mutual understanding*, Cambridge (MA) 2009

Konner, M.: *The tangled wing. Biological constraints on the human spirit*, 2. Aufl., New York 2002

Low, B. S.: *Why sex matters. A Darwinian look at human behavior*, Princeton (NJ) 2015

McGuire, M. T. / Troisi, A.: *Darwinian psychiatry*, New York 1998

Natterson-Horowitz, B. / Bowers, K.: *Zoobiquity. The astonishing connection between human and animal health*, New York 2013

Nesse, R. M.: *Why we get sick. The new science of Darwinian medicine*, New York 1994

Pinker, S.: *The blank slate. The modern denial human nature*, New York 2002

Ridley, M.: *The origins of virtue. Instincts and the evolution of cooperation*, New York 1996

Rottenberg, J.: *The depths. The evolutionary origins of the depression epidemic*, New York 2014

Taylor, J.: *Body by Darwin. How evolution shapes our health and transforms medicine*, Chicago 2015

Wenegrat, B.: *Sociobiological psychiatry. A new conceptual framework*, Lexington, Lexington (MS) 1990
Zimmer, C.: *Evolution. The triumph of an idea*, New York 2011

LITERATUREMPFEHLUNGEN AUF DEUTSCH

Bierce, Ambrose: *Des Teufels Wörterbuch*, München 2013
Darwin, Charles: *Über die Entstehung der Arten*, Hamburg 2008
Darwin, Charles: *Der Ausdruck der Gemütsbewegungen bei dem Menschen und den Tieren*, Norderstedt 2019
Dawkins, Richard: *Das egoistische Gen*, Heidelberg 2014
Eibl-Eibesfeldt, Irenäus: *Die Biologie des menschlichen Verhaltens. Grundriss der Humanethologie*, München 1986
Hobbes, Thomas: *Leviathan*, Ditzingen 1986
Hume, David: *Traktat über die menschliche Natur*, Hamburg 1980
Kahnemann, Daniel: *Schnelles Denken, langsames Denken*, München 2016
Kierkegaard, Sören: *Der Begriff der Angst*, Hamburg 1984
Nesse, Randolph M. / Williams, George: *Warum wir krank werden*, München 2000
Trivers, Robert: *Betrug und Selbsttäuschung*, Berlin 2013
Wiener, Norbert: *Kybernetik. Regelung und Nachrichtenübertragung im Lebewesen und in der Maschine,* Düsseldorf 1963
Wolpert, Lewis: *Anatomie der Schwermut. Über die Krankheit Depression*, München 2008

ANMERKUNGEN

1 Übersetzt aus Darwin, C.: *The descent of man and selection in relation to sex*, Murray, London 1888, S. 390

2 Engel, G.: »The need for a new medical model: a challenge for biomedicine«, *Science* 196, 8. April 1977, S. 129–36

3 American Psychiatric Association: *Diagnostic and statistical manual of mental disorders, DSM-IV*. 4. Ausg., Washington (DC) 1994

4 Frances, A.: *Saving normal: an insider's revolt against out-of-control psychiatric diagnosis, DSM-V, big pharma, and the medicalization of ordinary life*, William Morrow, New York 2013

5 Insel, T. / Cuthbert, M., et al.: »Research domain criteria (RDoC): toward a new classification framework for research on mental disorders«, *Am J Psychiatry* 167(7), Juli 2010, S. 748–51. Insel, T. R. / Wang, P. S.: »Rethinking mental illness«, *JAMA* 303(19), 19. Mai 2010, S. 1970–1

6 Gatt, J. M. / Burton, K. L. O. / Williams, L. M. / Schofield, P. R.: »Specific and common genes implicated across major mental disorders: a review of meta-analysis studies«, *J Psychiatr Res.* 60, Jan. 2015, S. 1–13. Consortium C-DG of the PG.: »Identification of risk loci with shared effects on five major psychiatric disorders: a genome-wide analysis«, *The Lancet* 381(9875), 26. April 2013, S. 1371–9

7 Akil, H. / Brenner, S., et al: »The future of psychiatric research: genomes and neural circuits«, *Science* 327(5973), 2010, S. 1580–1

8 Greenberg, G.: »The rats of N.I.M.H.«, *The New Yorker*, 16. Mai 2013

9 Brüne, M. / Belsky, J., et al.: »The crisis of psychiatry – insights and prospects from evolutionary theory«, *World Psychiatry* 11(1), 2012, S. 55–7

10 Williams, G. C.: »Pleiotropy, natural selection, and of senescence«, *Evolution* 11(4), 1957, S. 398–411

11 Gaillard, J. M. / Lemaître, J. F.: »The Williams' legacy: a critical reappraisal of his nine predictions about the evolution of senescence«, *Evolution*, 20. Okt. 2017

12 Alcock, J. / Sherman, P.: »The proximate ultimate dichotomy in ethology«, *Ethology*, S. 58–62. Dewsbury, D. A.: »The proximate and the ultimate: past, present and future«, *Behav Process* 46, 1999, S. 189–99. Mayr, E.: »Cause and effect in biology«, *Science* 134(3489), 1961, S. 1501–6. Nesse, R. M.: »Evolutionary and proximate explanations«, in: Scherer, K. / Sander, D. (Hrsg.): *The Oxford companion to emotion and the affective sciences*, Oxford University Press, Oxford (UK) 2009, S. 158–9

13 Tinbergen, N.: »On the aims and methods of ethology«, *Tierpsychol* 20, 1963, S.410–63

14 Nesse, R. M.: »Tinbergen's four questions, organized: a response to Bateson and Laland«, *Trends Ecol Evol.* 28(12), 2013, S. 681–2

15 Sternbach, R. A.: »Congenital insensitivity to pain.« *Psychol, Bull.* 60(3) 1963; 1963, S. 252–64

16 Nesse, R. M.: »Life table tests of evolutionary theories of senescence«, *Exp Gerontol.* 23(6), 1988, S. 445–53

17 Kirkwood, T. B.: »Understanding the odd science of aging.« *Cell.* 25, 120(4), Feb. 2005. S. 437–47. Rose, M. / Charlesworth, B.: »A test of evolutionary theories of senescence«, *Nature* 287(5778), Sept. 1980, S. 141–2

18 Kirkwood, T. B. / Austad, S. N.: »Why do we age?« *Nature* 408(6809), 2000, S. 233–8

19 Peterson, M. L.: *The problem of evil. Selected readings*, 2. Ausg., University of Notre Dame Press, Notre Dame (IN) 2016. Southgate, C.: »God and evolutionary evil: theodicy in the light Darwinism«, *Zygon.* 37(4), 2002, S. 803–24. Tooley, M.: »The problem of evil«, in: Zalta E. N. (Hrsg.): *The Stanford Encyclopedia of Philosophy,* Herbst 2015, Metaphysics Research Lab, Stanford University, 2015

20 Hume, D.: *Dialogues concerning natural religion,* Whithorn (UK): CreateSpace Independent Publishing Platform, Anodos Books (201), 1779, S. 52

21 Peterson, M. L.: *The problem of evil*

22 Barash, D. P.: *Buddhist biology: ancient Eastern wisdom meets modern Western science.* New Oxford University Press 2014. Ekman, P. / Davidson, R. J. / Ricard, M. / Wallace, B. A.: »Buddhist and psychological perspectives on emotions and well-being«, *Curr Dir Psychol Sci.* 14(2), 2005, S. 59–63

23 Barash: *Buddhist biology.* Dawkins, R.: *The selfish gene*, Oxford University Press, Oxford (UK) 1976. Williams, G. C.: »Natural selection, the costs of reproduction, and a refinement of Lack's principle«, *Am Nat.* 100(916), Nov–Dez 1966, S. 687–90

24 Dieses Kapitel ist eine Adaption des Artikels Nesse, R. M. / Stein, D. J.: »Towards a genuinely medical model for psychiatric nosology«, *BMC Medicine* 012;10(1):5

25 Grebb, J. A. / Carlsson, A.: »Introduction and considerations for a brain-based diagnostic system in psychiatry«, in: Sadock, B. J. / Sadock, V. A. / Ruiz, P. / Kaplan, H. I., Hrsg.: *Kaplan & Sadock's comprehensive textbook of psychiatry.* M 9 781 101 985 663, 9. Aufl., Wolters Kluwer Health/Lippincott Williams & Wilkins, Philadelphia 2009, S. 1–4

26 Kendell, R. E. / Cooper, J. E., et al.: »Diagnostic criteria of American and British psychiatrists«, *Arch Gen Psychiatry* 25(2), 1. Aug. 1971, S. 123–30

27 Rosenhan, D. L.: »On being sane in insane places«, *Science* 179 (4070), 1973, S. 250–8

28 *Diagnostic and statistical manual of mental disorders*, 2. Aufl., American Psychiatric Association, Washington (DC) 1968

29 *Diagnostic and statistical manual of mental disorders.* 3. Aufl., American Psychiatric Association, Washington (DC) 1980

30 Wilson, M.: »DSM-III and the transformation of American psychiatry: a history«, *Am J Psychiatry* 150 (3) 1. März 1993, S. 399–410

31 Spitzer, R. L. / Williams, J. B. / Gibbon, M. / First, M. B.: »The structured clinical interview for DSM-III-R (SCID). I: History, rationale, and description«, *Arch Gen Psychiatry* 49(8), Aug. 1992, S. 624–9

32 Andreasen, N. C.: »DSM death of phenomenology in America: an example of unintended consequences. *Schizophr. Bull.* 33, 11. Jan. 2007, S. 108–12

33 Hyman, S. E.: »Can neuroscience be integrated into the DSM-V?« *Nat RevNeurosci.* 8(9), Sep., S. 725–32

34 Andreasen, N. C.: »DSM death of phenomenology in America: an example of unintended consequences. *Schizophr. Bull.* 33, 11. Jan. 2007, S. 108–12

35 Kessler, R. C. / Anthony, J. C., et al.: »The US National Comorbidity Survey: overview and future directions«, *Epidemiol Psichiatr Soc.* 6(1), Jan. 1997, S. 4–16

36 Angst, J. / Vollrath, M. / Merikangas, K. R. / Ernst, C.: »Comorbidity of anxiety and depression in the Zurich Cohort Study of Young Adults«, in: Maser, J. D. / Cloninger, C. R. (Hrsg.): *Comorbidity of mood and anxiety Disorders*, American Psychiatric Association, Arlington (VA) 1990, S. 123–37. Gorman, J. M.: »Comorbid depression and anxiety spectrum disorders«, *Depress Anxiety* 4(4), 1996, S. 160–8. Kessler, R. C. / Berglund, P., et al. »The epidemiology of major depressive disorder: results from the National Comorbidity Survey Replication (NCS-R)« *JAMA* 289(23), 2003, S. 3095–105. Sartorius, N. / Üstün, T. B. / Lecrubier, Y. / Wittchen, H.-U.: »Depression comorbid with anxiety: results from the WHO study on psychological disorders in primary health care«, *Br J Psychiatry*, 30, Jun. 1996, S. 38–43

37 Frances, A. / Egger, H. L.: »Whither psychiatric diagnosis«, *Aust NZJ Psychiatry* 33, 1999, S. 161–5

38 Insel, T. R. / Wang, P. S.: »Rethinking mental illness«, *JAMA* 303(19), 19. Mai 2010, S. 1970–1. Und in: Greenberg, G.: »Inside the battle to define mental«, *Wired* 27. Dez. 2010

39 Frances, A.: »A warning sign on the road V: beware of its unintended consequences«, *Psychiatric Times* 27. Juni 2009 (zitiert 9. Mai 2017)

40 Ebenda. Kupfer D. J. / First, M. B. / Regier, D. A.: »A research agenda for DSM-V«, *American Psychiatric Association*, xxiii, 307, Washington (DC) 2002. Mezzich, J. E.: »Culture and psychiatric diagnosis: a DSM-IV perspective«, *American Psychiatric Press*, Washington (DC) 1996. Phillips, K. A. / First, M. B. / Pincus, H. A.: »Advancing DSM: dilemmas in psychiatric diagnosis«, *American Psychiatric Association*, Washington (DC) 2003

41 *Diagnostic and statistical manual of mental disorders: DSM-5*, 5. Aufl., American Psychiatric Association, Arlington (VA) 2013

42 Akil, H., et al.: *The future of psychiatric research*

43 Wakefield, J. C.: »Disorder as harmful dysfunction: a conceptual critique of DSM-III-R's definition of mental disorder«, *Psychol Rev.* 99(2), 1992, S. 232–47. First, M. / Wakefield, J. C.: »Defining mental disorder«, *DSM-V. Psychol Med.* 40(11), 2010, S. 1779–82. Wakefield, J. C.: »The concept of mental disorder: diagnostic implications of the harmful dysfunction analysis«, *World Psychiatry* 6(3), 2007, S. 149

44 Arthur Schopenhauer: »Nachträge zur Lehre vom Leiden der Welt« in ders.: *Parerga und Paralipomena.* Kleine philosophische Schriften. Zweite, verbesserte und beträchtlich vermehrte Auflage aus dem handschriftlichen Nachlasse des Verfassers, herausgegeben von Dr. Julius Frauenstädt. Zweiter Band, A. W. Hayn, Berlin 1852, S. 312

45 Dunbar, R. I.: »The social brain: mind, language, and society in evolutionary perspective«, *Annu Rev Anthropol.* 32, 2003, S. 163–81
46 Hamilton, W. D.: »The genetical evolution of behaviour. I and II. J.«, *Theoret Biol.* 7, 1964, S. 1–52
47 Ebenda. Alcock, J.: *The triumph of sociobiology*, Oxford University Press, York 2001. Crespi, B., Foster, F. / Úbeda, F.: »First principles of Hamiltonian medicine«, *Philos Trans R Soc B Biol Sci* 369(1642), 19. Mai 2014. Segerstrale, U. / Segerstrale, U. C. O.: *Nature's oracle. the life and work of W. D.*, Oxford University Press, Oxford (UK) 2013
48 Williams, G. C.: *Adaptation and natural selection: a critique of some current evolutionary thought*, Princeton University Press, Princeton (NJ) 1966
49 Wynne-Edwards, V. C.: *Animal dispersion in relation to social behavior*, Oliver and Boyd, Edinburgh 1962
50 Marschall, L. A.: »Do lemmings commit suicide?«, *The Sciences* 36(6), 1996, S. 39–41
51 Crespi. B. J.: »The evolution of maladaptation«, *Hered Edinb* 84 (Pt 6), Juni 2000, S. 623–9. Gluckman, P. D. / Low, F. M., et al.: »How evolutionary principles improve the understanding of human health and disease: evolutionary principles and human health«, *Evol Appl.* 4(2), März 2011, S. 249–63. Kennair, L. E. O. / Kleppestø, T. H. / Jørgensen, B. E. G. / Larsen, S. M.: »Evolutionary clinical psychology«, Shackelford, T. K. / Weekes-Shackelford, V. A. (Hrsg.): *Encyclopedia of evolutionary psychological science.* Springer International Publishing, Cham, Schweiz 2018, S. 1–14. Nesse, R. M.: »Maladaptation and natural selection«, *Q Rev Biol.* 80(1), 2005, S. 62–70. Nesse, R. M. / Williams, G. C.: *Warum wir krank werden*, Goldmann, München 2000
52 Corbett, S. / Courtiol, A., et al.: »The transition to modernity and chronic disease: mismatch and natural selection«, *Nat Rev Genet.*19, 9. Mai 2018, S. 419–30. Gluckman, P. D. / Hanson, M.: *Mismatch: why our world no longer fits our bodies*, Oxford University Press, New York 2006. Li, N. P. / van Vugt, M. / Colarelli, S. M.: »The evolutionary mismatch hypothesis: implications for psychological science«, *Curr Dir Psychol Sci.* 27(1), 1. Feb. 2018, S. 38–44. Spinella, M.: »Evolutionary mismatch, neural reward circuits, and pathological gambling«, *Int Neurosci.*113(4), 2003, S. 503–12
53 Corbett, S. / Courtiol, A., et al.: »The transition to modernity and chronic disease«. Gluckman, P. D. / Hanson, M. A.: *Mismatch.* Eaton, S. B. / Shostak, M. / Konner, M.: *The Paleolithic prescription*, Harper & Row, New York 1988. Gluckman, P. D. / Hanson, M. A.: *The fetal matrix: evolution, development and disease*, Cambridge University Press, New York 2005. Konner, M.: *The Paleolithic prescription*, Harper & Row, New York 1988
54 Eaton, S. B. / Eaton, S. B. III: »Breast cancer in evolutionary context«, in: Trevathan, W. R. / Smith, E. O. / McKenna, J. J. (Hrsg.): *Evolutionary medicine*, Oxford University Press, New York 1999, S. 429–42. Jasienska, G. / Thune, I.: »Lifestyle, hormones, and risk of breast cancer«, *BMJ* 322(7286), 2001, S. 586–7
55 Blaser, M. J.: *Missing microbes: how the overuse of antibiotics is fueling our mo-*

dern plagues, Macmillan, New York 2014. Rook, G. (Hrsg.): *The hygiene hypothesis and Darwinian medicine*, Birkhauser, Boston 2009

56 Eaton, S. B. / Shostak, M. / Konner, M.: *The Paleolithic prescription*. Bellisari, A.: »Evolutionary origins of obesity«, *Obes Rev*. 9(2), 1. März 2008, S. 165–80. Flegal, K. M. / Carroll, M. D. / Ogden C. L. / Johnson, C. L.: »Prevalence and trends in obesity among US adults 1999–2000«, *JAMA*. 288(14), 9. Okt. 2002, S. 1723–7. Konner, M. / Eaton, S. B.: »Paleolithic nutrition twenty-five years later«, *Nutr Clin Pract*. 25(6), 2010, S. 594–602. Pontzer, H. / Raichlen, D. A., et al.: »Hunter-gatherer energetics and human obesity« in: *PLOS ONE* 7(7), 2012, S. e40503. Power, M. L. / Schulkin, J.: *The evolution of obesity*, Johns Hopkins University Press, Baltimore 2009

57 Nesse, R. M.: »An evolutionary perspective on substance abuse«, *Ethol Sociobiol*. 15(5–6), 1994, S. 339–48. Nesse, R. M. / Berridge, K. C.: »Psychoactive drug use in evolutionary perspective«, *Science* 278(5335), 1997, S. 63–6. Pomerleau, O. F. / Pomerleau, C. S.: »A biobehavioral view of substance abuse and addiction«, *J Drug Issues* 17(1), 1987, S. 111–31. Smith, E. O.: »Evolution, substance abuse, and addiction«, in: Trevathan, W. R. / Smith, E. O. / McKenna, J. J. (Hrsg.): *Evolutionary medicine*, Oxford University Press, New York 1999, S. 375–405. St. John-Smith, P. / McQueen, D. / Edwards, L. / Schifano, F.: »Classical and novel psychoactive substances: rethinking drug misuse from an evolutionary psychiatric perspective«, *Hum Psychopharmacol Clin Exp*. 28(4), 1. Juli 2013, S. 394–401

58 Soliman, A. / De Sanctis, V. / Elalaily, R.: »Nutrition and pubertal development«, *Indian J Endocrinol Metab*. 18(7), Nov. 2014, S. 39–47

59 Blask, D. E.: »Melatonin, sleep disturbance and cancer risk«, *Sleep Med Rev*. 13(4), 2009, S. 257–64

60 Strassmann, B. I.: »Menstrual cycling and breast cancer: an evolutionary perspective«, *J Women's Health* 8(2), März 1999, S. 193–202

61 Antonovics, J. / Abbate, J. L., et al.: »Evolution by any other name: antibiotic resistance and avoidance of the e-word«, *PLOS Biol*. 5(2), 2007, S. e30

62 Bergstrom, C. T. / Lo, M. / Lipsitch, M.: »Ecological theory suggests that antimicrobial cycling will not reduce antimicrobial resistance in hospitals«, Proc Natl Acad Sci. 101(36), 7. Sep. 2004, S. 13285–90

63 Llewelyn, M. J. / Fitzpatrick, J. M., et al.: »The antibiotic course has had its day«, *BMJ*. 358, 26. Juli 2017, S. j3418. Read, A. F. / Woods, R. J.: »Antibiotic resistance management«, *Evol Med Public Health* 2014 (1), 1. Jan. 2004, S. 147

64 Goodenough, U. W.: »Deception by pathogens«, *Am Sci*. 79(4), 1991, S. 344–55

65 Leonard, H. L. / Swedo, S. E.: »Pediatric autoimmune neuropsychiatric disorders associated with streptococcal infection, (PANDAS)«, *Int J Neuropsychopharmacol*. 2001

66 Blaser, M. J.: »The microbiome revolution«, *J Clin Invest* 124(10), 1. Okt. 2014, S. 4162–5. Pepper, J. W. / Rosenfeld, S.: »The emerging medical ecology of the human gut microbiome«, *Trends Ecol Evol*., 27(7), Juli 2012, S. 381–4. Warinner, C. / Lewis, C. M.: »Microbiome and health in past and present human populations«, *Am Anthropol*., 117(4). 1. Dez. 2015, S. 740–1

67 Blaser, M. J.: »Missing microbes«

68 Kahneman, D.: *Schnelles Denken, langsames Denken*, Penguin, München 2016. Nisbett, R. / Ross, R.: *Human inference: strategies and shortcomings of social judgment*. Prentice-Hall, Englewood Cliffs (NJ) 1980

69 Ellison, P. T.: »Evolutionary tradeoffs«, *Evol Med Public Health* (1), 1. Jan. 2014, S. 93. Garland, T.: »Trade-offs«, *Curr Biol.* 24(2), 2014, S. R60–1. Stearns, S.: »Trade-offs in life-history evolution«, *Funct Ecol.* 3, 1989, S. 259–68. Summers, K. / Crespi, B. J.: »X marks the spot: life history tradeoffs, sexual selection and the evolutionary ecology of oncogenesis«, Mol Ecol. (15), Aug. 2010, S. 3022–4. Zuk, M. / Bryant, M. J. / Kolluru, G. R. / Mirmovitch, V.: »Trade-offs in parasitology, evolution and behavior«, *Parasitol Today* 12(2), 1996, S. 46–7

70 Wilson, M. / Daly, M.: »Competitiveness, risk taking, and violence: the young male syndrome«, *Ethol Sociobiol.* 6, 1985, S. 59–73

71 Kruger, D. J. / Nesse, R. M.: »Sexual selection and the male: female mortality ratio«, *Evol Psychol. 2*, 2004, S. 66–85. Kruger, D. J. / Nesse, R. M.: »An evolutionary life-history framework for understanding sex differences in human mortality rate«, *Hum Nat.* 17(1), 2006, S. 74–97

72 Nesse, R. M.: »The Smoke Detector Principle: natural selection and the regulation of defensive responses«, Ann N Y Acad Sci. 935, Mai 2001, S. 75–85. Nesse, R.M.: »Natural selection and the regulation of defenses: a signal detection analysis of the Smoke Detector Principle«, *Evol Hum Behav.* 26, 2005, S. 88–105

73 Ross, L. / Nisbett, R. E.: *The person and the situation: perspectives of social psychology.* Pinter & Martin Publishers, London 2011

74 Wakefield, M. F. / First, M. B. / Horwitz, A. V.: »Extending the bereavement exclusion for major depression to other losses: evidence from the National Comorbidity Survey«, *Arch Gen Psychiatry* 64(4), 1. Apr. 2007, S. 433.

75 Wakefield, J. C.: »The loss of grief: science and pseudoscience in the debate DSM-5's elimination of the bereavement exclusion«, in: Demazeux S. / Singy, P. (Hrsg.): *The DSM-5 in perspective,* Springer Netherlands, 27. Nov. 2015, S. 157–78 (History, Philosophy and Theory of the Life Sciences)

76 Nesse, R. M. / Williams, G. C.: »Evolution and the origins of disease«, *Sci Am.*, Nov. 1998, S. 86–93

77 Keltner D. / Gross, J. J.: »Functional accounts of emotions«, *Cogn Emot.* 13(5), 1999, S. 467–80. Nesse, R. M.: »Evolutionary explanations of emotions«, *Hum Nat.* 1(3), 1990, S. 261–89. Nesse, R. M. / Ellsworth, P. C.: »Evolution, emotions, and emotional disorders«, *Am Psychol.* 64(2), Feb. 2009, S. 129–39

78 Bateson, P. / Gluckman, P.: Plasticity, robustness, development and evolution, Cambridge University Press; Cambridge (UK) 2011. Stearns, S. C.: »The evolutionary significance of phenotypic plasticity«, *Bio-Science* 39(7), 1989, S. 436–45. West-Eberhard, M. J.: *Developmental plasticity and evolution*, Oxford University Press, New York 2003

79 Ellison, P. / Jasienska, G.: »Adaptation, health, and the temporal domain of human reproductive physiology«, in: Panter-Brick, C. / Fuentes, A. (Hrsg.): *Health, risk and adversity: a contextual view from anthropology*, Berghahn Books, Oxford (UK) 2008, S. 108–28. Schmidt-Nielsen, K.: *Animal physiology:*

adaptation and environment, Cambridge Press, Cambridge (UK) 1990. Schulkin, J.: *Rethinking homeostasis: allostatic regulation in physiology and pathophysiology*, MIT Press, Cambridge (MA) 2003

80 Alcock, J.: *Animal behavior: an evolutionary approach*, 10. Aufl., Sinauer Associates, Sunderland (MA) 2013. Krebs, J.: *Davies Behavioral ecology: an evolutionary approach*, 3. Aufl., Blackwell, Oxford 1991. Westneat, D. F. / Fox, C. W.: *Evolutionary behavioral ecology*, Oxford University Press, New York 2010

81 Lench, H. C. (Hrsg.): *The function of emotions: when and why emotions help us*, Springer Science+Business Media, New York 2018

82 Wilson, E. O.: *Sociobiology: a new synthesis*, Harvard University Press, Cambridge (MA) 1975, S. 4

83 Buss, D. M.: *The dangerous passion: why jealousy is as necessary as love or sex*, Free Press, New York 2000

84 Sadock, B. J. / Sadock, V. A. / Ruiz, P. / Kaplan, H. L. (Hrsg.): *Kaplan & Sadock's comprehensive textbook of psychiatry*, 9. Aufl., Wolters Kluwer Health/Lippincott Williams & Wilkins, Philadelphia 2009

85 Clore, G. / Ketelaar, T.: »Minding our emotions: on the role of automatic, unconscious affect«, in: Wyer, R. S. (Hrsg.): *The automaticity of everyday life: advances in social cognition*, Lawrence Erlbaum Associates, Mahwah (NJ) 1997, S. 105–20. Ekman, P.: *Emotions inside out: 130 years after Darwin's The expression of the emotions in man and animals*, New York Academy of Sciences, New York 2003. Frijda, N. H.: *The emotions*, Cambridge University Press, Cambridge (UK) 1986. Dies.: »Emotions and hedonic experience«, in: Kahneman, D. / Diener, E. / Schwartz, N. (Hrsg.): *Well-being*, Russell Sage Foundation, New York 1999, S. 190–210. Griffiths, P. E.: *What emotions really are: the problem psychological categories*, University of Chicago Press, Chicago 1997. Haselton, M. G. / Ketelaar, T: »Irrational emotions emotional wisdom? The evolutionary psychology of emotions behavior«, in: Forgas, J. (Hrsg.): *Hearts and minds: affective influences on social cognition and behavior*, Psychology, New York 2006. Oatley, K.: *Best laid schemes: psychology of emotions*, Cambridge University Press, Cambridge (UK) 1992. Panksepp, J.: *Affective neuroscience: the foundations of human and animal emotions*, Oxford University Press, London 1998. Rorty, A. O.: *Explaining emotions*, University of California Press, Berkeley 1980. Scherer, K. R.: »What are emotions? And how can they be measured?« *Soc Inf.* 44(4), 1. Dez. 2005, S. 695–729. Tooby, J. / Cosmides, L.: »The past explains the present: emotional adaptations and the structure of ancestral environments«, *Ethol Sociobiol.* 11(4/5), 1990, S. 375–424

86 James, W.: *The principles of psychology*, Collier Books, New York 1962 (1890), S. 377

87 Vgl. Darwin, C.: *The Expression of Emotions in Man and Animals*, Murray, London 1872. Deutsche Ausgabe: Darwin, C.: *Der Ausdruck der Gemütsbewegungen bei dem Menschen und den Tieren*, Schweizerbart'sche Verlagsbuchhandlung, Stuttgart 1872

88 Ekman, P.: *Emotions inside out*

89 Fridlund, A. J.: »Darwin's anti-Darwinism. The expression of the emotions in

man and animals«. In: Strongman, K. T. (Hrsg.): *International review of studies on emotions,* John Wiley & Sons, New York 1992, S. 117–37

90 Bell, S. C. / Shaw, A.: *The anatomy and philosophy of expression as connected with the fine art,* George Bell & Sons, London 1904. Loudon, I. S.: »Sir Charles Bell and the anatomy of expression«, *Br Med J Clin Res Ed.* 285(6357), 18. Dez. 1982, S. 1794–6

91 MacLean, P. D.: *The triune brain in evolution,* Plenum, New York 1990

92 LeDoux, J. E.: »Evolution of human emotion«, *Prog Brain Res.* (195), 2012, S. 431–42

93 Ebenda

94 »BPD & the function of anger«, *OnLine CEUCredit,* www.mftonlineceus.com/ceus-online/bpicabb-borderline-schema/secBPICAbb10.html (zuletzt abgerufen am 10. Okt. 2023)

95 Stosny, S.: »Anger problems: how words make them worse«, *Psychology Today,* 1. Febr. 2009

96 Izard, C. E. / Ackerman, B. P.: »Motivational, organizational, and regulatory functions of discrete emotions«, in: Lewis, M. / Haviland-Jones, J. M. /Barrett, L. F. (Hrsg.): *Handbook of emotions,* 2. Ausg., Guilford Press, New York 2000, S. 253–64

97 Lench, H. C. / Bench, S. W. / Darbor, K. E. / Moore, M.: »A functionalist manifesto: goal-related emotions from an evolutionary perspective«, *Emotion Review* 7(1), Jan. 2015, S. 90–8

98 Nesse, R. M.: »Evolutionary explanations of emotions«

99 Nesse, R. M.: »Computer emotions and mental software«, *Soc Neurosci.*7(2), 1994, S. 36–7. Tooby, J. / Cosmides, L.: »The evolutionary psychology of the emotions and their relationship to internal regulatory variables«, in: Lewis, M. / Haviland-Jones, J. M. / Barrett, L. F. (Hrsg.): *Handbook of emotions,* 3. Aufl., Guilford Press, New York 2010, S. 114–37

100 Plutchik, R.: *Emotions and life: perspectives from psychology, biology, and evolution,* American Psychological Association, Washington (DC) 2003

101 Nesse, R. M.: »Evolutionary explanations of emotions«

102 Ekman, P.: »An argument for basic emotions«, *Cogn Emot.* 6(3/4), 1992, S. 169–200. Izard, C. E.: »Basic emotions, natural kinds, emotion schemas, and paradigm«, *Perspect Psychol Sci.* 2(3), 1. Sept. 2007, S. 260–80. Plutchik, R.: *Emotion: a psychoevolutionary synthesis,* Harper and Row, New York 1980. Tomkins, S. S.: »Affect as amplification: some modifications in theory«, *Emot Theory Res Exp.* 1, 1980, S. 141–64

103 Eibl-Eibesfeldt, I.: *Die Biologie des menschlichen Verhaltens. Grundriss der Humanethologie,* Piper, München 1986. Ekman, P.: »Strong evidence for universals in facial expressions«, *Psychol Bull.* 115(2), 1994, S. 268–87. Russell, J. A.: »Culture and the categorization of emotions«, *Psychol Bull.* 110(3), 1991, S. 426–50

104 Clore, G. L. / Ortony, A.: »What more is there to emotion concepts than prototypes?« *J Pers Soc Psychol.* 60(1), 1991, S. 48–50

105 Nesse. R. M.: »Natural selection and the elusiveness of happiness«, *Philos Trans R Soc Biol Sci.* 359(1449), 29. Sept. 2004, S. 1333–47

106 Clore, G.: *Minding our emotions.* Taylor, G. J. / Bagby, R. M.: »An overview of the alexithymia construct«, in: Bar-On, R. / Parker, J. D. A. (Hrsg.): *The handbook of emotional intelligence: theory, development, assessment, and application at home, school, and workplace.*, Jossey-Bass, San Francisco 2000, S. 40–67

107 Lyon, P.: »The cognitive cell: bacterial behavior reconsidered«, *Front Microbiol.* 6, 14. April 2015

108 Koshland, D. E.: *Bacterial chemotaxis as a model behavioral system*, Raven Press, New York 1980

109 Adler, J.: »Chemotaxis in bacteria«, *Annu Rev Biochem.* 44(1), 1975, S. 341–56. Hu, B. / Tu, Y.: »Behaviors and strategies of bacterial navigation in chemical and nonchemical gradients«, *PLOS Comput Biol* 10/6, 19. Juni 2014. Kirby, J. R.: »Chemotaxis-like regulatory systems: unique roles in diverse bacteria«, *Annu Rev Microbiol.* 63, 2009, S. 45–59

110 Kitayama, S. / Markus, H.: *Emotion and culture: empirical studies of mutual influence*, American Psychological Association 1994

111 Izard, C. E.: *The psychology of emotions*, Plenum Press, New York 1991

112 Eibl-Eibesfeldt, I.: *Humanethologie*, Blank, Vierkirchen 2004

113 Ekman, P.: »An argument for basic emotions«

114 Russell, J. A.: »Is there universal recognition of emotion from facial expression?: a review of the cross-cultural studies«, *Psychol Bull.* 115(1), 1994, S. 102–41. Ders.: »Facial expressions of emotion: what lies beyond minimal universality?«, *Psychol Bull.* 118(3), 1995, S. 379–91

115 Wierzbicka, A: *Emotions across languages and cultures: diversity and universals*, Cambridge University Press, New York 1999

116 Barrett, L. F.: »Psychological construction: the Darwinian approach to the science of emotion«, *Emot Rev.* 5(4), 2013, S. 379–89. Barrett, L. F. / Russell, J. A.: *The psychological construction of emotion*, Guilford Press, New York 2014

117 Barrett, L. F.: *How emotions are made: the secret life of the brain*, New Houghton Mifflin Harcourt, New York 2017

118 Siehe Platon: *Sämtliche Werke.* Band 2, Berlin 1940, S. 411–482

119 Mineka, S. / Ohman, A.: »Born to fear: non-associative vs. associative factors in the etiology of phobias«, *Behav Res Ther.* 40(2), Febr. 2002, S. 173–84. Mineka, S. / Keir, R. / Price, V.: »Fear of snakes in wild-and laboratory-reared rhesus monkeys (*Macaca mulatta*)«, *Anim Learn Behav.* 8(4), 1980, S. 653–63. Öhman, A. / Dimberg, U. / Ost, L.: »Animal and social phobias: biological constraints on learned fear responses«, in: Reiss, S. / Bootzin, R. R. (Hrsg.): *Theoretical issues in behavioral therapy*, Academic Press, Orlando (FL) 1985, S. 123–75. Poulton, R. / Menzies, R. G.: »Fears born and bred: toward a more inclusive theory of fear acquisition«, *Behav Res Ther.* 40(2), Feb. 2202, S. 197–208

120 Gibbard, A.: *Wise choices, apt feelings: a theory of normative judgment*, Oxford University Press, Oxford (UK) 1990

121 Atkinson, J. W. / Bastian, J. R. / Earl, J. W. / Litwin, G. H.: »The achievement motive, goal setting, and probability preferences«, *J Abnorm Soc Psychol.* 60, 1960, S. 27–36. Cantor, N. / Fleeson, W.: »Social intelligence and intelligent pursuit: a cognitive slice of motivation«, in: Spaulding, W. D. (Hrsg.): *Nebraska sym-*

posium on motivation, Integrative views of motivation, cognition, and emotion, Bd. 41, University of Press, Lincoln 1994, S. 125–79. Carver, C. S. / Scheier, M. F.: »Goals and emotion«, in: Robinson, M. D. / Watkins, E. R. / Harmon-Jones, E. (Hrsg.): *Guilford handbook of cognition and emotion*, Guilford Press, New York 2013, S. 176–94. Deci, E. L. / Ryan, R. M.: »The ›why‹ of goal pursuits: human needs and the self-determination of behavior«, *Psychol Inq.* 11(4), 1. Okt. 2000, S. 227–68. Emmons, R. A: »Striving and feeling: personal goals and subjective wellbeing«, in: Gollwitzer, P. M. (Hrsg.): *The psychology of action: linking cognition and motivation to behavior*, Guilford Press, New York 1996, S. 313–37. Fleeson, W. / Cantor, N.: »Goal relevance and the affective experience of daily life: ruling out situational explanations«, *Motiv Emot.* 19(1), 1995, S. 25–57. Higgins, E. T. / Shah, J. / Friedman, R.: »Emotional responses to goal attainment: strength of regulatory focus as moderator«, *J Pers Soc Psychol.* 72(3), 1997, S. 515–25. Wrosch, C. / Amir, E. / Miller, G. E.: »Goal adjustment capacities, coping, and subjective well-being: the sample case of caregiving for a family member with mental illness«, *J Pers Soc Psychol.* 100(5), 2011, S. 934–46

122 Dennett, D. C. / Weiner, P.: *Consciousness explained*, Back Bay Books, Boston 1991. Humphrey, N.: *A history of the mind: evolution and the birth of consciousness*, Springer Science+Business Media, New York 1999. Tannenbaum, A. S: »The sense of consciousness«, *J Theor Biol.* 211(4), Aug. 2001, S. 377–91

123 Dunbar, R. I.: »Coevolution of neocortical size, group size and language in humans«, *Behav Brain Sci.* 16(4), 1993, S. 681–94

124 Ellsworth, P. C.: »Appraisals, emotions, and adaptation«, in: Forgas, J. P. / Haselton, M. G. / von Hippel, W. (Hrsg.): *Evolution and the social mind*, Psychology Press, New York 2007, S. 71–88. Ellsworth, P. C: »Appraisal theory: old and new questions«, *Emot Rev.* 5(2), 2013, S. 125–31. Scherer, K. R. / Schorr, A. / Johnstone, T.: *Appraisal processes in emotion: theory, methods, research*, Oxford University Press, New York 2001

125 Gross, J. J. / Feldman Barrett, L.: »Emotion and emotion regulation: one or two depends on your point of view«, *Emot Rev.* 3(1), 2011, S. 8–16

126 Brickman, P. / Coates, D. / Janoff-Bulman, R.: »Lottery winners and accident victims: is happiness relative?«, *J Pers Soc Psychol.* 36(8), 1978. S. 917–27

127 Gilbert, D. T. / Pinel, E. C. / Wilson, T. D. / Blumberg S. J. / Wheatley, T. P.: »Immune neglect: a source of durability bias in affective forecasting«, *J Pers Soc Psychol.*, 1998, S. 617–38

128 Seligman, M. E. / Csikszentmihalyi, M.: »Positive psychology, an introduction«, *Am Psychol.* 55(1), Jan. 2000, S. 5–14

129 Andrews, P. W. / Thompson, J. A.: »The bright side of being blue: depression as an adaptation for analyzing complex problems«, *Psychol Rev.* 116(3), 2009, S. 620–54. Bank, C. / Ewing, G. B. / Ferrer-Admettla, A. / Foll, M. / Jensen, J. D.: »Thinking too positive?: revisiting current methods of population genetic selection inference«, *Trends Genet.*30(12), Dez. 2014, S. 540–6. Bastian, B. / Jetten, J. / Hornsey, M. J. / Leknes, S.: »The positive consequences of pain: a biopsychosocial approach«, *Pers Soc Psychol Rev.* 18(3), Aug. 2014, S. 256–79. Keller, P. A. / Lipkus, I. M. / Rimer, B. K.: »Depressive realism and health risk

accuracy: the negative consequences of positive mood«, *J Consum Res.* 29(1), 1. Jun 2002, S. 57–69. Stein, D. J.: »Positive mental health: a note of caution«, *World Psychiatry* 11(2), 2012, S. 107–9

130 Keltner, D. / Gross, J. J.: »Functional accounts of emotions«, *Cogn Emot.* 13(5), 1999, S. 467–80. Frijda, N. H: *The emotions*, Cambridge University Press, Cambridge (UK) 1986. Haselton, M. G. / Ketelaar, T: »Irrational emotions emotional wisdom? The evolutionary psychology of emotions behavior«, in: Forgas, J. (Hrsg.): *Hearts and minds: affective influences on social cognition and behavior*, Psychology, New York 2006. Izard, C. E. / Ackerman, B. P.: »Motivational, organizational, and regulatory functions of discrete emotions«, in: Lewis, M. / Haviland-Jones, J. M. /Barrett, L. F. (Hrsg.): *Handbook of emotions*, 2. Ausg., Guilford Press, New York 2000, S. 253–64. Gibbard, A.: »Wise choices, apt feelings«. Scherer, K. R.: »When and why are emotions disturbed? Suggestions based on theory and data from emotion research«, *Emot Rev.* 1;7(3), Juli 2015, S.238–49

131 Kierkegaard, S.: *Der Begriff der Angst*, Europäische Verlagsanstalt, Hamburg 1984, S. 141

132 Kessler, R. C. / Aguilar-Gaxiola, J., et al.: »The global burden of mental disorders: an update from the WHO World Mental Health (WMH) surveys«, *Epidemiol Psychiatr Soc.* 18(1), 2009, S. 23–33

133 Kessler, R. C. / Berglund, P., et al.: »Lifetime prevalence and age-of-onset distributions of *DSM-IV* disorders in the National Comorbidity Survey Replication«, *Arch Gen Psychiatry 62(6)*, 1. Juni 2005, S. 593–602

134 Curtis, G. C. / Nesse, R. M., et al.: »Flooding in as research tool and treatment method for phobias: a preliminary report«, *Compr Psychiatry* 17(1), Jan.–Feb. 1976, S. 153–60. Nesse, R. M. / Curtis, C. G.: »Endocrine and cardiovascular responses during phobic anxiety«, *Psychosom Med.* 47(4), 1985, S. 320–32

135 Kennair, L. E. O.: »Fear and fitness revisited«, *J Evol Psychol.* 5(1), 2007, S. 105–17. Marks, I. M. / Nesse, R. M.: »Fear and fitness: an evolutionary analysis of anxiety disorders«, *Ethol Sociobiol.* 15(5–6), 1994, S. 247–61

136 Poulton, R. / Davies, S.: »Evidence for a non-associative model of the acquisition of a fear of heights«, *Behav Res Ther.* 36(5), Mai 1998, S. 537–44

137 Ebenda

138 Cannon, W. B.: *The wisdom of the body*, W. W. Norton, New York 1939

139 Green, D. M.: *Swets JA. Signal detection theory and psycho-physics*, Wiley, New York 1966

140 Hacking, I.: »The logic of Pascal's wager«, *Am Philos Q.* 9(2), 1972, S. 186–92

141 Nesse, R. M. / Williams, G. C.: *Warum wir krank werden*, Goldmann, München 2000. Nesse, R. M.: »The Smoke Detector Principle: natural selection and the regulation of defensive responses«, Ann N Y Acad Sci. 935, Mai 2001, S. 75–85. Nesse, R. M.: »Natural selection and the regulation of defenses: a signal detection analysis of the Smoke Detector Principle«, Evol Hum Behav. 26, 2005, S. 88–105

142 Marks, I. M. / Nesse, R. M.: »Fear and fitness«

143 Öhman, A.: »Face the beast and fear the face: animal and social fears as pro-

totypes for evolutionary analyses of emotion«, *Psychophysiology* 23(2), 1986, S. 123–45

144 Mineka, S. / Keir, R. / Price, V.: »Fear of snakes in wild-and laboratory-reared rhesus monkeys (*Macaca mulatta*)«, *Anim Learn Behav.* 8(4), 1980, S. 653–63

145 Curio, E. / Ernst, U. / Vieth, W.: »The adaptive significance of avian mobbing«, *Z für Tierpsychol.* 48(2), 12. Jan. 1978, S. 184–202

146 Kenneth, D. / Kochanek, K. D., et al.: »National vital statistics reports 2014«, 65(4), 30. Juni 2016, www.cdc.gov/nchs/data/nvsr/nvsr65/nvsr65_04.pdf (zuletzt aufgerufen am 10. Okt. 2023)

147 World Health Organization: »Global status report on road safety 2015«, Genf 2015, http://apps.who.int/iris/bitstream/handle/10665/44122/9789241563840eng.pdf;jsessionid=5C79BDD3A583A50B85E7FF6978536B16?sequence=1 (zuletzt aufgerufen am 10. Okt. 2023)

148 Schulkin, J.: *The CRF signal: uncovering an information molecule*, Oxford University Press, New York 2017

149 Sara, S. J.: »The locus coeruleus and noradrenergic modulation of cognition«, *Nat Rev Neurosci.* 10(3), März 2009, S. 211–23

150 Lima, S. L. / Dill, M. L.: »Behavioral decisions made under the risk of predation: a review and prospectus«, *Can J Zool.* 68(4), 1990, S. 619–40

151 Nesse, R. M.: »An evolutionary perspective on panic disorder and agoraphobia«, *Ethol Sociobiol.* 8, 1987, S. 73S–83S

152 Breslau, N. / Kessler, R. C., et al.: »Trauma and posttraumatic stress disorder in the community: the 1996 Detroit Area Survey of Trauma«, *Arch Gen Psychiatr.* 55(7), 1. Juli 1998, S. 626–32. Breslau, N. / Davis, G. C. / Andreski, P.: »Risk factors for PTSD-related traumatic events: a prospective analysis«, *Am J Psychiatry.* 152(4), April 1995, S. 529–35

153 Breslau, N. / Kessler, R. C., et al.: »Trauma and posttraumatic stress disorder in the community«

154 Cantor, C.: *Evolution and posttraumatic stress: disorders of vigilance and defence*, Routledge, New York 2005

155 Middeldorp, C. M. / Cath, D. C. / Van Dyck, R. / Boomsma, D. I.: »The co-morbidity of anxiety and depression in the perspective of genetic epidemiology: a review of twin and family studies«, *Psychol. Med.* 35(5), 2005, S. 611–24

156 Bateson, M. / Brilot, B. / Nettle, D.: »Anxiety: an evolutionary approach«, *Can J Psychiatry Rev Can Psychiatr.* 56(12), 2011, S. 707–15

157 Milad, M. R. / Rauch, S. L. / Pitman, R. K. / Quirk, G. J.: »Fear extinction in rats: implications for human brain imaging and anxiety disorders«, *Biol Psychol.* 73(1), Juli 2006, S. 61–71

158 Streatfeild, D.: *Brainwash: the secret history of mind control*, Macmillan, New York 2008

159 Nettle, D. / Bateson, M.: »The evolutionary origins of mood and its disorders«, *Curr Biol.* 22(17), 2012, S. R712–21

160 Darwin, C.: *The life and letters of Charles Darwin, including an autobiographical chapter.* Darwin F. (Hrsg.), Murray, London 1887

161 Whiteford, H. A. / Degenhardt, L. J., et al.: »Global burden of disease attribu-

table to mental and substance use disorders: findings from the Global Burden of Disease Study 2010«, *The Lancet*, 382(9904), 15. Nov. 2013, S. 1575–86

162 Curtin, S. C. / Warner, M. / Hedegaard, H.: »Increase in suicide in the United States, 1999–2014«, *NCHS data brief, no. 241. Hyattsville* (MD): National Center for Health Statistics, 2016

163 Zachar, P. / First, M. B. / Kendler, K. S.: »The bereavement exclusion debate in the *DSM-5*: a history«, *Clin Psychol Sci.* 5(5), 1. Sept. 2017, S. 890–906

164 Bowlby, J.: *Attachment and loss.* Bd. 3., »Loss: sadness and depression«, Basic Books, New York 1980.

165 Ebenda. Ainsworth, M. D. / Blehar, M. C. / Waters, E. / Wall, S.: *Patterns of attachment: a psychological study of the strange situation*, Erlbaum, Hillsdale (NJ) 1978

166 Belsky, J.: »Developmental origins of attachment styles«, *Attach Hum Dev.* 24(2), Sept. 2002, S. 166–70. Chisholm, J. S.: »The evolutionary ecology of attachment organization«, *Hum Nat.* 7(1), 1. März 1996, S. 1–37. Crespi, B. J.: »The strategies the genes: genomic conflicts, attachment theory, and development of the social brain«, in: Petronas, A. / Mill, J. (Hrsg.): *Brain, behavior and epigenetics,* Springer-Verlag, Berlin 2011, S. 143–12

167 Engel, G. / Schmale, A.: »Conservation-withdrawal: a primary regulatory process for organismic homeostasis«, in: Porter, R. / Night, J. (Hrsg.): *Physiology, emotion, and psychosomatic illness*, CIBA, Amsterdam 1972, S. 57–85. Schmale, A. / Engel, G.: »The role of conservation-withdrawal in depressive reactions«, in: Benedek, T. / Anthony, E. J. (Hrsg.): *Depression and human existence*, Little, Brown, Boston 1975, S. 183–98

168 Lewis, A. J.: »Melancholia: a clinical survey of depressive states«, *J Ment Sci.* 80, 1934, S. 277–378

169 Hamburg, D. / Hamburg, B. / Barchas, J.: »Anger and depression in perspective of behavioral biology«, in: Levi, L. (Hrsg.): *Emotions: their parameters and measurement*, Raven Press, New York 1975, S. 235–78

170 Hagen, E. H.: »The functions of postpartum depression«, *Evol Hum Behav.* 20, 1999, S. 325–59. Hagen, E. H.: »Depression as bargaining: the case postpartum«, *Evol Hum Behav.* 23(5), 2002, S. 323–36

171 Coyne, J. C. / Kessler, R. C. / Tal, M. / Turnbull, J.: »Living with a depressed person«, *J Consult Clin Psychol.* 55(3), 1987, S. 347–52

172 De Catanzaro, D.: »Human suicide: a biological perspective«, *Behav Sci.* 3(2), 1980, S. 265–90

173 Price, J. S.: »The dominance hierarchy and the evolution of mental illness«, *The Lancet* 290(7509), 1967, S. 243–6

174 Price, J. S. / Sloman, L.: »Depression as yielding behavior: model based on Schjelderup-Ebbe's pecking order«, *Ethol Sociobiol.* 8, 1987, S. 85S–98S

175 Ebenda. Zuroff, D. C. / Fournier, M. A. / Moskowitz, D. S.: »Depression, perceived inferiority, and interpersonal behavior: for the involuntary defeat strategy«, *J Soc Clin Psychol.* 26 (7), 2007, S. 751–78

176 Sloman, L. / Price, P. / Gilbert, P. / Gardner, R.: »Adaptive function of depression: psychotherapeutic implications«, *Am J Psychother.* 48, 1994, S. 1–16

177 Price, J. / Sloman, L., et al.: »The social competition hypothesis of depression«, *Br J Psychiatry.* 164(3), 1994, S. 309–15

178 Hartung, J.: »Deceiving down«, in: Lockard, J. S. / Paulhus, D. (Hrsg.): *Self-deception: an adaptive mechanism?* Prentice Hall, Englewood Cliffs (NJ) 1988, S. 170–85

179 Brown, G. W. / Harris, T.: *Social origins of depression: a study of psychiatric disorder in women*, Tavistock Publications, London 1979

180 Bifulco, A. / Brown, G. W., et al.: »Predicting depression in women: the role of past and present vulnerability« *Psychol bMed.* 28(1), 1998, S. 39–50

181 Hammen, C.: »Stress and depression«, *Annu Rev Clin Psychol.* 1(1), 2005, S. 293–319. Kendler, K. S. / Karkowski, S. M. / Prescott, C. A.: »Causal relationship between stressful life events and the onset of major depression«, *Am J Psychiatry.* 156(6), 1999, S. 837–41. Kessler, R. C.: »The effects of stressful life events on depression«, *Annu Rev Psychol.* 48(1), 1997, S. 191–214. Lloyd, C.: »Life events and depressive disorders reviewed«, *Arch Gen Psychiatry* 37(5), 1980, S. 529–35. Monroe, S. M. / Reid, M. W.: »Life stress and major depression«, *Curr Dir Psychol Sci.* 18(2), 1. April 2009, S. 68–72. Monroe, S. M. / Rohde, P. / Seeley, J. R. / Lewinsohn, P. M.: »Life events and depression in adolescence: relationship loss as a prospective risk factor for first onset of major depressive disorder«, *J Abnorm Psychol.* 108(4), 1999, S. 606. Paykel, E. S.: »The evolution of life events research in psychiatry«, *Affect Disord.* 62(3), 2001, S. 141–9. Paykel, E. S. / Myers, J. K., et al.: »Life events and depression: a controlled study«, *Arch Gen Psychiatry* 21(6), 1. Dez. 1969, S. 753–60. Troisi, A. / McGuire, M. T.: »Evolutionary and life-events research«, *Arch Gen Psychiatry* 49(6), Juni 1992, S. 501–2

182 Brown, G. W. / Harris, T. O. / Hepworth, C.: »Loss, humiliation and entrapment among women developing depression: a patient and non-patient comparison«, *Psychol Med.* 25(1), 1995, S. 7–21

183 Fried, E. I. / Nesse, R. M. / Guille, C. / Sen, S.: »The differential influence of life stress on individual symptoms of depression«, *Acta Psychiatr Scand.* 131(6), Juni 2015, S. 465–71. Fried, R. M.: »Depression is not a consistent syndrome: an investigation of unique symptom patterns in the STAR*D study«, *J Affect Disord.* 172, 1. Feb. 2015, S. 96–102. Fried, E. I. / Nesse, R. M.: »Depression sum-scores don't add up: why analyzing specific depression symptoms is essential«, *BMC Med.* 13(1), 2015, S. 72

184 Nolen-Hoeksema, S. / Wisco, B. E. / Lyubomirsky, S.: »Rethinking rumination«, *Perspect Psychol Sci.* 3(5), 2008, S. 400–24

185 Nolen-Hoeksema, S. / Morrow, J.: »A prospective study of depression and posttraumatic stress symptoms after a natural disaster: the 1989 Loma Prieta earthquake«, *J Pers Soc Psychol.* 61(1), 1991, S. 115–21

186 Andrews, P. W. / Thomson, J. A.: »The bright side of being blue: depression as an adaptation for analyzing complex problems«, *Psychol Rev.* 116(3), 2009, S. 620–54

187 Watson, P. J. / Andrews, P. W.: »Toward a revised evolutionary adaptationist analysis of depression: the social navigation hypothesis«, *J Affect Disord.* 72(1), 2002, S. 1–14

188 Nettle, D.: »Evolutionary origins of depression: a review and reformulation«, *J Affect Disord.* 81, 2002, S. 91–102

189 Kennair, L. E. O. / Kleppestø, T. O. / Larsen, S. M. / Jørgensen, B. E. G.: »Depression: is rumination really adaptive?«, in: *The evolution of psychopathology*, Springer, Cham (Schweiz) 2017, S. 73–92

190 Gut, E.: *Productive and unproductive depression: its functions and failures*, Basic Books, New York 1989

191 Nesse, R. M.: »Is depression an adaptation?«, *Arch Gen Psychiatry* 57(1), 2000, S. 14–20

192 Kramer, P. D.: *Should you leave?*, Scribner, New York 1997

193 Charnov, E. L.: »Optimal foraging: the marginal value theorem«, *Theor Popul Biol.* 9(2), 1976, S. 129–36

194 Rosetti, M. F. / Vargas-Vargas, I. L., et al.: »Evaluation of children with ADHD on the Ball-Search Task«, *Sci Rep.* 6, 25. Jan. 2016

195 Heinrich, B.: *Bumblebee economics,* Harvard University Press, Cambridge (MA) 1979

196 Körtner, G. / Geiser, F.: »The key to winter survival: daily torpor in a small arid-zone marsupial«, *Naturwissenschaften* 96(4), 1. April 2009, S. 525

197 Caraco, T. / Blanckenhorn, W. U., et al.: »Risk-sensitivity: ambient temperature affects foraging choice«, *Anim Behav.* 39(2), 1990, S. 338–45

198 Porsolt, R. D. / Le Pichon, M. / Jalfre, M.: »Depression: a new animal model sensitive to antidepressant treatments«, *Nature,* 266(5604), 1977, S. 730–2

199 Molendijk, M. L. / de Kloet, E. R.: »Immobility in the forced swim test is adaptive and does not reflect depression«, *Psychoneuroendocrinology* 62 (Beil. C), 1. Dez. 2015, S. 389–91

200 Seligman, M. E.: *Depression and learned helplessness,* John Wiley & Sons, New York 1974

201 Nesse, R. M.: »Is depression an adaptation?«, *Arch Gen Psychiatry.* 57(1), 2000, S. 14–20

202 Lasker, G. W.: »The effects of partial starvation on somatotype: an analysis of material from the Minnesota Starvation Experiment«, *Am J Phys Anthropol.* 5(3), 1947, S. 323–42. Müller, M. J. / Enderle, J., et al.: »Metabolic adaptation to caloric restriction and subsequent refeeding: the Minnesota Starvation Experiment revisited«, *Am J Clin Nutr.* 102(4), 2015, S. 807–19

203 Davis, C. / Levitan, R. D.: »Seasonality and seasonal affective disorder (SAD): an evolutionary viewpoint tied to energy conservation and reproductive cycles«, *J Affect Disord,* 87(1), 2005, S. 3–10. Oren, D. / Rosenthal, N.: »Seasonal affective disorder«, in: Paykel, E. (Hrsg.): *Handbook of affective disorders,* Churchill Livingstone, New York 1992. Rosenthal, N. E. / Sack, D. A., et al.: »Seasonal affective disorder: a description of the syndrome and preliminary findings with light therapy«, *Arch Gen Psychiatry* 41(1), 1984, S. 72–80

204 Hart, B. L.: »Biological basis of the behavior of sick animals«, *Neurosci Biobehav Rev.* 12(2), 1988, S. 123–37. Johnson, R. W.: »The concept of sickness behavior: a brief chronological account of four key discoveries.« *Vet Immunol Immunopathol.* 87(3), 2002, S. 443–50

205 Raison, C. L. / Capuron, L. / Miller, A.-H.: »Cytokines sing the blues: inflammation and the pathogenesis of depression«, *Trends Immunol.* 27(1), 2006, S. 24–31

206 Loftis, J. M. / Socherman, R. E., et al.: »Association of interferon-α-induced depression and improved treatment response in patients with hepatitis C«, *Neurosci Lett.*365(2), 2004, S. 87–91

207 Raison, C. L. / Miller, A.H.: »The evolutionary significance of depression in pathogen host defense (PATHOS-D)«, *Mol Psychiatry* 18(1), 2013, S. 15–37

208 Dantzer, R. / O'Connor, J. C., et al.: »From inflammation to sickness and depression: when the immune system subjugates the brain«, *Nat Rev Neurosci.* 9(1), Jan. 2008, S. 46–56. Miller, A. H. / Raison, C. L.: »The role of inflammation in depression: from evolutionary imperative to modern treatment target«, *Nat Rev Immunol.* 16(1), Jan. 2016, S. 22–34. Musselman, D. L. / Evans, D. L. / Nemeroff, C. B.: »The relationship of depression to cardiovascular disease: epidemiology, biology, and treatment«, *Arch Gen Psychiatry* 55(7), 1998, S. 580–92. Stewart, J. C. / Rand, K. L. / Muldoon, M. F. / Kamarck, T. W.: »A prospective evaluation of the directionality of the depression-inflammation relationship«, *Brain Behav Immun.* 23(7), 1. Okt. 2009, S. 936–44

209 Shakespeare, W.: *Julius Caesar*, 4. Akt, 3. Szene, 1599, übersetzt von August Wilhelm von Schlegel

210 Fredrickson, B. L.: »The role of positive emotions in positive psychology: the broaden-and-build theory of positive emotions«, *Am Psychol.* 56(3), 2001, S. 218–26

211 Taylor, G. J.: »Recent developments in alexithymia theory and research«, *Can J Psychiatry* 45(2), 2000, S. 134–42

212 Galbraith, J. K. / Purcell, G.: »The butterfly effect«, in: *Unbearable cost,* Palgrave Macmillan, London 2006, S. 129–32

213 Klinger, E.: »Consequences of commitment to and disengagement from incentives«, *Psychol Rev.* 82(1), 1975, S. 1–25

214 Heckhausen, J. / Wrosch, C. / Fleeson, W.: »Developmental regulation before and after a developmental deadline: the sample case of ›biological clock‹ for childbearing«, *Psychol Aging* 16(3), Sept. 2001, S. 400–13

215 Wrosch, C. / Scheier, M. F. / Miller, G. E.: »Goal adjustment capacities, subjective well-being, and physical health«, *Soc Personal Psychol Compass* 7(12), 2013, S. 847–60. Wrosch, C. / Scheier, M. F., et al.: »Adaptive selfregulation of unattainable goals: goal disengagement, goal re-engagement, and subjective wellbeing«, *Personal Soc Psychol Bull Menn Clin.* 29(12), 2003, S. 1494–508

216 Carver, C. S. / Scheier, M. F.: *On the self-regulation of behavior*, Cambridge University Press, New York 1998. Lawrence, J. W. / Carver, C. S. / Scheier, M. F.: »Velocity toward goal attainment in immediate experience as a determinant of affect«, *J Appl Soc Psychol.* 32(4), 2002, S. 788–802

217 Carver, C. S. / Scheier, M. F.: »On the self-regulation of behavior«. Carver, C. S. / Scheier, M. F.: »Origins and functions of positive and negative affect: a control-process view«, *Psychol Rev.* 97(1), 2002, S. 19–35

218 Hoagland, T.; *What narcissism means to me*, Graywolf Press, Saint Paul (MN) 2003

219 Carver, C. S. / Scheier, M. F.: »Dispositional optimism«, *Trends Cogn Sci.* 18(6), 2014, S. 293–99

220 Giltay, E. J. / Kamphuis, M. H., et al.: »Dispositional optimism and the risk of cardiovascular death: the Zutphen Elderly Study«, *Arch Intern Med.* 166(4), 27. Febr. 2006, S. 431–6

221 Alloy, L. B. / Abramson, L. Y.: »Depressive realism: four theoretical perspectives«, in: *Cognitive processes in depression*, Guilford Press, New York 1988

222 Taylor, S. E. / Brown, J. D.: »Positive illusions and well being revisited: separating fact from fiction«, *Psychological Bulletin, 1994, 116*(1), 21–2

223 Moore, M. T. / Fresco, D. M.: »Depressive realism: a meta-analytic review«, *Clin Psychol Rev.*32(6), Aug. 2012, S. 496–509

224 Keller, M. C. / Nesse, R. M.: »Is low mood an adaptation?: evidence for subtypes with symptoms that match precipitants«, *J Affect Disord.* 86(1), 2005, S. 27–35

225 Fried, E. I. / Nesse, R. M., et al.: »Depression is more than the sum score of its parts: individual DSM symptoms have different risk Factors«, *Psychol Med.* 44(10), Juli 2014, S. 2067–76

226 Wolpert, L.: *Anatomie der Schwermut. Über Depression*, C. H. Beck, München 2008

227 Hier neu übersetzt. Siehe auch Blake, W.: *Alle Religionen sind eins & Es gibt keine naturbedingte Religion*, Archetyp Verlag 2011

228 Gopnik, A.: »How an 18th-century philosopher helped solve my midlife crisis«, *The Atlantic*, Okt. 2015

229 Hume, D.: *Traktat über die menschliche Natur*, Xenomoi Verlag, überarbeitete Ausgabe, Berlin 2019

230 Barash, D. P.: *Buddhist biology: ancient Eastern wisdom meets modern Western science*, Oxford University Press, New York 2014. Ekman, P. / Davidson, R. J. / Ricard, M. / Wallace, B. A.: »Buddhist and psychological perspectives on emotions and well-being«, *Curr Dir Psychol Sci.* 14(2), 2005, S. 59–63. Miller, T.: *How to want what you have: discovering the magic and grandeur of ordinary existence*, H. Holt, New York 1995

231 Lewis, A. J.: »Melancholia: a clinical survey of depressive states«, *J Ment Sci.* 80, 1934, S. 277–378

232 Kessler, R. C: »The effects of stressful life events on depression«, *Annu Rev Psychol.* 48(1), 1997, S. 191–214. Charney, D. S. / Manji, H. K.: »Life stress, genes, and depression: multiple pathways lead to increased risk and new opportunities for intervention«, *Sci STKE* 2004(225), 23. März 2004, S.re5. Monroe, S. M. / Kupfer, D. J. / Frank, E.: »Life stress treatment course of recurrent depression: 1. Response during index episode«, *J Consult Clin Psychol.* 60(5), Okt. 1992, S. 718–24. Monroe, S. M. / Simons, A. D. / Thase, M. E.: »Onset of depression and time to treatment entry: roles of life stress«, *J Consult Clin Psychol.* 59(4), 1991, S. 566–73

233 Hlastala, S. A. / Frank, E., et al.: »Stressful life events, disorder, and the kindling model«, *J Abnorm Psychol.* (4), 2000, S. 777–86. Kupfer, D. J. / Frank, E.: »Role of psychosocial factors in the onset of major depression«, *Acad Sci.* 807(1), 1997, S. 429–39. Monroe, S. M. / Harkness, K. L.: »Life stress, the ›kindling‹ hypo-

thesis, and the recurrence of depression: considerations from a life stress perspective«, *Psychol Rev.* 112(2), 2005, S. 417–45

234 Akiskal, H. S. / McKinney Jr., W. T.: »Depressive disorders: toward a unified hypothesis: clinical, experimental, genetic, biochemical, and neurophysiological data are integrated«, *Science* 182(4107), 5. Okt. 1973, S. 20–9. Klein, D. F.: »Endogenomorphic depression: a conceptual and terminological revision«, *Arch Gen Psychiatry* 31(4), 1. Okt. 1974, S. 447–54

235 Wakefield, J. C. / Schmitz, M. F.: »Uncomplicated depression is normal sadness, not depressive disorder: further evidence from the NESARC«, *World Psychiatry* 13(3), Okt. 2014, S. 317–9

236 Carr, D.: »Methodological issues in studying bereavement«, in: Carr, D. / Nesse, R. / Wortman, C. B. (Hrsg.): *Late-life widowhood in the United States*, Springer, New York 2005. Nesse, R. M.: »Evolutionary framework for understanding«, in: Carr, D. / Nesse, R. M. / Wortman, C. B. (Hrsg.): *Spousal Bereavement in Late Life*, Springer, New York 2006, S. 195–226

237 Miller, T.: »How to want what you have«

238 Hidaka, B. H.: »Depression as a disease of modernity: explanations for increasing prevalence«, *J Affect Disord.* 140(3), 2012, S. 205–14

239 Baxter, A. J. / Scott, K. M., et al.: »Whiteford Challenging the myth of an ›epidemic‹ of common mental trends in the global prevalence of anxiety and depression between 1990 and 2010«, *Depress Anxiety* 31(6), Juni 2014, S. 506–16

240 Cross-National Collaborative Group: »The changing major depression: cross-national comparisons«, *J Am Med Assoc.* 268(21), 1992, S. 3098–105

241 Jorm, A. F. / Duncan-Jones, P. / Scott, R.: »An Analysis of the re-test artefact in longitudinal studies of psychiatric symptoms and personality«, *Psychol Med.* 19(2), Mai 1989, S. 487–93. Wells, J. E. / Horwood, L. J.: »How accurate is recall of key symptoms of depression?: a comparison of recall and longitudinal reports«, *Psychol Med.* 34(6), 2004, S. 1001–11

242 Centers for Disease Control and Prevention (CDC): »Current depression among adults— United States, 2006 and 2008«, *Morb Mortal Wkly Rep.* 59(38), 1. Okt. 2010, S. 1229–35

243 Steel, C. / Iranpour, C., et al.: »The global prevalence of common mental disorders: a systematic review and meta-analysis 1980–2013«, *Int J Epidemiol.* 43(2), 1. April 2014, S. 476–93

244 Salk, R. H. / Petersen, J. L. / Abramson, L. Y. / Hyde, J. S.: »The contemporary face of gender differences and similarities in depression throughout adolescence: development and chronicity«, *J Affect Disord.* 205, 15. Nov. 2016, S. 28–35

245 Rao, U. / Hammen, C. / Daley, S. E.: »Continuity of depression during the transition to adulthood: a 5-year longitudinal study of young women«, *J Am Acad Child Adolesc Psychiatry* 38(7), Juli 1999, S. 908–15

246 Ibrahim, A. K. / Kelly, S. J. / Adams, C. E. / Glazebrook, C.: »A systematic review of studies of depression prevalence in university student«, *J Psychiatr Res.* 47(3), 1. März 2013, S. 391–400

247 Weissman, M. M. / Bland, R. C., et al.: »Cross-national epidemiology of major depression and bipolar disorder«, *JAMA* 276(4), 1996, S. 293–99

248 Andrade, L. / Caraveo-Anduaga, J. J., et al.: »The epidemiology of major depressive episodes: results from the International Consortium of Psychiatric Epidemiology (ICPE) surveys«. *Int J Methods Psychiatr Res.* 12(1), Febr. 2003, S. 3–21

249 Simon, G. E. / Goldberg, D. P. / Korff, M. V. / Üstün, T. B.: »Crossnational differences in depression prevalence«, *Psychol Med.* 32(4), Mai 2002, S. 585–94

250 Taylor, S. E. / Lobel, M.: »Social comparison activity under threat: downward evaluation and upward contacts«, *Psychol Rev.* 96(4), 1989, S. 569–75. Vogel, E. A. / Rose, J. P. / Roberts, L. R.: »Social comparison, social media, and self-esteem«, *Psychol Media Cult.* 3(4), 2014, S. 206–22

251 Gibbons, F. X. / Gerrard, M.: »Effects on upward and downward social comparison on mood states«, *Psychol.* 8(1), 1. März 1989, S. 14–31. Gilbert, P.: »An evolutionary approach to emotion in mental health with a focus on affiliative emotions«, *Emot Rev.* 7(3), 1. Juli 2015, S. 30–7. Gilbert, P. / Price, S. / Allen, S.: »Social comparison, social attractiveness and evolution: how might they be related?«, *New Ideas Psychol.* 13(2), 1995, S. 149–65

252 Appel, H. / Gerlach, A. L. / Crusius, J.: »The interplay between Facebook use, comparison, envy, and depression«, *Curr Opin Psychol.*, Juni 2016, S. 44–9. Blease, C. R.: »Too many ›friends‹, too few ›likes‹?: evolutionary psychology and ›Facebook depression‹«, *Rev Gen Psychol.* 19(1), 2015, S. 1–13

253 Lee, H. / Lee, I. S. / Choue, R.: »Obesity, inflammation and diet«, *Pediatr Gastroenterol Hepatol Nutr.* 16(3), Sept. 2013, S.143–52

254 Patterson, E. / Wall, R., et al.: »Health implications of high dietary omega-6 polyunsaturated fatty acids«, *J Nutr Metab.*, 2012

255 Craft, L. L. / Perna, F. M.: »The benefits of exercise for the clinically depressed«, *Prim Care Companion J Clin Psychiatry* 6(3), 2004, S. 104–11. Schuch, F. B. / Deslandes, B. C., et al.: »Neurobiological effects of exercise on major depressive disorder: a systematic review«, *Neurosci Biobehav Rev.* 61:1, 2016, S. 11. Cooney, G. / Dwan, K. / Mead, G.: »Exercise for depression« *JAMA* 311(23), 18. Juni 2014, S. 2432–3

256 Sullivan, P. F. / Neale, M. C. / Kendler, K. S.: »Genetic epidemiology of major depression: review and meta-analysis«, *Am J Psychiatry* 157(10), 1. Okt. 2000, S. 1552–62

257 Ripke, S. / Wray, N. R., et al.: »A mega-analysis of genome-wide association studies for major depressive disorder«, *Mol Psychiatry* 18(4), April 2013, S. 497–511

258 Cai, N. / Bigdeli, T. B., et al.: »Sparse whole-genome sequencing identifies two loci for major depressive disorder«, *Nature* 523(7562), Juli 2015, S. 588–91

259 Peterson, R. E. / Cai, N., et al.: »The genetic architecture depressive disorder in Han Chinese women«, *JAMA Psychiatry* 74(2), 1. Feb. 2017, S. 162–8

260 Salfati, E. / Morrison, A. C. / Boerwinkle, E. / Chakravarti, A.: »Direct estimates of the genomic contributions to blood pressure heritability within a population-based cohort (ARIC)«, *PLOS ONE* 10(7), 10. Juli 2015, S. e0133031

261 Weedon, M. N. / Lango, H., et al.: »Genome-wide association analysis identifies 20 loci that influence adult height«, *Nat Genet.* 40(5), Mai 2008. S. 575–83

262 Wood, A. R. / Esko, T., et al.: »Defining the role of common variation in the genomic and biological architecture of adult human height«, *Nat Genet.* 46(11), Nov. 2014 S. 1173–86

263 Auf Deutsch erschienen unter: *Kybernetik. Regelung und Nachrichtenübertragung im Lebewesen und in der Maschine*, Econ, Düsseldorf 1963

264 Beck, A. T. / Alford, B. A.: *Depression: causes and treatment.* 2. Ausg. University of Pennsylvania Press, Philadelphia 2009

265 Cuijpers, P. / van Straten, A. / Warmerdam, L.: »Behavioral activation treatments of depression: a meta-analysis«, *Clin Psychol Rev.* 27(3), 2007, S. 318–26. Mazzucchelli, T. / Kane, R. / Rees, C.: »Behavioral activation treatments for depression in adults: a meta-analysis and review« *Clin Psychol Sci Pract.* 16(4), 1. Dez. 2009, S. 383–411

266 Post, R. M.: »Transduction of psychosocial stress into the neurobiology«, *Am J Psychiatry* 149, 1992, S. 999–1010

267 Monroe, S. M. / Harkness, K. L.: »Life stress, the ›kindling‹ hypothesis, and the recurrence of depression: considerations from a life stress perspective«, *Psychol Rev.* 112(2), 2005, S. 417–45. Post, R. M. / Weiss, S. R.: »Sensitization and kindling phenomena in mood, anxiety, and obsessive-compulsive disorders: the role of serotonergic mechanisms in illness progression«, *Biol Psychiatry* 44(3), 1. Aug. 1998, S. 193–206

268 Nettle, D.: »An evolutionary model of low mood states«, *J Theor Biol.* 257(1), 2009, S. 100–3. Trimmer, P. C. / Higginson, A. D. / Fawcett, T. W. / Macnamara, J. M. / Houston, A. I.: »Adaptive learning can result in a failure profit from good conditions: implications for understanding depression«, *Evol Med Public Health* 2015(1), 29. Mai 2015, S. 123–35

269 Goodwin, F. K. / Jamison, K. R.: *Manic-depressive illness*, Oxford University Press, New York 1990

270 Ferrell, J. E.: »Self-perpetuating states in signal transduction: positive feedback, double-negative feedback and bistability«, *Curr Opin Cell Biol.* 14(2), 1. April 2002, S. 140–8. Monod, J. / Jacob, F.: »General conclusions: teleonomic mechanisms in cellular metabolism, growth, and differentiation«, *Cold Spring Harb Symp Quant Biol.* 26, 1961, S. 389–401

271 Low, B. S.: *Why sex matters: a Darwinian look at human behavior*, Princeton University Press, Princeton (NJ) 2015

272 Goldbeter, A.: »A model for the dynamics of bipolar disorders«, *Prog Biophys Mol Biol.* 105(1), 1. März 2011, S. 119–27

273 James, W.: *The principles of psychology*, H. Holt and Company, New York 1890

274 Akiskal, H. S. / Bourgeois, M. L., et al.: »Re-evaluating the prevalence of and diagnostic composition within the broad clinical spectrum of bipolar disorders«, *J Affect Disord.* 59 (Beil. 1), Sept. 2000, S.S5–30

275 Angst, J. / Azorin, J.-M., et al.: »Prevalence and characteristics of undiagnosed bipolar disorders in patients with a major depressive episode: the BRIDGE Study«, *Arch Gen Psychiatry* 68(8), 1. Aug. 2011, S. 791–9

276 Grande, I. / Berk, M. / Birmaher, B. / Vieta, E.: »Bipolar disorder«, *The Lancet* 387(10027), 2016, S. 1561–72

277 Kieseppä, T. / Partonen, T., et al.: »High concordance of bipolar I disorder in a nationwide sample of twins«, *Psychiatry* 161(10), 1. Okt. 2004, S. 1814–21

278 Rao, A. R. / Yourshaw, M., et al.: »Rare deleterious mutations are associated with disease in bipolar disorder families«, *Mol Psychiatry* 22(7), Juli 2017, S. 1009–14

279 Kendler, K. S.: »The dappled nature of causes of psychiatric illness: replacing the organic-functional/hardware-software dichotomy with empirically based pluralism«, *Mol Psychiatry* (4), April 2012, S. 17377–88

280 Abramson, L. Y. / Metalsky, G. I. / Alloy, L. B.: »Hopelessness depression: a theory-based subtype of depression«, *Psychol Rev.* 96(2), 1989, S. 358–722

281 Cross, J. G. / Guyer, M. J.: *Social traps*, University of Michigan Press, Arbor 1980

282 Kennedy, S. H. / Rizvi, S.: »Sexual dysfunction, depression, and the impact of antidepressants«, *Clin Psychopharmacol.* 29(2), April 2009, S. 157–64. Montejo, A. L. / Izquierdo, J. A. / Rico-Villademoros, F.: »Incidence of sexual dysfunction associated with antidepressant agents: a prospective study of 1022 outpatients«, *J Clin Psychiatry* 62(Beil. 3), 2001, S. 10–21

283 Hjemdal, O. / Hagen, R., et al.: »Metacognitive therapy in major comorbid cases«, *Cogn Behav Pract.* 24(3), 1. Aug. 2017, S. 312–8

284 Gilbert, P.: »Evolution and depression: issues and implications«, *Psychol Med.* 36(3), 2006, S. 287–97. Gilbert, P.: »Introducing compassion-focused therapy«, *Adv Psychiatr Treat.* 15(3), 2009, S. 199–208. Gilbert, P.: »The origins and nature of compassion focused therapy«, *Br J Clin Psychol.* 53(1), 2014, S.6–41

285 Hammen, C.: »Stress and depression«, *Annu Rev Clin Psychol.* 1(1), 2005, S. 293–319. Baumeister, D. / Akhtar, R., et al.: »Childhood trauma and adulthood inflammation: a meta-analysis of peripheral C-reactive protein, interleukin-6 and tumour necrosis factor-α«, *Mol Psychiatry* 21(5), Mai 2016, S.642–9. Belsky, J. / Jonassaint, C., et al.: »Vulnerability genes or plasticity genes?«, *Mol Psychiatry* 14(8), Aug. 2009, S. 746–54. Labonté, B. / Suderman, M., et al.: »Genome wide epigenetic regulation by early-life trauma«, *Arch Gen Psychiatry* 69(7) 1. Juli 2012. Monroe, S. M. / Reid, M. W.: »Life stress and major depression«, *Curr Dir Psychol Sci.* 18(2), 2009, S. 68–72. Sieff, D. F.: *Understanding and healing trauma: conversations with pioneering clinicians and researchers*, Routledge, London 2015

286 Vaillant, G.: »Lifting the field's ›repression‹ of defenses«, *Am J Psychiatry* 169(9), Sept. 2012, S. 885–7

287 Windelband, W.: »Rectorial address, Strasbourg 1894«, *Hist Theory* 19(2), 1980, S. 169–85

288 Hurlburt, R. T. / Knapp, T. J. (Münsterberg 1898), nicht Allport (1937), führten die Begriffe »idiographic« und »nomothetic« in die amerikanische Psychologie ein. *Theory Psychol.* 16(2), 1. April 2006, S. 287–93

289 Ebenda, S. 22

290 Cuk, M. / Stewart, S. T.: »Making the moon from a fast-spinning Earth: a giant impact followed by resonant despinning«, *Science* 338(6110), 2012, S. 1047–52

291 Austen, J.: *Stolz und Vorurteil*, Frundsberg, Berlin 1939, S. 5

292 Rahe, R. H. / Meyer, M., et al.: »Social stress and illness onset«, *J Psychosom Res.* 8(1), 1. Juli 1964, S. 35–44

293 Brown, G. W. / Harris, T.: *Social Origins of depression,* Free Press, New York 1978
294 Monroe, S. M. / Simons, S. M.: »Diathesis-stress theories in the context of life stress research: implications for the depressive disorders«, *Psychol Bull.* 110(3), 1991, S. 406–25. Oatley, K. / Bolton, W.: »A social-cognitive theory of depression in reaction to life events«, *Psychol Rev.* 92(3), 1985, S. 372–88
295 Monroe, S. M.: »Modern approaches to conceptualizing and measuring human life stress«, *Annu Rev Clin Psychol.* 4(1), 2008, S. 33–52
296 Brown, G. W. / Harris, T. O. / Hepworth, C.: »Loss, humiliation and entrapment among women developing depression: a patient and non-patient comparison«, *Psychol Med.* 25(1), 1995, S. 7–21. Kendler, K. S. / Hettema, J. M., et al.: »Life event dimensions of loss, humiliation, entrapment, danger in the prediction of onsets of major depression and anxiety«, *Arch Gen Psychiatry* 60(8), Aug. 2003, S. 789–96
297 Ellsworth, P. C.: »Appraisal theory: old and new questions«, *Emot Rev.* 5(2), 2013, S. 125–31. Scherer, K. R. / Schorr, A. / Johnstone, T.: *Appraisal processes in emotion: theory, methods, research*, Oxford University Press, New York 2001. Diener, E. / Fujita, F.: »Resources, personal strivings, and subjective wellbeing: a nomothetic and idiographic approach«, *J Pers Soc Psychol.* 68(5), 1995, S. 926–35
298 Apgar, V.: »A proposal for a new method of evaluation of the newborn infant«, *Anaesth Analg.* 32(1), Jan. 1953 S. 260–7
299 Klinger, E.: »The interview questionnaire technique: reliability and validity of a mixed idiographic-nomothetic measure of motivation«, *Adv Personal Assess.* 6, 1987, S. 31–48
300 Grice, J. W.: »Bridging the idiographic-nomothetic divide in ratings of self and others on the big five«, J Pers. 72(2), 2004, S. 203–41. Zevon, M. A. / Tellegen, A.: »The structure of mood change: an idiographic/nomothetic analysis«, *J Pers Soc Psychol.* 43(1), 1982, S. 111–22
301 Tufts Center for the Study of Drug Development: PR Tufts CSDD 2014 Cost Study (abgerufen am 15. Juni 2017, nicht mehr verfügbar)
302 Monroe, S. M. / Simons, A. D.: »Diathesis-stress theories in the context of life stress research«. Belsky, J. / Pluess, M.: »Beyond diathesis stress: differential susceptibility to environmental influences«, *Psychol Bull.* 135(6), 2009, S. 885–908
303 Diener, E. / Fujita, F.: »Resources, personal strivings, and subjective wellbeing«
304 Übersetzt aus Smith, A.: *The Theorie of Moral Sentiment*, 1759 (*Theorie der ethischen Gefühle*, Hamburg 2021)
305 Dawkins, R: *Das egoistische Gen,* Springer Spektrum, Heidelberg 2014
306 Midgley, M.: *The solitary self: Darwin and the selfish gene*, Routledge, London 2014. Segerstrale, U.: »Colleagues in conflict: an ›in vivo‹ analysis of the sociobiology controversy«, *Biol Philos.* 1(1), 1986, S. 53–87. Sterelny, K.: *Dawkins vs. Gould: survival of the fittest*, Icon Books, Cambridge (UK) 2007
307 Nesse, R. M.: »Why so many people with selfish genes are pretty nice, except for their hatred of *The selfish Gene*«, in: Grafen, A. / Ridley, M. (Hrsg.), Oxford University Press, London 2006, S. 203–12

308 Ridley, M.: *The Origins of virtue: human instincts and the evolution of cooperation*, Viking, New York 1996. Frank, R. H.: *Passions within reason: the strategic role of the emotions*, W.W. Norton, New York 1988

309 Frank, R. H. / Gilovich, T. / Regan, D. T.: »Does studying economics inhibit cooperation?«, *J Econ Perspect.* (2), 7. Juni 1993, S. 159–71

310 Alexander, R. D.: *The biology of moral systems*, Aldine de Gruyter, New York 1987

311 Didyoung, J. / Charles, E. / Rowland, N. J.: »Non-theists are no less moral than theists: some preliminary results«, *Secularism & nonreligion*, 2. März 2013. Hofmann, W. / Wisneski, D. C. / Brandt, M. J. / Skitka, L. J.: »Morality in everyday life«, *Science*345(6202), 12. Sept. 2014, S. 1340–3. Zuckerman, P.: »Atheism, secularity, and well-being: how the findings of social science counter negative stereotypes and assumptions«, *Sociol Compass.* 3(6), 2009, S. 949–71

312 Williams, G. C.: »Huxley's evolution and ethics in sociobiological perspective«, *Zygon.* 23(4), 1988, S. 383–407

313 Williams, G. C. / Williams, D. C.: »Natural selection of individually harmful social adaptations among sibs with special reference to social insects«, *Evolution* 11, 1957, S. 249–53

314 Paradis, J. G. / Huxley, T. H. / Williams, G. C.: *Evolution & ethics: T. H. Huxley's evolution and ethics with new essays on its Victorian and sociobiological context*, Princeton University Press, Princeton (NJ) 1989

315 Wilson, D. S. / Sober, E.: »Reintroducing group selection to the human behavioral sciences«, *Behav Brain Sci.* 17(4), 1994, S. 585–607

316 West, S. A. / Griffin, A. S. / Gardner, A.: »Social semantics: how useful has group selection been?«, *J Evol Biol.* 21(1), 2008, S. 374–85

317 Pinker, S.: »The false allure of group selection«, *Edge*, 18. Juni 2012

318 Dugatkin, H. K.: »Behavioral ecology and levels of selection: dissolving the group selection controversy«, *Adv Study Behav.* 23, 1994, S. 101–33. Reeve, H. K. / Holldobler, B.: »The emergence of a superorganism through intergroup competition«, *Proc Natl Acad Sci.* 104(23), 5. Juni 2007, S. 9736–40

319 West, S. A. / Griffin, A. S. / Gardner, A.: »Social semantics«

320 Nowak, M. A. / McAvoy, A. / Allen, B. / Wilson, E. O.: »The general form of Hamilton's rule makes no predictions and cannot be tested empirically«, *Proc Natl Acad Sci.* 114(22), 30. Mai 2017, S. 5665–70. Nowak, M. A. / Tarnita, C. E. / Wilson, E. O.: »The evolution of eusociality«, *Nature* 466(7310), 2010, S. 1057–62

321 Abbot, P. / Abe, J., et al.: »Inclusive fitness theory and eusociality«, *Nature* 471 (7339), März 2011, S. E1–E4

322 Muir, W. M.: »Group selection for adaptation to multiple-hen cages: selection program and direct responses«, *Poult Sci.* 75(4), April 1996, S. 447–58. Ortman, L. L. / Craig, J. V.: »Social dominance in chickens modified by genetic selection— physiological mechanisms«, *Anim Behav.* 16(1), Febr. 1968, S. 33–7

323 Fisher, R. A.: *The genetical theory of natural selection: a complete variorum edition*, Oxford University Press, New York 1999

324 Nesse, R. M.: »Five evolutionary principles for understanding«, in: Ujvari, B. / Roche, B. / Thomas, F. (Hrsg.): *Ecology and evolution of cancer*, Academic Press, New York 2017, S. xv–xxi

325 Segerstrale, U.: *Nature's oracle: the life and work of W. D. Hamilton*, Oxford University Press, New York 2013

326 Hamilton, W. D.: »The evolution of altruistic behavior«, *Am Nat.* 97(896), 1. Sept.1963, S. 354–6

327 Smith, J. M.: »Group selection and selection«, *Nature* 201(4924), März 1964, S. 1145

328 Nowak, M. A., et al.: »The general form of Hamilton's rule makes no predictions and cannot be empirically«. West, S. A. / El Mouden, E. / Gardner, A.: »Sixteen common misconceptions about the evolution of cooperation in humans«, *Evol Hum Behav.* 32(4), 2011, S. 231–62. West, S. A. / Griffin, A. S. / Gardner, A.: »Social semantics: altruism, cooperation, mutualism, strong reciprocity and group selection«, *J Evol Biol.* 20(2), 2007, S. 415–32

329 Bergstrom, C. T. / Bronstein, J. L., et al.: »Interspecific mutualism: puzzles and predictions«, in: Hammerstein, P. (Hrsg.): *Genetical and cultural evolution of cooperation*, MIT Press, Cambridge (MA) 2003, S. 241–56. Clutton-Brock, T.: »Breeding together: kin selection and mutualism in cooperative vertebrates«, *Science* 296(5565), 5. April 2002, S. 69–72. Connor, R. C.: »The benefits of mutualism: a conceptual framework«, *Biol Rev.* 70(3), 1995, S. 427–57. Dugatkin, L. A.: *Cooperation among animals: an evolutionary perspective*, Oxford University Press, New York 1997

330 Trivers, R. L.: »The evolution of reciprocal altruism«, *Q Rev Biol.* 46(1), 1971, S. 35–57

331 Axelrod, R. M.: *Die Evolution der Kooperation*, Scientia Nova, Oldenburg 2009 (Original: *The evolution of cooperation*, Basic Books, New York 1984). Axelrod, R. / Hamilton, W.: »The evolution of cooperation«, *Science* 211, 1981, S. 1390–6

332 Axelrod, R. / Dion, D.: »The further evolution of cooperation«, *Science* 242, 1988, S. 1385–90. Mengel, F.: »Risk and temptation: a meta-study on prisoner's dilemma games«, *Econ J.*, 18. Sep 2017. Pepper, J. W. / Smuts, B. B.: »The evolution of cooperation in an ecological context: an agent-based model«, in: Kohler, T. A. / Gumerman, G. J. (Hrsg.): *Dynamics of human and primate societies: agent-based modelling of social and spatial processes*, Oxford University Press, New York 1999, S. 44–76

333 Nesse, R. M.: »Evolutionary explanations of emotions«, *Hum Nat.* 1(3), 1990, S. 261–89. Forgas, J. P. (Hrsg.): *Affect in social thinking and behavior*, Psychology Press, New York 2006. Ketelaar, T.: »Ancestral emotions, current decisions: using evolutionary game theory to explore the role of emotions in decision making«, in: Crawford, C. B. / Salmon, C. (Hrsg.): *Evolutionary psychology, public policy and personal decisions*, Lawrence Erlbaum, Mahwah (NJ) 2004, S. 145–168. Ketelaar, T.: »Evolutionary psychology and emotion: a brief history«, in: Zeigler-Hill, V. / Welling, L. L. M. / Shackelford, T. K. (Hrsg.): *Evolutionary perspectives on social psychology*, Springer International Publishing, Cham (Schweiz) 2015, S. 51–67

334 Keltner, D. / Busswell, B.: »Evidence for the distinctness of embarrassment, shame, and guilt: a study of recalled antecedents and facial expressions of emotion«, *Cogn Emot.* 10(2), 1996, S. 155–72

335 Haselton, M. G. / Ketelaar, T.: »Affect in social thinking and behavior«, in: Forgas, J. P. (Hrsg.): *Frontiers of social psychology*, Psychology Press, New York 2006, S. 21–40. Ketelaar, T.: »Ancestral emotions, current decisions«. Ders.: »Evolutionary psychology and emotion«

336 Ridley, M.: *The Origins of virtue: human instincts and the evolution of cooperation*, Viking, New York 1996. Boyd, R. / Richerson, P. J.: »Culture and the evolution of human cooperation«, *Philos Trans R Soc B Biol Sci.* 364(1533), 12. Nov. 2009, S. 3281–8. Crespi, B.: »Cooperation: close friends and common enemies«, *Curr Biol.* 16(11), 6. Juni 2006, S. R414–5. Dugatkin, L. A.: *The altruism equation: seven scientists search for the origins of goodness*, Princeton University Press, Princeton (NJ) 2006. Hammerstein, P.: *Genetic and cultural evolution of cooperation*, MIT Press, Cambridge (MA) 2003. Henrich, J. / Henrich, N.: »Culture, evolution and the puzzle of human cooperation«, *Cogn Syst Res.* 7(2–3), 2006, S. 220–45. Kurzban, R. / Burton-Chellew, M. N. / West, S. A.: »The evolution of altruism in humans«, *Psychol.* 66(1), 2015, S.575–99

337 Ridley, M.: »The origins of virtue«. Dugatkin, L. A.: »Cooperation among animals«. Ders.: »The altruism equation«. Binmore, K.: »Bargaining and morality«, in: Gauthier, D. P. / Sugden, R. (Hrsg.): *Rationality, justice and the social contract: themes from morals by agreement*, University of Michigan Press, Ann Arbor 1993, S. 131–56. Boehm, C.: *Moral origins: the evolution of virtue, altruism, and shame*, Basic Books, New York 2012. Chisholm, J. S.: *Death, hope and sex: steps to an evolutionary ecology of mind and morality*, Cambridge University Press, New York 1999. De Waal, F. B. M. / Macedo, S. / Ober, J. / Wright, R.: *Primates and philosophers: how morality evolved*, Princeton University Press, Princeton (NJ) 2006. Fehr, E. / Gachter, S.: »Altruistic punishment in humans«, *Nature* 415(6868), 10. Jan. 2002, S. 137–40. Gintis. H. / Bowles, S. / Boyd, R. / Fehr, E.: »Explaining altruistic behavior in humans«, *Evol Hum Behav.* 24(3), 2003, S. 153–72. Irons, W.: »Morality, religion and human evolution« in: Richardson, W. M. / Wildman, W. J. (Hrsg.): *Religion and science: history, methods, dialogue*, Routledge, New York 1996. Katz, L. (Hrsg.): *Evolutionary origins of morality: cross disciplinary perspectives*, Imprint Academic, Thorverton (UK) 2000. Krebs, D. L.: »The evolution of moral dispositions in the human species«, *Ann N Y Acad Sci.* 907, April 2000, S. 132–48. Lieberman, D. / Tooby, J. / Cosmides, L.: »Does morality biological basis?: an empirical test of the factors governing sentiments relating to incest«, *Proc R Soc B Biol.* 270 (1517), 22. April 2003, S. 819–26. Midgley, M.: *The ethical primate: humans, freedom, and morality*, Routledge, London 1994. Nitecki, M. / Nitecki, D.: *Evolutionary ethics*. State University of New York Press, Albany 1993. Pepper, J. W. / Smuts, B.: »A mechanism for the evolution of altruism among nonkin: positive assortment through environmental feedback«, *Am Nat.* 160(2), 2002, S. 205–13. Van Veelen, M.: »Does it pay to be good? competing evolutionary explanations of pro-social behaviour«, in: Verplaetse, J. / De Schrijver, J. / Braeckman, J. / Vanneste, S. (Hrsg.): *The moral brain: essays on the evolutionary and neuroscientific aspects of morality*, Springer Science+Business Media, Dordrecht (NL) 2009, S. 185–200

338 Foster, K. R. / Kokko, H.: »Cheating can stabilize cooperation in mutualisms«, *Proc R Soc B Biol.* 273(1598), 7. Sept. 2006, S. 2233–9. Foster, K. R. / Wenseleers, T. / Ratnieks, F. L. W. / Queller, D. C.: »There is nothing wrong with inclusive fitness«, *Trends Ecol Evol.* 21(11), Nov. 2006, S. 599–600

339 Aktipis, C. A.: »Know when to walk away: contingent movement and the evolution of cooperation«, *J Theor Biol.* 231(2), 2004, S. 249–60

340 Dunbar, R. I. M.: *Grooming, gossip, and the evolution of language*, Harvard University Press, Cambridge (MA) 1996

341 West, S. A. / Griffin, A. S. / Gardner, A.: »Social semantics: altruism, cooperation, mutualism, strong reciprocity and group selection«, *J Evol Biol.* 20(2), März 2007, S. 415–32

342 Boyd, R. / Richerson, P. J.: »Culture and the evolution of human cooperation«, *Philos Trans R Soc B Biol Sci.* 364(1533), 12. Nov. 2009, S. 3281–8

343 Richerson, P. / Baldini, R., et al.: »Cultural group selection plays an essential role in explaining human cooperation: a sketch of the evidence«, *Behav Brain Sci.* 2015, S. 1–71

344 Nesse, R. M.: »Social selection is a powerful explanation for prosociality«, *Behav Brain Sci.* 39: e47, Jan. 2016.

345 Brickman, P. / Sorrentino, R. M. / Wortman, C. P.: *Commitment, conflict, and caring*, Prentice-Hall, Englewood Cliffs (NJ) 1987. Hirshleifer, J.: »On the emotions as guarantors of threats and promises«, in: Dupré, J. (Hrsg.): *The latest on the best: essays on evolution and optimality*, MIT Press, Cambridge (MA) 1987, S. 307–26. Nesse, R. M. (Hrsg.): *Evolution and the capacity for commitment*, Russell Sage Foundation, New York 2001. Schelling, T. C.: *The strategy conflict*, Harvard University Press, Cambridge (MA) 1960

346 Nesse, R. M.: »Natural selection and the capacity for subjective commitment«, in: Ders. (Hrsg.): *Evolution and the capacity for commitment*

347 Mills, J. / Clark, M. S.: »Communal and exchange relationships: controversies and research«, in: Erber, R. / Gilmour, R. (Hrsg.): *Theoretical frameworks for personal relationships*, Lawrence Erlbaum, Hillsdale (NJ) 1994, S. 29–42

348 West-Eberhard, M. J.: »The evolution of social behavior by kin selection«, *Q Rev Biol.* 50(1), 1975, S. 1–33. West-Eberhard, M. J.: »Sexual selection, social competition, and evolution«, *Proc Am Philos Soc.* 123(4), 1979, S. 222–34

349 Miller, G. F.: *The mating mind: how sexual choice shaped the evolution of human nature*, Doubleday, New York 2000

350 Boehm, C.: »Moral origins«. Noë, R. / Hammerstein, P.: »Biological markets: supply and demand determine the effect of partner choice in cooperation, mutualism and mating«, *Trends Ecol Evol.* 10(8), 1995, S. 336–9

351 Nesse, R. M.: »Runaway social selection for displays of partner altruism«, *Biol Theory* 2(2), 2007, S. 143–55

352 Nesse, R. M.: »Social selection and the origins of culture«, in Schaller, M. / Heine, S. J., et al. (Hrsg.): *»Evolution, culture, and the human mind«*, Psychology Press, Philadelphia 2010, S. 137–50

353 Barclay, P. / Willer, R.: »Partner choice creates competitive altruism in humans«, *Proc R Soc B Biol.* 274(1610), 2007, S. 749–53. Hardy, C. L. / Van Vugt, M.: »Nice

guys finish first: the competitive altruism hypothesis«, *Soc Psychol Bull.* 32(10), 1. Okt. 2006, S. 1402–13

354 Pleasant, A. / Barclay, P.: »Why hate the good guy? Antisocial punishment of high cooperators is greater when people compete to be chosen«, *Psychol Sci.* 29(6), Juni 2018, S. 868–76

355 Hrdy, S. B.: *Mothers and others: the evolutionary origins of mutual understanding*, Belknap Press of Harvard University Press, Cambridge (MA) 2009

356 Wilson, D. S.: »Social semantics: toward a genuine pluralism in the study social behaviour«, *J Evol Biol.* 21(1), 2008, S. 368–73

357 Noë, R. / Hammerstein, P.: »Biological markets«

358 Kiers, E. T. / Duhamel, M., et al.: »Reciprocal rewards stabilize cooperation in the mycorrhizal symbiosis«, *Science* 333(6044), 12. Aug. 2011, S. 880–2. Wyatt, G. A. K. / Kiers, E. T. / Gardner, A. / West, S. A.: »A biological market analysis of the plant-mycorrhizal symbiosis: mycorrhizal symbiosis as a biological market«, *Evolution* 68(9), Sept. 2014, S. 2603–18

359 Nesse, R. M.: »Social selection and the origins of culture«

360 Hobbes, T.: *Leviathan,* Cambridge University Press, Cambridge (UK) 1996, S. 120

361 Veblen, T.: *The theory of the leisure class: an economic study in the evolution of institutions*, Macmillan, New York 1899

362 Kirkpatrick, L. A. / Ellis, B. J.: »An evolutionary-psychological approach to self-esteem: multiple domains and multiple functions«, in: Fletcher, J. G. O. / Clark, M. S. (Hrsg.): *Blackwell handbook of social psychology: interpersonal processes*, Blackwell, Oxford (UK) 2001, S. 409–36. Leary, M. R. / Baumeister, R. F.: »The nature and function of self-esteem: sociometer theory«, in: Zanna, M. P. (Hrsg.): *Advances in experimental social psychology,* Academic Press, San Diego (CA): 2000, S. 2–51

363 Mealey, L.: »Sociopathy«, *Behav Brain Sci. 18(3)*, 1995, S. 523–99

364 Boehm, C.: *Moral origins: the evolution of virtue, altruism, and shame*, Basic Books, New York 2012. Demirel, O. F. / Demirel, A., et al.: »Neurological soft signs in antisocial men and relation psychopathy«, *Psychiatry Res.* 240, 30. Juni 2016, S. 248–52

365 Smuts, B.: »Encounters with animal minds«, *J Conscious Stud.* 8(5–7), 2001, S. 293–309

366 Brüne, M.: »On human self-domestication, psychiatry, and eugenics«, *Philos Ethics Humanit Med.* 2(1), 5. Okt. 2007, S. 21. Hare, B. / Wobber, V. / Wrangham, R.: »The self-domestication hypothesis: evolution psychology is due to selection against aggression«, *Anim Mar* 83(3), 1. März 2012, S. 573–85. Gregory, T. R.: »Artificial selection and domestication: modern lessons from Darwin's enduring analogy«, *Evol Educ Outreach* 2(1), 2009, S. 5–27. Henrich, J.: *The secret of our success: how culture is driving human evolution, domesticating our species, and making us smarter*, Princeton University Press, Princeton (NJ) 2015

367 West, S. A. / Griffin, A. S. / Gardner, A.: »Social semantics: altruism, cooperation, mutualism, strong reciprocity and group selection«, *J Evol Biol.* 20(2), März 2007, S. 415–32

368 Carr, D. / Nesse, R. M. / Wortman, C. B. (Hrsg.): *Late life widowhood in the United States*

369 Ebenda

370 Archer, J.: *The nature of grief*, Oxford University Press, New York 2001, S. 263–83

371 Horowitz, M. J. / Siegel, B. / Holen, A. / Bonanno, G. A.: »Diagnostic criteria for complicated grief disorder«, *Am J Psychiatry* 154(7), 1997, S. 904–10. Prigerson, H. G. / Frank, E. F., et al.: »Complicated grief and bereavement-related depression as distinct disorders: preliminary empirical validation in elderly bereaved spouses«, *Am J Psychiatry* 152(1), 1995, S. 22–30. Shear, M. K. / Reynolds, C. F., et al.: »Optimizing treatment of complicated grief: a randomized clinical trial«, *JAMA Psychiatry* 73(7), 1. Juli 2016, S. 685–94

372 Nesse, R. M.: »Evolutionary framework for understanding«, in: Carr, D. / Nesse, R. M. / Wortman, C. B. (Hrsg.): *Spousal bereavement in late life*, Springer, New York 2006, S. 195–226

373 Aus dem Vorwort der englischen Ausgabe von Dawkins, R.: *The Selfish Gene*, Oxford University Press, Oxford (UK) 1976, übersetzt. In der deutschen Ausgabe ist dieses Vorwort nicht enthalten: Dawkins, R: *Das egoistische Gen*, Springer Spektrum, Heidelberg 2014

374 Aus dem Amerikanischen übersetzt. Vgl. *Man of La Mancha*, New York 1965

375 Belsky, J.: »Psychopathology in life history perspective«, *Psychol Inq.* 25(3–4), 2. Okt. 2014, S. 307–10. Del Giudice, M.: »An evolutionary life history framework for psychopathology«, *Psychol.*25(3–4), 2. Okt. 2014, S. 261–300. Kaplan, H. S. / Hill, K. / Lancaster, J. B. / Hurtado, A. M.: »A theory of human life history evolution: diet, intelligence, and longevity«, *Evol Anthropol.* 9(4), 2000, S. 1–30

376 Bradbury, J. W. / Vehrencamp, S. L.: *Principles of animal communication*, Sinauer Associates, Sunderland (MA) 1998. De Crespigny, F. E. / Hosken, D. J.: »Sexual selection: signals to die for«, *Curr Biol.* 17(19), 9. Okt. 2007, S. R 853–5

377 Alexander, R. D.: »The search for a general theory of behavior«, *Behav Sci.* 20(2), 1975, S. 77–100

378 Trivers, R.: Vorwort zu *The Selfish Gene*, Oxford University Press, Oxford (UK) 1976, S. vii–ix

379 In deutscher Sprache erschien von ihm: Trivers, R. L.: *Betrug und Selbstbetrug*, Ullstein, Berlin 2013

380 Hartmann, H.: *Ego psychology and the problem of adaptation*, 14. Aufl., International Universities Press, 1958

381 Boag, S.: »Freudian repression, the common view, and pathological science«, *Rev Gen Psychol.* 10(1), 2006, S. 74–80

382 Dennett, D. C. / Weiner, P.: *Consciousness explained*, Back Bay Books, Boston 1991. Humphrey, N.: *A history of the mind: evolution and the birth consciousness*, Copernicus, Boston 1999. Tannenbaum, A. S.: »The sense of consciousness«, *J Theor Biol.* 211(4), Aug. 2001, S. 377 – 91. Eccles, J. C.: »The evolution of consciousness«, in: *How the SELF controls its BRAIN*, Springer, Berlin, Heidelberg 1994, S. 113–24

383 Dunbar, R. I. M.: »The social brain hypothesis«, *Evol Anthropol.* 6(5), 1998, S. 178 – 90

384 Flinn, M. V. / Ward, C. V.: »Ontogeny of the social child«, in: Ellis, B. J. / Bjorklund, D. F. (Hrsg.): *Origins of the social mind: evolutionary psychology and child development*, Guilford Press, New York 2005, S. 19–44

385 Ronson, J: »How one stupid tweet blew up Justine Sacco's life«, *The New York Times*, 12. Febr. 2015

386 Brakel, L. A. W.: *Philosophy, psychoanalysis, and the a-rational mind*, Oxford University Press, Oxford (UK) 2009

387 Wilson, T. D.: *Strangers to ourselves: discovering the adaptive unconscious*, Belknap Press of Harvard University Press, Cambridge (MA) 2003

388 Nisbett, R. E. / Wilson, T. D.: »Telling more than we can know: verbal reports on mental processes«, *Psychol Rev.* 84(3), 1977, S. 231–59. Bargh, J. A. / Chartrand, T. L.: »The unbearable automaticity of being«, *Am Psychol.* 54(7), 1977, S. 462–79

389 Bargh, J. A. / Chartrand, T. L.: »The unbearable automaticity of being«, *Am Psychol.* 54(7), 1999, S. 462–79. Bargh, J. A. / Williams, L. E.: »The nonconscious regulation of emotion«, *Hand. Emot Regul.* 1, 2007, S. 429–45. Huang, J. Y. / Bargh, J. A.: »The selfish goal: autonomously operating motivational structures as the proximate cause of human judgment and behavior«, *Behav Brain Sci.* 37(2), April 2014, S. 121–35

390 Gazzaniga, M. S.: »Right hemisphere language following brain bisection: a 20-year perspective«, *Am Psychol.* 38(5), 1983, S.525–37

391 Gazzaniga, M. S.: »The split brain revisited«, *Sci Am.* 279(1), 1998, S. 50–5

392 Greenwald, A. G. / McGhee, D. E. / Schwartz, J. L. K.: »Measuring individual differences in implicit cognition: the implicit association test«, *J Pers Soc Psychol.* 74(6), 1998, S. 1464–80. Scherer, L. D. / Lambert, A. J.: »Implicit race bias the utility of task context in assessing implicit attitude strength«, *Exp Soc Psychol.* 48(1), 1. Jan. 2012, S. 366–70

393 Ghiselin, M. T.: *The economy of nature and the evolution of sex*, University of California Press, Berkeley (CA), 1969, S. 247

394 Nesse, R. M. / Lloyd, A. T.: »The of psychodynamic mechanisms«, in: Barkow, J. H. / Cosmides, L. / Tooby, J. (Hrsg.): *The adapted mind: evolutionary psychology and the generation of culture*, Oxford University Press, New York 1992, S. 601–24

395 Brüne, M.: »The evolutionary psychology of obsessive-compulsive disorder: the role of cognitive meta-representation«, *Perspect Biol Med.* 49(3), 2006, S. 317–29. Feygin, D. L. / Swain, J. L. / Leckman, J. F.: »The normalcy of neurosis: evolutionary origins of obsessive-compulsive disorder and related behaviors«, *Neuropsychopharmacol Biol Psychiatry* 30(5), 2006, S. 854–64. Goodman, W. K. / Price, L. H., et al.: »The Yale-Brown obsessive compulsive scale. I. Development, use, and reliability«, *Arch Gen Psychiatry* 46(11), 1989, S. 1006–11. Stein, D. J.: »Obsessive-compulsive disorder«, *The Lancet* 360 (9330), 2002, S. 397–405

396 Attwells, S. / Setiawan, E., et al.: »Inflammation in the neurocircuitry of obsessive-compulsive disorder«, *AMA Psychiatry* 74(8), 2017, S. 833–40. Brennan, B. P. / Rauch, S. L. / Jensen, J. E. / Pope, H. G.: »A critical review of magnetic re-

sonance spectroscopy studies of obsessive-compulsive disorder«, *Biol Psychiatry* 73(1), 1. Jan. 2013, S. 24–31. Robinson, D. / Wu, H., et al.: »Reduced caudate nucleus volume in obsessive-compulsive disorder«, *Arch Gen Psychiatry* 52(5), 1995, S. 393–98

397 Suñol, M. / Contreras-Rodríguez, O., et al.: »Brain structural correlates of subclinical obsessive-compulsive symptoms in healthy children«, *J Am Acad Child Adolesc Psychiatry*, 10. Nov. 2017

398 Mell, L. K. / Davis, R. L. / Owens, D.: »Association between streptococcal infection and obsessive-compulsive disorder, Tourette's syndrome, and tic disorder«, *Pediatrics.* 116(1), 2005, S. 56–60. Swedo, S. E. / Leonard, H. L. / Rapoport, J. L.: »The pediatric autoimmune neuropsychiatric disorders associated with streptococcal infection (PANDAS) subgroup: separating fact from fiction«, *Pediatrics* 113(4), 2004, S. 907–11

399 Diaferia, G. / Bianchi, I., et al.: »Relationship between obsessive-compulsive personality disorder and obsessive-compulsive disorder«, *Compr Psychiatry* 38(1), 1. Jan. 1997, S. 1:38–42

400 Haselton, M. G. / Nettle, D.: »The paranoid optimist: an integrative evolutionary model of cognitive biases«, *Soc Psychol Rev.* 10(1), 2006, S. 47–66. Morewedge, C. K. / Shu, L. L. / Gilbert, D. T. / Wilson, T. D.: »Bad riddance or good rubbish?: ownership and not loss aversion causes the endowment effect«, *J Exp Soc Psychol.* 45(4), Juli 2009, S. 947–51

401 Kendler, K. S. / Gardner, C. O. / Prescott, C. A.: »Toward a comprehensive developmental model for major depression in men«, *Am J Psychiatry* 163(1), 1. Jan. 2006, S. 115–24. Kendler, K. S. / Prescott, C. A. / Myers, J. / Neale, M. C.: »The structure of genetic and environmental risk factors for common psychiatric and substance use disorders in men and women«, *Arch Gen Psychiatry* 60(9), 1. Sept. 2003, S. 929–37

402 Del Giudice, M. / Ellis, B. J.: »Evolutionary foundations of developmental psychopathology«, in: Cicchetti, D. (Hrsg.): *Developmental psychopathology*, John Wiley & Sons, Hoboken (NJ) 2016, S. 1–58

403 Belsky, J.: »Psychopathology in life history perspective«, *Psychol Inq.* 25(3–4), 2. Okt. 2014, S. 307–10. Ellis, B. J. / Del Giudice, M., et al.: »The evolutionary basis of risky adolescent behavior: implications for science, policy, and practice«, *Dev Psychol.* 48(3), 2012, S. 598–623. Ellis, B. J. / Del Giudice, M. / Shirtcliff, E. A.: »Beyond allostatic load: response system as a mechanism of conditional adaptation«, in: Beauchaine, T. P. / Hinshaw, S. P. (Hrsg.): *Child and adolescent psychopathology*, 2. Aufl., Wiley, New York 2013, S. 251–84

404 Brüne, M.: »Borderline personality disorder: why ›fast and furious‹?« *Evol Med Public Health* 2016(1), 2016, S. 52–66

405 Pinker, S.: *Enlightenment now: the case science, humanism, and progress*, Viking, New York 2018

406 Peck, M. S.: *Further along the road less travelled: the unending journey toward spiritual growth*, Simon & Schuster UK, London 1993, S. 226

407 Buss, D. M.: »Sex differences in human mate preferences: evolutionary hypotheses tested in 37 cultures«, *Behav Brain Sci.* 12(1), 1989, S. 1–49

408 Li, N. P. / Bailey, J. M. / Kenrick, D. T. / Linsenmeier, J. A. W.: »The necessities and luxuries of mate preferences: testing the tradeoffs«, *J Pers Soc Psychol.* 82(6), 2002, S. 947–55

409 Shakya, H. B. / Christakis, N. A.: »Association of Facebook use with compromised well-being: a longitudinal study«, *Am J Epidemiol.* 185(3), 1. Febr. 2017, S. 203–11

410 Kenrick, D. T. / Gutierres, S. E. / Goldberg, L. L.: »Influence of popular erotica on ratings of strangers and mates.« *J Exp Soc Psychol.* 25(2), 1989, S. 159–67

411 Hazen, C. / Diamond, L. M.: »The place of attachment in human mating«, *Rev Gen Psychol Spec Issue Adult Attach.* 4(2), 2000, S. 186–204. Zeifman, D. / Hazan, C.: »Attachment: the bond in pair-bonds«, in: Simpson, J. A. / Kenrick, D. T. (Hrsg.): *Evolutionary social psychology*, Lawrence Erlbaum Associates, Hillsdale (NJ) 1997, S. 237–63

412 Tennov, D.: *Love and limerence: the experience of being in love*, New York 1998

413 Bierce, A.: *Des Teufels Wörterbuch*, Manesse, München 2013

414 de Botton, A.: »Why you will marry the wrong person«, *The New York Times* 28. Mai 2016

415 Kirkpatrick, R. C.: »The evolution of human homosexual behavior«, *Curr Anthropol.* 41(3), 1. Juni 2000, S. 385–413

416 Wilson, E. O.: *Sociobiology: a new synthesis*, Harvard University Press, Cambridge (MA) 1975

417 Boomsma, J. J.: »Lifetime monogamy and the evolution of eusociality«, *Philos Trans R Soc B Biol Sci.* 364(1533), 12. Nov. 2009, S. 3191–207. Emlen, S. T.: »An evolutionary theory of the family«, *Proc Natl Acad Sci.* 92(18), 29. Aug. 1995, S. 8092–9

418 Bobrow, J. M.: »Is male homosexuality maintained via kin selection?«, *Evol Hum Behav.* 22(5), 1. Sept. 2001, S. 361–8

419 Blanchard, R.: »Fraternal birth order, family size, and male homosexuality: meta-analysis of studies spanning 25 years«, *Arch Sex Behav.* 47(1), Jan. 2018, S. 1–15

420 Bogaert, A. F. / Skorska, M. N., et al.: »Male homosexuality and maternal immune responsivity to the Y-linked protein NLGN4Y«, *Proc Natl Acad Sci.* 201 705 895, 11. Dez. 2017

421 Jannini, E. A. / Burri, A. / Jern, P. / Novelli, G.: »Genetics of human sexual behavior: where we are, where we are going«, *Sex Med* Rev. 3(2), 1. April 2015, S. 65–77

422 Stevens, A. / Price, J.: *Evolutionary psychiatry: a new beginning*, Routledge, Hove (UK) 2015.

423 Bailey, N. W. / Zuk, M.: »Same-sex sexual behavior and evolution«. Buss, D. M.: *The evolution of desire: strategies of human mating*, überarb. Aufl., Basic Books, New York 2003. Troisi, A.: »Sexual disorders in the context of Darwinian psychiatry«, *J Endocrinol Invest* 26(3 Beil.), 2003, S. 54–7

424 Betzig, L. / Mulder, P. M. / Turke, P.: *Human reproductive behaviour: a Darwinian perspective*, Cambridge University Press, New York 1988. Daly, M. / Wilson, S.: *Sex, evolution, and behavior*, 2. Aufl., Willard Grant Press, Boston 1983.

Symons, D.: *The evolution of human sexuality*, Oxford University Press, New York 1979

425 Haselton, M. G.: »The sexual over-perception bias: evidence of a systematic bias in men from a survey of naturally occurring events«, *J Res Personal.* 37(1), 2003, S. 34–47

426 Aronsson, H.: »Sexual imprinting and fetishism: an evolutionary hypothesis«, in: De Block, A. / Adriaens, P. R. (Hrsg.): *Maladapting minds: philosophy, psychiatry, and evolutionary theory*, Oxford University Press, New York 2011, S. 65–90

427 Natterson-Horowitz, B. / Bowers, K.: *Zoobiquity: the astonishing connection between human and animal health*, Vintage, New York 2013

428 Grand View Research, Inc.: »Erectile dysfunction drugs analysis by product (Viagra, Levitra/Staxyn, Stendra/Spedra, Zydena, Vitaros), and segment forecasts to 2022–2030«

429 Baker, R. / Bellis, M.: »Human sperm competition: ejaculation manipulation by females and a function for the female orgasm«, *Animal Behavior* 46(5), 1993, S. 887–909. Lee, H.-J. / Macbeth, A. H. / Pagani, J. H. / Young, W. S.: »Oxytocin: the great facilitator of life«, *Prog Neurobiol.* 88(2), Juni 2009, S. 127–51. Levin, R. J.: »The human female orgasm: a critical evaluation of its proposed reproductive functions«, *Sexual and Relationship Therapy* 26(4), 1. Nov. 2011, S. 301–14

430 Lloyd, E. A.: *The case of the female bias in the science of evolution*, Harvard University Press, Cambridge (MA) 2009

431 Pavlicev, M. / Wagner, G.: »The evolutionary origin of female orgasm«, *J Exp Zoolog B Mol Dev Evol.* 326(6), 1. Sep. 2016, S. 1326–7. Wagner, G. P. / Pavlicev, M.: »What the evolution of female orgasm teaches us«, *J Exp Zoolog Mol Dev Evol.* 326(6), 2016, S. 325. Wagner, G. P. / Pavlicev, M.: »Origin, function, and effects of female orgasm: all three are different«, *J Exp Zoolog B Mol Dev Evol.* 328(4), 1. Juni 2017, S. 299–303

432 Dunn, K. M. / Cherkas, L. F. / Spector, T. D.: »Genetic influences on variation in female orgasmic function: a twin study«, *Biol Lett.* 1(3), 22. Sept. 2005, S. 260–3. Zietsch, B. P. / Miller, G. F. / Bailey, J. M. / Martin, N. G.: »Female orgasm rates are largely independent of other traits: implications for ›female orgasmic disorder‹ and evolutionary theories of orgasm«, *J Sex Med.* 8(8), 2011, S.2305–16

433 Laumann, E. O. / Paik, A. / Rosen, R. C.: »Sexual dysfunction in the United States: prevalence and predictors«, *JAMA.* 281(6), 10. Feb. 1999, S. 537–44

434 Waldinger, M. D. / Quinn, P., et al.: »Original research— ejaculation disorders: a multinational population survey of intravaginal ejaculation latency time«, *J Sex Med.* 2(4), 1. Juli 2005, S. 492–7

435 Waldinger, M. D. / Zwinderman, A. H. / Olivier, B. / Schweitzer, D. H.: »Proposal for a definition of lifelong premature ejaculation based on epidemiological stopwatch data«, *J Sex Med.* 2(4), 1. Juli 2005, S. 498–507

436 Gallup, G. G. / Burch, R. L., et al.: »The human penis as a semen displacement device«, *Evol Hum Behav.* 24(4), 1. Juli 2003, S. 277–89. Gallup, G. G. / Burch, R. L.: »Semen displacement as a sperm competition strategy in humans«, *Evol Psychol.* 2(1), 1. Jan. 2004, S. 245–54. Pham, M. N. / DeLecce, T. / Shackelford,

T. K.: »Sperm competition in marriage: semen displacement, male rivals, and spousal discrepancy in sexual interest«, *Personal Individ Differ.* 105 (Beil. C), 15. Jan. 2017, S. 229–32

437 Dewsbury, D. A. / Pierce, J. D.: »Copulatory patterns of primates as viewed in broad mammalian perspective«, *Am J Primatol.* 17(1), 1. Jan. 1989, S. 51–72

438 Hong, L. K.: »Survival of the fastest: on the origin of premature ejaculation«, *J Sex Res.* 20(2), 1. Mai 1984, S. 109–22

439 Gallup, G. G. / Burch, R. L., et al.: »Semen displacement as a sperm competition strategy in humans«. Parker, G. A. / Pizzari, T.: »Sperm competition and ejaculate economics«, *Biol Rev.* 85(4). 1. Nov. 2010, S. 897–934

440 Wallen, K. / Lloyd, E. A.: »Female sexual arousal: genital anatomy and orgasm in intercourse«, *Horm Behav.* 59(5), Mai 2011, S. 780–92

441 Laumann, E. O. / Paik, A. / Rosen, R. C.: »Sexual dysfunction in the United States«

442 Wallen, K. / Lloyd, E. A.: »Female sexual arousal: genital anatomy and orgasm in intercourse«, *Horm Behav.* 59(5), Mai 2011, S. 780–92

443 Armstrong, E. A. / England, P. / Fogarty, A. C. K.: »Accounting for women's orgasm and sexual enjoyment in college hookups and relationships«, *Am Sociol Rev.* 77(3), 1. Juni 2012, S. 435–62

444 Laumann, E. O. / Paik, A. / Rosen, R. C.: »Sexual dysfunction in the United States«

445 Moynihan, R.: »The making of a disease: female sexual dysfunction«, *BMJ.* 326(7379), 4. Jan. 2003, S. 45–7

446 Narjani, A. E.: »Considérations sur les causes anatomiques de la frigidité chez la femme«, *Brux Méd.* 27, 1924, S.768–78

447 Bertin, C.: *Marie Bonaparte. A life.* Harcourt, New York 1982

448 Storr, A.: »An unlikely analyst«, *The New York Times,* 6. Febr. 1983

449 Young-Bruehl, E.: *Freud on women*, Random House, New York 2013

450 Bonaparte, M.: »Les deux frigidités de la femme«, *Bull Société Sexol.* 5, 1933, S. 161–70. Moore, A.: »Relocating Marie Bonaparte's clitoris«, *Aust Fem Stud.* 24(60), Juni 2009, S. 149–65

451 Wallen. K. / Lloyd, E. A.: »Female sexual arousal: genital anatomy and orgasm in intercourse«, *Horm Behav.* 59(5), Mai 2011, S.780–92

452 Woodroffe, R. / Vincent, A.: »Mother's little patterns of male care in mammals«, *Trends Ecol Evol.* (8), 1994, S. 294–7

453 Alexander, R. D.: »How did humans reflections on the uniquely unique species«, *Mus Zool. Univ. Mich.* 1, 1990, S. 1–38. Buchan, J. C. / Alberts, S. C. / Silk, J. B. / Altman, J.: »True paternal care in a multi-male primate society«, *Nature* 425(6954), Sept. 2003, S. 179–81. Kaplan, H. S. / Lancaster, J. B.: »An evolutionary and ecological analysis of human fertility, mating patterns, and parental investment«, National Academies Press, Washington (DC) 2003

454 Buss, D. M.: *The evolution of desire: strategies of human mating*, überarb. Aufl., Basic Books, New York 2003. Troisi, A.: »Sexual disorders in the context of Darwinian psychiatry«. Betzig, L. / Mulder, P. M. / Turke, P.: *Human reproductive behaviour: a Darwinian perspective*, Cambridge University Press, New York

1988. Daly, M. / Wilson, S.: *Sex, evolution, and behavior,* 2. Aufl., Willard Grant Press, Boston 1983. Lancaster, J. B. / Kaplan, H.: »Human mating and family formation strategies: The effects of variability among males in quality and the allocation of mating effort and parental investment«, *Topics in primatology* 1, 1992, S. 21–33. Low, B. S.: »Ecological and social complexities in human monogamy«, in: Reichard, U. H. / Boesch, C. (Hrsg.): *Monogamy: mating strategies and partnerships in birds, humans, and other mammals*, Cambridge University Press, Cambridge (UK) 2003, S. 161–76

455 Dunbar, R. I.: »Coevolution of neocortical size, group size and language in humans«, *Behav Brain Sci.* 16(4), 1993, S. 681–94

456 Mitteroecker, P., / Huttegger, S. M. / Fischer, B. / Pavlicev, B.: »Cliff-edge model of obstetric selection in humans«, *Proc Natl Acad Sci.* 113(51), 20. Dez. 2016, S. 14680–5

457 Boyd, R. / Richerson, P. J.: *Culture and the evolutionary process*, University of Chicago Press, Chicago 1985. Dunbar, R. I. M. / Knight, C. / Power, C.: *The evolution of culture: an interdisciplinary view*, Rutgers University Press, New Brunswick (NJ) 1999

458 Low, B. S.: »Ecological and social complexities in human monogamy«. Geary, D. C. / Flinn, M. V.: »Evolution of human parental behavior and the human family«, *Parent Sci Pract.* 1 (1–2), 2001, S. 5–61

459 Burley, N.: »The evolution of concealed ovulation«, *Am Nat.* 114(6), 1. Dez. 1979, S. 835–58. Pawłowski, B.: »Loss of oestrus and concealed ovulation in human evolution: the case against the sexual selection hypothesis«, *Curr Anthropol.* 40(3), 1. Juni 1999, S. 257–76. Strassmann, B. I.: »Sexual selection, paternal care, and concealed ovulation in humans«, *Ethol Sociobiol.* 2(1), 1. Jan. 1981, S. 31–40

460 Pawłowski, B.: »Loss of oestrus and concealed ovulation in human evolution«

461 Reis, H. T. / Patrick, B. C.: »Attachment and intimacy: component processes«, in: Higgins, E. T. / Kruglanski, E. W. (Hrsg.): *Social psychology: handbook principles,* Guilford Press, New York 1996, S. 523–63

462 Carter, C. S.: »Oxytocin pathways and the evolution of human behavior«, *Annu Rev Psychol.* 65(1), 2014, S. 17–39. Young, L. J. / Wang, Z.: »The neurobiology of pair bonding«, *Nat Neurosci.* 7(10), Okt. 2004, S. 1048–54

463 Donaldson, Z. R. / Young, L. J.: »Oxytocin, vasopressin, and the neurogenetics of sociality«, *Science* 322(5903), 7. Nov. 2008, S. 900–4

464 Fisher, H.: *Anatomy of love: a natural history of mating, marriage, and why we stray,* W. W. Norton, New York 1992

465 Buss, D. M.: »The evolution of desire«. Buss, D. M. / Larsen, R. J. / Westen, D. / Semmelroth, J.: »Sex differences in jealousy: evolution, physiology, and psychology«, *Psychol Sci.* 3, 1992, S. 251–5

466 Flinn, M. V. / Low, B. S.: »Resource distribution, social competition, and mating patterns in human societies«, *Ecol Asp Soc Evol.* 1986, S. 217–43

467 Klinger, E.: »Consequences of commitment to and disengagement incentives«, *Psychol Rev.* 82, 1975, S. 1–25. Daly, M. / Wilson, M.: »Sex, evolution, and behavior«. Gangestad, S. W. / Thornhill, R.: »Female multiple mating and genetic benefits in humans: investigations of design«, in: Kappeler, P. M. / van Schaik,

C. P. (Hrsg.): *Sexual selection in primates: new and comparative perspectives,* Cambridge University Press, Cambridge (UK) 2004, S. 90–116
468 Buss, D. M.: *The dangerous passion: is as necessary as love or sex*, Free Press, New York 2000
469 Betzig, L. L.: *Despotism and differential reproduction: a Darwinian view of history*, Aldine, New York 1986
470 Betzig, L.: »Means, variances, ranges in reproductive success: comparative evidence«, *Evol Behav.* 33(4), Juli 2012, S. 309–17. Betzig, L.: »Eusociality history«, *Hum Nat.* 25(1), März 2014, S. 80–99
471 Zerjal, T. / Xue, Y., et al.: »The genetic legacy of the Mongols«, *Am J Hum Genet.* 72(3), 1. März 2003, S. 717–21
472 Webster, T. H. / Sayres, M. A. W.: »Genomic signatures of sex-biased demography: progress and prospects«, *Curr Opin Genet Dev.* 41, Dez. 2016, S. 62–71
473 Betzig, L.: »Eusociality in history«
474 Twenge, J. M. / Sherman, R. A. / Wells, B. E.: »Changes in American adults' sexual behavior and attitudes, 1972–2012«, *Arch Sex Behav.* 44(8), 1. Nov. 2015, S. 2273–85
475 Jasienska, G.: *The fragile wisdom: an evolutionary view on women's biology and health*, Harvard University Press, Cambridge (MA) 2013. Juul, F. / Chang, V. W. / Brar, P. / Parekh, N.: »Birth weight, early life weight gain and age at menarche: a systematic review of longitudinal studies«, *Obes Rev.* 18(11), 1. Nov. 2017, S. 1272–88. Vitzthum, V. J.: »The ecology and evolutionary endocrinology of reproduction in the human female«, *Am J Phys Anthropol.* 140 (Beil. 49), 1. Jan. 2009, S. 95–136
476 Stearns, P. N.: *Jealousy: the evolution of an emotion in American history*, New York University Press, New York 1989
477 Buss, D. M.: »The dangerous passion«
478 Millward, J.: »Deep inside: a study of 10,000 porn stars and their careers«, *Millward Blog* 2013
479 »Naked capitalism«, *The Economist,* 26. Sept. 2015
480 Marcus, B. S.: »Changes in a woman's sexual experience and expectations following the introduction of electric vibrator assistance«, *J Sex Med.* 8(12), 1. Dez. 2011, S. 3398–406
481 Scheutz, M. / Arnold, T.: »Are we ready for sex robots?«, in: *The Eleventh ACM/IEEE International Conference on Human Robot Interaction* IEEE Press, Piscataway (NJ) 2016, S. 351–8
482 Shakespeare, W.: *Der Kaufmann von Venedig*, 1. Aufzug, 2. Szene, 1596, übersetzt von August Wilhelm von Schlegel
483 Fortuna, J. L.: »Sweet preference, sugar addiction and the familial history of alcohol dependence: shared neural pathways and genes«, *J Psychoactive Drugs* 42(2), 1. Juni 2010, S. 147–51
484 Alcock, J. / Maley, C. C. / Aktipis, C. A.: »Is eating behavior manipulated by the gastrointestinal microbiota?: evolutionary pressures and potential mechanisms«, *BioEssays.*36(10), 1. Okt. 2014, S. 940–9
485 Ogden, C. L. / Carroll, M. D.: »Prevalence of overweight, obesity, and extreme

obesity among adults: United States, trends 1976–1980 through 2007–2008«, *National Center for Health Statistics*, Juni 2010, www.cdc.gov/nchs/data/hestat/obesity_adult_07_08/obesity_adult_07_08.pdf (zuletzt abgerufen am 10. Okt. 2023)

486 Flegal, K. M. / Carroll, M. D. / Kit, B. K. / Ogden, C. L.: »Prevalence of obesity and trends in the distribution of body mass index among US adults, 1999–2010«, *JAMA*. 307(5), 1. Febr. 2012, S. 491–7

487 Higginson, A. D. / McNamara, J. M.: »An adaptive response to uncertainty can lead to weight gain during dieting attempts«, *Evol Med Public Health* 2016(1), 1. Jan. 2016, S. 369–80

488 Booth, H. P. / Prevost, A. T. / Gulliford, M. C.: »Impact of body mass index prevalence of multimorbidity in primary care: cohort study«, *Fam Pract*. 31(1), 1. Febr. 2014, S. 38–43

489 Sturm, R. / Wells, K. B.: »Does obesity contribute as much to poverty or smoking?«, *Public Health* 115(3), 2001, S. 229–35. Allison, D. B. / Fontaine, K.R. / Manson, J.E. / Stevens, J. / van Itallie, T. B.: »Annual deaths attributable to obesity in the United States«, *JAMA* 1999 Oct27;282(16):1530– 8

490 Wang, Y. C. / McPherson, K. / Gortmaker, S. L. / Brown, M.: »Health and economic burden projected obesity trends in the USA and the UK«, *The Lancet* 378(9793), 27. Aug. 2011, S. 815–25

491 Power, M. L. / Schulkin, J.: *The evolution of obesity*, Johns Hopkins University Press, Baltimore 2009

492 Berrington de Gonzalez, A. / Hartge, P., et al.: »Body-mass index and mortality among 1.46 million white adults«, *N Engl J Med*. 363(23), 2. Dez. 2010, S. 2211–9

493 Higginson, A. D. / McNamara, J. M.: »An adaptive response to uncertainty lead to weight gain during dieting attempts«. Dulloo, A. G. / Jacquet, J. / Montani, J.-P. / Schutz, P.: »How dieting makes the lean fatter: from a perspective of body composition autoregulation through adipostats and proteinstats awaiting discovery«, *Obes Rev*. 16, 1. Febr. 2015, S. 25–35. Hill, A. J.: »Does dieting make you fat?«, *Br J Nutr*. 92 (Beil. 1), 2004, S 15–8

494 Fothergill, E. / Guo, J., et al.: »Persistent metabolic adaptation 6 years after ›The Biggest Loser‹ competition«, *Obesity* 24(8), 1. Aug. 2016, S. 1612–9

495 Corwin, R. L. / Avena, N. M. / Boggiano, M. M.: »Feeding and reward: perspectives from three rat models of binge eating«, *Physiol Behav*. 104(1), 25. Juli 2011, S. 87–97

496 Frankl, V. E.: *Man's search for meaning*, Simon & Schuster, New York 1985

497 Bruch, H.: *The golden cage: the enigma of anorexia nervosa*, Harvard University Press, Cambridge (MA) 2001

498 Brandenburg, B. M. P. / Andersen, A. E.: »Unintentional onset of anorexia nervosa«, *Eat Weight Disord*. 12(2), 1. Juni 2007, S. 97–100

499 Habermas, T.: »In defense of weight phobia as the central organizing motive in anorexia nervosa: historical and cultural arguments for a culture-sensitive psychological conception«, *Int J Eat Disord*. 19(4), 1. Mai 1996, S. 317–34. Keating, C.: »Theoretical perspective on anorexia nervosa: the conflict of reward«, *Neurosci Biobehav Rev*. 34(1), 1. Jan. 2010, S. 73–9. Tozzi, F. / Sullivan, P. F., et al.:

»Causes and recovery in anorexia nervosa: the perspective«, *Int J Eat Disord.* 33(2), März 2003, S. 143–54

500 Bulik, C. M. / Sullivan, P. F., et al.: »Prevalence, heritability, and prospective risk factors for anorexia nervosa«, *Arch Gen Psychiatry* 63(3), März 2006, S. 305–12. Kaye, W. H. / Wierenga, C. E., et al.: »Nothing tastes as good as skinny feels: the neurobiology of anorexia nervosa«, *Trends Neurosci.* 36(2), Febr. 2013, S. 110–20

501 Weiss, K. M.: »Tilting at quixotic trait loci (QTL): an evolutionary perspective on genetic causation«, *Genetics* 179(4), Aug. 2008, S. 1741–56

502 Norn, M.: »Myopia among the Inuit population of East Greenland. Longitudinal study 1950–1994«, *Acta Ophthalmol Scand.* 75(6), 1997, S.723–5

503 Boraska, V. / Franklin, C. S, et al.: »A genome-wide association study of anorexia nervosa«, *Mol Psychiatry* 19(10), Okt. 2014, S. 1085–94

504 Duncan, L. / Yilmaz, Z., et al.: »Significant locus and metabolic genetic correlations revealed in genome-wide association study of anorexia nervosa«, *Am J Psychiatry* 174(9), 12. Mai 2017, S. 850–8

505 Surbey, M.: »Anorexia nervosa, amenorrhea, and adaptation«, *Ethol Sociobiol.* 8 (Beil. 1), 1987, S. 47–61

506 Vitzthum, V. J.: »The ecology and evolutionary endocrinology of reproduction in the human female«, *Am J Phys Anthropol.* 140 (Beil. 49), 1. Jan. 2009, S. 95–136. Ellison, P. T.: »Energetics and reproductive effort«, *Am J Hum Biol.* 15(3), 1. Mai 2003, S. 342–51. Jasienska, G.: »Energy metabolism and the evolution of reproductive suppression in the human female«, *Acta Biotheor.* 51(1), 2003, S. 1–18

507 Myerson, M. / Gutin, B., et al.: »Resting metabolic rate and energy balance in amenorrheic eumenorrheic runners«, *Med Sci Sports Exerc.* 23(1), Jan. 1991, S. 15–22

508 Abed, R. T.: »The sexual competition hypothesis disorders«, *Br J Med Pychol.* 71(4), 1. Dez. 1998, S. 525–47. Faer, L. M. / Hendriks, A. / Abed, R. T. / Figueredo, A. J.: »The evolutionary psychology of eating disorders: female competition for mates or for status?«, *Psychol Psychother Theory Res Pract.* 78(3), 2005, S. 397–4177

509 Singh, D.: »Body shape and attractiveness«, *Hum Nat.* 4(3), 1. Sept. 1993, S. 297–321

510 Faer, L. M. / Hendriks, A. / Abed, R. T. / Figueredo, A. J.: »The evolutionary psychology of eating disorders: female competition for mates or for status?«

511 Guisinger, S.: »Adapted to flee famine: adding an evolutionary perspective on anorexia nervosa«, *Psychol Rev.* 110(4), 2003, S. 745–61

512 Rosenvinge, J. H. / Pettersen, G.: »Epidemiology of eating disorders, part I: introduction to the series and a historical panorama«, *Adv Eat Disord.* 3(1), 2. Jan. 2015, S. 76–90

513 Klein, D. A. / Boudreau, G. S. / Devlin, M. J. / Walsh, B. T: »Artificial sweetener use among individuals with eating disorders«, *Int J Eat Disord.* 39(4), 1. Mai 2006, S. 341–5

514 Just, T. / Pau, H. W. / Engel, U. / Hummel, T.: »Cephalic phase insulin release in healthy humans after taste stimulation?« *Appetite* 51(3), 1. Nov. 2008, S. 622–7

515 Veedfald, S. / Plamboeck, A., et al.: »Cephalic phase secretion of insulin and other enteropancreatic hormones in humans«, *American Journal of Physiology-Gastrointestinal and Liver Physiology* 310(1), 22. Okt. 2015, S. G43–51

516 Rozengurt. E. / Sternini, C.: »Taste receptor signaling in the mammalian gut«, *Curr Opin Pharmacol.* 7(6), 1. Dez. 2007, S. 557–62

517 Pepino, M. Y.: »Metabolic effects of non-nutritive sweeteners«, *Physiol Behav.* 152, 1. Dez. 2015, S. 450–5

518 Fowler, S. P. / Williams, K. / Resendez, R. G. / Hunt, K. J. / Hazuda, H. P. / Stern, M. P.: »Fueling the obesity epidemic? artificially sweetened beverage use and long-term weight gain«, *Obesity* 16(8), 2008, S. 1894–900

519 Mattes, R. D. / Popkin, B. M.: »Nonnutritive sweetener consumption in humans: effects on appetite and food intake and their putative mechanisms«, *Am J Clin Nutr.* 89(1), 1. Jan. 2009, S. 1–14. Renwick, A. G. / Molinary, S. V.: »Sweet-taste receptors, low-energy sweeteners, glucose absorption and insulin release«, *Br J Nutr.* 104(10), Nov. 2010, S. 1415–20

520 Azad, M. B. / Abou-Setta, A. M., et al.: »Nonnutritive sweeteners and cardiometabolic health: a systematic review and meta-analysis of randomized controlled trials and prospective cohort studies«, *Can Med Assoc J.* 189(28), 17. Juli 2017, S. E929–39

521 Barker, D. J. / Gluckman, P. D., et al.: »Fetal nutrition and cardiovascular disease in adult life«, *The Lancet* 341(8850), 1993, S. 938–41

522 Gluckman, P. D. / Hanson, M. A. / Spencer, H. G.: »Predictive adaptive responses and human evolution«, *Trends Ecol Evol.* 20(10), 2005, S. 527–33

523 Gluckman, P. D. / Hanson, M. A., et al.: »Towards a new developmental synthesis: adaptive developmental plasticity and human disease«, *The Lancet* 373(9675), 9. Mai 2009, S. 1654–7

524 Guerrero-Bosagna, C.: »Transgenerational epigenetic inheritance: past exposures, future diseases«, in: Rosenfeld, C. S. (Hrsg.): *The epigenome and developmental origins of health and disease*, Academic Press, Boston 2016

525 Rosenfeld, C. S.: »Nutrition and epigenetics: evidence for multi-and transgenerational effects«, in: Burdge, G. / Lillycrop, K. (Hrsg.): *Nutrition, epigenetics and health*, World Scientific, New Jersey 2017, S. 133–57

526 Lea, A. J. / Altmann, J. / Alberts, S. C. / Tung, J.: »Developmental constraints in a wild primate«, *Am Nat.* 185(6), 1. Juni 2015, S. 809–21

527 Crespi, B. J.: »Vicious circles: positive feedback in major evolutionary and ecological transitions«, *Trends Ecol Evol.* 19(12), Dez. 2004, S. 627–33. Nettle, D. / Bateson, M.: »Adaptive developmental plasticity: what is it, how can we recognize it and when can it evolve?«, *Proc Biol Sci.* 282(1812), 7. Aug 2015, S. 2015–1005

528 Nussbaum, M. C.: *The therapy of desire: theory and practice in Hellenistic ethics*, Princeton University Press, Princeton (NJ) 1994

529 »Centers for Disease Control and Prevention. Fact sheets – Alcohol use and your health«, unter: www.cdc.gov/alcohol/pdfs/alcoholyourhealth.pdf (zuletzt abgerufen am 10. Okt. 2023)

530 Grant, B. F. / Stinson, F. S., et al.: »Prevalence and co-of substance use disorders and independent mood and anxiety disorders: results from the National Epi-

demiologic Survey on Alcohol and Related Conditions«, *Arch Gen Psychiatry* 61(8), 2004, S. 808–18

531 »Substance Abuse and Mental Health Services Administration (SAMHSA). 2015 National Survey on Drug Use and Health (NSDUH). Table 5.6B – Substance use disorder in past year among persons aged 18 or older, by demographic characteristics: percentages, 2014 and 2015«, www.samhsa.gov

532 »Centers for Disease Control and Prevention. Tobacco-related mortality«, unter: www.cdc.gov/tobacco/data_statistics/fact_sheets/health_effects/tobacco_related_mortality/ (zuletzt abgerufen am 10. Okt. 2023)

533 Hill, E. M.: »Newlin DB. Evolutionary approaches to addiction«, *Addiction* 97(4), April 2002, S. 375–9

534 Hyman, S. E.: »Addiction: a disease of learning and memory«, *FOCUS* 5(2), 1. April 2007, S. 220–8

535 Nesse, R. M. / Berridge, K. C.: »Psychoactive drug use in evolutionary perspective«, *Science* 278(5335), 1997, S. 63–6

536 Dudley, R.: »Evolutionary origins of human alcoholism in primate frugivory«, *Q Rev Biol.* 75(1), 2000, S. 3–15. Sullivan, R. J. / Hagen, E. H.: »Psychotropic substance-seeking: evolutionary pathology or adaptation?« *Addiction* 97(4), 1. April 2002, S. 389–400

537 Chevallier, J.: »The great medieval water myth«, https://leslefts.blogspot.com/2013/11/the-great-medieval-water-myth.html (zuletzt abgerufen am 10. Okt. 2023)

538 Dudley, R.: »Ethanol, fruit ripening, and the historical origins of human alcoholism in primate frugivory«, *Integr Comp Biol.* 44(4), Aug. 2004, S. 315–23

539 Nesse, R. M.: »Evolution and addiction«, *Addiction* 97(4), April 2002, S. 470–1

540 Hayden. B. / Canuel, N. / Shanse, J.: »What was brewing in the Natufian?: an archaeological assessment of brewing technology in the Epipaleolithic«, *J Archaeol Method Theory* 20(1), 1. März 2013. S. 102–50

541 Sullivan, R. J. / Hagen, E. H.: »Psychotropic substance-seeking: evolutionary pathology or adaptation?«, *Addiction* 97(4), 1. April 2002, S. 389–400. Roulette, C. J. / Mann, B. M., et al.: »Tobacco vs. helminths in Congo basin hunter-gatherers: self-medication in humans?«, *Evol Hum Behav.* 35(5), 1. Sept. 2014, S. 397–407. Ruiz-Lancheros, E. / Viau, C., et al.: »Activity of novel anthelmintics in cut preparations of *Caenorhabditis elegans*«, *Parasitol.* 41(3–4), 2011, S. 455–61

542 Gardner, E. L.: »What we have learned about addiction from animal models of drug self-administration«, *Am J Addict.* 9(4), 1. Okt. 2000, S. 285–313

543 Sullivan, R. J. / Hagen, E. H.: »Psychotropic substance-seeking«. Hagen, E. H. / Sullivan, R. J., et al.: »Ecology and neurobiology of toxin avoidance and the paradox of drug reward«, *Neuroscience* 160(1), 2009, S. 69–84. Hagen, E. H. / Roulette, C. J. / Sullivan, R. J.: »Explaining human recreational use of ›pesticides‹: the neurotoxin regulation model of substance use vs. the hijack model and implications for age and sex differences in drug consumption«, *Front Psychiatry* 4, 2013

544 McLaughlin, G. T.: »Cocaine: the history and regulation of a dangerous drug«, *Cornell Rev.* 58(3), 1972, S. 537–733

545 Markel, H.: *An anatomy of addiction: Sigmund Freud, William Halsted, and the miracle drug cocaine*, Vintage, New York 2011

546 Davenport-Hines, R.: *The pursuit of oblivion: a social drugs*, Weidenfeld & Nicolson, London 2012

547 Brownstein, M. J.: »A brief history of opiates, opioid and opioid receptors«, *Proc Natl Acad Sci.* 90(12), 1993, S. 5391–3. Brown, R. H.: »The opium trade and opium policies in India, China, Britain, and the United States: historical comparisons and theoretical interpretations«, *Asian J Soc Sci.* 30(3), 2002, S. 623–56

548 Braswell, S. R.: *American meth: of the methamphetamine epidemic in America*, iUniverse, Lincoln (NE) 2006.

549 McLaughlin, K.: »Underground labs in China are devising potent new opiates faster than authorities can respond«, *Science*, 29. März 2017

550 Berridge, K. C. / Robinson, T. E.: »The mind of an addicted brain: neural sensitization of wanting versus liking«, *Curr Dir Psychol Sci.* 4(3), 1995, S. 71–6

551 Kendler, K. S. / Maes, H. H., et al.: »Genetic and family and community environmental effects on drug abuse in adolescence: a Swedish national twin and sibling study«, *Am J Psychiatry* 171(2), 1. Febr. 2014, S. 209–17. Young, S. E. / Rhee, S. H., et al.: »Genetic and environmental vulnerabilities underlying adolescent substance use and problem use: general or specific?«, *Behav Genet.* 36(4), 2006, S. 603–15

552 Alexander, B. K. / Hadaway, P. F.: »Opiate addiction: the case for an adaptive orientation«, *Psychol Bull.* 92(2), 1982, S. 367–81

553 Zucker, R. A.: »Genes, brain, behavior, and context: the developmental matrix of addictive behavior«, in: Stoltenberg, S. (Hrsg.): *Genes and the motivation to use substances*, Springer, New York 2014

554 Volkow, N. D. / Koob, G. F. / McLellan, A. T.: »Neurobiologic advances from the brain disease model of addiction«, *N Engl J Med.* 374(4), 28. Jan. 2016, S. 363–71

555 Wiener, N.: *Cybernetics; or, control and communication in the animal and the machine*, Technology Press, Cambridge (MA) 1948, S. 151. In deutscher Sprache erschienen unter: *Kybernetik. Regelung und Nachrichtenübertragung im Lebewesen und in der Maschine*, Econ, Düsseldorf 1963. Hier aus dem Amerikanischen übersetzt.

556 Smoller, J. W. / Finn, C. T.: »Family, twin, and adoption studies of bipolar disorder«, *Am J Med Genet C Semin Med Genet.* 123 C (1), 15. Nov. 2003, S. 48–58

557 Sullivan, R. J. / Allen, J. S.: »Natural selection and schizophrenia«, *Behav Brain Sci.* 27(6), Dez. 2004, S. 865–6

558 Sandin, S. / Lichtenstein, P., et al.: »The familial risk of autism«, *JAMA* 311(17), 7. Mai 2014, S. 1770–7

559 Kendler, K. S. / Thornton, L. M. / Gardner, C. O.: »Stressful life events and previous episodes in the etiology of major depression in women: an evaluation of the ›kindling‹ hypothesis«, *Am J Psychiatry* 157(8), 1. Aug. 2000, S. 1243–51. Lichtenstein, P. / Björk, C. / Hultman, C. M. / Scolnick, E. / Sklar, P. / Sullivan, P.F.: »Recurrence risks for schizophrenia in a Swedish national cohort«, *Psychol Med.* 2006 Oct;36(10):1417–25

560 Ellison, Z. / van Os, J. / Murray, R.: »Special feature: childhood personality characteristics of schizophrenia: manifestations of, or risk factors for, the disorder?«, *J Personal Disord.* 12(3), 1. Sept. 1998, S. 247–61

561 Johnson, E. C. / Border, R., et al.: »No evidence that schizophrenia candidate genes are more associated with schizophrenia than noncandidate genes«, *Biol Psychiatry*, 13. Juli 2017. Sanders, A. R. / Duan, J., et al.: »Significant association of 14 candidate genes with schizophrenia in a large European ancestry sample: implications for psychiatric genetics«, *Am J Psychiatry* 165(4), 1. April 2008, S. 497–506

562 Anttila, V. / Bulik-Sullivan, B., et al.: »Analysis of shared heritability in common disorders of the brain«, *Science*, 22. Juni 2018, 360(6395):eaap8757. Kendler, K. S.: »What psychiatric genetics taught us about the nature of psychiatric illness and what is left to learn«, *Mol Psychiatry* (10), 18. Okt. 2013, S. 1058–66

563 Corvin, A. / Sullivan, P. F.: »What next in schizophrenia genetics for the Psychiatric Genomics Consortium?«, *Schizophr Bull.* 42(3), 1. Mai 2016, S. 538–41

564 Forstner, A. J. / Hecker, J., et al.: »Identification of shared risk loci and pathways for bipolar disorder and schizophrenia«, *PLOS ONE* 12(2), 6. Febr. 2017, S. e0171595

565 Eichler, E. E. / Flint, E., et al.: »Missing heritability and strategies for finding the underlying causes of complex disease«, *Nat Rev Genet.* (6), 11. Juni 2010, S. 446–50. Manolio, T. A. / Collins, F. S., et al.: »Finding the missing heritability of complex diseases«, *Nature* 461(7265), 8. Okt. 2009, S. 747–53. Nolte, I. M. / van der Most, P. J., et al.: »Missing heritability: is the gap closing? An analysis of 32 complex traits in the Lifelines Cohort Study«, *Eur J Hum Genet EJHG.* 25(7), Juni 2017, S. 877–85

566 Gaugler, T. / Klei, L., et al.: »Most genetic risk for autism resides with common variation«, *Nat Genet.* 46(8), Aug. 2014, S. 881–5

567 Gratten, J. / Wray, N. R. / Keller, M. C. / Visscher, P. M.: »Large-scale genomics unveils the genetic architecture of psychiatric disorders«, *Nat Neurosci.* 17(6), 2014, S. 782–90

568 Kendler, K. S.: »What psychiatric genetics has taught us about the nature of psychiatric illness and what is left to learn«, *Mol Psychiatry* 18(10), Okt. 2013, S. 1058–66

569 Woo, H. J. / Yu, C. / Kumar, K. / Reifman, J.: »Large-scale interaction effects reveal missing heritability in schizophrenia, bipolar disorder and posttraumatic stress disorder«, *Transl Psychiatry* 7(4), 1. April 2017, S. e1089

570 Gaugler, T. / Klei, L., et al.: »Most genetic risk for autism resides with common variation«

571 Malaspina, D. / Harlap, S., et al.: »Advancing paternal age and the risk of schizophrenia«, *Arch Gen Psychiatry* 58(4), 1. April 2001, S. 361–7. Reichenberg, A. / Gross, M., et al.: »Advancing paternal age and autism«, *Arch Gen Psychiatry* 63(9), 1. Sept. 2006, S. 1026–32

572 Gratten, J. / Peyrot, W. J., et al.: »Risk of psychiatric illness from advanced paternal age is not predominantly from de novo mutations«, *Nat Genet.* 48(7), Juli 2016, S. 718–24. Pedersen, C. B. / McGrath, J. / Mortensen, P. B. / Petersen, L.:

»The importance of father's age to schizophrenia risk«, *Mol Psychiatry* 19(5), Mai 2014, S. 530–1

573 Bundy, H. / Stahl, D. / MacCabe, J. H.: »A systematic review and meta-analysis of the fertility of patients with schizophrenia and their unaffected relatives«, *Acta Psychiatr Scand.* 123(2), 2011, S. 98–106. Power, R. A. / Kyaga, S., et al.: »Fecundity of patients with schizophrenia, autism, bipolar disorder, depression, anorexia nervosa, or substance abuse vs their unaffected Siblings«, *JAMA Psychiatry* 70(1), 1. Jan. 2013, S. 22–30

574 Keller, M. C. / Miller, G.: »Resolving the paradox of common, harmful, heritable mental disorders: which evolutionary genetic models work best?«, *Behav Brain Sci.* 29(4), Aug. 2006, S. 385–404

575 Crespi, B. / Badcock, C. R.: »Psychosis and autism as diametrical disorders of the social brain«, *Behav Brain Sci.* 31(3), Juni 2008, S. 241–61; discussion 261–320. Crespi, B. J.: »Revisiting Bleuler: relationship between autism and schizophrenia«, *Br J Psychiatry* 196(6), Juni 2010, S. 495–6

576 Wilkins, J. F. / Haig, D.: »What good is genomic imprinting: the function of parent-specific gene expression«, *Nat Rev Genet.* 4(5), 2003, S.359–68

577 Haig, D.: »Transfers and transitions: parent-offspring conflict, genomic imprinting, and the evolution of human life history«, *Proc Natl Acad Sci.* 107 (Beil. 1), 26. Jan. 2010, S. 1731–5

578 Patten, M. M. / Úbeda, F. / Haig, D.: »Sexual parental antagonism shape genomic architecture«, *Proc R Soc Biol Sci.* 280(1770), 2013, S. 20 131 795

579 Crespi, B. J.: »The evolutionary etiologies of autism spectrum and psychotic affective spectrum disorders«, in: *Evolutionary thinking in medicine* Springer, Cham (Schweiz) 2016. Crespi, B. J.: »Autism, psychosis, and genomic imprinting: recent discoveries and conundrums«, *Curr Opin Behav Sci.* 2018 25, S. 1–7. Crespi, B. J. / Summers, K. / Dorus, S.: »Adaptive evolution of genes underlying schizophrenia«, *Proc R Soc Lond B Biol Sci.* 274(1627), 22. Nov. 2007, S. 2801–10. Dinsdale, N. L. / Hurd, P. L., et al.: »How are autism and schizotypy related? Evidence from a non-clinical population«, *PLOS ONE* 8(5), 2013, S. e63316

580 Byars, S. G. / Stearns, S. C. / Boomsma, J. J.: »Opposite risk patterns for autism and schizophrenia are associated with normal variation in birth size: phenotypic support for hypothesized diametric gene-dosage effects«, *Proc R Soc B.* 281(1794), 7. Nov. 2014, S. 20 140 604

581 Lai, M-C. / Lombardo, M. V., et al.: »Sex/gender differences and autism: setting the scene for future research«, *J Am Acad Child Adolesc Psychiatry* 54(1), 1. Jan. 2015, S. 11–24

582 Baron-Cohen, S. / Knickmeyer, R. C. / Belmonte, M. K.: »Sex differences in the brain: implications for explaining autism«, *Science* 310(5749), 4. Nov. 2005, S. 819–23

583 van Dongen, J. / Boomsma, D. I.: »The evolutionary paradox and the missing heritability of schizophrenia«, *Am J Med Genet B Neuropsychiatr Genet.* 162(2), 1. März 2013, S. 122–36

584 Polimeni, J. / Reiss, P. I.: »Evolutionary perspectives on schizophrenia«, *J Psy-*

chiatry 48(1), 2003, S. 34–9. Stevens, A.: *Prophets, cults and madness*, Duckworth & Co., London 2000

585 Nettle, D. / Clegg, H.: »Schizotypy, creativity and mating success in humans«, *Proc R Soc Lond B Biol Sci.* 273(1586), 2006, S.611–5

586 Greenwood, T. A.: »Positive traits in the spectrum: the space between madness and genius«, *Mol Neuropsychiatry* 2(4), 2016, S. 198–212. Jamison, K. R.: *Touched with fire: manic-depressive illness and the artistic temperament*, Free Press, New York 1993

587 Higier, R. G. / Jimenez, A. M., et al.: »Enhanced neurocognitive functioning and positive temperament in twins discordant for bipolar disorder«, *Am J Psychiatr.* 171(11), 2014, S. 1191–8

588 Polimanti, R. / Gelernter, J.: »Widespread signatures of positive selection in common risk alleles associated to autism spectrum disorder«, *PLOS Genet.* 13(2), 10. Febr. 2017, S. e1006618

589 Zheutlin, A. B. / Viehman, R. W., et al.: »Cognitive endophenotypes inform genome-wide expression profiling in schizophrenia«, *Neuropsychology* 30(1), 2016, S. 40–52

590 Woo, H. J. / Yu, C. / Kumar, K. / Reifman, J.: »Large-scale interaction effects reveal missing heritability in schizophrenia, bipolar disorder and posttraumatic stress disorder«, *Transl Psychiatry* 7(4), 11. April 2017, S. e1089

591 Srinivasan, S. / Bettella, F., et al.: »Probing the association between early evolutionary markers and schizophrenia«, *PLOS ONE* 12(1), 12. Jan. 2017, S. e0169227

592 Chen, H. / Li, C. / Zhou, Z. / Liang, H.: »Fast-evolving human-specific neural enhancers are associated with aging-related diseases«, *Cell Syst.* 6(5), Mai 2018, S. 604–11

593 Corbett, S. / Courtiol, A., et al.: »The transition to modernity and chronic disease: mismatch and natural selection«, *Nat Rev Genet.* 19, 9. Mai 2018, S. 419–30

594 Judd, L. L. / Akiskal, H. S.: »The prevalence and disability of bipolar spectrum disorders in the US population: re-analysis of the ECA database taking into account subthreshold- cases«, *J Affect Disord.* 73(1), 1. Jan. 2003, S. 123–31. Merikangas, K. R. / Akiskal, H. S., et al.: »Lifetime and 12-month prevalence of bipolar spectrum disorder in the National Comorbidity Survey replication«, *Arch Gen Psychiatry* 64(5), 2007, S. 543–52

595 Wilson, D. R.: »Evolutionary epidemiology and manic depression«, *Br J Med Psychol.* 71(4), 1998, S. 375–95

596 Abed, R. T. / Abbas, M. J.: »A reformulation of the social brain theory for schizophrenia: the case for out-group intolerance«, *Perspect Biol Med.* 54(2), 28. April 2011, S. 132–51. Stevens, A. / Price, J.: *Evolutionary psychiatry: a new beginning*, 2. Aufl., Psychology Press, Hove (UK), 2000

597 Jablensky, A. / Sartorius, N., et al.: »Schizophrenia: manifestations, incidence and course in different cultures. A World Health Organization ten-country study«, *Psychol Med Monogr Suppl.* 20. Jan. 1992, S. 1–97. Jongsma, H. E. / Gayer-Anderson, C., et al.: »Treated incidence of psychotic disorders in the multinational EU-GEI Study«, *JAMA Psychiatry*, 6. Dez. 2017. McGrath, J. J.:

»Variations in the incidence of schizophrenia: data versus dogma«, *Schizophr Bull.* 32(1), 1. Jan. 2006, S. 195–7

598 Torrey, E. F. / Bartko, J. J. / Yolken, R. H.: »*Toxoplasma gondii* and other risk factors for schizophrenia: an update«, *Schizophr Bull.* 38(3), 1. Mai 2012, S. 642–7

599 Brown, A. S. / Begg, M. D., et al.: »Serologic evidence of prenatal influenza in the etiology of schizophrenia«, *Arch Gen Psychiatry* 61(8), 1. Aug. 2004, S. 774–80. Kendell, R. E. / Kemp, I. W.: »Kemp Maternal influenza in the etiology of schizophrenia«, *Arch Gen Psychiatry* 46(10), 1989, S. 878–82. Kunugi, H. / Nanko, S., et al.: »Schizophrenia following in utero exposure to the 1957 influenza epidemics in Japan«, *Am J Psychiatry* 152(3), 1995, S. 450–2

600 Brüne, M.: »Social cognition and behaviour in schizophrenia«, *Evol Pathol.* 2003, S. 277–313. Crespi, B. / Summers, K. / Dorus, S.: »Adaptive evolution of genes underlying schizophrenia«, *Proc R Soc Lond Biol Sci.* 274(1627), 22. Nov. 2007, S. 2801–10. Crow, T. J.: »Is schizophrenia the price that *Homo sapiens* pays for language?«, *Schizophr Res.* 28(2), 1997, S. 127–41

601 Brüne, M.: »›Theory of mind‹ in schizophrenia: a review of the literature«, *Schizophr Bull.* 31(1), 2005, S. 21–42. Corvin, A. / Sullivan, P. F.: »What schizophrenia genetics for the Psychiatric Genomics Consortium?«, *Schizophr Bull.* 42(3), Mai 2016, S.538–41. Crespi, B. J.: »The Evolutionary etiologies of autism spectrum and psychotic affective spectrum disorders«, in: *Evolutionary thinking in medicine* Springer, Cham (Schweiz) 2016, S. 299–327 (Advances in the Evolutionary Analysis of Human Behaviour). Feinberg, I.: »Schizophrenia: caused by a fault in programmed synaptic elimination during adolescence?«, *Journal of Psychiatric Research* 17(4), 1. Jan. 1982, S. 319–34. Kavanagh, D. H. / Tansey, K. E. / O'Donovan, M. C. / Owen, M. J.: »Schizophrenia genetics: emerging themes for a complex disorder«, *Mol Psychiatry* 20(1), 20. Febr. 2015, S. 72–6. Keller, M. C.: »Evolutionary perspectives on genetic and environmental risk factors for psychiatric disorders«, *Annual Review of Clinical Psychology* 14, 2018, S. 471–93. Lee, S. H. / Byrne, E. M., et al.: »New data and an old puzzle: the negative association between schizophrenia and rheumatoid arthritis«, *Int J Epidemiol.* 44(5), 1. Okt. 2015, S. 1706–21. Pearlson, G. D. / Folley, B. S.: »Schizophrenia, psychiatric genetics, and Darwinian psychiatry: an evolutionary framework«, *Schizophr Bull.* 34(4), 2007, S. 722–33. Polimeni, J. / Reiss, J.: »Evolutionary perspectives on schizophrenia«, *Can J Psychiatry* 48(1), 2003, S. 34–9. Power, R. A. / Steinberg, S., et al.: »Polygenic risk scores for schizophrenia and bipolar disorder predict creativity«, *Nature Neuroscience* (7), 18. Juli 2015, S. 953–5. van Dongen. J. / Boomsma, D. I.: »The evolutionary paradox and the missing heritability of schizophrenia«, *Am J Med Genet.* 162(2), 1. März 2013, S. 122–36

602 Burns, J. K.: »An evolutionary theory of schizophrenia: cortical connectivity, meta-representation, and the social brain«, *Behav Brain Sci.* 27(6), 2005, S. 831–55

603 Nesse, R. M.: »Cliff edged fitness and the persistence of schizophrenia (commentary)«, *Sci.* 27(6), 2004, S. 862–3

604 Lack, D.: »The evolution reproductive rates«, in: Huxley, J. / Hardy, A. C. / Ford, E. B. (Hrsg.): *Evolution as a process*, George Allen and Unwin, London 1954,

S. 143–56. Lack, D. / Gibb, J. / Owen, J. F.: »Survival in relation to brood-size in tits«, *Proc Zool Soc Lond.* 128(3), 1. Juni 1957, S. 313–26

605 Nesse, R. M.: »Cliff-edged fitness functions and the persistence of schizophrenia (commentary)«

606 Bumpus, H. C.: »The elimination of the unfit as illustrated by the introduced sparrow, *Passer domesticus*«, *Biol Lect Mar Biol Lab Woods Hole* 6, 1899, S. 209–26

607 Crespi, B. J.: »Autism, psychosis, and genomic imprinting«. Crespi, B. J. / Go, M. C.: »Diametrical diseases reflect evolutionary-genetic tradeoffs: evidence from psychiatry, neurology, rheumatology, oncology, and immunology«, *Evol Med Public Health* 2015(1), 9. Sept. 2015, S. 216–53

608 Wilson, A. J.: »Rambaut A. Breeding racehorses: what price good genes?«, *Biol Lett.* 4(2), 23. April 2008, S. 173–5

609 Crow, T. J.: »Is schizophrenia the price that *Homo sapiens* pays for language?«

610 Brüne, M.: »Social cognition and behaviour in schizophrenia«. Ders.: »›Theory of mind‹ in schizophrenia«

611 Nesse, R. M.: »Cliff-edged fitness landscapes make complex genetic disease inevitable«, in Vorbereitung

612 Mitteroecker, P. / Huttegger, S. M. / Fischer, B. / Pavlicev, M.: »Cliff-edge model of ob- stetric selection in humans«, *Proc Natl Acad Sci.* 113(51), 20. Dez. 2016, S. 14680–5

613 lvarez-Lario, B. / Macarrn-Vicente, J.: »Uric acid and evolution«, *Rheumatology* 49, 2010, S. 2010–5

614 Tomasetti, C. / Vogelstein, B.: »Variation in cancer risk tissues can be explained by the number of stem cell divisions«, *Science* 347(6217), 2. Jan. 2015, S. 78–81

615 Friedman, N. / Ito, S., et al.: »Universal critical dynamics in high resolution neuronal avalanche data«, *Phys Rev Lett.* 108(20), 16. Mai 2012, S. 208 102

616 Vercken, E. / Wellenreuther, M. / Svensson, E. I. / Mauroy, B.: »Don't fall off the adaptation cliff: when asymmetrical fitness selects for suboptimal traits«, *PLOS ONE* 7(4), 11. April 2012, S. e34889

617 Metcalf, C. J. E. / Tate, A. T. / Graham, A. L.: »Demographically framing tradeoffs between sensitivity and specificity illuminates selection on immunity«, *Nat Ecol Evol.* (11), 1. Nov. 2017, S.1766–72

618 Schizophrenia Working Group of the Psychiatric Genomics Association: »Biological insights from 108 schizophrenia-associated genetic loci«, *Nature* 511(7510), Juli 2014, S. 421

619 Awasthi, M. / Singh, S. / Pandey, V. P. / Dwivedi, U. N.: »Alzheimer's disease: an overview of amyloid beta dependent pathogenesis and its therapeutic implications along with in silico approaches emphasizing the role of natural products«, *J Neurol Sci.* 361, 15. Febr. 2016, S. 256–71.

620 Kumar, D. K. V. / Choi, S. H., et al.: »Amyloid-β peptide protects against microbial infection in mouse and worm models of Alzheimer's disease«, *Sci Transl Med.* 8(340), 2016, S. 340ra72

621 Stephan A. H. / Barres, B. A. / Barres, B.: »The complement system: an unex-

pected role in synaptic pruning during development and disease«, *Annu Rev Neurosci.* 35(1), 2012, S. 369–89
622 Readhead, B. / Haure-Mirande, J.-V., et al.: »Multiscale analysis of independent Alzheimer's cohorts finds disruption of molecular, genetic, and clinical networks by human herpesvirus«, *Neuron,* Juni 2018
623 Nesse, R. M. / Finch, C. E. / Nunn, C. L.: »Does selection for short sleep duration explain human vulnerability to Alzheimer's disease?«, *Evol Med Public Health* 2017(1), 1. Jan. 2017, S. 39–46
624 Wiener, N.: *Kybernetik. Regelung und Nachrichtenübertragung im Lebewesen und in der Maschine,* Econ, Düsseldorf 1963
625 Solomon, R. L.: »The opponent-process theory of acquired motivation: the costs of pleasure and the benefits of pain«, *Am Psychol.* 35(8), 1980, S. 691–712
626 Meredith, K. E.: *Heirloom of agony: a new theory about why happiness hurts and what you can do about,* Privatdruck 2017
627 Robinson, M.: »The Niagara Gorge kite contest«, http://kitehistory.com/Miscellaneous/Homan_Walsh.htm (zuletzt abgerufen am 10. Okt. 2023)
628 Alcock, J.: *The triumph of sociobiology,* Oxford University Press, New York 2001. Alcock, J.: »Ardent adaptationist«, *Nat Hist.* 96(4), April 1987, S. 4. Gould, S. J. / Lewontin, R. C.: »The spandrels of San Marco and the Panglossian paradigm: a critique of the adaptationist programme«, *Proc R Soc Lond.* 205, 1979, S. 581–98. Segerstråle, U. C. O.: *Defenders of the truth: the battle for science in the sociobiology debate and beyond,* Oxford University Press, New York 2000. Pigliucci, M. / Kaplan, J.: »The fall and rise of Dr. Pangloss: adaptationism and the Spandrels paper 20 years later«, *Trends Ecol Evol.* 15(2), 2000, S. 66–70. Queller, D. C.: »The spaniels of St. Marx and the Panglossian paradox: a critique of a rhetorical programme«, *Q Rev Biol.* 70, 1995, S. 485–9
629 Nesse, R. M.: »Ten questions for evolutionary studies of disease vulnerability«, *Evol Appl.* 4(2), 2011, S. 264–77
630 Troisi, A.: »Mental health and well-being: clinical applications of Darwinian psychiatry«, *Appl Evol Psychol.* 2012, S. 276. Troisi, A. / McGuire, M. T.: »Darwinian psychiatry: it's time to focus on clinical questions«, *Clin Neuropsychiatry* 3, 2006, S. 85–6
631 Brüne, M.: *Textbook of evolutionary psychiatry and psychosomatic medicine: the origins of psychopathology,* Oxford University Press, New York 2015
632 Hjemdal, O. / Hagen, R., et al.: »Metacognitive therapy in major depression: an open trial of comorbid cases«, *Cogn Behav Pract.* 24(3), 1. Aug. 2017, S. 312–8. Gilbert, P.: »The origins and nature of focused therapy«, *Br J Clin Psychol.* 53(1), 2014, S. 6–41. Gilbert, P.: *Human nature and suffering,* Lawrence Erlbaum, Hove (UK) 1989. Gilbert, P. / Bailey, K. G.: *Genes on the couch: explorations in evolutionary psychotherapy*, Taylor & Francis, Philadelphia 2000

STICHWORTVERZEICHNIS

C

D

E

F

G

H

N

O

P

R

S

T

U

V

W

Z

DER AUTOR

Professor Randolph Nesse ist Mitbegründer der Evolutionären Medizin, eines neuen Forschungsfelds, das er vor 25 Jahren als Co-Autor des in acht Sprachen übersetzten Buches *Warum wir krank werden* (*Why We Get Sick*) aus der Taufe hob. Er war Professor für Psychiatrie und Psychologie an der University of Michigan und als Forschungsprofessor am Institute of Social Research tätig. 2014 wechselte er zur University of Arizona, wo er als Gründungsmitglied und Direktor das Center for Evolution and Medicine leitet. Er ist Präsident der International Society for Evolution, Medicine and Public Health und Herausgeber des Fachmagazins *The Evolution and Medicine Review*. Weitere Informationen finden Sie unter www.RandolphNesse.com und @RandyNesse auf X (ehemals Twitter).

Die Macht der menschlichen Beziehungen

New York Times Bestseller

Robert Waldinger
und Marc Schulz

THE GOOD LIFE

... UND WIE ES GELINGEN KANN

Erkenntnisse aus der weltweit längsten Studie über ein erfülltes Leben

KÖSEL

»Was führt wirklich zu Zufriedenheit? Die längste Studie der Welt hat die Antwort: Beziehungen aller Art machen uns happy ... Ein spannendes Buch.«
WOMAN

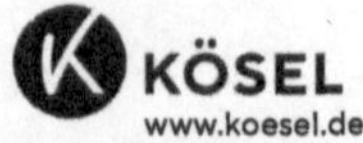